Thieme

Prävention und Gesundheitsförderung – Aufgaben der Ergotherapie

Herausgegeben von
Nicola Thapa-Görder
Sebastian Voigt-Radloff

Bettina Arasin
Bernhard Borgetto
Lynn Cockburn
Ursula Costa
Anke Dalhoff
Ramon Daniels
Simone Dieckow
Andreas Fischer
Sabine George
Bernhard Gröss
Carola Habermann
Ann Kennedy-Behr
Ute Koglin
Lydia Köhler
Chris Kuiper
Verena Langlotz Kondizic
Ute Latza
Konstanze Löffler
Petra Marksteiner-Fuchs
Susanne Mulzheim
Angela Nacke
Kerstin Nolte
Franz Petermann
Stefanie Prušak
Uwe Prümel-Philippsen
Solveig Reinisch
Beate Robertz-Grossmann
Sylvia Rodger
Pepijn Roelofs
Susanne Rösler
Christine Schaefer
Gabriele Schwarze
Barry Trentham
Fenna van Nes
Netta van 't Leven
Kathrin Weiß

27 Abbildungen
10 Tabellen

Georg Thieme Verlag
Stuttgart · New York

Bibliografische Information
der Deutschen Bibliothek

Die Deutsche Bibliothek verzeichnet diese Publikation in der Deutschen Nationalbibliografie;
detaillierte bibliografische Daten sind im Internet über http://dnb.d-nb.de abrufbar.

Wichtiger Hinweis: Wie jede Wissenschaft ist die Medizin ständigen Entwicklungen unterworfen. Forschung und klinische Erfahrung erweitern unsere Erkenntnisse, insbesondere was Behandlung und medikamentöse Therapie anbelangt. Soweit in diesem Werk eine Dosierung oder eine Applikation erwähnt wird, darf der Leser zwar darauf vertrauen, dass Autoren, Herausgeber und Verlag große Sorgfalt darauf verwandt haben, dass diese Angabe **dem Wissensstand bei Fertigstellung des Werkes** entspricht.
Für Angaben über Dosierungsanweisungen und Applikationsformen kann vom Verlag jedoch keine Gewähr übernommen werden. **Jeder Benutzer ist angehalten**, durch sorgfältige Prüfung der Beipackzettel der verwendeten Präparate und gegebenenfalls nach Konsultation eines Spezialisten festzustellen, ob die dort gegebene Empfehlung für Dosierungen oder die Beachtung von Kontraindikationen gegenüber der Angabe in diesem Buch abweicht. Eine solche Prüfung ist besonders wichtig bei selten verwendeten Präparaten oder solchen, die neu auf den Markt gebracht worden sind. **Jede Dosierung oder Applikation erfolgt auf eigene Gefahr des Benutzers.** Autoren und Verlag appellieren an jeden Benutzer, ihm etwa auffallende Ungenauigkeiten dem Verlag mitzuteilen.

Rüdigerstraße 14
70469 Stuttgart
Telefon: +49/(0)711/8931-0
Unsere Homepage: www.thieme.de

Printed in Germany

Zeichnungen: Andrea Schnitzler, Innsbruck
Umschlaggestaltung: Thieme Verlagsgruppe
Umschlagfoto: Kerstin Nolte
Satz: stm media + druckhaus köthen GmbH, Köthen
Druck: Grafisches Centrum Cuno, Calbe

ISBN 978-3-13-147481-0 1 2 3 4 5 6

Autorenverzeichnis

Bettina Arasin
Marktstraße 8
30900 Wedemark/Brelingen

Prof. Dr. habil. Bernhard Borgetto
Professur f. Gesundeitsförderung und Prävention
Hochschule für angew. Wissenschaft
und Kunst HAWK, Fakultät soziale Arbeit
u. Gesundheit, Studiengänge Ergotherapie,
Logopädie, Physiotherapie
Goschentor 1
31134 Hildesheim

Department of Occupational Science
and Occupational Therapy
Lynn Cockburn
University of Toronto
160–500 University Ave.
M5G 1V7 Toronto
Kanada

Ursula Costa, M.A.
FH Gesundheit – Zentrum für Gesundheitsberufe
Tirol GmbH, Bachelor-Studiengang Ergotherapie
Innrain 98
6020 Innsbruck
Österreich

Anke Dalhoff
Hörsterstrasse 32
48145 Münster

Ramon Daniels, MSc OT
Hogeschool Zuyd
Nieuw Eyckholt 300,
6419 DJ Heerlen
Niederlande

Simone Dieckow
Steuerberatungsgesellschaft mbH
ADVITAX
Albrechtstr. 101
06844 Dessau

Prof. Dr. Andreas Fischer
Fachhochschule Osnabrück
Fakultät Wirtschafts- und Sozialwissenschaften
Postfach 1940
49009 Osnabrück

Sabine George
Deutscher Verband der Ergotherapeuten e.V.
(DVE)
Postfach 2208
76303 Karlsbad

Bernhard Gröss
Ergotherapiepraxis
Bischofstr. 2
75365 Calw

Carola Habermann
BFS für Ergotherapie
bfz gGmbH Rosenheim
Gießereistr. 43
83022 Rosenheim

Ann Kennedy-Behr
School of Health and Rehabilitation Sciences
The University of Queensland
Brisbane QLD 4072
Australien

Dr. Ute Koglin
Zentrum für Klinische Psychologie
und Rehabilitation
Grazer Str. 6
28359 Bremen

Dr. Lydia Köhler
Alpenplatz 6
81541 München

Prof. Dr. Chris Kuiper
Centre of Expertise Participation Occupation and
Health
Rotterdam University
Postbus 25035–3001 HA Rotterdam
Niederlande

Verena Langlotz Kondizic
verenalk@gmail.com

Prof. Dr. Ute Latza, MPH
Leitung FG 3.1 „Prävention arbeitsbedingter Erkrankungen“
b a u a : Bundesanstalt für Arbeitsschutz und Arbeitsmedizin
Nöldnerstr. 40–42
D-10317 Berlin

Konstanze Löffler, MSc
ForschungsAG ELP, HAWK Hildesheim
Koordinatorin Alter & Gesundheit
Von-Alten-Allee 15
30449 Hannover
konstanze.loeffler@gmx.de

Mag. Petra Marksteiner-Fuchs, BA pth, MSc
Kammelweg 1/9/4
1210 Wien
Österreich

Susanne Mulzheim
Bachelor-Studiengang Ergotherapie
FH Campus Wien
Favoritenstraße 226
1100 Wien
Österreich

pluspunkt prävention
Angela Nacke
Spinnereistr. 40
8645 Jona
Schweiz

Kerstin Nolte
Köhlerhofweg 32
53474 Bad Neuenahr

Prof. Dr. Franz Petermann
Zentrum für Klinische Psychologie und Rehabilitation
Grazer Str. 2 und 6
28359 Bremen

Stefanie Prušak
Biberstr. 13
50678 Köln

Dr. Uwe Prümel-Philippsen
Geschäftsführer der Bundesvereinigung Prävention und Gesundheitsförderung e. V. (BVPG)
Heilsbachstr. 30
53123 Bonn

Solveig Reinisch
Niederlausitzer Netzwerk Gesunde Kinder
Friedensstr. 18
01979 Lauchhammer

Dr. Beate Robertz-Grossmann
Bundesvereinigung Prävention und Gesundheitsförderung e. V.
Heilsbachstr. 30
53123 Bonn

Associate Professor Sylvia Rodger
Head of Division of Occupational Therapy
School of Health and Rehabilitation Sciences
The University of Queensland
Brisbane QLD 4072
Australien

Pepijn Roelofs
Centre of Expertise Participation Occupation and Health
Rotterdam University
Postbus 25035 –
3001 HA Rotterdam
Niederlande

Susanne Rösler
Neuffenstr. 24
72827 Wannweil

Christine Schaefer
AFK Ausbildungszentrum
Gottfriedstraße 11
52062 Aachen

Gabriele Schwarze, MAS
FH Joanneum Bad Gleichenberg
Kaiser-Franz-Joseph Straße 418
8344 Bad Gleichenberg

Nicola Thapa-Görder
Kantstr. 105
10627 Berlin

Department of Occupational Science and
Occupational Therapy
Barry Trentham
University of Toronto
M5G 1V7
Toronto, ON
Kanada

Fenna van Nes
Hogeschool van Amsterdam
Postbus 2557
1000 CN Amsterdam
Niederlande

Netta van 't Leven
Centre of Expertise Participation Occupation
and Health
Rotterdam University
Postbus 25035–3001 HA Rotterdam
Niederlande

Sebastian Voigt-Radloff
Universitätsklinikum Freiburg
Zentrum f. Geriatrie und Gerontologie
Lehener Str. 88
79106 Freiburg

Kathrin Weiß, MSc
Gesundheitsförderin
Projekt „...ganz schön stark!!"
Bocholterstrasse 41
28327 Bremen

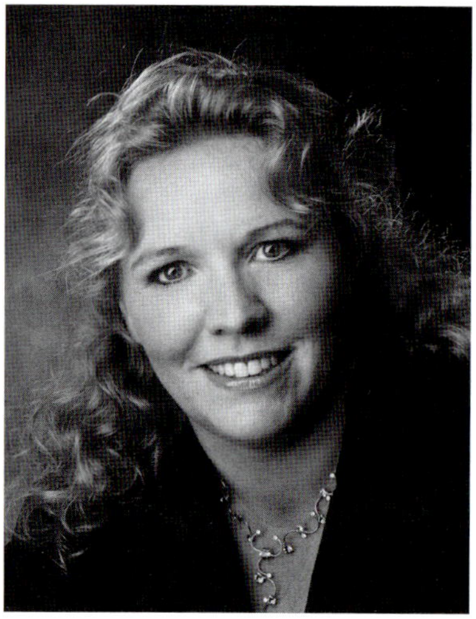

Nicola Thapa-Görder

Praxis- und Lehrtätigkeit

- Ergotherapeutin seit 1991
- 1991–1996 Tätigkeit in einer Berliner Klinik für Neurologie, Psychiatrie und Gerontopsychiatrie
- 1996–2003 Tätigkeit als selbständige Ergotherapeutin (neben der Unterrichtenden Tätigkeit) mit den Schwerpunkt: Hausbesuche bei Patienten mit neurologischen und psychiatrischen Erkrankungen
- Seit 1996 arbeitet sie als Lehrkraft an verschiedenen Ergotherapieschulen in Berlin:
- 1996–2003 Schule für Ergotherapie Vivantes (ehem. Karl-Bonhoeffer-Nervenklinik)
  - 2003–2006 IB, Medizinische Akademie, Berlin (Lehrkraft und stellv. Schulleitung)
  - seit 2006 Wannseeschule e. V. Berlin
- Pädagogische Weiterbildung zur Lehr-Ergotherapeutin (DVE) 1996–1999
- Seit Februar 2008 Diplom-Medizinpädagogin (Humboldt-Universität in Berlin)
- Seit 2007 Lehraufträge in verschiedenen Bachelorstudiengängen (Alice-Salomon-Hochschule, Berlin: HAWK Fachhochschule Hildesheim, Internationaler Bund (IB) Berlin
- Seit 2009 Lehrbeauftragte für den Bereich Didaktik bei der Pädagogischen Weiterbildung des IB in Berlin
- Seit 2004 stellvertretenden Delegierte des Berufsverbandes (DVE) zum Weltverband

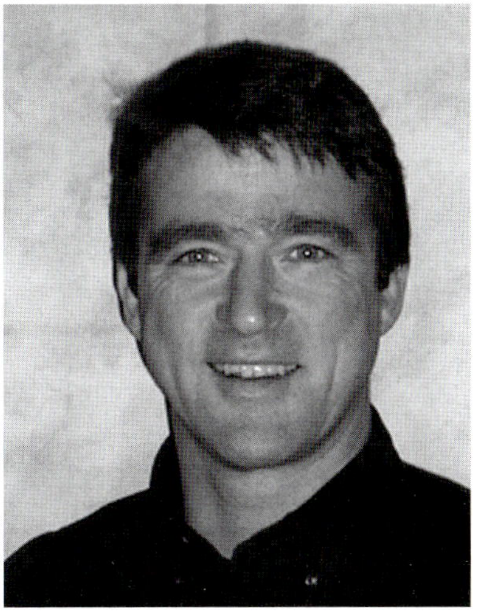

Sebastian Voigt-Radloff

- „Master of Science"/Magister der Naturwissenschaften in Ergotherapie
- Telefon & Fax (international) +49 761 270-70 86
- sebastian.voigt@uniklinik-freiburg.de

Klinische und Forschungsaktivitäten

- Ergotherapie für ältere Menschen, die an Demenz oder den Folgen eines Schlaganfalls oder Sturzes leiden
- Entwicklung und Validation von Bewertungsinstrumenten in Ergo-, Physio- und Sprachtherapie
- Evaluation der lokalen/gemeindenahen/gemeinschaftsbasierten (community-based) Rehabiltiation älterer Menschen
- Review von Ergebnisstudien über die Effizienz von Ergotherapie bei älteren Menschen
- Evidenz-basierte Praxis
- Projekt-Management von ECOTROS (European Cooperation in Occupational Therapy Research and Occupational Science)
- Studien-Management der WHEDA-Studie (eine multizentrische, randomisierte, kontrollierte Studie über die Effektivität von zuhause durchgeführter Ergotherapie bei Menschen mit Demenz und ihren primären Pflege-/Betreuungspersonen – ein zwei Jahre dauerndes Forschungsprojekt, bei dem das niederländische Ergotherapieprogramm in einem deutschen Kontext evaluiert werden soll, finanziert vom deutschen Gesundheitsministerium)
- Qualitätsmanager des Zentrums für geriatrische Medizin und Gerontologie Freiburg
- Mit-Herausgeber des wissenschaftlichen Ergotherapie-Journals ergoscience

Vorwort

Alle gesellschaftlichen Kräfte sind sich einig: aktive Förderung von Gesundheit und primäre Prävention sind notwendig. Lebensqualität soll dadurch gesteigert und Gesundheitskosten gesenkt werden. Die Meinungen gehen jedoch bei den Fragen auseinander, wer dies bei wem wie bewerkstelligen kann und wer bezahlt. Primärprävention und Gesundheitsförderung sind Arbeitsfelder mit hohen gesellschaftlichen Zielen, aber auch großen Herausforderungen in der konkreten Umsetzung. In diesem schwierigen, aber viel versprechenden Arbeitsfeld können Ergotherapeuten professionelle Angebote machen. Denn Ergotherapie ermöglicht Alltagsaktivitäten, die Gesundheit stabilisieren und zu einem gesunden Lebensstil beitragen.

Unser herzlicher Dank gilt den Autorinnen und Autoren aus Deutschland, Österreich, der Schweiz, den Niederlanden und Kanada, die in diesem Buch theoretische Grundlagen, konkrete Projekte und Anleitung zur praktischen Umsetzung von Ergotherapie in der Gesundheitsförderung und Prävention vorstellen. Dieses erste ergotherapeutische Lehrbuch im Feld der Gesundheitsförderung und Prävention möchte Impulsgeber und Nachschlagewerk für Schüler, Studenten, Lehrkräfte, Praktiker und Innovatoren in der Ergotherapie sein.

Kapitel 1 zeigt auf, welche Bedeutung die aktuellen Konzepte der Gesundheit für die Ergotherapie haben. Nach einer Abgrenzung wesentlicher Begriffe der Prävention und Gesundheitsförderung werden Theorien, Strategien und Modelle zur Änderung des Gesundheitsverhaltens vorgestellt. Die Beiträge beschäftigen sich mit dem Zusammenhang von Betätigung und Gesundheit, mit funktionaler Gesundheit durch Betätigung und mit ergotherapeutischen Modellen zur Gesundheitsförderung.

Kapitel 2 fasst wissenschaftliche Übersichtsarbeiten zusammen, die die Wirksamkeit der ergotherapierelevanten Gesundheitsförderung und primärpräventiver Maßnahmen untersuchten.

In Kapitel 3 finden sich Beispiele aus der Praxis für innovative ergotherapeutische Projekte mit Kindern, in der Arbeitswelt und mit Senioren.

Kapitel 4 beleuchtet den politischen, steuerrechtlichen und ökonomischen Hintergrund für ergotherapeutische Aktivitäten im Arbeitsfeld Gesundheitsförderung und Primärprävention.

Kapitel 5 zeigt auf, wie sich ergotherapeutische Angebote entwickeln und evaluieren lassen. Aspekte der Projektentwicklung und der wissenschaftlichen Evaluation sowie konkrete Beispiele von Programmentwicklungen sind beschrieben. Ein weiterer Fokus liegt auf den notwendigen Kompetenzen, die Ergotherapeuten in Aus- und Fortbildung erwerben sollten, um professionelle Angebote in der Prävention und Gesundheitsförderung entwickeln zu können.

Kapitel 6 betrachtet die Primärprävention und Gesundheitsförderung unter dem Aspekt der Zukunftsperspektiven für die Ergotherapie.

Als Herausgeber freuen wir uns auf Ihre Anregungen zu dieser ersten Auflage und wünschen Ihnen Impulse und Erkenntnisgewinn, der zur Umsetzung motiviert.

Nicola Thapa-Görder,
Sebastian Voigt-Radloff
Januar 2010

Quellen

[1] Gesprächskreis Sozialpolitik der Friedrich-Ebert-Stiftung (2006); Prävention und Gesundheitsförderung – ein Programm für eine bessere Sozial- und Gesundheitspolitik http://library.fes.de/pdf-files/asfo/03637.pdf; abgerufen am 20.11.2009

[2] Bundesvereinigung Prävention und Gesundheitsförderung e. V. (2008); Resolution zum Präventionsgesetz http://www.bvpraevention.de/bvpg/images//Positionen/resolution08.pdf; abgerufen am 20.11.2009

Inhaltsverzeichnis

1 Prävention und Gesundheitsförderung – Aufgaben der Ergotherapie ... 1

1.1 Gesundheit ... 2
Christine Schaefer

1.1.1 Pathogenese und Salutogenese ... 2
1.1.2 Gesundheitsmodelle ... 4
1.1.3 Dynamische Sichtweise ... 5
1.1.4 Gesundheit als ein mehrdimensionaler Begriff ... 6
1.1.5 Funktionale Gesundheit ... 7
1.1.6 Lebensqualität als Ziel ... 8
1.1.7 Zusammenfassung ... 8
1.1.8 Ausblick ... 8

1.2 Resilienz und ihre Bedeutung für die Prävention in der Ergotherapie ... 9
Ann Kennedy-Behr, Sylvia Rodger

1.2.1 Definition und Hintergrund ... 9
1.2.2 Risiko- und Schutzfaktoren ... 10
1.2.3 Resilienz bei Erwachsenen sowie im gesamten Lebensverlauf ... 11
1.2.4 Schlussfolgerung ... 14

1.3 Prävention und Gesundheitsförderung ... 17
Susanne Mulzheim

1.3.1 Prävention ... 17
1.3.2 Gesundheitsförderung ... 20
1.3.3 Zusammenfassung ... 31

1.4 Betätigung und Gesundheit ... 33
Barry Trentham and Lynn Cockburn

1.4.2 Tätigkeit, Ablauf und Struktur ... 38
1.4.3 Die Beeinflussung der Gesundheit durch verminderte oder fehlende bedeutungsvolle Betätigung ... 40
1.4.4 Betätigung durch eine soziale Linse besehen: die sozialen Determinanten der Gesundheit, Menschenrechte und Betätigung ... 41
1.4.5 Fazit und Zusammenfassung ... 42

1.5 Modell funktionaler Gesundheit durch Betätigung ... 45
Andreas Fischer

1.5.1 Rahmenkonzept: funktionale Gesundheit und das WHO-Gesundheitsmodell ... 45
1.5.2 Kernkonstrukte des Modells der funktionalen Gesundheit durch Betätigung ... 46
1.5.3 Modell der funktionalen Gesundheit durch Betätigung ... 51

1.6 Ein ergotherapeutisches Modell zur Gesundheitsförderung ... 54
Lydia Köhler, Stefanie Prušak, Susanne Rösler

1.6.1 Gemeinsames Handlungsfeld von Gesundheitsförderung und Ergotherapie ... 54
1.6.2 Ergotherapeutisches Modell zur Gesundheitsförderung ... 58

2 Wirksamkeitsstudien zur betätigungsorientierten Primärprävention und Gesundheitsförderung ... 61
Sebastian Voigt-Radloff

2.1 Fragestellung und Methodik ... 62
2.1.1 Ausführende der Maßnahmen ... 62
2.1.2 Art der Maßnahmen ... 62
2.1.3 Zielgruppen der Maßnahmen ... 62
2.1.4 Wirkungsgrad der Maßnahmen und Zielgrößen ... 63
2.1.5 Wissenschaftliche Qualität zur Überprüfung der Wirksamkeit ... 63

2.2 Forschungsstand ... 63
2.2.1 Kinder und Jugendliche ... 63
2.2.2 Erwachsene ... 65
2.2.3 Senioren ... 67

3 Präventionsangebote in der Praxis 71

3.1 Gute Beispiele 72
Sebastian Voigt-Radloff

3.1.2 Bewertungsmaßstäbe für gute Praxis .. 72

3.2 Angebote für Kinder 75

3.2.1 Ergotherapeutisches Bewegungsförderprogramm, „pluspunkt BEWEGUNG®"... 75
Angela Nacke

3.2.2 Das Calwer Modell........ 78
Bernhard Gröss

3.2.3 Entwicklung von Kindern in Beziehung .. 85
Solveig Reinisch

3.2.4 „Packesel, nein danke – Kindern den Rücken stärken!" 89
Kerstin Nolte

3.2.5 „Starke Muskeln, wacher Geist" 95
Bettina Arasin

3.2.6 „..., ganz schön stark!" 99
Kathrin Weiß

3.3 Angebote für Erwachsene 105

3.3.1 Betriebliche Präventionsberatung 105
Anke Dalhoff

3.3.2 Das Dilemma der Dreißigjährigen 108
Chris Kuiper und Pepijn Roelofs

3.3.3 Ergonomie am Bildschirmarbeitsplatz – Pilotprojekt mit einer Gruppe Sekretärinnen in einer Zürcher Klinik .. 113
Verena Langlotz Kondzic

3.4 Angebote für Senioren 117

3.4.1 Ergotherapeutische Optionen in Prävention und Gesundheitsförderung für Senioren........ 117
Konstanze Löffler

3.4.2 Gesund und aktiv älter werden – ein ergotherapeutisches Gesundheitsförderungsprogramm aus den Niederlanden 124
Chris Kuiper, Netta van 't Leven, Fenna van Nes und Ramon Daniëls

4 Prävention und Gesundheitsförderung als Markt – Chancen und Herausforderungen........ 131

4.1 Akteure in Prävention und Gesundheitsförderung 132
Beate Robertz-Grossmann, Uwe Prümel-Philippsen

4.2 Prävention – steuerrechtliche Rahmenbedingungen aus Sicht der Ergotherapie 137
Simone Dieckow

4.2.1 Präventionsleistungen und Gewerbesteuer 138

4.2.2 Präventionsleistungen und Umsatzsteuer 139

5 Angebote durch sinnvoll erlebte Betätigung entwickeln 141

5.1 Vorstellung des DACHS-Projekts 142
Ursula Costa, Carola Habermann, Sabine George

5.1.1 Ergotherapeutisches Leistungsangebot – Gesundheitsförderung und Prävention .. 142

5.1.2 Kompetenzen der Ergotherapie in Gesundheitsförderung und Prävention .. 146

5.2 Leitfragen und Projektskizzen für gute Angebote – Phasen der Entwicklung eines Angebots 147
Ute Koglin und Franz Petermann

5.2.1 Bedarfs- und Marktanalyse........ 147

5.2.2 Planung und Konzeption........ 148

5.2.3 Pilot- und Hauptstudie 153

5.2.4 Präsentation der Ergebnisse und Weitergabe an Fachkräfte 155
5.2.5 Ausblick 155

5.3 Durchführung von Evaluationsstudien 157
Ute Latza

5.3.1 Begriffsdefinition 157
5.3.2 Vorgehen 157
5.3.3 Methodik 158
5.3.4 Güte 160

5.4 Beispiele für Programmentwicklungen 162
5.4.1 Therapeutisch-pädagogische Interventionen in kindlichen Bildungsumwelten – Förderung des Schreibens 162
Andreas Fischer

5.4.2 Entwicklung eines Angebots zu Gesundheitsförderung und Prävention für pflegende Angehörige (AGepA) 168
Konstanze Löffler, Bernhard Borgetto

5.4.3 Ermutigende Lernerfahrungen aus einem anfänglichen Misserfolg – ein Leitfaden zum erfolgreichen Projekt präventiver Hausbesuche 172
Gabriele Schwarze

5.5 Kompetenzen zur Durchführung von Präventionsangeboten erwerben 177
5.5.1 Planungs-, Durchführungs-, Evaluations- und didaktische Kompetenzen für Ergotherapeuten 177
Nicola Thapa-Görder

5.5.2 Kompetenzerwerb in Ausbildung und Fortbildung 187
5.5.3 Marketingkompetenzen 191
Petra Marksteiner-Fuchs

6 Primärprävention und Gesundheitsförderung – Zukunftsperspektiven für die Ergotherapie 199
Bernhard Borgetto

6.1 Krankheit, Gesundheit, Krankheitsprävention und Gesundheitsförderung – begriffliche und konzeptuelle Klärungen 200

6.2 Bedarf 201

6.3 Ansätze und Evidenz 202

6.4 Chancen 202

6.5 Neuorientierung der Ergotherapie im Sinne der Ottawa-Charta 203

6.6 Neue ergotherapiespezifische Tätigkeitsbereiche in Primärprävention und Gesundheitsförderung 203

6.7 Neue Tätigkeitsbereiche in der Gesundheitsförderung 205

6.8 Ergotherapie, Betätigung, Gesundheit und Krankheit – Plausibilitäten oder Kausalitäten? ... 205

6.9 Kompetenzen für Primärprävention und Gesundheitsförderung 206

Sachverzeichnis 211

1

Prävention und Gesundheitsförderung – Aufgaben der Ergotherapie

1.1 Gesundheit 2
1.2 Resilienz und ihre Bedeutung für die Prävention in der Ergotherapie 9
1.3 Prävention und Gesundheitsförderung 17
1.4 Betätigung und Gesundheit 33
1.5 Modell funktionaler Gesundheit durch Betätigung 45
1.6 Ein ergotherapeutisches Modell zur Gesundheitsförderung 54

Prävention und Gesundheitsförderung – Aufgaben der Ergotherapie

1.1 Gesundheit

Christine Schaefer

Nach Steinbach (2007) lassen sich Personen, die nach ihrem Gesundheitsverständnis befragt wurden und nicht aus dem Gesundheitswesen stammen, in zwei Kategorien einteilen:

- diejenigen, die Gesundheit mit der Abwesenheit von Krankheiten gleichstellen, und
- diejenigen, die Gesundheit als funktionelle Kompetenz bezeichnen.

Darin spiegeln sich die negative und die positive Sichtweise auf Gesundheit wider.

Beim *negativen* Ansatz bezeichnet man „Gesundheit als Fehlen der Krankheit", „als Fehlen von körperlichen und seelischen Symptomen" oder „als Fehlen von gesundheitlichen Problemen" (Steinbach 2007, S.30). Man benennt also die Aspekte, die nicht vorhanden sind.

Der *positive* Ansatz spricht von „Gesundheit als Handlungsfähigkeit", „als Leistungsfähigkeit" oder als subjektives Befinden, Wohlbefinden" (Steinbach 2007, S.30). Er betont den Zustand, der tatsächlich vorliegt, wenn man gesund ist.

> Die Weltgesundheitsorganisation definiert Gesundheit als „... Zustand vollständigen körperlichen, geistigen und sozialen Wohlbefindens und nicht nur das Freisein von Krankheit und Gebrechen" (WHO 1946).

Diese Definition der WHO wird bereits seit mehr als 50 Jahren verwendet. Sie hat die damalige Sichtweise der Medizin ins Gegenteil verkehrt. Der zweite Teil der Definition „... nicht nur das Freisein von Krankheiten" weist auf die damalige Sichtweise der Medizin hin. Hat man früher von Krankheit gesprochen, wenn ein Mensch ein Leiden hatte, so versucht man sich heute an einer positiveren Ausdrucksweise und spricht über die zu erzielende Gesundheit. Dies spiegeln auch die im Folgenden beschriebenen Ansätze der Pathogenese und der Salutogenese wider.

1.1.1 Pathogenese und Salutogenese

Pathogenese

> Unter Pathogenese versteht man die Entstehung und Entwicklung einer Krankheit (griechisch: páthos = Leiden(schaft), génesis = Entwicklung, Schöpfung).

Anhand der Pathogenese können Krankheiten analysiert und beschrieben werden. Sie beschäftigt sich mit der Veranlagung eines Menschen, krank zu werden, und mit den auftretenden Krankheitsprozessen.

In der Pathogenese spricht man von Krankheit als einer Störung, die entweder direkt ein Organ betrifft oder den gesamten Organismus. Alle diese Störungen müssen auch objektiv nachweisbar sein und körperliche, seelische oder geistige Veränderungen mit sich bringen. Laut Pschyrembel (1999) liefert das biomedizinische Modell zu jeder Krankheit Informationen bezüglich ihrer Ätiologie, Morphologie, Symptomatik und Nosologie.

Kritiker werfen den Anhängern der Pathogenese eine eingeschränkte Sichtweise vor, da sie sich nur auf biologische Faktoren berufen. Bei psychodynamischen Beschwerden werden oft die Ursachen nicht gefunden, da man kaum untersucht, ob vielleicht ein anderer Faktor als ein biologischer eine Rolle spielen könnte. Ein Stressfaktor im Berufsleben ist beispielsweise eine häufige Ursache für Kopfschmerzen und allgemeines Unwohlfühlen, also ein psychosozialer Einfluss.

Salutogenese

Diese Zweifel an der Pathogenese haben Aaron Antonovsky in den 1970er-Jahren dazu bewegt, das Modell der *Salutogenese* zu entwickeln. Der Medizinsoziologe hat diesen Gegenbegriff zur Pathogenese näher beleuchtet:

> Salutogenese bedeutet die Entstehung der Gesundheit, die nicht als Zustand, sondern als ein ständig wandelnder Prozess gesehen wird.

Ein wichtiger Aspekt, der zur Entwicklung der Salutogenese geführt hat, ist die Tatsache, dass nicht jeder Mensch gleich schnell erkrankt. Darauf basiert die Theorie, dass man sich zwischen Gesundheit und Krankheit hin und her bewegt. Manchmal bewegt ein Mensch sich näher zur Gesundheit hin und manchmal näher zur Krankheit. Antonovsky nennt dies das *Gesundheits- und Krankheitskontinuum*. Die Art und das Ausmaß einer Erkrankung hängen von der individuellen *Vulnerabilität* ab. Verschiedene Faktoren beeinflussen den aktuellen Standpunkt auf diesem Kontinuum (Habermann und Wittmershaus 2005).

Als einen wichtigen Faktor nennt das Salutogenese-Modell das *Kohärenzgefühl*. Dieses Gefühl verdeutlicht, wie ein Mensch sein eigenes Leben und die Welt um sich herum sieht. Es weist darauf hin, dass sich sowohl interne als auch externe Faktoren auf die Gesundheit auswirken. Drei wichtige Aspekte des Kohärenzgefühls sind:

- die Verstehbarkeit
- die Handhabbarkeit und
- die Sinnhaftigkeit.

Um diese bei einem Menschen zu betrachten, stellt man sich die Fragen:

- Welche Fähigkeiten hat er, um eine unbekannte Situation zu verstehen? (Verstehbarkeit)
- Welche Möglichkeiten hat er, um eine geeignete Problemlösestrategie zu finden? (Handhabbarkeit)
- In welcher Hinsicht betrachtet er sein Leben als sinnvoll und bedeutsam? (Sinnhaftigkeit)

Das Kohärenzgefühl wird durch alle individuellen Erfahrungen geprägt. Man spricht von einem weit ausgeprägten Kohärenzgefühl, wenn ein Mensch einen Sinn in seinem Leben sieht und in jeglichen Lebenssituationen flexibel reagieren kann, indem er auf seine Ressourcen zurückgreift. Ein Mensch mit einem geringen Kohärenzgefühl hat eingeschränkte Möglichkeiten, um adäquat zu reagieren und eine unbekannte Situation zu bewältigen (Habermann und Wittmershaus 2005).

Die Salutogenese widmet sich des Weiteren den *Stressoren*, die auf einen Menschen einwirken. Als Stressoren bezeichnet man „Reize, die einen physiologischen Spannungszustand herbeiführen" (Habermann und Wittmershaus 2005, S. 126). Für einen gesunden Menschen ist es kein Problem, auf Spannungszustände adäquat zu reagieren und diese zu bewältigen. Stress ist somit nicht immer negativ besetzt. Die meisten Menschen erleben tagtäglich Stresssituationen, die sie zu bewältigen in der Lage sind. Negativ wird Stress erst dann, wenn er zu lange andauert oder wenn ein Mensch gleichzeitig mit Krankheitserregern in Berührung kommt, die dann durch ein stressbedingt angegriffenes Immunsystem zur Krankheit führen können.

Antonovsky spricht von *generalisierten Widerstandsfaktoren*, die der Krankheitsentstehung entgegenwirken können und die Spannungsentwicklung vereinfachen. Diese können individuelle (interne) Faktoren sein wie z. B. gegebene körperliche Faktoren und das Anwenden von Bewältigungsstrategien. Zu den sozialen oder kulturellen (externen) Faktoren zählen beispielsweise eine finanziell günstige Situation und eine Unterstützung aus dem sozialen Umfeld.

Betrachtet man diese drei Aspekte – Kohärenzgefühl, Stressoren und generalisierte Widerstandsfaktoren –, so wird deutlich, dass Gesundheit ein Zusammenspiel der unterschiedlichsten Aspekte ist, die alle dynamisch sind. Dies soll das Fallbeispiel verdeutlichen.

Fallbeispiel

Frau Müller (48) ist von Natur aus eine Zweiflerin. Sie führt eine glückliche Ehe, hat zwei jugendliche Kinder und eine Arbeit als Teilzeitkraft in einem Büro. Ihr Mann hat einen sicheren Job als Leiter einer Einkaufszentrumsfiliale. Er ist der Typ Mensch, der ständig arbeitet und den wir als „Workaholic" bezeichnen würden. Zu Hause sitzen und nichts tun wäre nichts für ihn. Selbst im Urlaub genießt er weniger den ruhigen Tag am Strand als das hektische Geschehen einer Großstadt.

Die Wirtschaftskrise macht sich im ganzen Land bemerkbar. Mehr denn je bangen alle um ihren Job.

Herr Müller ist in dieser Situation gefasst. Auch wenn es seiner Filiale schlechter geht, weiß er die richtigen wirtschaftlichen Schritte zu gehen. Er kämpft um seine Mitarbeiter, entwickelt neue Strategien und baut auf den privaten Rückhalt, den seine Familie ihm gibt, auch wenn er derzeit noch weniger zu Hause ist als zu gewöhnlichen Zeiten.

Seine Frau hingegen ist ängstlich. In ihrem Büro wird auch schon über Stellenkürzung gesprochen. Es bedrückt sie, nachts schläft sie schlechter, in Gesprächen mit ihren Kindern oder Kollegen wirkt sie oft abwesend. Als sie nach einer Besprechung mit einem Kunden, der sehr erkältet war, nach Hause kommt, fühlt sie sich schlapp und kränklich. Eine schwere Erkältung fesselt sie einige Tage ans Bett.

Dieses Fallbeispiel soll verdeutlichen, auf welche Art und Weise der Kohärenzsinn Einfluss auf eine mögliche Erkrankung hat.

Wichtig ist zu betonen, dass auch Einflüsse von außen, wie ein Todesfall eines Familienmitgliedes, die individuelle Gesundheit angreifen können. Die Anhänger der Salutogenese kritisieren das Modell der Pathogenese vor allem in der medizinischen Vorgehensweise bei schwer erklärbaren Symptomen. Diffuse, nicht lokalisierbare Schmerzen z. B. sollte man nicht *nur* mit Schmerzmitteln bekämpfen. „Die Schmerzbehandlung mit Medikamenten ist selten eine Monotherapie, sondern ein Teil eines schmerztherapeutischen Konzeptes" (Oettmeier 2003). Sie betont, dass Symptome lediglich Hinweise für den zu erstrebenden Genesungsweg geben und selten die eigentliche Ursache der Krankheit darlegen. Parallel zur Diskussion um Pathogenese und Salutogenese hat in den letzten Jahrzehnten eine Diskussion um das biomedizinische Gesundheitsmodell stattgefunden, woraufhin das biopsychosoziale Modell entwickelt wurde. Der nächste Abschnitt soll diese Modelle näher erläutern.

1.1.2 Gesundheitsmodelle

Gesundheit bzw. Krankheit wird vorwiegend von Medizinern, aber auch von anderen Professionen wie der Soziologie oder Psychologie analysiert. Der folgende Abschnitt soll einige Sichtweisen auf die Gesundheit darstellen und vergleichen.

Medizinische Sichtweise

Bis zu den 1970er-Jahren haben Mediziner weltweit das *biomedizinische* Modell herangezogen, um die Komponenten einer Krankheit zu benennen. Das biomedizinische Modell betrachtet vor allem die körperlichen Komponenten beim Vorliegen einer Krankheit. Es herrscht ein sogenannter Dualismus zwischen Körper und Geist. Das biomedizinische Modell gilt als reduktionistisch (Borrell-Carió et al. 2004). Kritiker werfen ihm vor, jede biochemische Abweichung als eine Krankheit zu sehen. Es berücksichtigt weder psychosoziale Determinanten noch bezieht es die Auswirkungen einer Erkrankung auf die Teilhabe an der Lebenswelt eines Klienten ein. In den letzten Jahren wurde dieses Modell überwiegend kritisch betrachtet. Die Medizin und mit ihr die Gesundheitsberufe bevorzugen inzwischen die Sichtweise des biopsychosozialen Modells.

Das *biopsychosoziale Modell* wurde 1977 durch den Professor und Psychiater George Engel in England entworfen (Lindau et al. 2003). Das biopsychosoziale Modell legt einige Kernaussagen fest:

- Es orientiert sich mehr an Gesundheit als an Krankheit und versucht somit die positiven Aspekte zu bekräftigen.
- Es hat eine analytische Kapazität für Gesundheits- und Krankheitsergebnisse, welche über die Ergebnisse der körperlichen Untersuchungen hinausgehen.
- Es betrachtet die Gesundheit für jeden Menschen individuell und legt Wert auf die biophysiologischen, die psychokognitiven und die sozialen Komponenten.
- Es sieht das Leben als dynamischen Prozess und verbindet Gesundheitsänderungen mit Änderungen der Lebenssituation (Lindau et al. 2003).

Der wichtigste Unterschied zum biomedizinischen Modell sind die drei Dimensionen, die beim biopsychosozialen Modell im Mittelpunkt stehen: die biophysische, die psychokognitive und die soziale Dimension. In diesen Komponenten spiegeln sich auch gesellschaftliche Komponenten wieder, die unsere Gesundheit beeinflussen. Hat ein Mensch z. B. seine Arbeit verloren, so verzichtet er zwangsläufig auf den täglichen Kontakt zu seinen Kollegen. Er fühlt sich ausgeschlossen und isoliert, wird traurig und verzweifelt, was im schlimmsten Fall in Depressionen enden kann, die womöglich durch

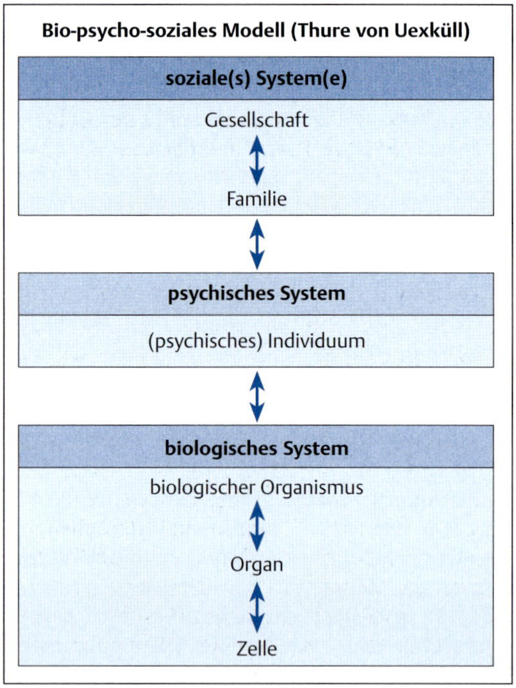

Abb. 1.1 Biopsychosoziales Modell (aus Hüter-Becker, Prävention, Thieme 2008).

Nichtbetätigung Schmerzen und motorische Ausfälle mit sich bringen.

Nach dem biopsychosozialen Modell versuchen Anhänger des Gesundheitssystems die Leiden eines Patienten ganzheitlich, von allen Seiten zu hinterfragen und mögliche Zusammenhänge zu erfassen **(Abb. 1.1)**.

Soziologische Sichtweise

In der Soziologie wurde der Begriff Gesundheit von Claudine Herzlich in *drei verschiedene Aspekte* unterteilt:

- Gesundheit ist die Abwesenheit von Krankheiten.
- Gesundheit ist das Potenzial, das man braucht, um gesund zu bleiben (z. B. Widerstandsfähigkeit).
- Gesundheit ist das persönliche Wohlbefinden.

Steinbach (2007) stellt heraus, dass Krankheit von den meisten Menschen als ein äußeres Geschehen gesehen wird, wohingegen Gesundheit mehr durch innere Aspekte wie z. B. die individuelle Disposition beschrieben wird. Die Soziologen haben festgestellt, dass Gesundheit von Menschen aus verschiedenen Lebensbereichen unterschiedlich dargestellt wird. So reden handwerklich arbeitende Menschen eher von instrumentellen Anforderungen an die Gesundheit, wie z. B. dem Erfüllen von gesellschaftlichen Aufgaben und dem Ernähren der Familie; Menschen aus anderen beruflichen Kreisen stellen Gesundheit als ein persönliches Gut dar, durch das man seine persönlichen Ziele verwirklichen kann (Steinbach 2007).

Psychologische Sichtweise

Die Psychologie hat die subjektive Weise, mit der Menschen ihre Gesundheit betrachten, erst in den letzten Jahrzehnten analysiert und dabei herausgefunden, dass man von drei Gruppen sprechen kann.

Sie bezeichnen die Menschen als *normal Gesunde*, die noch nie ernsthaft krank waren und auch nichts unternehmen, um ihre Gesundheit zu fördern. Die *präventiv Gesunden* sind Menschen, die sich bewusst entscheiden, etwas für ihre Gesundheit zu tun. Sie treffen Präventivmaßnahmen wie gesunde Ernährung und Bewegung. Die *Gesunden nach Lebenskrisen* haben eine Lebenskrise überstanden und konnten ihre Gesundheit wiederherstellen (Steinbach 2007).

Philosophische Sicht

Die Philosophie bezeichnet Gesundheit als die „Voraussetzung für die Entfaltung des persönlichen Potenzials eines jeden Einzelnen" (Steinbach 2007, S. 27).

1.1.3 Dynamische Sichtweise

So wie sich in unserer Gesellschaft und in unserem Alltag täglich Veränderungen vollziehen, so dynamisch ist auch unsere Gesundheit. Gutzwiller und Paccaud (2007) diskutieren vor allem vier Faktoren, die beträchtlichen Einfluss auf das Gesundheitsverhalten eines Menschen haben.

Medizinisches und präventives System

Zuerst wird das *medizinische und präventive System* genannt, in dem ein Mensch lebt. Wie gut funktioniert ein Gesundheitssystem? Werden Impfungen gefördert und finanziert? Sind Medikamente für jeden erhältlich, wenn sie benötigt werden? Oder werden sogar präventive Maßnahmen wie Krebsvorsorge und Zahnuntersuchungen finanziert? Diese Umstände werden durch das Gesundheitssystem festgelegt und sind von Land zu Land verschieden.

Ein einfaches Beispiel für den Einfluss des Gesundheitssystems auf die individuelle Gesundheit ist die Unterversorgung mit Impfungen in Entwicklungsländern. Dort treten Kinderkrankheiten öfter auf als in europäischen Ländern, in denen eine Impfpflicht besteht und auch eine regelmäßige ärztliche Kontrolle empfohlen wird. Aber auch in Deutschland sehen wir noch regelmäßig Auswirkungen einer falschen oder nicht zureichenden Versorgung; vor allem im Hilfsmittelbereich ist dies ein bedauerliches Problem, das die Selbstständigkeit des Klienten vermehrt beeinträchtigt (Kemper 2009).

Biologische und genetische Faktoren

Als Zweites werden *biologische* und *genetische Faktoren* beschrieben. Mit welchen Prädispositionen ist ein Mensch zur Welt gekommen? Sind Erbkrankheiten wahrscheinlich? Welche geschlechtsspezifischen Krankheiten können auftreten? Diese Faktoren hängen von jeder Person und ihrer Familiengeschichte ab.

Genetische und biologische Faktoren sind ein Teil des Gesundheitskapitals und leider oft nicht zu beeinflussen. Eine Veranlagung zu bestimmten Krankheiten wird in vielen Familien weitergegeben und kann oft für den Ausbruch der Krankheit verantwortlich sein. In einer Familie, in der eine Muskeldystrophie, zum Beispiel vom Typ Duchenne vorkommt, kommen Mädchen mit höchster Wahrscheinlichkeit gesund zur Welt und werden voraussichtlich ein gewöhnliches Leben führen. Für die Jungen sieht dies ganz anders aus: Sie werden schon mit jungen Jahren im Rollstuhl sitzen und eine geringe Lebenserwartung haben.

Viele Krankheiten sind geschlechtsspezifisch: Multiple Sklerose tritt zum Beispiel gehäuft bei Frauen auf, Parkinson hingegen öfter bei Männern.

Umweltfaktoren

Als dritten Faktor bezeichnen Gutzwiller und Paccaud (2007) *natürliche* und *soziale Umwelt*. In welchem Teil der Welt und in welchem sozialen Umfeld wächst ein Mensch auf? Lebt er in der Stadt oder auf dem Land? Viele Krankheiten kommen in manchen Teilen der Erde häufiger vor als in anderen. Andere Krankheiten hingegen kommen in bestimmten Gesellschaftsschichten öfter vor als in anderen; Anorexia nervosa und Adipositas sind Krankheiten, die gehäuft in weit entwickelten Staaten diagnostiziert werden.

Die natürliche und die soziale Umwelt tragen auf oft verkannte Weise zum Gesundheitszustand bei. So ist Malaria eine Krankheit, die nur in afrikanischen Ländern auftritt, da sie durch Insekten übertragen wird, die nicht in Europa leben – ein typisches Beispiel für den Einfluss von Umweltfaktoren.

Hingegen geht man davon aus, dass auch die soziale Umwelt Einfluss auf die Gesundheit nimmt.

Vor allem bei Kindern ist zu beobachten, wie hoch der Einfluss des sozialen Umfeldes auf die Gesundheit ist. Das Robert Koch Institut (2001) hat nachgewiesen, dass sich soziale Lage, Armut und soziale Ungleichheit auf den Gesundheitszustand von Kindern und Jugendlichen auswirken. Vor allem werden hier Wohnraum und Ernährung genannt sowie indirekt der Bildungsstand, der die Chancengleichheit und damit das Einkommen bedingt, die deutlich auch das gesundheitsrelevante Wissen und das Gesundheitsverhalten prägen.

Lebensstil

Der vierte Faktor, der die Gesundheit eines Menschen beeinflusst, ist sein *Lebensstil*. Wie sieht sein Gesundheitsverhalten aus? Ernährt er sich gesund? Treibt er Sport? Informiert er sich über gesundheitsfördernde Maßnahmen? Viele Krankheiten können durch das Verhalten eines Menschen beeinflusst oder gar verhindert werden. Zum Beispiel tritt Diabetes mellitus Typ 2 oft bei Menschen mit extremem Übergewicht und einem hohen Körperfettanteil auf.

Lebensstil ist ein weiteres wichtiges Einflusskriterium für einen guten Gesundheitszustand, welches auch in diesem Buch im Mittelpunkt steht. Unsere Gesellschaft hat es sich in den letzten Jahren zur Aufgabe gemacht, Aufklärung zu Gesundheitsrisiken und Gesundheitsförderungen zu betreiben. Nur wenn Menschen informiert sind, können sie sich entscheiden, gesund zu leben oder gewisse Risiken einzugehen. Entscheidet sich jemand, zu rauchen und sich von Fast Food zu ernähren, sollte er sich nicht wundern, wenn seine Blutwerte und seine Kondition sich verschlechtern. Ein Mensch, der tagein, tagaus sitzend verbringt, wird zu einem späteren Zeitpunkt unter Rückenbeschwerden leiden. Der Lebensstil wird weitgehend durch die Arbeitsbedingungen geprägt, da wir die überwiegende Zeit des Tages mit unserer Arbeit verbringen. Ein Mensch mit einer sehr passiven Arbeit sowie ein Mensch mit einer körperlich anstrengenden Arbeit unterliegen gewissen negativen Bedingungen für ihre Gesundheit. Sie können aber durch einen bewussten Lebensstil einen positiven Einfluss auf ihre Gesundheit nehmen. Und somit bereits eine vorbeugende Maßnahme gegen mögliche Krankheiten treffen.

1.1.4 Gesundheit als ein mehrdimensionaler Begriff

Ewles und Simnett haben den Begriff Gesundheit als einen mehrdimensionalen Begriff definiert, der sich aus sechs Dimensionen zusammensetzt (Steinbach 2007).

- Physische Gesundheit: Diese betrifft die körperlichen Strukturen und Funktionen.
- Psychische Gesundheit: Darunter verstehen Ewles und Simnett die Fähigkeit, zusammenhängend zu denken.
- Emotionale Gesundheit: Der Mensch sollte in der Lage sein, Gefühle zu deuten und auszudrücken.

- Soziale Gesundheit: Der gesunde Mensch sollte fähig sein, Kontakte und Beziehungen einzugehen und sie aufrechtzuerhalten.
- Seelische (spirituelle) Gesundheit: Hiermit sind die inneren Wertesysteme eines Menschen gemeint. Dies sind innere Überzeugungen, die z. B. auf religiösem Glauben basieren können.
- Gesellschaftliche Gesundheit: Mit dieser Dimension sprechen Ewles und Simnet die Beziehung des Individuums zu seiner Umwelt an. Sie stellen infrage, ob ein Mensch in einer „kranken Gesellschaft" gesund sein kann, und zielen hiermit z. B. auf Umweltverschmutzung, Arbeitslosigkeit und Diskriminierung ab.

Steinbach (2007) betont, dass diese Dimensionen von Gesundheit nicht separat gesehen werden dürfen, sondern immer in einer Wechselwirkung zueinander stehen. Sie greift auf die Aussage von Woll zurück, dass Gesundheit das „Ergebnis eines dynamischen Gleichgewichts" (Steinbach 2007, S. 27) ist.

1.1.5 Funktionale Gesundheit

Aufbauend auf dem biopsychosozialen Modell hat die WHO (World Health Organisation) ein Instrument zur Klassifizierung von Krankheitsfolgen entwickelt. Weltweit verwenden Mediziner die ICD (International Classification of Diseases), um einheitliche Termini für unterschiedlichste Krankheiten zu gebrauchen. Dieses Klassifizierungsmodell basiert allerdings auf dem biomedizinischen Modell und lässt so, wie das Modell selbst, die Folgen von Krankheiten außer Acht. Die Internationale Klassifikation der Funktionsfähigkeit, Behinderung und Gesundheit (engl.: International Classification of Functioning, Disability and Health, kurz: ICF) geht hier ein Stück weiter (Schuntermann 2007). Sie erfasst die Folgen einer Erkrankung für *drei Bereiche*:

- die Körperfunktionen und -strukturen, einschließlich der seelischen und geistigen Bereiche,
- die Aktivitäten, die von einem Menschen ohne Gesundheitsproblem erwartet werden, sowie
- die Teilhabe eines Menschen an allen Lebensbereichen, die ihm persönlich wichtig sind.

Liegen auf diesen drei Ebenen keine Störungen vor, so spricht man von einem Menschen, der funktional gesund ist. Einfluss auf die funktionale Gesundheit haben sowohl die personenbezogenen Faktoren sowie die Umweltfaktoren **(Abb. 1.2)**, diese beiden bezeichnet man als Kontextfaktoren. Sie können für einen genesenden Menschen als Barrieren, oder als Förderfaktor wirken. Ein unterstützendes Familienmitglied tritt als (externer) Umweltfaktor und Förderfaktor auf. Die Eigenschaft des Klienten, unmotiviert an die Therapie heranzugehen und eine negative Grundeinstellung zu haben, ist somit ein personenbezogener Faktor, der eine Barriere darstellt: Er behindert den Genesungsprozess.

Aber was bedeutet nun gesund auf den drei Ebenen? Die ICF geht vom *Normalitätskonzept* aus. Dies beruht auf der Annahme, dass ein Mensch dann funktional gesund ist, wenn er auf den Ebenen der Funktion, Aktivität und Teilhabe so funktioniert, wie es unsere Kultur als normal voraussetzt. Da es in unserer westlichen Kultur normal ist zu lesen, sollte ein Mensch auch lesen können – eine Aktivität, die die Teilhabe am Gesellschaftsleben fördert (Schuntermann 2007).

Die ICF ist eine gemeinsame Sprache für die Gesundheitsberufe. Sie bringt die Umstände eines Klienten in ein Schema, was die Kommunikation über Aktivitäten und Partizipation des Klienten vereinfacht. So werden komplexe Folgen von Erkrankungen angemessen erfasst. Dieses Konzept von Gesundheit und Erkrankungsfolgen wird international vermehrt angewandt (Fries et al. 2007).

Folgt man dem Aufruf der Ottawa Charta der WHO von 1986 und versucht die Zusammenarbeit mit anderen Angehörigen des Gesundheitssystems auszubauen, ist es nötig, eine gute Verständigung mit anderen Berufsgruppen zu gewährleisten (WHO 1986).

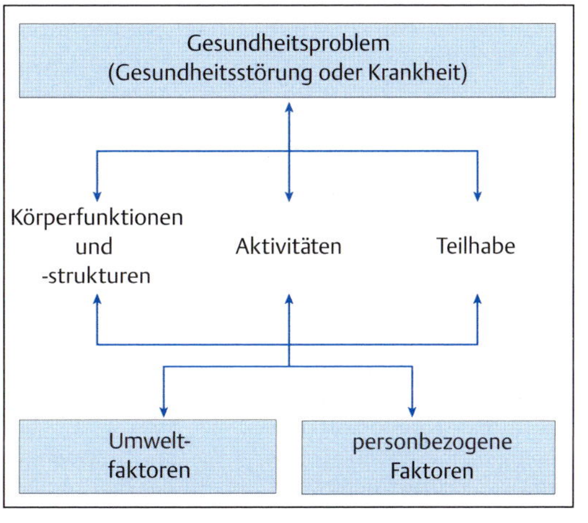

Abb. 1.2 Die Konzeption von Körperfunktionen, Aktivitäten und Teilhabe in der ICF (aus Fries, Teilhaben, Abb. 1.1, Thieme 2007).

1.1.6 Lebensqualität als Ziel

Die vorigen Abschnitte haben den Begriff Gesundheit diskutiert und verschiedene Faktoren beschrieben, die darauf Einfluss haben. Dabei wurde bereits erwähnt, dass Gesundheit nicht nur bedeutet, keine Krankheiten zu haben, sondern noch weitergeht. Die WHO spricht über Wohlbefinden und Lebensqualität (WHO 1993), weitere Aspekte, die das Gesundheitswesen einem Menschen bieten möchte. Sie definiert Lebensqualität wie folgt:

> „Lebensqualität ist die subjektive Wahrnehmung einer Person über ihre Stellung im Leben in Relation zur Kultur und zu den Wertsystemen, in denen sie lebt und in Bezug auf ihre Ziele, Erwartungen, Standards und Anliegen." (WHO 1993)

Unter Lebensqualität versteht man also vor allem den Status des Wohlergehens eines Menschen oder einer Gruppe. Da Lebensqualität subjektiv ist, kann sie nicht als alleinige Aufgabe der Medizin betrachtet werden. So ist Lebensqualität auch von Politik, Wirtschaft oder Kultur abhängig. Doch die Zuständigen in den Gesundheitsberufen gehen davon aus, dass Gesundheit einen erheblichen Beitrag zum Wohlbefinden beisteuert.

Und hier findet gerade die Ergotherapie ihren Platz. Denn die ergotherapeutische Denkart betrachtet den Zustand eines Menschen ganzheitlich und nicht nur den gesundheitlichen Aspekt. Die ergotherapeutische Behandlung bezieht sich nicht nur auf funktionelle Aspekte, sondern konzentriert sich auch auf die Lebenssituation eines Klienten. Ist er selbstständig im Alltag? Ist er in der Lage, arbeiten zu gehen? Kann er sich selbst versorgen? Kann er seinen Hobbys nachgehen? Ist er in der Lage, soziale Kontakte zu knüpfen und diese aufrechtzuerhalten? Diese typisch ergotherapeutischen Fragen zeigen, dass wir nicht nur auf den gesundheitlichen Aspekt eines Klienten achten, sondern wir uns besonders mit seinem allgemeinen Wohlergehen beschäftigen.

Die Ottawa Charta zur Gesundheitsförderung (1986) fordert dazu auf, dass die Gesundheitsberufe zusammenarbeiten müssen, sodass die Versorgung über die medizinisch-kurativen Leistungen des Gesundheitssystems hinausgeht. Sie sind aufgerufen, sich individueller um den Menschen zu kümmern, die kulturellen Bedürfnisse eines Menschen zu fördern und die Koordination in den Gesundheitssektoren zu verbessern. Die Ottawa Charta plädiert für eine „Neuorientierung von Gesundheitsdiensten" (WHO 1986, S.4), womit sie darauf hinweist, dass beispielsweise berufliche Aus- und Weiterbildung und gesundheitliche Forschung einen höheren Stellenwert in unseren Gesundheitssystemen einnehmen sollen. Die Persönlichkeit und die Bedürfnisse eines Menschen sollen im Vordergrund stehen.

Dieser Aufruf der Ottawa Charta richtet sich an alle Verantwortlichen unserer Gesellschaft und spricht somit auch die Ergotherapeuten an, sodass ihnen dadurch ein Impuls gegeben wird, wie sie noch mehr zur Gesundheit und zum Wohlergehen ihrer Klienten beitragen können.

1.1.7 Zusammenfassung

Das erste Kapitel hat einen Überblick über die Entwicklungen des Gesundheitsbegriffs in den letzten Jahrzehnten gegeben. Von einer krankheitsorientierten Sichtweise ist man zur Idee der Gesundheitsförderung gelangt. Die verschiedensten Wissenschaften haben sich dem Einfluss der Gesundheit auf andere Lebensbereiche gewidmet. Gesundheit wird nicht mehr als ein Zustand, sondern vielmehr als eine Dynamik gesehen, die unterschiedlichen Faktoren ausgesetzt ist. Ergotherapeuten sollten ihren Weg weitergehen, indem sie vermehrt auf die ganzheitliche Herangehensweise achten und die Zusammenarbeit mit anderen Angehörigen der Gesundheitsberufe weiterhin anstreben.

1.1.8 Ausblick

Bereits in der Ausbildung lernen Ergotherapeuten ein großes Spektrum an Arbeitsfeldern kennen, auf denen ihre fachlichen Kompetenzen gefragt sind. Die Ergotherapie gliedert sich in verschiedensten Behandlungs- und Rehabilitationsgebieten wie der Orthopädie, Neurologie oder Pädiatrie ein. Mit dem Wandel unserer Gesellschaft und dem Auftreten anderer Schwierigkeiten der Klienten eröffnen sich der Ergotherapie ganz neue Möglichkeiten, ihre Kernkompetenzen zu entfalten. Dieses Buch wird zahlreiche Beispiele nennen, wie Ergotherapeuten sich in Programmen der Gesundheitsförderung und Prävention einbringen. Ergotherapeuten fangen an, neue Gebiete zu erkunden und kreativ zu werden, um einen neuen Beitrag zur Gesundheitsförderung zu leisten.

Literatur

Borrell-Carrió F, Suchman AL, Epstein RM. The Biopsychosocial Model 25 Years later: Principles, Practice, and Scientific Inquiry. Annals of Family Medicine. 2004; 2 (6)

Fries W, Lössl H, Wagenhäuser S. Teilhaben. Stuttgart: Thieme; 2007

Gutzwiller F, Paccaud F. Sozial- und Präventivmedizin, Public Health. Bern/CH: Hans Huber; 2007

Habermann C, Wittmershaus C. Ergotherapie im Arbeitsfeld Geriatrie. Stuttgart: Thieme; 2005

Hüter-Becker A, Dölken M. Prävention. Stuttgart: Thieme; 2008

Kemper C. Sich der Herausforderung stellen. ergopraxis. 2009; 2

Knoll M, Opper E. www.sport.uni-karlsruhe.de/ifss/rd_download/Vorlesungseinheit2_Elke.pdf. Zugriff: 1. Dezember 2008

Oettmeier R. Medikamentöse Schmerztherapie. In: Van den Berg F. Angewandte Physiologie – Schmerzen verstehen und beeinflussen. Stuttgart: Thieme; 2003

Pschyrembel W. Pschyrembel Klinisches Wörterbuch. Berlin: de Gruyter; 1999

Robert Koch Institut (RKI). Armut bei Kindern und Jugendlichen. 2001. www.kinderumweltgesundheit.de. Zugriff: 1. Dezember 2008

Schuntermann MF. Einführung in die ICF. 2. überarbeitete Auflage. Landsberg/Lech: ecomed MEDIZIN; 2007

Steinbach H. Gesundheitsförderung. Wien: Fakultas. wuv Universitätsverlag; 2007

Tessler-Lindau S, Laumann EO, Levinson W, Waite LJ. Syntheses of Scientific Disciplines in Pursuit of Health: The Interactive Biopsychosocial Model. Perspect Biol Med. 2003; 46(3): 74–86

WHO. Constitution of the World Health Organisation. www.searo.who.int/LinkFiles/About_SEARO_const.pdf. Zugriff: 8. Januar 2009

WHO. Lebensqualität. 1993. www.drnawrocki.de/empfehlung/lebensqualitaet%20.html. Zugriff: 8. Januar 2009

WHO. Ottawa Charta zur Gesundheitsförderung. 1986. www.euro.who.int. Zugriff: 1. Dezember 2008

Woll. In: Steinbach H. Gesundheitsförderung. Wien: Fakultas.wuv Universitätsverlag; 2007

Ewles, Simnet. In: Steinbach H. Gesundheitsförderung. Wien/A: Fakultas.wuv Universitätsverlag; 2007

1.2 Resilienz und ihre Bedeutung für die Prävention in der Ergotherapie

Ann Kennedy-Behr, Sylvia Rodger

Dieses Kapitel möchte das Resilienzkonzept und dessen Bedeutung für Prävention darlegen. Ferner wird erörtert, inwiefern Resilienz in Bezug auf die Reduzierung von Risikofaktoren und die Unterstützung der Entwicklung schützender Faktoren gefördert werden kann.

1.2.1 Definition und Hintergrund

> Kindheitsresilienz ist ein Begriff, welcher der Entwicklungspsychologie entstammt, und kann als positive Adaption und das Erreichen bestimmter Entwicklungsstufen unter risikoreichen Bedingungen definiert werden (Compas et al. 2001, Luthar und Cicchetti 2000; Luthar, Cicchetti et al. 2000, Masten 2001, Wyman et al. 1999).

Resilienz ist zum einen eher eine dynamische als eine beständige Eigenschaft (Luthar et al. 2000, Silk et al. 2007) und zum anderen multidimensional – ein Kind, das Resilienz in einem Bereich, wie akademische Kompetenz, aufweist, könnte in einem anderen Bereich, beispielsweise soziale Kompetenz, nicht so fähig sein (Luthar und Cicchetti 2000, Luthar et al. 2000; Masten 2007, Masten und Coatsworth 1998). Ebenso könnte ein Kind, das sich auf einem bestimmten Gebiet als resilient erweist, in einer späteren Entwicklungsstufe weniger resilient sein (Egeland et al. 1993, Luthar et al. 2000, Roisman et al. 2004; Silk et al. 2007). Hier sei angemerkt, dass ein Kind einer erheblichen Gefährdung seiner Entwicklung ausgesetzt gewesen sein muss, um als resilient zu gelten (Luthar et al. 2000, Masten 2001, Shannon et al. 2007).

Entwicklungspsychologen und -psychopathologen haben Kindheitsresilienz als einen gewöhnlichen Prozess konzeptualisiert, in welchem normale adaptive Systeme sowohl entwicklungsfördernd als auch schützend gegen negative Effekte potenzieller Risikofaktoren wirken (Masten und Coatsworth 1998, Masten und Obradovic 2006). Masten und Obradovic (2006) bemerken, dass adaptive Systeme wie Bindungsverhalten und Leistungsmotivation, welche resilienzfördernd wirken, dieselben Systeme sind, die auch normale Entwicklung unterstützen. Das heißt, Resilienz ist nicht außergewöhnlich, sie ist vielmehr ein natürliches Ergebnis, wenn alle Systeme funktionieren und das Umfeld unterstützend wirkt. Obwohl sich die Konzepte von Resilienz und Coping gleichen und manchmal synonym gebraucht wurden, sind sie doch nicht gleich (Compas et al. 2001, Fields und Prinz 1997; Skinner und Zimmer-Gembeck 2007). Sie unterscheiden sich auf zeitlicher Ebene: Coping bezieht sich auf Kurzzeitereignisse, Resilienz auf eine langfristige Entwicklung (Skinner und Zimmer-Gembeck 2007). Außerdem unterscheiden sie sich in ihrer Qualität: Coping impliziert Handeln und Anstrengung, aber nicht unbedingt Erfolg, während Resilienz den adaptiven Erfolg der angewandten Copingstrategien anzeigt (Compas et al. 2001, Williamson et al. 1989).

Erste Studien zur Resilienz fanden in den 1970er-Jahren statt. Sie stellten das Ergebnis eines Paradigmenwechsels dar: die Verschiebung des Fokus von maladaptivem Verhalten hin zur Untersuchung, warum einige Individuen, insbesondere Kinder, positive Folgen zeigen, obwohl sie extremen Risiken ausgesetzt sind oder waren (Luthar et al. 2000, Masten 2007, Masten et al. 1990). Die Beweggründe oder Motivationen für eine Resilienzforschung liegen nicht nur in dem Versuch, maladaptives Verhalten besser verstehen und behandeln, sondern vor allem *verhindern* zu können (Masten 2007).

Frühe Studien untersuchten Kinder, deren Mütter an Schizophrenie litten (Garmezy et al. 1984, Garmezy und Streitman 1974). Später weiteten sich die Untersuchungen aus und behandeln nun weitere risikoreiche Situationen, wie Armut (Egeland et al. 1993, Egeland et al. 1990, Garmezy 1991), Misshandlung und Vernachlässigung (Egeland et al. 1993, Jaffee 2007; Rutter et al. 2004), Familienstress und stressreiche Lebensereignisse (Egeland et al. 1990, Gest et al. 1999, O'Grady und Metz 1987, Wyman et al. 1992) sowie chronische Krankheiten (Marsac et al. 2006, Vitulano 2003). In einer Reihe von Studien mit körperlich behinderten Kindern konnte gezeigt werden, dass das Vorhandensein einer physischen Beeinträchtigung einen Risikofaktor für sekundäre psychosoziale Probleme darstellt (Cadman et al. 1987, Gortmaker et al. 1990, Lavigne und Faier-Routman 1992, Patterson und Blum 1996; Wilson et al. 2006).

In einer wegweisenden Langzeitstudie untersuchten Werner und Smith die Geburtskohorte (N = 698) von den 1955 auf Kauai, Hawaii, Geborenen und verfolgten ihre Entwicklung mit 1, 2, 10, 32 und 40 Jahren (Werner 1993, Werner und Smith 2001). In jeder Altersstufe wurden die Teilnehmer anhand einer Reihe psychologischer und medizinischer Verfahren beurteilt. Ein Drittel der Kohorte (N = 201) war bei der Untersuchung im ersten Lebensjahr als entwicklungsgefährdet eingestuft worden, weil sie Risikofaktoren wie perinatalem Stress, Armut, elterlicher Psychopathologie oder gestörten Familienverhältnissen ausgesetzt waren. Zwei Drittel dieser Risikokinder hatten im Alter von 10 Jahren gravierende Lern- oder Verhaltensprobleme und wiesen auch noch als Jugendliche ernsthafte Schwierigkeiten auf. Ein Drittel der Risikokinder zeigte jedoch positive, adaptive Resultate (Werner 1993, 1995). Werner untersuchte, was an den resilienten Kindern anders war, und fand, dass unterschiedliche Risiko- bzw. Schutzfaktoren in unterschiedlichen Entwicklungsstufen wichtig waren. Während der frühen Kindheit beispielsweise wurde ein gelassenes Temperament mit positiven Resultaten assoziiert, während dies in der späteren Kindheit für Autonomie und ein hohes Selbstwertgefühl gilt (Werner 1993, 1995). Folgestudien wie die von Japel (2008), Willims (2002), Rae-Grant, Thomas et al. (1989), Garmezy und Masten (Garmezy 1991, Garmezy et al. 1984, Masten et al. 1990, Masten et al. 1999) sowie von Parker und Kollegen (Parker et al. 1990; Parker und Asher 1987, Work et al. 1990, Wyman et al. 1992) zeigten ähnliche Ergebnisse, die darauf hindeuten, dass Entwicklung von einer ganzen Reihe von Risiko- und Schutzfaktoren beeinflusst wird.

1.2.2 Risiko- und Schutzfaktoren

Resilienzforschung ist inzwischen ein anerkanntes, fachübergreifendes Gebiet (Grant et al. 2003, Richardson 2002), welches durch die Überprüfung der Risiko- und Schutzfaktoren operationalisiert ist (Grant et al., 2003; Kazdin, Kraemer, Kessler, Kupfer, & Offord, 1997; Masten, 2007). Während der Begriff *Risikofaktor* **(Tab. 1.1)** Bezug nimmt auf einen Faktor, der die Wahrscheinlichkeit eines späteren maladaptiven Ergebnisses erhöht, wie beispielsweise Armut (Kazdin et al. 1997), ist ein *Schutzfaktor* das, was bewiesenermaßen die Möglichkeiten der positiven Adaption erhöht – ungeachtet der Aussetzung der Risiken –, wie beispielsweise ein gelassenes Temperament (Kazdin et al. 1997).

Das Ziel der Benutzung dieser Risikofaktoren sind die Identifizierung der potenziell gefährdeten Individuen und das Aufhalten des Prozesses zum

Beispiel. Da in Armut heranwachsende Kinder und Jugendliche als potenziell gefährdet angesehen werden, nahm sich ein ergotherapeutisches Programm in den USA diese Gruppe zur Zielgruppe und bot einen Kurs an, der gratis nach der Schule stattfand und darauf abzielte, die Kinder mit Aktivitäten vertraut zu machen, mit denen sie anderenfalls nicht in Berührung kommen würden (Bazyk und Bazyk 2009).

Schutzfaktoren können dazu verwendet werden, Intervention zu steuern, was Präventionsstrategien einschließt (Kazdin et al. 1997, Rae-Grant et al. 1989). Soziale Kompetenz ist beispielsweise weitgehend als ein Schutzfaktor für Kinder und Erwachsene anerkannt (Masten et al. 1999, Southwick et al. 2005, Werner 1993). Eine praktizierende Ergotherapeutin könnte also als präventive Maßnahme wählen, die Entwicklung der sozialen Kompetenz des Patienten zu fördern.

Die Begriffe *Risiko-* und *Schutzfaktoren* enthalten laut Definition ein Element der Wahrscheinlichkeit und können demzufolge nicht für sich in Anspruch nehmen, ein Ergebnis exakt vorhersagen zu können (Jaffee 2007, Kazdin et al. 1997, Luthar et al. 2000). Risikofaktoren sind nicht kausal, sie reflektieren lediglich die Möglichkeit des Eintretens eines negativen Ergebnisses. Die Wahrscheinlichkeit, mit der sich ein Kind als resilient erweist – ungeachtet des hohen Risikos, dem es ausgesetzt ist –, wird beeinflusst durch das Gleichgewicht zwischen jenen Risiko- und Schutzfaktoren (Jaffee 2007, Japel 2008). Ein Kind, welches in einer Umgebung mit vielen Schutzfaktoren lebt, kann trotzdem eine negative Entwicklung nehmen, falls die Risikofaktoren überwiegen (Rutter 1985). Risikofaktoren werden somit als kumulativ betrachtet. Das heißt, dass die Präsenz eines Risikofaktors nicht zwangsläufig ein maladaptives Ergebnis zeitigt, zwei oder mehrere Risikofaktoren jedoch das Risiko erhöhen (Japel 2008, Kim-Cohen 2007, Luthar et al. 2000).

Was Schutz- und Risikofaktoren nicht leisten können, ist aufzuzeigen, wie die verschiedenen Faktoren sich untereinander beeinflussen und wie sie intervenieren. Es mag beispielsweise für eine Mutter leichter sein, ein Kind mit einem ruhigeren Temperament angemessen zu umsorgen als eines mit einem schwierigeren. Um diesen Punkt deutlicher zu machen, fand Masten et al. (1999), dass Elternschaft soziale Kompetenz voraussagt, so wie soziale Kompetenz Elternschaft voraussagt. Ein wichtiges Problem der existierenden Resilienzforschung ist, dass viele Studien erfolglos bleiben, wenn es darum geht, Risikofaktoren zu spezifizieren, ebenso wie sie sich einer Definition der Auswirkungen dieser Faktoren verweigern (Shannon et al. 2007). Laut Kazdin (1997) kann ein Risikofaktor nur in Relation zu einer möglichen Auswirkung definiert werden, selbst wenn diese Auswirkung so weitreichend ist, wie z. B. eine psychische Störung. Genauer gesagt hat ein Risikofaktor, der nicht in Bezug auf ein Ergebnis betrachtet werden kann, keine Bedeutung. Ungeachtet der Probleme mit Definitionen und Messungen lässt die Sichtung englischsprachiger Studien zur Resilienz von 1980 bis 2007 unter Zugriff auf die Datenbanken CINAHL, EMBASE, Medline und Web of Science grundlegend gleichartige Risiko- und Schutzfaktoren erkennen **(Tab. 1.1** und **Tab. 1.2)**. Einige der gängigsten aufgezeigten Schutzfaktoren sind:

- ruhiges Temperament (Calkins et al. 2007, Mendez et al. 2002; Rutter 1985; Wyman et al. 1999)
- enge Bindung an einen Elternteil oder einen Erziehungsleistenden (Egeland et al. 1993; Silk et al. 2007, Werner 1993)
- hohe Selbstwirksamkeit (Cowen et al. 1991; Luthar und Cicchetti 2000 Smith und Carlson 1997) sowie
- hohe soziale Kompetenz (Masten et al. 1999; Rae-Grant et al. 1989; Rutter, 1985)

Häufig Risikofaktoren sind beispielsweise:

- männliches Geschlecht (Patterson und Blum 1996, Rutter 1987)
- Armut oder ein niedriger sozialökonomischer Status (Calkins et al. 2007, Egeland et al. 1993, Werner 1993)
- physische Einschränkungen oder chronische Krankheiten (Cadman et al. 1987, Gortmaker et al. 1990, Lavigne und Faier-Routman 1992, Patterson und Blum 1996)

1.2.3 Resilienz bei Erwachsenen sowie im gesamten Lebensverlauf

Während die Resilienzforschung mit der Untersuchung von Risiko- und Schutzfaktoren in der Kindheit entstand, wird der Begriff Resilienz auch häufig für Erwachsene benutzt, ungeachtet der relativ wenigen Forschungsarbeiten, die mit dieser Population bis dato erfolgt ist (Bonanno et al. 2007). Ein Großteil der geleisteten Forschung untersucht viel mehr die Entwicklung Erwachsener, die Kindheitstraumata durchlebt haben, als die Effekte von Traumata oder Notsituationen, die sie im Erwachsenenleben erfahren haben. Die Ergeb-

Tab. 1.1 Risikofaktoren für ein maladaptives Resultat (einschließlich geringer sozialer Kompetenz, geringer akademischer Kompetenz und Verhaltensstörungen)

Faktoren bei Kindern	Faktoren der Versorgung	Kontextuelle und Umweltfaktoren
Geschlecht (männlich) (Patterson und Blum 1996, Rutter 1987)	Depression der Mutter (Egeland et al. 1990) (Pike et al. 2006, Shaw et al. 2003)	Armut/niedriger sozioökonomischer Status (Calkins et al. 2007; Egeland et al. 1993, Garmezy 1991; Pike et al. 2006; Werner 1993)
Schwieriges Temperament/Problemtemperament (Jaffee 2007)	Nicht funktionierende Familienbeziehungen (Rae-Grant et al. 1989; Silk et al. 2007)	Unorganisiertes Umfeld (Egeland et al. 1990, Pike et al. 2006)
Soziale Zurückhaltung (Coplan et al. 2001)	Zurückweisende/teilnahmslose Erziehung (Calkins et al. 2007, Shaw et al. 2003)	Mangel an „wachstumsfördernden oder pflegenden Materialien/Mitteln“ (Egeland et al. 1990)
Sozialer Entzug (Coplan et al. 2001, Nelson et al. 2005)	Gefährdung durch familiäre Gene (Silk et al. 2007)	
Körperliche Behinderung/Unfähigkeit (Cadman et al. 1987, Gortmaker 1990; Lavigne und Faier-Routman 1992; Patterson und Blum 1996, Wilson et al. 2006)	Kindesmissbrauch oder Vernachlässigung (Jaffee 2007, Rutter et al. 2004)	
Eingeschränkte Kenntnisse der Gebrauchssprache (Kinder, die zu Hause noch eine andere Sprache sprechen) (Oades-Sese und Esquivel 2006)	Belastende Lebensumstände, -ereignisse (Egeland et al. 1990, Silk et al. 2007)	
Neurobiologische Besonderheiten (Silk et al. 2007)		
Gefährdung durch familiäre Gene (Silk et al. 2007)		
Depressive Denkart (Silk et al. 2007)		
Geringe Flexibilität und Spontanität (Eisenberg et al. 2004 Eisenberg et al. 2002)		

nisse dieser Studien deuten darauf hin, dass jeweilige Risiko- und Schutzfaktoren über die Lebensspanne hinweg ähnlich sind (Connor und Zhang 2006, Simeon et al. 2007). Bei der Untersuchung der Studien, die die Psychobiologie von Depressionen sowie Resilienz bei Erwachsenen erforschten, fanden Southwick et al. (2005), dass in der Kindheit mäßigen Risikofaktoren ausgesetzt zu sein, mit Resilienz im Erwachsenenalter verbunden ist. Ernsthaften, nicht zu bewältigenden Stresssituationen ausgesetzt zu sein, kann jedoch in einer erhöhten Verwundbarkeit bei Erwachsenen resultieren. Southwick und Kollegen schlugen vor, dass mäßigem Stress ausgesetzt zu sein einer Impfung gleicht, die Individuen stressresistenter werden lässt. Diese Erkenntnisse unterstützend fanden Simeon et al. (2007), dass ein Kindheitstrauma einen (negativen) Prädikator für die Resilienzentwicklung darstellt. Werner und Smith (2001) befanden bei der Weiterverfolgung ihrer hier bereits erwähnten Langzeitstudie bei der Untersuchung im 40. Lebensjahr, dass die Personen, die im Kindesalter als resilient gegolten hatten, mit höherer Wahrscheinlichkeit auch resiliente Erwachsene sein würden. Die Teilnehmer, die die ungünstigsten Resultate mit 40 Jahren zeigten, waren in ihrer

Tab. 1.2 Schutzfaktoren begünstigend für eine resiliente Entwicklung trotz Risikoaussetzung

Faktoren bei Kindern	Faktoren des Versorgens	Kontextuelle und Umweltfaktoren
Eine enge Bindung an einen wirksamen Elternteil (Egeland et al. 1993, Masten und Coatsworth 1998, Masten et al. 1999, Silk et al. 2007, Werner 1993)	Eine Versorgungskompetenz, die eine nährende und pflegende Beziehung einschließt, sowie das Schaffen einer geschützten Lebens- und Spielumgebung (Bradley et al. 1994, Calkins et al. 2007; Cicchetti und Rogosch 1997, Egeland et al. 1993, Egeland et al. 1990; Smith und Carlson 1997, Werner 1993, Wyman et al. 1999)	Eine emotional warme und herzliche Umgebung (Egeland et al. 1990, Jaffee 2007)
Ein leichtes Kindstemperament (Calkins et al. 2007, Kim-Cohen 2007, Mendez et al. 2002, Rutter 1985, Wyman et al. 1999)	Psychosoziale Versorgungskapazitäten; ein guter psychischer Gesundheitszustand (psychisches Wohlbefinden) (Silk et al. 2007, Wyman et al. 1999)	Die Bereitstellung „wachstumsfördernder Materialien“ (Egeland et al. 1990)
Kognitive Fähigkeiten (Oades-Sese und Esquivel 2006)	Die Bezugsperson sorgt für emotionale Unterstützung (Calkins et al. 2007, Jaffee 2007)	
Ein flexibles Ego (Cicchetti und Rogosch 1997, Luthar et al. 2000)		
Soziale Kompetenz (Masten et al. 1999, Rae-Grant et al. 1989, Rutter 1985, Smith und Carlson 1997, Werner 1993)		
Emotionsregulierung (Oades-Sese und Esquivel 2006, Silk et al. 2007)		
Aufwendige Steuerung/Kontrolle (Eisenberg et al. 2004, Fabes et al. 2003, Masten 2001, Spinrad et al. 2007)		
Eigenverantwortlichkeit (Oades-Sese und Esquivel 2006)		
Copingfähigkeiten/Bewältigungsfähigkeiten (Hagelund et al. 2007, Parker et al. 1990, Rutter 1985; Smith und Carlson 1997)		
Ein hohes Selbstwertgefühl (Cicchetti und Rogosch 1997, Luthar und Cicchetti 2000)		
Selbstwirksamkeit (Cowen et al. 1991, Luthar und Cicchetti 2000, Smith und Carlson 1997)		
Erfolg im Sport oder in der Schule (Rae-Grant et al. 1989, Rutter 1985)		
Einfühlungsvermögen (Parker et al. 1990)		

Tab. 1.2 Fortsetzung

Faktoren bei Kindern	Faktoren des Versorgens	Kontextuelle und Umweltfaktoren
Flexibilität (Eisenberg et al. 2002, Mendez et al. 2002)		
Fähigkeit, mit Gleichaltrigen spielen zu können (Mendez et al. 2002)		
Problemlösungsfähigkeiten (Masten et al. 1999, Smith und Carlson 1997)		
Impulsivität (Eisenberg et al., 2004; Eisenberg et al., 2002)		
Sinn für Humor (Hagelund et al. 2007, Masten 1986, Smith und Carlson 1997)		

Kindheit den höchsten Risiken ausgesetzt. Die Folgerung dieser Studien ist, dass Erwachsene, die in ihrer Kindheit Langzeitrisiken ausgesetzt waren, eher anfällig für Stress sind und mehr Unterstützung brauchen, um der Entwicklung von Psychopathologien wie Depressionen oder maladaptivem Verhalten entgegenzuwirken.

Es ist weniger über die Resilienz derer bekannt, die in ihrer Kindheit nicht notwendigerweise Risikofaktoren ausgesetzt waren, die aber als Erwachsene durch Umstände wie schwere Krankheiten, Behinderung oder Trauma gefährdet sind. Obwohl es einige Bemühungen gegeben hat, Resilienz bei Erwachsenen im Kontext des posttraumatischen Stresssyndroms (Connor und Zhang 2006, Davidson et al. 2008), vorübergehender Krankheiten (Denz-Penhey & Murdoch, 2008), psychischer Erkrankungen (Edward, Welch,& Chater, 2009) sowie Armut (Notter et al. 2008) zu untersuchen, unterscheidet sich der Begriff der Resilienz ebenso wie dessen Handhabung von dem, was der entwicklungspsychologischen Literatur zu entnehmen ist. Somit gestaltet es sich schwierig, die unterschiedlichen Resultate der Studien aus den beiden Altersgruppen zu vergleichen.

1.2.4 Schlussfolgerung

Resilienz kann konzipiert werden als adaptive Verhaltensentwicklung, als das Resultat des Ausgleichs von Risiko- und Schutzfaktoren oder als das ausschlaggebende Element für eine höhere Präsenz von Schutz- als von Risikofaktoren. Die Erforschung der Risiko- und Schutzfaktoren hat jedoch Grenzen. Es besteht Bedarf an Langzeitkohortenstudien, ebenso an weiterführenden Untersuchungen zur Resilienz bei Erwachsenen. Bisher verwendete Methodologien führten zu Schwierigkeiten, was die Produktion kausal interpretierbarer Ergebnisse betrifft, da die meisten Studien nur Korrelationsdaten produzierten.

Aus dem Verständnis der Auswirkungen von Risiko- und Schutzfaktoren lassen sich ergotherapeutische Interventionen entwickeln und möglicherweise sekundäre Beeinträchtigungen bei Klienten vorbeugen. Literatur zur Resilienz bietet Ergotherapeuten einen Bezugsrahmen, der sie unterstützt, bei ihren Klienten und Klientinnen ein adaptives Ergebnis zu fördern, obwohl sie Risiken ausgesetzt sind. Darüber hinaus betont sie die Bedeutung der präventiven Intervention.

Literatur

Bazyk S, Bazyk J. Meaning of occupation-based groups for low-income urban youths attending after-school care. American Journal of Occupational Therapy. 2009; 63: 69–80

Bonanno G, Galea S, Bucciarelli A, Vlahov D. What predicts psychological resilience after disaster? The role of demographics, resources and life stress. Journal of Consulting and Clinical Psychology. 2007; 75 : 671–682

Bradley R, Whiteside L, Mundform D, Casey P, Kelleher K, Pope S. Contribution of early intervention and early caregiving experiences to resilience in low-birthweight, premature children living in poverty. Journal of Clinical Child Psychology. 1994; 23: 425–434

Cadman D, Boyle M, Szatmari P, Offord D. Chronic illness, disability, and mental and social well-being: Findings of the Ontario Child Health Study. Pediatrics. 1987; 79: 805–813

Calkins S, Blandon A, Williford A, Keane S. Biological, behavioral, and relational levels of resilience in the context of risk for early childhood behavior problems. Development and Psychopathology. 2007; 19: 675–700

Cicchetti D, Rogosch F. The role of self-organization in the promotion of resilience in maltreated children. Development and Psychopathology. 1997; 9: 799–817

Compas B, Connor-Smith J, Saltzman H. Thomsen A, Wadsworth M. Coping with stress during childhood and adolescence: Problems, progress and potential in theory and research. Psychological Bulletin. 2001; 127: 87–127

Connor K, Zhang W. Resilience: Determinants, measurement, and treatment responsiveness. CNS Spectrums. 2006; 11: 5–12

Coplan R, Wichmann C, Lagacé-Séguin D. Solitary-active play behavior: A marker variable for maladjustment in the preschool? Journal of Research in Childhood Education. 2001; 15: 164–172

Cowen E, Work W, Hightower D, Wyman P, Parker G, Lotyczewski B. Toward a development of a measure of perceived self-efficacy in children. Journal of Clinical Child Psychology. 1991; 20: 169–178

Davidson J, Baldwin D, Stein D, Pedersen R, Ahmed S, Musgnung J et al. Effects of venlafaxine extended release on resilience in posttraumatic stress disorder: an item analysis of the Connor-Davidson Resilience Scale. International Clinical Psychopharmacology. 2008; 23: 299–303

Denz-Penhey H, Murdoch J. Personal resiliency: Serious diagnosis and prognosis with unexpected quality outcomes. Qualitative Health Research. 2008; 18: 391–404

Edward K, Welch A, Chater K. The phenomenon of resilience as described by adults who have experienced mental illness. Journal of Advanced Nursing. 2009; 65: 587–595

Egeland B, Carlson E, Sroufe L. Resilience as process. Development and Psychopathology. 1993; 5: 517–528

Egeland B, Kalkoske M, Gottesman N, Erickson M. Preschool behavior problems: Stability and factors accounting for change. Journal of Child Psychology and Psychiatry. 1990; 31: 891–909

Eisenberg N, Spinrad T, Fabes R, Reiser M, Cumberland A, Shepard S et al. The relations of effortful control and impulsivity to children's resiliency and adjustment. Child Development. 2004; 75: 25–46

Eisenberg N, Spinrad T, Morris A. Regulation, resiliency, and quality of social functioning. Self and Identity. 2002; 1: 121–128

Fabes R, Martin C, Hanish L, Anders M, Madden-Derdich D. Early school competence: The roles of sex-segregated play and effortful control. Developmental Psychology. 2003; 39: 848–858

Fields L, Prinz R. Coping and adjustment during childhood and adolescence. Clinical Psychology Review. 1997; 17: 937–976

Garmezy N. Resiliency and vulnerability to adverse developmental outcomes associated with poverty. American Behavioral Scientist. 1991; 34: 416–430

Garmezy N, Masten A, Tellegen A. The study of stress and competence in children: A building block for developmental psychopathology. Child Development. 1984; 55: 97–111

Garmezy N, Streitman S. Children at risk: The search for the antecedents of schizophrenia. Part I: Conceptual models and research methods. Schizophrenia Bulletin. 1974; 8:14–90

Gest S, Reed MG, Masten A. Measuring developmental changes in exposure to adversity: A Life Chart and rating scale. Development and Psychopathology. 1999; 11: 171–192

Gortmaker S, Walker D, Weitzman M, Sobol A. Chronic conditions, socioeconomic risks, and behavioral problems in children and adolescents. Pediatrics. 1990; 85: 267–276

Grant K, Compas B, Stuhlmacher A, Thurm A, McMahon S, Halpert J. Stressors and child adolescent psychopathology: Moving from markers to mechanisms of risk. Psychological Bulletin. 2003; 129: 447–466

Haglund M, Nestadt P, Cooper N, Southwick S, Charney D. Psychobiological mechanisms of resilience: Relevance to prevention and treatment of stress-related psychopathology. Development and Psychopathology. 2007; 19: 889–920

Jaffee S. Sensitive, stimulating caregiving predicts cognitive and behavioral resilience in neurodevelopmentally at-risk infants. Development and Psychopathology. 2007; 19: 631–647

Japel C. Factors of risk, vulnerability and school readiness among preschoolers: Evidence from Quebec [Electronic Version]. IRPP Choices. 2008; 14; www.irpp.org/choices/archive/vol14no16.pdf. Retrieved 09.12.2008

Kazdin A, Kraemer H, Kessler R, Kupfer D, Offord D. Contributions of risk-factor research to developmental psychopathology. Clinical Psychology Review. 1997; 17: 375–406

Kim-Cohen J. Resilience and developmental psychopathology. Child and Adolescent Psychiatric Clinics of North America.2007; 16: 271–283

Lavigne J, Faier-Routman J. Psychological adjustment to pediatric physical disorders: A meta-analytic review. Journal of Pediatric Psychology. 1992; 17: 133–157

Luthar S, Cicchetti D. The construct of resilience: Implications for interventions and social policies. Development and Psychopathology. 2000; 12: 857–885

Luthar S, Cicchetti D, Becker B. The construct of resilience: A critical evaluation and guidelines for future work. Child Development. 2000; 71: 543–562

Marsac M, Funk J, Nelson L. Coping styles, psychological functioning and quality of life in children with asthma. Child: care, health and development. 2006; 33: 360–367

Masten A. Ordinary magic: Resilience processes in development. American Psychologist. 2001; 56: 227–238

Masten A. Resilience in developing systems: Progress and promise as the fourth wave rises. Developmental and Psychopathology. 2007; 19: 921–930

Masten A, Best K, Garmezy N. Resilience and development: Contributions from the study of children who overcame adversity. Developmental and Psychopathology. 1990; 2: 425–444

Masten A, Coatsworth J. The development of competence in favorable and unfavorable environments. American Psychologist. 1998; 53: 205–220

Masten A, Hubbard J, Gest S, Tellegen A, Garmezy N, Ramirez M. Competence in the context of adversity: Pathways to resilience and maladaptation from childhood to late adolescence. Development and Psychopathology. 1999; 11: 143–169

Masten A, Obradovic J. Competence and Resilience in Development. Annals of the New York Academy of Sciences. 2006; 1094: 13–27

Mendez J, Fantuzzo J, Cicchetti D. Profiles of social competence among low-income African American preschool children. Child Development. 2002; 73: 1085–1100

Nelson L, Rubin K, Fox N. Social withdrawal, observed peer acceptance, and the development of self-perceptions in children ages 4–7 years. Early Childhood Research Quarterly. 2005; 20: 185–200

Notter M, MacTavish K, Shamah D. Pathways Toward Resilience Among Women in Rural Trailer Parks. Family Relations. 2008; 57: 613–624

Oades-Sese G, Esquivel G. Resilience among at-risk Hispanic American preschool children. Annals of the New York Academy of Science. 2006; 1094: 335–339

O'Grady D, Metz J. Resilience in children at high risk for psychological disorder. Journal of Pediatric Psychology. 1987; 12: 3–23

Parker G, Cowen E, Work W, Wyman P. Test correlates of stress resilience among urban school children. Journal of Primary Prevention. 1990; 11 : 19–35

Patterson J, Blum R. Risk and resilience among children and youth with disabilities. Archives Pediatrics and Adolescent Medicine. 1996; 150: 692–698

Pike A, Iervolino A, Eley T, Price T, Plomin R. Environmental risk and young children´s cognitive and behavioral development. International Journal of Behavioral Development. 2006; 30: 55–66

Rae-Grant N, Thomas B, Offord D, Boyle M. Risk, protective factors, and the prevalence of behavioral and emotional disorders in children and adolescents. Journal American Academy of Child and Adolescent Psychiatry. 1989; 28: 262–268

Richardson G. The metatheory of resilience and resiliency. Journal of Clinical Psychology. 2002; 58: 307–321

Roisman G, Masten A, Coatsworth J, Tellegen A. Salient and emerging developmental tasks in the transition to adulthood. Child Development. 2004; 75: 123–133

Rutter M. Resilience in the face of adversity: Protective factors and resistance to psychiatric disorder. British Journal of Psychiatry. 1985; 147: 598–611

Rutter M. Psychosocial resilience and protective mechanisms. American Journal of Orthopsychiatry. 1987; 57: 316–331

Rutter M, O´Connor T, Team E. Are there biological programming effects for psychological development? Findings from a study of Romanian adoptees. Developmental Psychology. 2004; 40: 81–94

Shannon K, Beauchaine T, Brenner S, Neuhaus E, Gatzke-Kopp L. Familial and temperamental predictors of resilience in children at risk for conduct disorder and depression. Development and Psychopathology. 2007; 19: 701–727

Shaw D, Gilliom M, Ingoldsby E, Nagin D. Trajectories leading to school-age conduct problems. Developmental Psychology. 2003; 39: 189–200

Silk J, Vanderbilt-Adriance E, Shaw D, Forbes E, Whalen D, Ryan N et al. Resilience among children and adolescents at risk for depression: Mediation and moderation across social and neurobiological contexts. Development and Psychopathology. 2007; 19: 841–865

Simeon D, Yehuda R, Cunill R, Knutelska M, Putnam F, Smith L.Factors associated with resilience in healthy adults. Psychoneuroendocrinology. 2007; 32: 1149–1152

Skinner E, Zimmer-Gembeck M. The development of coping. Annual Review of Psychology. 2007; 58: 119–144

Smith C, Carlson B. Stress, coping and resilience in children and youth. Social Service Review. 1997; 71: 231–256

Southwick S, Vythilingam M, Charney D. The psychobiology of depression and resilience to stress: Implications for prevention and treatment. Annual Review Clinical Psychology. 2005; 1: 255–291

Spinrad T, Eisenberg N, Gaertner B, Popp T, Smith C, Kupfer A et al. Relations of maternal socialization and toddlers´effortful control to children's adjustment and social competence. Developmental Psychology. 2007; 43: 1170–1186

Vitulano L. Psychosocial issues for children and adolescents with chronic illness: self-esteem, school functioning and sports participation. Child and Adolescent Psychiatric Clinics of North America. 2003; 12: 585–592

Werner E. Risk, resilience and recovery: Perspectives from the Kauai Longitudinal Study. Development and Psychopathology. 1993; 5: 503–515

Werner E. Resilience in development. Current Directions in Psychological Science. 1995; 4: 81–85

Werner E, Smith R. Journeys from childhood to midlife: Risk, resilience and recovery. Ithaca, NY: Cornell University Press. 2001

Williamson G, Zeitlin S, Szczepanski M. Coping behavior: Implications for disabled infants and toddlers. Infant Mental Health Journal. 1989; 10: 3–13

Willms J. Vulnerable children: Findings from Canada's National Longitudinal Survey of Children and Youth. Edmonton, Canada: University of Alberta Press. 2002

Wilson S, Washington L, Engel J, Ciol M, Jensen M. Perceived social support, psychological adjustment, and functional ability in youths with physical disabilties. Rehabilitation Psychology. 2006; 51: 322–330

Work W, Cowen E, Parker G, Wyman P. Stress resilient children in an urban setting. Journal of Primary Prevention. 1990; 11: 3–17

Wyman P, Cowen E, Work W, Hoyt-Meyers L, Magnus K, Fagen D. Caregiving and developmental factors differentiating young at-risk urban children showing resilient versus stress-affected outcomes: A replication and extension. Child Development. 1999; 70: 645–659

Wyman P, Cowen E, Work W, Raoof A, Gribble P, Parker G et al. Interviews with children who experienced major life stress – family and child attributes that predict resilient outcomes. Journal of the American Academy of Child and Adolescent Psychiatry. 1992; 31: 904–910

1.3 Prävention und Gesundheitsförderung

Susanne Mulzheim

Das Thema Gesundheit ist existenziell für Menschen und so verwundert es nicht, dass Möglichkeiten zur Vorbeugung von Krankheiten und zur Förderung der Gesundheit zentrale Fragestellungen unserer Zeit sind. Prinzipiell stellen Gesundheitsförderung und Prävention zwei unterschiedliche gesundheitswissenschaftliche Strategien dar (Badura 1992, Waller 2006). Während Prävention auf die Verminderung von Risiken abzielt, soll Gesundheitsförderung Menschen ein höheres Maß an Selbstbestimmung über ihre Gesundheit ermöglichen und Ressourcen vermehren (Ottawa Charta 1986). Dieses Kapitel soll der Konkretisierung der beiden Begriffe Gesundheitsförderung und Prävention dienen sowie Strategien, Methoden und mögliche Maßnahmen in Gesundheitsförderung und Prävention aufzeigen.

1.3.1 Prävention

Krankheitsprävention entwickelte sich in der Sozialmedizin des 19. Jahrhunderts. Infektionskrankheiten breiteten sich in den großen Industriestädten epidemisch aus und machten es notwendig, sanitäre Reformen durchzuführen. Einerseits kam es zu einer Sanierung des städtischen Raums durch Einführung der Kanalisation und Städteplanung. Andererseits wurden auch die Bürger zu hygienischerem Verhalten angeleitet (Naidoo und Wills 2003). Diese verbesserten hygienischen Umstände sollten sich auf die Volksgesundheit auswirken.

Ziele der Krankheitsprävention waren und sind die Verhinderung von Krankheitsausbrüchen, die Verringerung ihrer Ausbreitung und somit eine Senkung der Mortalität. Durch die Weiterentwicklung der Naturwissenschaften gelang es, Risikofaktoren für Erkrankungen zu erkennen und durch Ausschaltung dieser, Krankheiten vorzubeugen. Hier ist deutlich die fachliche Nähe der Prävention zur Medizin und zu den Biowissenschaften zu erkennen (Hurrelmann et al. 2004).

In der zweiten Hälfte des 20. Jahrhunderts verloren Infektionskrankheiten durch die Fortschritte der Pharmaindustrie ihre Bedrohlichkeit. Der Fokus der Prävention verschob sich in Richtung Zivilisationskrankheiten. Epidemiologisch relevant wurden vor allem Herz-Kreislauf-Erkrankungen, Krebs, Diabetes und Nervenkrankheiten (Stöckel 2004).

Besonderen Einfluss auf die weitere Entwicklung der Prävention hatte die in den USA durchgeführte Framingham-Studie zur Mortalität durch Herzerkrankungen. Dabei wurden soziokulturelle Verhaltensweisen, wie Rauchen und Ernährung, in Beziehung zu Laborwerten gesetzt und so Risikofaktoren für Herz-Kreislauf-Erkrankungen identifiziert. Das Risikofaktorenmodell zur Verhütung von chronischen Krankheiten wurde handlungsleitend (Stöckel 2004). In den letzten Jahrzehnten entstand ein großes Repertoire an Methoden zur Analyse von Risiken („Risk assessment"). Dabei geht es z.B. um chemische Schadstoffe, physikalische Belastungen wie Lärm oder Vibrationen, mikrobiologische Faktoren oder soziale Faktoren wie Crowding oder Stress (Fehr et al. 2005).

Zusammenfassend beschreibt Stöckel (2004, S.27) Prävention als

> „... gleichbedeutend mit der Suche nach dem besseren Weg – dem genaueren Verständnis von Wirkungszusammenhängen und der Chance, positiv in Entstehung oder Verlauf einer Erkrankung einzugreifen. Damit ist Prävention unverzichtbar und von ständig wachsender Relevanz."

Im Gegensatz zur Kuration versucht Prävention nicht auf bestimmte Krankheiten einzuwirken, sondern Risikofaktoren zu minimieren. Risikofaktoren wie z.B. Rauchen oder Bewegungsarmut können sich auf viele Krankheitsbilder pathogen auswirken. Gegenstand der Prävention sind somit nicht spezifische Erkrankungen, sondern ganze Krankheitsspektren (Leppin 2004). Ein weiterer Unterschied zu Kuration und Therapie liegt bei der Herangehensweise an die Zielgruppe. Bei Prävention geht es seltener um Individuen, sondern mehr um das Erreichen ganzer Bevölkerungsgruppen. Prävention setzt auf Breitenwirkung und Gemeindeorientierung und bietet ihre Maßnahmen aktiv an (Leppin 2004).

Unterschieden wird zwischen Primär-, Sekundär- und Tertiärprävention.

Primärprävention

Bei der Primärprävention geht es um die Verhinderung des Neuauftretens einer Krankheit. Zielgruppe primärpräventiver Maßnahmen sind also Gesunde bzw. Menschen ohne manifeste Symptome. Krankheiten werden in ihrer Entstehung behindert, indem deren Ursachen ausgeschaltet oder Abwehrmechanismen gestärkt werden (Leppin 2004). Ein Beispiel für eine primärpräventive Maßnahme ist die Ergonomieberatung von Gesunden, um die Entstehung muskuloskeletaler Erkrankungen zu verhindern.

Sekundärprävention

Sekundäre Prävention bezieht sich auf die Krankheitsentstehung. Hier wird versucht, in möglichst frühen Krankheitsstadien Krankheitssymptome mithilfe diagnostischer Mittel zu erkennen. Damit sollen Progredienz und Chronifizierung einer Krankheit eingedämmt werden. Ein klassisches Beispiel für Sekundärprävention sind Massenscreenings (z.B. Mammografie oder jährliche gynäkologische Untersuchungen) zur Früherkennung von Krebs (Leppin 2004). Aus ergotherapeutischer Perspektive wären Screenings in Kindergärten von Bedeutung, um z.B. Kinder mit umschriebenen Entwicklungsstörungen motorischer Fähigkeiten zu identifizieren.

Tertiärprävention

Tertiärprävention kann umfassender auch als Rehabilitation bezeichnet werden. Es geht um die Vermeidung von Rückfällen oder Folgeschäden bei Patientinnen und Patienten mit manifester Erkrankung. Da es nur schwer möglich ist, eine Grenze zwischen medizinisch-therapeutischer Behandlung, Rehabilitation und Tertiärprävention zu ziehen, verzichten einige Autoren auf den Begriff Tertiärprävention (Mrazek und Haggerty 1994, zit. nach Leppin 2004).

Neben Überschneidungen zwischen Kuration und Prävention gibt es im medizinischen Alltag auch definitorische Vermischungen zwischen Gesundheitsförderung, Primär-, Sekundär- und Tertiärprävention. Leppin (2004) führt als Beispiel den Bluthochdruck an. Bluthochdruck kann als eigenständige Krankheit definiert werden. Bei ansonsten Gesunden könnte man Bluthochdruck auch als Risikofaktor ansehen und man würde von Primär-

oder Sekundärprävention sprechen. Bei Patienten mit koronarer Herzerkrankung wäre es aber Tertiärprävention. Leppin (2004, S. 33) verweist darauf, dass eine strenge Trennung der Begriffe vor allem in Deutschland gehandhabt wird. In den USA gibt es diese explizite Abgrenzung nicht und vor allem die Begriffe „health promotion“ und „disease prevention“ werden meist synonym verwendet.

Strategien der Prävention

Bei den Präventionsstrategien wird zwischen *bevölkerungsbezogener* und *zielgruppenspezifischer* Prävention unterschieden. Universelle, bevölkerungsbezogene Strategien setzen flächendeckend an, während zielgruppenspezifische Ansätze Teilgruppen der Bevölkerung ansprechen, die sich z. B. durch den Risikostatus oder soziodemografische Merkmale unterscheiden. Mittlerweile geht man davon aus, dass methodisch selektive Ansätze günstiger für den Erfolg der Maßnahmen sind (Leppin 2004).

Hochrisikostrategien haben den Vorteil, dass sie spezifisch auf die Zielgruppe zugeschnitten werden können und meist eine höhere Kosteneffektivität aufweisen als bevölkerungsbezogene Strategien. Der Nutzen dieser Strategie für den Einzelnen ist zwar größer, dafür werden aber weniger Personen erreicht. Meist weist nur ein geringer Teil der Bevölkerung ein extrem hohes Risiko auf, während ein Großteil ein geringes bis mittleres Risiko hat. Diese Personen werden jedoch mit der Hochrisikostrategie nicht erreicht. Nichtsdestotrotz hat die Hochrisikostrategie den Vorteil, dass notwendige Verhaltensänderungen der betroffenen Personen wahrscheinlicher sind als bei bevölkerungsbezogenen Strategien, da der persönliche Nutzen größer ist und zeitlich näher liegt (Rose 1992, Schwarzer 1994, zit. nach Leppin 2004).

Hinsichtlich des strategischen Ansatzes wird weiter zwischen Verhaltens- und Verhältnisprävention unterschieden.

Verhaltensprävention setzt direkt bei der Person an. Es wird versucht, Verhaltensänderungen bei Risikoverhalten wie z. B. Rauchen, Alkohol, Fehlernährung, ungeschützten Sexualkontakten oder Bewegungsmangel zu bewirken. Ein weiteres Anliegen ist die Motivation zur Inanspruchnahme medizinischer Vorsorgeleistungen wie Impfungen oder Screenings.

Bei der *Verhältnisprävention* rücken Lebensbedingungen und Umwelt des Menschen in den Mittelpunkt des Interesses. Leppin (2004) führt die flächendeckende Fluoridierung des Trinkwassers, die ergonomische Gestaltung der Arbeitsplätze oder den serienmäßigen Einbau von Airbags als Beispiele für Verhältnisprävention an.

Methoden der Prävention

Um verhaltens- und verhältnispräventive Ziele zu erreichen, werden unterschiedliche Methoden eingesetzt. Leppin (2004) nennt hier in erster Linie edukative Verfahren, normativ-regulatorische Verfahren und ökonomische Anreiz- bzw. Bestrafungssysteme.

In der *Verhaltensprävention* geht es vor allem darum, Menschen über riskantes Verhalten aufzuklären und sie dazu zu motivieren, ihr Verhalten zu verändern. Dazu werden die sogenannten *psychoedukativen Verfahren* eingesetzt, die folgende Methoden beinhalten:

- Information und Aufklärung
- Beratung
- Verhaltens- und Selbstmanagementtraining

Waller (2006) fasst Aufklärung und Beratung zusammen, da es sich bei beiden um Methoden der Informationsvermittlung handelt. Bei der Aufklärung gehe es eher um eine bevölkerungsbezogene Maßnahme mithilfe der Massenmedien. Beratung sieht er als persönliche Kommunikation. Leppin (2004) hingegen führt Aufklärung sowohl als bevölkerungsbezogene Maßnahme (z. B. Aidskampagnen) als auch als Individualmaßnahme (Arzt-Patient-Gespräch) an.

In der *Verhältnisprävention* sind vor allem die *normativ-regulatorischen Maßnahmen* von großer Bedeutung. Diese Maßnahmen versuchen, über gesetzliche Regelungen und Vorschriften präventive Ziele zu erreichen. Beispiele hierfür sind das Rauchverbot in öffentlichen Gebäuden, Emissionsschutzgesetze, Gurtpflicht oder das Jugendschutzgesetz.

Ökonomische Anreiz- bzw. Bestrafungssysteme spielen sowohl in der Verhaltens- als auch in der Verhältnisprävention eine Rolle. Folgende Ansätze sind für diese Maßnahmen beispielhaft: ein Prämiensystem für Rauchverzicht am Arbeitsplatz, Verteuerung von Zigaretten durch die Tabaksteuer, günstigere Versicherungsprämien bei gesundheitsbewusstem Verhalten usw.

Zusammenfassend lässt sich sagen, dass der historisch entwickelte Risikofaktorenansatz bezeichnend für Strategien und Maßnahmen der Prävention ist. Durch die lange Geschichte der Prävention gibt es viele Erfahrungen, die in vielen Projekten umgesetzt werden.

Leppin (2004) kritisiert bei der Präventionsarbeit jedoch vor allem einen Punkt: Die vielfältigen Maßnahmen werden unkoordiniert und isoliert durchgeführt. Es gibt viele Einzelinitiativen, die nicht miteinander verknüpft werden bzw. nicht aufeinander aufbauen und dadurch an Effizienz einbüßen.

Im nächsten Abschnitt wird auf den Begriff der Gesundheitsförderung eingegangen.

1.3.2 Gesundheitsförderung

Die Ottawa Charta zur Gesundheitsförderung wurde 1986 von der Weltgesundheitsorganisation (WHO) verabschiedet. Sie gilt als Schlüsselpunkt für ein neues Gesundheitsverständnis und für die Entstehung nationaler und internationaler Gesundheitsförderungsstrategien (Altgeld und Kolip 2004).

Die Ottawa Charta formuliert „Gesundheit für alle" als Ziel bis zum Jahr 2000 und darüber hinaus. Gesundheitsförderung wird darin folgendermaßen definiert:

> „Gesundheitsförderung zielt auf einen Prozess, allen Menschen ein höheres Maß an Selbstbestimmung über ihre Gesundheit zu ermöglichen und sie damit zur Stärkung ihrer Gesundheit zu befähigen. Um ein umfassendes körperliches, seelisches und soziales Wohlbefinden zu erlangen, ist es notwendig, dass sowohl einzelne als auch Gruppen ihre Bedürfnisse befriedigen, ihre Wünsche und Hoffnungen wahrnehmen und verwirklichen sowie ihre Umwelt meistern bzw. verändern können. In diesem Sinne ist die Gesundheit als ein wesentlicher Bestandteil des alltäglichen Lebens zu verstehen und nicht als vorrangiges Lebensziel. Gesundheit steht für ein positives Konzept, das in gleicher Weise die Bedeutung sozialer und individueller Ressourcen für die Gesundheit betont wie die körperlichen Fähigkeiten. Die Verantwortung für Gesundheitsförderung liegt deshalb nicht nur bei dem Gesundheitssektor, sondern bei allen Politikbereichen und zielt über die Entwicklung gesünderer Lebensweisen hinaus auf die Förderung von umfassendem Wohlbefinden hin" (WHO 1986).

Auch wenn die Begriffe Primärprävention und Gesundheitsförderung in der Praxis häufig synonym verwendet werden, gibt es dennoch wesentliche Unterschiede:

- Gesundheitsförderung unterscheidet sich von den bis dahin bestehenden Präventions- und Gesundheitserziehungsprogrammen vor allem in der Annahme, Gesundheit könne nur durch Expertinnen und Experten bewirkt werden. Dem Individuum werden in der Gesundheitsförderung mehr Kompetenzen zugesprochen. Die Frage „Wie lässt sich Gesundheit herstellen?" ist handlungsleitend für die Entwicklung von Programmen, deren Ansatzpunkte in den konkreten Lebenszusammenhängen der Menschen liegen (Altgeld und Kolip 2004).
- Gesundheitsförderung betrachtet nicht Risikofaktoren und Krankheiten, sondern versucht Determinanten für Gesundheit und Wohlbefinden zu identifizieren. Ausgehend vom Modell der Salutogenese (Kap. 1.1) ist ihr Ziel die Stärkung von biologischen, seelischen und sozialen Widerstandskräften und Schutzfaktoren. Sie setzt an den Lebensbedingungen der Menschen an, um Partizipation und Selbstbestimmung zu ermöglichen (Badura 1992).
- Gesundheitsförderung betrifft nicht nur den Gesundheitsbereich, sondern agiert intersektoral. Durch die Zusammenarbeit verschiedenster Politikbereiche und außerbehördlicher Organisationen werden integrierte Programme entwickelt, die sich durch hohe Komplexität und Eigendynamik auszeichnen. Beispiele hierfür sind das Gesunde-Städte-Programm oder die Agenda 21 (Fehr et al. 2005).

Strategien und Methoden der Gesundheitsförderung

In der Umsetzung gesundheitsfördernder Maßnahmen finden die beiden Begriffe Verhaltens- und Verhältnisprävention Verwendung. Gesundheitsförderung setzt also genauso wie Prävention entweder am Individuum oder an den sozialen, gesellschaftlichen oder rechtlichen Rahmenbedingungen an. Als am wirkungsvollsten wird eine Kombination beider Strategien angenommen (Altgeld und Kolip 2004).

Mit der Ottawa Charta wurden u. a. Handlungsstrategien für die Durchführung von Gesundheitsförderungsmaßnahmen festgelegt. Folgende *drei Strategien* werden beschrieben:

Interessen vertreten

„Ein guter Gesundheitszustand ist eine wesentliche Bedingung für soziale, ökonomische und persönliche Entwicklung und entscheidender

Bestandteil der Lebensqualität. Politische, ökonomische, soziale, kulturelle, biologische sowie Umwelt- und Verhaltensfaktoren können alle entweder der Gesundheit zuträglich sein oder auch sie schädigen. Gesundheitsförderndes Handeln zielt darauf ab, durch aktives anwaltschaftliches Eintreten diese Faktoren positiv zu beeinflussen und der Gesundheit zuträglich zu machen" (WHO 1986).

Befähigen und ermöglichen

„Gesundheitsförderung ist auf Chancengleichheit auf dem Gebiet der Gesundheit gerichtet. Gesundheitsförderndes Handeln bemüht sich darum, bestehende soziale Unterschiede des Gesundheitszustandes zu verringern sowie gleiche Möglichkeiten und Voraussetzungen zu schaffen, damit alle Menschen befähigt werden, ihr größtmöglichstes Gesundheitspotenzial zu verwirklichen. Dies umfasst sowohl Geborgenheit und Verwurzelung in einer unterstützenden sozialen Umwelt, den Zugang zu allen wesentlichen Informationen, die Entfaltung von praktischen Fertigkeiten als auch die Möglichkeit, selbst Entscheidungen in Bezug auf die persönliche Gesundheit treffen zu können. Menschen können ihr Gesundheitspotenzial nur dann weitestgehend entfalten, wenn sie auf die Faktoren, die ihre Gesundheit beeinflussen, auch Einfluss nehmen können. Dies gilt für Frauen ebenso wie für Männer" (WHO 1986).

Vermitteln und vernetzen

„Der Gesundheitssektor allein ist nicht in der Lage, die Voraussetzungen und guten Perspektiven für die Gesundheit zu garantieren. Gesundheitsförderung verlangt vielmehr ein koordiniertes Zusammenwirken unter Beteiligung der Verantwortlichen in Regierungen, im Gesundheits-, Sozial- und Wirtschaftssektor, in nichtstaatlichen und selbstorganisierten Verbänden und Initiativen sowie in lokalen Institutionen, in der Industrie und den Medien. Menschen in allen Lebensbereichen sind daran zu beteiligen, als Einzelne, als Familien und Gemeinschaften. Die Berufsgruppen und sozialen Gruppierungen sowie die Mitarbeiter des Gesundheitswesens tragen große Verantwortung für eine gesundheitsorientierte Vermittlung zwischen den unterschiedlichen Interessen in der Gesellschaft. Die Programme und Strategien zur Gesundheitsförderung sollten den örtlichen Bedürfnissen und Möglichkeiten der Länder und Regionen angepasst sein und die unterschiedlichen Gesellschafts- und Wirtschaftssysteme sowie die kulturellen Gegebenheiten berücksichtigen" (WHO 1986).

Um eine optimale Umsetzung dieser Strategien zu gewährleisten, wurden die folgenden *fünf Handlungsfelder* definiert:

Eine gesundheitsfördernde Gesamtpolitik entwickeln

Gesundheitsförderung geht über die medizinische und soziale Versorgung hinaus. Das Thema Gesundheit betrifft alle politischen Bereiche, denn Politik kann z.B. durch Gesetzesinitiativen oder steuerliche Maßnahmen Veränderungen bewirken. Um gesundheitsfördernde Politik umzusetzen, ist koordiniertes, gemeinsames Handeln erforderlich.

„Ziel muss es sein, auch politischen Entscheidungsträgern die gesundheitsgerechtere Entscheidung zur leichteren Entscheidung zu machen" (WHO 1986).

Gesundheitsförderliche Lebenswelten schaffen

Zwischen Mensch und Umwelt gibt es eine enge Bindung. Deswegen ist es notwendig, *soziale und ökologische Grundlagen* für Gesundheit in den Lebenswelten der Menschen zu berücksichtigen. Regionen müssen sich darum bemühen, soziale Bedingungen zu schaffen, die förderlich für die Gesundheit sind und die gegenseitige Unterstützung fördern. Ökologisches Leitprinzip ist die Erhaltung der natürlichen Ressourcen als globale Aufgabe. „... Lebens-, Arbeits- und Freizeitbedingungen haben entscheidenden Einfluss auf die Gesundheit. Die Art und Weise, wie eine Gesellschaft die Arbeit, die Arbeitsbedingungen und die Freizeit organisiert, sollte eine Quelle der Gesundheit und nicht der Krankheit sein" (WHO 1986). Gesundheitsförderung setzt es sich zum Ziel, die Arbeits- und Lebensbedingungen der Menschen sicher, anregend und befriedigend zu gestalten. Zusätzlich müssen in den Bereichen Technologie, Energieproduktion und Stadtentwicklung Auswirkungen auf die Gesundheit systematisch erfasst und in den gesundheitsförderlichen Strategien berücksichtigt werden.

Gesundheitsbezogene Gemeinschaftsaktionen unterstützen

Die Realisierung der Gesundheitsförderung geschieht direkt in den Gemeinden durch konkrete und wirksame Aktivitäten der Bürger. Die Bürger werden in die Erarbeitung von Prioritäten und bei der Planung und Umsetzung von Strategien einbezogen. So wird gewährleistet, dass Autonomie und Kontrolle über die eigenen Gesundheitsbelange gestärkt werden.

„Selbsthilfe und soziale Unterstützung sowie flexible Möglichkeiten der größeren öffentlichen Teilnahme und Mitbestimmung für Gesundheitsbelange sind dabei zu unterstützen bzw. neu zu entwickeln. Kontinuierlicher Zugang zu allen Informationen, die Schaffung von gesundheitsorientierten Lernmöglichkeiten sowie angemessene finanzielle Unterstützung gemeinschaftlicher Initiativen sind dazu notwendige Voraussetzungen" (WHO 1986).

Persönliche Kompetenzen entwickeln

„Gesundheitsförderung unterstützt die Entwicklung von Persönlichkeit und sozialen Fähigkeiten durch Information, gesundheitsbezogene Bildung sowie die Verbesserung sozialer Kompetenzen und lebenspraktischer Fertigkeiten. Sie will dadurch den Menschen helfen, mehr Einfluss auf ihre eigene Gesundheit und ihre Lebenswelt auszuüben, und will ihnen zugleich ermöglichen, Veränderungen in ihrem Lebensalltag zu treffen, die ihrer Gesundheit zugutekommen.

Es gilt dabei, Menschen zu lebenslangem Lernen zu befähigen, und ihnen zu helfen, mit den verschiedenen Phasen ihres Lebens sowie eventuellen chronischen Erkrankungen und Behinderungen umgehen zu können. Dieser Lernprozess muss sowohl in Schulen wie auch zu Hause, am Arbeitsplatz und innerhalb der Gemeinde erleichtert werden. Erziehungsverbände, die öffentlichen Körperschaften, Wirtschaftsgremien und gemeinnützige Organisationen sind hier ebenso zum Handeln aufgerufen wie die Bildungs- und Gesundheitsinstitutionen selbst" (WHO 1986).

Die Gesundheitsdienste neu orientieren:
An Gesundheitsförderung sind viele verschiedenen Gruppierungen beteiligt. Verantwortlich sind der Staat, Gesundheitseinrichtungen, Ärztinnen und Ärzte sowie andere Mitarbeiterinnen und Mitarbeiter des Gesundheitswesens, Einzelpersonen oder Gruppen. Gemeinsam wird versucht, ein Versorgungssystem zu entwickeln, das über die medizinisch-kurativen Leistungen hinausgeht und die Gesundheitsförderung stärker betont.

Voraussetzung dafür ist einerseits eine respektvolle, kultursensible Haltung der Gesundheitsdienste, in der die Bedürfnisse der Beteiligten nach einem gesünderen Leben erkannt und unterstützt werden. Andererseits ist es notwendig, den Gesundheitssektor und andere soziale, politische oder ökonomische Gremien zu koordinieren.

„Eine solche Neuorientierung von Gesundheitsdiensten erfordert zugleich eine stärkere Aufmerksamkeit für gesundheitsbezogene Forschung wie auch für die notwendigen Veränderungen in der beruflichen Aus- und Weiterbildung. Ziel dieser Bemühungen soll ein Wandel der Einstellungen und der Organisationsformen sein, die eine Orientierung auf die Bedürfnisse des Menschen als ganzheitliche Persönlichkeit ermöglichen" (WHO 1986).

Theorien und Modelle zur Veränderung des Gesundheitsverhaltens

Theorien und Modelle können dazu beitragen, die Planung und Durchführung von Gesundheitsförderungsmaßnahmen zu erleichtern und deren Erfolg zu steigern. Nutbeam und Harris (2001) betonen, dass Programme vor allem dann erfolgreich sind, wenn

- die Ursachen des Gesundheitsproblems richtig erkannt werden
- Bedürfnisse und Motivation der Zielpopulation angemessen berücksichtigt werden und
- der Kontext einbezogen wird.

Theorien können dabei helfen, diese drei Punkte hinreichend zu berücksichtigen und zu verstehen. Im Folgenden werden fünf bedeutende Theorien und Modelle im Überblick dargestellt. Herausgehoben werden dabei vor allem Theorien, welche die Veränderung des Gesundheitsverhaltens von Individuen im Blick haben. Modelle, die Veränderungen in Gruppen oder Organisationen beschreiben, werden an dieser Stelle nicht erwähnt.

Theorien, welche die Veränderung von Gesundheitsverhalten von Individuen beschreiben, entspringen zum überwiegenden Teil der Gesundheitspsychologie. Diese Theorien dienen dazu, Gesundheitsverhalten zu erklären, vorherzusagen und zu ändern (Nutbeam und Harris 2001). Dazu orientiert man sich an persönlichkeitsbezogenen Faktoren wie Persönlichkeitseigenschaften, Einstellungen, Erwartungen, Wahrnehmungen, Kognitionen oder Gewohnheiten. Folgende Theorien und Modelle bieten hier Erklärungsansätze:

- Fünf-Faktoren-Modell der Persönlichkeit
- Health-Belief-Modell
- Theorien des rationalen Handelns und des geplanten Verhaltens
- Stages of Change – Phasen der Verhaltensänderung
- Sozial-kognitive Theorie

Fünf-Faktoren-Modell der Persönlichkeit

Ein Modell, das für die Erforschung gesundheitsbezogener Verhaltensänderungen zunehmend an Bedeutung gewinnt, ist das Fünf-Faktoren-Modell der Persönlichkeit von Costa und McCrae (1992). Die fünf Faktoren, die in diesem Modell beschrieben werden, sind Neurotizismus, Extraversion, Offenheit, Verträglichkeit und Gewissenhaftigkeit.

- Menschen mit hohen *Neurotizismuswerten* sind psychisch labil, launenhaft und erfahren häufig negative Emotionen.
- Das Persönlichkeitsmerkmal *Extraversion* zeichnet Menschen aus, die Interesse an anderen und eine nach außen gewandte Haltung haben.
- *Offenheit* steht für die Bereitschaft, neue Erfahrungen zu machen und traditionelle Werte infrage zu stellen.
- *Verträgliche* Menschen sind hilfsbereit, kooperativ, vertrauensvoll und drücken positive Zuneigung aus.
- Das Persönlichkeitsmerkmal *Gewissenhaftigkeit* kann mit den Adjektiven ordentlich, organisiert, verantwortlich und zuverlässig beschrieben werden.

Booth-Kewley und Vickers (1994, zit. nach McDade-Montez et al. 2007) erwähnen, dass alle fünf Persönlichkeitsmerkmale mit gesundheitlichen Verhaltensweisen signifikant in Zusammenhang stehen. Besonders hervorzuheben sind Personen mit hohem Neurotizismus, welche geringes Gesundheitsverhalten, dafür hohes Risikoverhalten zeigen. Demgegenüber stehen Personen mit hoch ausgeprägter Gewissenhaftigkeit und Verträglichkeit, welche riskantes Verhalten wie Rauchen, Alkoholkonsum oder Risiken im Straßenverkehr eher vermeiden. Vollrath et al. (1998, zit. nach McDade-Montez et al. 2007) kamen zu dem Ergebnis, dass Menschen mit hoher Extraversion und Offenheit eine Tendenz zu riskanten Verhaltensweisen zeigen, wie z. B. riskante sexuelle Praktiken oder Alkoholkonsum bis zum Rauschzustand.

Der Nutzen dieses Modells liegt in der Möglichkeit, Teilnehmerinnen und Teilnehmer von Gesundheitsförderungsprogrammen zu kategorisieren und zielgruppenspezifische Angebote zu entwickeln. Dazu ist es jedoch notwendig, die Forschung in diesem Bereich zu verstärken.

Health-Belief-Modell

Dieses Modell, das 1974 von Rosenstock entwickelt wurde, versucht zu erklären, welche Gründe Menschen zu gesundheitsbewusstem Verhalten veranlassen. Folgende Faktoren sind dafür ausschlaggebend (Haisch und Hornung 2007):

- Die Person fühlt sich persönlich durch eine Krankheit gefährdet.
- Sie erwartet ernsthafte Konsequenzen durch diese Krankheit.
- Die Person ist überzeugt, dass präventive Maßnahmen von Nutzen sind.
- Es werden nur wenige Barrieren beim Ausführen der präventiven Maßnahmen erwartet.
- Es gibt Handlungssignale, die den Entscheidungsprozess auslösen, z. B. öffentliche Kampagnen als externes Signal oder wahrgenommene Symptome als internes Signal.

Überträgt man dieses Modell z. B. auf Maßnahmen zur Aidsprävention, würde man folgende Aussagen schlussfolgern: Ein Mensch wählt dann präventives Verhalten zur Minimierung des Ansteckungsrisikos, wenn er glaubt, dass eine Aidsinfektion möglich wäre und diese Infektion ernsthafte Folgen für ihn haben würde. Weiter müsste er glauben, dass die gewählten Praktiken das Infektionsrisiko entscheidend mindern könnten und dass dieser Nutzen größer als die dadurch erlebten Barrieren (z. B. Reaktion des Partners) ist. Zusätzlich erhaltene Handlungshinweise (Aidskampagne) könnten als Handlungsauslöser wirken (Nutbeam und Harris 2001).

Programme zur Gesundheitsförderung auf Basis des Health-Belief-Modells versuchen Botschaften für bestimmte Zielgruppen zu gestalten. Dazu ist ein geeigneter Kommunikator notwendig, der einen hohen Grad an Glaubwürdigkeit hat. Das Risiko muss von den Empfängern der Botschaft als persönliche Bedrohung wahrgenommen werden und die Wirksamkeit der Maßnahmen muss plausibel sein (Haisch und Hornung 2007).

In der Gesundheitskommunikation ist man jedoch häufig mit dem „Optimismus-Bias“ konfrontiert. Menschen neigen dazu, das eigene Risiko im Vergleich mit anderen unterdurchschnittlich einzuschätzen. Sie reagieren bei Gesundheitsinformationen häufig mit Abwehr („der gesundheitliche Schaden ist nicht gesichert“), mit einer Einschränkung des Gültigkeitsbereichs („Rauchen ist erst ab einer bestimmten Anzahl von Zigaretten gefährlich“) oder mit der Illusion der eigenen Unverwundbarkeit („Großvater hat bis ins hohe Alter geraucht“). Um diesem Problem zu begegnen wenden Gesundheitskommunikatoren ein mehrstufiges Vorgehen an. Der Selbstwert des Empfängers wird in der Anfangsphase geschützt, bis keine so starke Dissonanz mehr empfunden wird. Erst dann erfolgt eine Kommunikation, die auch bedrohlicher für den Empfänger sein kann und die eine größere Veränderung der Einstellung erfordert (Brehm 1976 zit. nach Haisch und Hornung 2007).

Theorien des rationalen Handelns und des geplanten Verhaltens

Die Theorie des rationalen Handelns wurde 1980 von Ajzen und Fishbein entwickelt. Die Grundannahme der Theorie lautet, dass Menschen rational denken und bei klaren Sachverhalten vorhersehbar handeln. Die Absicht zu handeln ist die zentrale Determinante des Modells. Je stärker die Intention zu einer Handlung ist, desto größer ist die Wahrscheinlichkeit, dass die Handlung tatsächlich passiert. Intention ist somit der beste Prädiktor für Verhalten (Nutbeam und Harris 2001, Luszcynska und Sutton 2007).

Die Verhaltensintention wird durch die subjektive Einstellung gegenüber dem Verhalten und durch subjektive Normvorstellungen beeinflusst. Subjektive Normen beziehen sich auf die Wahrnehmung sozialer Normen und die Bedeutung, die man der Zustimmung oder Ablehnung durch andere beimisst. Nutbeam und Harris (2001) führen als Beispiel das Rauchen an. Merkt ein Raucher, dass die meisten Leute nicht rauchen und dass viele aus dem Bekannten- und Kollegenkreis möchten, dass die Person mit dem Rauchen aufhört, wirkt sich das auf die rauchende Person aus. Es ist sehr wahrscheinlich, dass dieser Person das Nichtrauchen als Norm bewusst wird.

Zusammenfassend sagt die Theorie aus, dass jemand mit hoher Wahrscheinlichkeit ein Verhalten annimmt, aufrechterhält oder verändert, wenn er glaubt, dass es positiv für die Gesundheit und sozial erwünscht ist, und wenn es einen sozialen Druck gibt, sich so zu verhalten (Nutbeam und Harris 2001).

Den stärksten Einfluss auf die Einstellung zum Verhalten haben kurzzeitige Konsequenzen und die subjektiven Normen von „wichtigen anderen". Diese wichtigen anderen können einerseits Menschen mit starker Vorbildwirkung sein (Medien, Sport), andererseits spielen auch Peergruppen eine wichtige Rolle. Diese Annahme wurde für Programmentwicklungen zur Rauchprävention bei Jugendlichen in den 1980er-Jahren angewandt. Statt langfristiger Folgen des Rauchens wie Herzinfarkt und Lungenkrebs wurden die Kurzzeitfolgen betont (Kosten, Auswirkungen auf das Erscheinungsbild). Daneben wurden Peerführer in den Programmen genutzt, um die Einstellungen zum Rauchen zu verändern. Die Evidenz zur Wirksamkeit dieser Programme war jedoch geringer als erwartet (Nutbeam und Harris 2001).

Stages of Change – Phasen der Verhaltensänderung

Prochaska und DiClemente entwickelten dieses Modell 1984, um die Stadien einer Verhaltensänderung zu beschreiben und zu erklären. Die Hauptannahme des Modells ist, dass eine Verhaltensänderung kein Ereignis, sondern ein Prozess ist (Nutbeam und Harris 2001).

Dieser Prozess entwickelt sich im Laufe der Zeit und durchläuft folgende Phasen (Prochaska 2007):

- Absichtslosigkeit
- Absichtsbildung
- Vorbereitung
- Umsetzung oder Handlung
- Stabilisierung oder Aufrechterhaltung
- Beendigung

Es handelt sich um ein zirkuläres Modell. Das heißt, dass die Phasen nicht linear durchlaufen werden müssen, sondern dass man in jeder Phase ein- oder austreten kann. Das Tempo, in dem die Phasen durchlaufen werden, ist individuell unterschiedlich. Manche Menschen bleiben auch in einem bestimmten Stadium stecken. Das Modell hat Gültigkeit, wenn Menschen sich für eine Verhaltensänderung entscheiden, aber auch wenn die Initiation von Fachleuten der Gesundheitsdienste oder einer Kampagne ausgeht. Die Anwendbarkeit des Modells kann auf der individuellen Ebene oder auf Ebene der Programmplanung liegen (Nutbeam und Harris 2001).

In weiterer Folge werden die *sechs Phasen* beschrieben:

- In der Phase der *Absichtslosigkeit* ziehen Menschen eine Verhaltensänderung nicht in Betracht oder entscheiden sich ganz bewusst dagegen. Manchmal handelt es sich um Menschen, die schon des Öfteren versucht haben, ein Verhalten zu ändern, und aufgrund ihres Scheiterns frustriert sind. Häufig werden diese Menschen als „therapieresistent" oder unmotiviert beschrieben. Sie verharren oft jahrelang in dieser Phase und fügen sich dadurch selbst großen Schaden zu. Prochaska (2007) führt an, dass es nicht möglich war, einen inhärenten Auslöser zu identifizieren, der Menschen veranlasst, die Phase zu wechseln. Zwei Antriebskräfte werden als mögliche Ursachen angenommen: Entwicklungsereignisse (man erreicht z.B. ein bestimmtes Alter, in dem man Bilanz zieht) und Umweltereignisse (z.B. im Bekanntenkreis stirbt jemand an einer schweren körperlichen Krankheit).

- *Absichtsbildung* beschreibt jenes Stadium, in dem eine Peron bewusst überlegt, ein bestimmtes Verhalten innerhalb der nächsten sechs Monate zu verändern. Teilweise verharren Menschen auch in dieser Phase sehr lange, weil sie sich vermehrt mit den Vor- und Nachteilen einer Veränderung auseinandersetzen. So rücken die „Kosten" der Veränderung vermehrt ins Blickfeld, was häufig zu einem Handlungsaufschub führt. Prochaska (2007) spricht von einer chronischen Absichtsbildung und betont, dass diese Menschen für traditionelle handlungsorientierte Interventionen nicht bereit sind.
- Die *Vorbereitungsphase* ist das Stadium, in dem sich eine Person ernsthaft zu einer Veränderung in der unmittelbaren Zukunft entschließt. Meist hat sie schon wesentliche Handlungsversuche durchgeführt und verfügt über einen konkreten Plan wie z.B. den Besuch einer Selbsthilfegruppe oder das Konsultieren einer kompetenten Person. Diese Menschen sind laut Prochaska (2007) für handlungsorientierte Interventionen zugänglich.
- *Umsetzung* oder *Handlung* ist das Stadium, in dem bereits sichtbare Handlungen zur Verhaltensänderung unternommen wurden.
- In der *Stabilisierungs- bzw. Aufrechterhaltungsphase* wird die dauerhafte Veränderung angestrebt, um Rückfälle zu vermeiden. Im Unterschied zur Umsetzungsphase ist die Gefahr, in alte Muster zurückzufallen, in dieser Phase geringer. Prochaska (2007) schätzt, dass die Stabilisierungsphase zwischen sechs Monaten bis zu fünf Jahren andauern kann. Häufig hängen Rückfälle damit zusammen, dass die betroffenen Menschen am Übergang zur Stabilisierungsphase der Meinung sind, das Schlimmste bereits hinter sich zu haben. Sie sind auf länger anhaltende Anstrengungen nicht vorbereitet und werden zu früh nachlässig. Laut Prochaska (2007) ereignen sich die meisten Rückfälle in emotional stressigen Zeiten. Durchschnittlich steigt gesundheitsbelastendes Verhalten wie Rauchen, Trinken und ungesundes Essen bei allen Menschen in solchen Zeiten stark an. Daher liegt hier auch das größte Rückfallrisiko.
- In der Phase der *Beendigung* haben die Menschen eine hohe Selbstwirksamkeit erreicht und können auch in emotional belastenden Situationen ihr Verhalten aufrechterhalten. Diese Phase erreichen nur wenige Personen. Für die meisten Menschen ist eine lebenslange Stabilisierungsphase das bestmögliche Ziel.

Prochaska (2007) beschreibt Grundsätze, die auf die spezifischen Änderungsphasen angewendet werden können, um Menschen bei ihren Veränderungsprozessen zu helfen. Zwei dieser Grundsätze werden im Folgenden beispielhaft angeführt.

Grundsatz 1

Die Vorteile einer Änderung müssen mehr Gewicht bekommen, damit sie Menschen einen Impuls geben, aus der Absichtslosigkeitsphase herauszukommen. Um diesen Grundsatz umzusetzen, bittet man absichtslose Personen, alle Vorteile einer Verhaltensänderung aufzuzählen. Man weist darauf hin, dass es noch viel mehr Vorteile gibt, und fordert auf, bis zum nächsten Treffen die Liste zu verdoppeln. Das soll die Motivation steigern, über eine Verhaltensänderung nachzudenken.

Grundsatz 2

Die Nachteile der Verhaltensänderung müssen an Gewicht verlieren, um Menschen dazu zu bewegen, von der Absichtsbildungs- zur Umsetzungsphase überzugehen. In Studien konnte nachgewiesen werden, dass die Nachteile von Verhaltensänderungen in der Umsetzungsphase wesentlich weniger bedeutsam waren als in der Absichtsphase (Prochaska et al. 1994, zit. nach Prochaska 2007).

Diese Grundsätze sollen aufzeigen, wie dieses Modell in der Praxis angewandt werden kann, indem es z.B. Ärzten Hilfestellung gibt, welchen Rat man Patientinnen und Patienten in welcher Phase geben kann.

Das Modell ist hilfreich beim Erkennen von möglichen Hindernissen und macht deutlich, dass Rückschläge Bestandteile von Veränderungsprozessen sind. Ein großer Wert des Modells liegt darin, dass es klar die Bedeutung individuell angepasster Maßnahmen aufzeigt (Nutbeam und Harris 2001). Außerdem zeigt das Modell auf, dass eine Intervention nicht nur dann erfolgreich ist, wenn es zu einer definitiven Verhaltensänderung kommt, sondern auch schon dann, wenn es zu einem Wechsel von einer Phase zur nächsten kommt.

Sozial-kognitive Theorie

Die von Albert Bandura (1986) entwickelte Theorie gilt als eine der wichtigsten Theorien zu Vorhersage und Erklärung von Gesundheitsverhalten (Luszcynska und Sutton 2007).

In dieser Theorie werden Verhaltensprozesse anhand einer Wechselbeziehung zwischen Verhalten, Person und Umwelt beschrieben. Bandura bezeichnet die Art und Weise, wie Umwelt und Verhalten interagieren, als reziproken Determinismus. Die Umwelt wird vor allem durch soziale Normen bestimmt. Eine soziale Norm ist z. B. ein Rauchverbot am Arbeitsplatz. Das Verbot erleichtert es möglicherweise Personen, auf das Rauchen zu verzichten, und wirkt sich somit auf das Verhalten aus. Diese Gegebenheit wird in der Gesundheitsförderung genutzt, indem soziale Normen zur Anbahnung von Verhaltensänderungen eingesetzt werden.

Als zweite Komponente beeinflussen kognitive Prozesse der Informationsverarbeitung das menschliche Verhalten. Die wichtigsten kognitiven Prozesse sind Erwartungen bezüglich Situationen, Handlungen, Ergebnissen und Folgen. Sie sind ausschlaggebend dafür, welchen Ereignissen wir unsere Aufmerksamkeit schenken, welche Bedeutung wir ihnen geben, welche emotionale Wirkung sie haben und wie motivierend sie für uns sind.

Als zwei der bedeutendsten Prozesse werden die Selbstwirksamkeit (self-efficacy) und die Ergebniserwartung (outcome expectancies) hervorgehoben. Sie werden in vielen Untersuchungen als Prädiktoren für Gesundheitsverhalten angeführt (Luszcynska und Sutton 2007).

Selbstwirksamkeit ist die Überzeugung, dass man aufgrund eigener Fähigkeiten gewünschte Handlungen erfolgreich ausführen kann. Bandura (1997) nennt *vier Quellen*, welche die Selbstwirksamkeitserwartungen beeinflussen können:

Meisterung von schwierigen Situationen
Durch die erfolgreiche Meisterung einer schwierigen Situation wird der Glaube an die eigenen Fähigkeiten gestärkt.

Beobachtung von Modellen
Wenn man Menschen, die einem selbst ähneln, beim Bewältigen von Situationen beobachtet, traut man sich selbst diese Handlung auch eher zu. Je ähnlicher man der beobachteten Person ist, desto stärker ist die Auswirkung auf das Selbstwirksamkeitsgefühl.

Soziale Unterstützung
Menschen, denen von anderen zugetraut wird, eine bestimmte Situation zu schaffen, meistern diese auch eher als Menschen, denen wenig zugetraut wird.

Physiologische Reaktionen
Physiologische Reaktionen, die mit Angst einhergehen (z. B. Herzklopfen, Schweißausbrüche, Händezittern), können sich auf das Selbstwirksamkeitsgefühl negativ auswirken. Durch die Bewältigung dieser Reaktionen in Richtung Entspannung können Herausforderungen besser bewältigt werden.

Bei der *Ergebniserwartung* werden mögliche Konsequenzen der eigenen Handlung wahrgenommen. Es geht also um antizipierte Annahmen, dass ein bestimmtes Verhalten zu einem bestimmten Ergebnis führt. Die Ergebnisse können körperlicher, sozialer oder selbstevaluierender Art sein. Luszcynska und Sutton (2007) führen als Beispiel eine Person an, die sich entschließt, 5-mal täglich Obst und Gemüse zu essen. Die Person könnte folgende Erwartungshaltungen haben:

- Gewichtsreduzierung (körperliche Erwartung)
- Anerkennung durch die Familie (soziale Erwartung)
- Gefühl des Stolzes über den gesunden Lebensstil (Selbstevaluierung)

Nutbeam und Harris (2001) bewerten die sozialkognitive Theorie Banduras in ihrer Bedeutung für die Gesundheitsförderung sehr positiv. Vor allem die explizite Anerkennung der Interaktion von Person, Umwelt und Verhalten sehen sie als großen Vorteil, um vor allzu einfachen Lösungen von Gesundheitsproblemen zu schützen. Das Modell zeigt klar auf, dass rein verhaltensorientierte Maßnahmen nicht ausreichen, sondern soziale Normen und Umwelteinflüsse berücksichtigt werden müssen. Außerdem wird die Rolle der in der Gesundheitsförderung tätigen Person klarer definiert als „... Vermittler für Veränderung, der Veränderungen erleichtert durch die Modifizierung der sozialen Umwelt und die Entwicklung von Handlungskompetenzen, die es dem Einzelnen eher ermöglichen, zur Verbesserung seiner Gesundheit tätig zu werden" (Nutbeam und Harris 2001, S. 33).

Maßnahmen der Gesundheitsförderung

Von den zuvor beschriebenen Modellen und Theorien lassen sich Determinanten und Mediatoren für Gesundheitsverhalten ableiten. Zum besseren Verständnis von Veränderungsprozessen ist es notwendig, die Zusammenhänge zwischen Determinanten, Mediatoren, Gesundheitsverhalten und Verbesserung des Gesundheitszustandes zu kennen.

Als Determinanten werden externe Faktoren wie demografische Bedingungen, kulturelle Einflüsse, sozialökonomischer Status oder soziale Netzwerke bezeichnet. Durch ihren großen Einfluss auf die Gesundheit von Populationen sind Determinanten zentrale Elemente der Gesundheitsförderung (DiClemente et al. 2007).

Mediatoren für Gesundheitsverhalten sind interne Faktoren wie Persönlichkeit, Überzeugungen, Erwartungen, Gewohnheiten oder die Selbstwirksamkeit. In der Gesundheitsförderung wird versucht, durch Modifikation der Mediatoren gesundheitsbewusste Verhaltensweisen zu initiieren (DiClemente et al. 2007).

Als Gesundheitsverhalten beschreiben DiClemente et al. (2007) Aktivitäten von Individuen, Gruppen oder Organisationen, die eine verbesserte körperliche oder geistige Gesundheit ermöglichen. Bei diesen Aktivitäten ist das Umfeld, in dem sie stattfinden, zu berücksichtigen.

Die Verbesserung des Gesundheitszustandes wird durch die gesundheitsförderlichen Verhaltensweisen (wie z. B. Impfung oder Lebensstiländerung) bewirkt und kann sehr unterschiedlich definiert werden. Für manche stellt ein verbessertes Gleichgewicht eine passende Verbesserung des Gesundheitszustandes dar, für andere geht es um die Reduzierung von Krankheitssymptomen oder um eine verbesserte Lebensqualität.

Die Beziehung dieser vier Begriffe untereinander soll am Beispiel der Aidsprävention verdeutlicht werden. Determinanten, die präventive Maßnahmen erschweren können, sind der kulturelle Einfluss oder der fehlende Zugang zu Kondomen. Ausschlaggebende Mediatoren sind z. B. Wissensdefizite, eine Fehleinschätzung des Risikos oder der „Optimismus-Bias“. Um gesundheitsfördernde Verhaltensweisen wie Kondombenutzung oder sexuelle Abstinenz zu erreichen, muss an Determinanten und Mediatoren mithilfe gezielter Interventionen angesetzt werden. Mögliche Interventionsebenen sind die Person selbst, die Familie, Schule, Arbeitsplatz, Gemeinschaft oder Gesellschaft.

Im Folgenden werden mögliche Maßnahmen für diese Interventionsebenen beschrieben.

Kosten-Nutzen-Analyse

Durch Kosten-Nutzen-Analysen können Menschen zu Verhaltensänderungen motiviert werden. Diese Annahme findet sich in verschiedenen Modellen und Theorien zur Gesundheitsförderung wie z. B. in der sozial-kognitiven Theorie, in den Theorien des rationalen und des geplanten Verhaltens oder in der Theorie zu den Phasen der Verhaltensänderung.

Zur Veränderungsmotivation ist es notwendig, sich sowohl mit der negativen Realität als auch mit positiven Fantasien auseinanderzusetzen. Nur durch eine Kontrastierung beider Faktoren entsteht für die betroffenen Personen ein Handlungsbedarf. In Untersuchungen konnte nachgewiesen werden, dass fettleibige Frauen, die sich mit positiven Fantasien befassten, weniger Gewicht verloren als Frauen, die über die negative Realität reflektierten (Oettingen und Wadden 1991, zit. nach McMillan und Conner 2007). Zusätzlich wurde die Gewichtsabnahme signifikant durch eine positive Erfolgserwartung beeinflusst. Frauen mit einer negativen Erwartung verloren 12 kg weniger an Gewicht.

Bei der Kosten-Nutzen-Analyse wird demnach versucht, die wünschenswerte Situation mit der gegenwärtig negativen Situation zu kontrastieren und gleichzeitig die Erfolgserwartung zu verbessern.

Erarbeiten von Strategien zur Verhaltensänderung

Bezug nehmend auf die Phasen der Verhaltensänderung von Prochaska (2007) beschreibt Stevens (2007) Faktoren, die förderlich für Verhaltensänderungen sind. Grundbedingungen für Veränderungsprozesse sind einerseits ausreichende gesundheitsbezogene Kenntnisse und andererseits eine wertschätzende, empathische Beziehung zwischen Therapeutin oder Therapeuten und Patientin oder Patienten.

Zunächst muss analysiert werden, in welcher Veränderungsphase sich die Person befindet. Ist die Klientin oder der Klient noch in der Phase der Absichtslosigkeit, ist es eher kontraproduktiv, durch Diskussion die Person von einer Änderung überzeugen zu wollen. In dieser Phase hat sich das motivierende Interview bewährt (Miller und Rollnick 2002, zit. nach Stevens 2007). Bei diesem klientenzentrierten Ansatz formulieren die Klientinnen und Klienten ihre eigenen Beweggründe. Der direkte Widerstand, der durch Diskussion entsteht, wird so minimiert.

Zur dauerhaften Verhaltensänderung werden mit der Klientin oder dem Klienten folgende Strategien erarbeitet:

- Zielsetzung
- Selbstüberwachung
- Reizkontrolle
- Verstärkung
- Rückfallprävention

Zielsetzung

Bei der Zielsetzung ist es von Vorteil, wenn Ziele SMART formuliert werden. Dieses Akronym, das aus dem Projektmanagement stammt, steht für *S*pecific, *M*easureable, *A*chieveable, *R*elevant und *T*imely (*S*pezifisch, *M*essbar, *A*ngemessen, *R*ealistisch, *T*erminiert). Weiter wird zwischen kurzfristig erreichbaren Zielen und längerfristigen Zielen unterschieden.

Nahe liegende Ziele bezeichnet Stevens (2007) als „Wegweiser", die ein rasches Erfolgserlebnis ermöglichen. Das wirkt sich positiv auf die Motivation für weiter entfernte Ziele aus. Als wichtig erachtet Stevens, dass Ziele zwar erreichbar, aber dennoch herausfordernd sind.

Selbstüberwachung

Selbstüberwachung oder Selbstmonitoring ist ein Prozess, bei dem die Person sich ihrer eigenen Verhaltensweisen bewusst werden soll. Das kann z. B. mithilfe eines Tagebuches erreicht werden. So wie Diabetiker Aufzeichnungen über ihren Blutzuckerwert führen, können Klientinnen und Klienten angeleitet werden, ihr Verhalten in bestimmten Situationen und Begebenheiten bewusst wahrzunehmen und schriftlich festzuhalten. So kann eine übergewichtige Peron z. B. analysieren, in welchen Situationen welche Nahrungsmittel konsumiert werden oder welche Verfassung das Verlangen nach Essen steigert. Durch Kenntnis dieser Zusammenhänge kann es gelingen, aus üblichen Gewohnheiten auszubrechen und mehr Selbstwirksamkeit zu erfahren.

Reizkontrolle

Unter Reizkontrolle versteht Stevens (2007) das Schaffen einer hilfreichen Umgebung. Die Umwelt wird so gestaltet, dass störendes Verhalten gehemmt und erwünschtes Verhalten gefördert wird. Als Beispiele beschreibt Stevens (2007) das Entfernen von Rauchutensilien oder das Anbringen von Hinweisen an bestimmten Stellen im Haus zur Erinnerung an das persönliche Ziel.

Verstärkung

Zur Aufrechterhaltung der Motivation während des Veränderungsprozesses ist es wichtig, sich selbst positiv zu verstärken oder Verstärkung durch andere zu erhalten. Diese Verstärkung kann z. B. in Form von Belohnungen stattfinden (Stevens 2007).

Rückfallprävention

Wie in Prochaskas Modell der Phasen der Veränderung beschrieben, sind Rückfälle Bestandteile von Veränderungsprozessen. Die meisten Rückfälle ereignen sich in den ersten 12 Wochen. Darauf müssen Klientinnen und Klienten vorbereitet werden. Rückfallprävention bezieht sich also auf die Phase der Aufrechterhaltung der Verhaltensänderung. Durch das Identifizieren von Situationen, die einen Rückfall hervorrufen können, werden die Klientinnen und Klienten in ihrer Selbstkontrolle gestärkt. Es werden gemeinsam Strategien erarbeitet, die eine Bewältigung dieser Situationen ermöglichen bzw. die dabei helfen, bei einmaligen Rückfällen den Weg zurückzufinden statt in Richtung eines totalen Rückfalls zu steuern (Stevens 2007).

Training von Kommunikationsfertigkeiten

Das Training von interpersonalen Kommunikationsfertigkeiten kann in der Gesundheitsförderung sehr vielseitig angewendet werden. Es kann bei Einzelpersonen oder bei Gruppen zum Einsatz kommen und betrifft Themen wie z. B. Überzeugungskompetenzen, Argumentationsgeschick, Konfliktmanagement, Entscheidungsprozesse in Gruppen, Aufbau von intimen oder freundschaftlichen Beziehungen oder den Umgang mit Kindern. Das Training kommunikativer Fertigkeiten in der Familie, in sozialen Gruppen oder am Arbeitsplatz kann mithelfen, einen gesunden Lebensstil zu fördern und aufrechtzuerhalten (Cegala 2007).

Cegala (2007) gibt Beispiele für mögliche Anwendungsfelder. Genannt werden das Training sozialer Fertigkeiten bei Kindern und Jugendlichen zur Prävention von Drogen- oder Alkoholmissbrauch, Diabetes bei Jugendlichen, Rauchberatung bei Schwangeren, Alkoholismus in der Familie und die Arzt-Patienten-Kommunikation. Bei Letzterem geht es vor allem darum, dass Patientinnen und Patienten befähigt werden sollen, die für sie relevanten Informationen von der Ärztin oder vom Arzt einholen zu können.

Modeling

Als Methode für das Training von Kommunikationsfertigkeiten schlägt Cegala das Modeling vor. Darunter versteht er eine Strategie, die auf Verhaltensbeobachtung und Beobachtungslernen basiert. Nach einer einführenden Diskussion zum erlernenden Verhalten führt eine Modellperson das Verhalten vor (oder mehrere Personen). Es können sowohl effektive als auch ineffektive Verhaltensweisen gezeigt werden. Auch der Kontext, in dem das Verhalten demonstriert wird, kann sich verändern. Durch mehrmalige Wiederholungen soll der Lerneffekt des Zuschauers vergrößert werden. Effektiv wird der Lernprozess jedoch erst, wenn das Modeling mit praktischen Übungen und Feedback kombiniert wird. Cegala (2007) führt an, dass das praktische Üben zwar am wirkungsvollsten, aber auch am teuersten ist. Er sieht vor allem bei einer größeren Anzahl von Teilnehmerinnen und Teilnehmern eine große Herausforderung für gesundheitsfördernde Fachkräfte.

Gruppentraining sozialer Kompetenzen

Eine weitere Methode, die für das Training von Kommunikationsfertigkeiten eingesetzt werden kann, ist das Gruppentraining sozialer Kompetenzen (kurz GSK) nach Hinsch und Pfingsten (2007). Mit dem GSK steht ein Interventionsprogramm zur Verfügung, das auf der Basis moderner kognitiv-verhaltenstherapeutischer Ansätze entwickelt wurde und in den letzten Jahren zunehmende Verbreitung gefunden hat.

Zu Beginn des Programms steht die Klärung des Begriffs „soziale Kompetenz". Dieser Begriff basiert auf der Annahme, dass Menschen über Fähigkeiten verfügen, akzeptable Kompromisse zwischen ihren individuellen Bedürfnissen und der notwendigen sozialen Anpassung zu finden. Darunter sind Verhaltensweisen wie z. B. Nein sagen, auf Kritik reagieren, Änderungen bei störendem Verhalten verlangen oder Widerspruch äußern zu verstehen. Sozial inkompetentes Verhalten wäre z. B. ein vermeidend-unsicheres oder ein zudringlich-aggressives Reaktionsmuster.

Die Autoren gehen davon aus, dass sich soziale Probleme von Klientinnen und Klienten auf bestimmte Arten von Situationen beschränken. Für manche ist es vielleicht ein Problem, beim Arztbesuch darauf zu bestehen, Interventionen ausreichend erklärt zu bekommen. Für Jugendliche kann es ein Problem sein, in der Peergruppe Nein zu Alkohol und Nikotin zu sagen. Für andere kann die problematische Situation mit dem Arbeitsplatz verknüpft sein.

Bei der Durchführung des GSK wird anhand verschiedener Übungen die Unterscheidung zwischen selbstsicherem und aggressivem Verhalten, die Wichtigkeit von Selbstverbalisierung für die eigene Befindlichkeit und das eigene Verhalten sowie die Bedeutung der langfristigen gegenüber den kurzfristigen Konsequenzen menschlichen Handelns deutlich gemacht. Zentrales Element des Trainings sind Rollenspiele mit Videofeedback, wobei die zu spielenden Situationen den folgenden drei Situationstypen zugeordnet werden:

- Recht durchsetzen
- Beziehungen aufbauen und aufrechterhalten
- Um Sympathie werben

Als optimales Setting haben sich Gruppengrößen von ca. zehn Teilnehmerinnen und Teilnehmern mit zwei Trainerinnen oder Trainern erwiesen. Das Videofeedback erfolgt direkt im Anschluss an das Rollenspiel. Anschließend wird das Rollenspiel mindestens einmal wiederholt.

Das Training erstreckt sich über sieben mehrstündige Sitzungen. Eine Durchführung als Kompaktveranstaltung (z. B. an einem Wochenende) ist ebenfalls möglich, wobei allerdings die Möglichkeit, zwischen den Sitzungen das Erlernte in die Praxis umzusetzen und dies dann in der Gruppe zu reflektieren, stark eingeschränkt ist.

Umweltbezogene Maßnahmen

Die soziale und physische Umwelt des Menschen spielt eine bedeutende Rolle im Leben, da sie stark das Handeln beeinflusst. Auch das Gesundheitsverhalten des Menschen wird von seiner Umwelt mitbestimmt. Aus diesem Grund ist es unerlässlich, physische und soziale Faktoren bei gesundheitsfördernden Maßnahmen zu berücksichtigen.

Die soziale Umwelt setzt sich aus verschiedenen Ebenen zusammen, die vom Ausmaß der Intimität der Menschen abhängen. So gibt es z. B. die familiäre Ebene, die nachbarschaftliche oder die gesellschaftliche Ebene (Chapparo und Ranka 2004).

Physische Parameter der Umwelt betreffen die Gestaltung oder unterschiedliche Merkmale des natürlichen oder konstruierten Kontextes, z. B. Beschattung von Pausenhöfen in der Schule oder zur Verfügung gestellte Fitnessgeräte in Betrieben.

Es handelt sich bei den umweltbezogenen Maßnahmen um eine bevölkerungsbezogene Strategie, die vor allem beim Settingansatz umgesetzt wird. Dabei werden Verhaltensänderungen im familiären Setting, im schulischen Setting, am Arbeitsplatz, in der Gemeinde oder in der Gesellschaft angestrebt.

Setting Schule

Im Setting Schule können Kinder, Jugendliche, aber auch implizit deren Familien erreicht werden. Gesundheitsförderung im Setting Schule befasst sich demnach mit Gesundheitsproblemen, die vor allem im Kinder- und Jugendlichenalter auftreten. Beispiele hierfür wären Verhaltensauffälligkeiten (z. B. ADHS), Essstörungen, Bewegungsmangel, Rauchen, Mobbing, Drogenkonsum oder Teenagerschwangerschaften (Oldenburg und Burton 2007).

Maßnahmen, welche eine Verbesserung der *physischen Umwelt* anstreben, wurden bereits in vielen Richtlinien vorgeschrieben und in zahlreichen Programmen umgesetzt. Schulen sollen kindgerechte

Schulhöfe und Spiel- bzw. Freizeitgeräte zur Verfügung stellen, Schattenbereiche in den Höfen anbieten und über helle, geräumige und belüftete Klassenzimmer verfügen. Die Schulmöbel entsprechen ergonomischen Richtlinien, Unterricht und Pausen dienen der Bewegungsförderung. Es werden gesunde Lebensmittel zur Verfügung gestellt bzw. Menüs in der Schulkantine nach ernährungswissenschaftlichen Erkenntnissen zusammengestellt.

Soziale Maßnahmen betreffen z. B. das Phänomen des Bullying, bei dem Schülerinnen und Schüler schikaniert werden (vergleichbar mit Mobbing). Hier wird versucht, durch die Vorgabe von klaren Regeln ein positives Schulklima zu schaffen. Weitere Maßnahmen gegen Bullying sind die Förderung von Selbstbewusstsein und Konfliktlösekompetenzen bei den Schülerinnen und Schülern. Auch die Vorgabe von sozialen Normen spielt im Schulbereich eine wichtige Rolle. So ist z.B. der Konsum von Tabakerzeugnissen und Alkohol an Schulen verboten. Durch die Nutzung von Peers als Meinungsführer können Verhaltensänderungen erreicht werden (Oldenburg und Burton 2007).

Hinderliche Faktoren bei der Umsetzung gesundheitsförderlicher Maßnahmen entstehen vor allem dann, wenn nicht alle Beteiligten einbezogen werden. Neben der Schulleiterin oder dem Schulleiter, dem Lehrendenteam und den Schülerinnen und Schülern bedarf es auch einer Unterstützung durch das Bildungssystem, die Eltern und teilweise auch durch die Gemeinde. Das System Schule ist hochgradig geregelt und gesundheitsfördernde Interventionen können dieses System stark stören. Um das zu verhindern, ist eine profunde Planung notwendig (Oldenburg und Burton 2007).

Setting Arbeitsplatz

Oldenburg und Burton (2007) führen an, dass sich umweltbezogene Programme am Arbeitsplatz in der Vergangenheit hauptsächlich auf das Thema Sicherheit bezogen. Man versuchte, potenzielle Verletzungsquellen auszuschalten und den Kontakt mit schädlichen Substanzen zu minimieren.

Neuere Programme zur betrieblichen Gesundheitsförderung sind wesentlich umfassender gestaltet und verfolgen das Ziel, Gesundheit und Wohlbefinden am Arbeitsplatz durch gemeinsame Maßnahmen von Arbeitgebern, Arbeitnehmern und Gesellschaft zu verbessern.

Seit 1996 gibt es ein „Europäisches Netzwerk für Betriebliche Gesundheitsförderung“. Das Setting Arbeitsplatz hat höchste Priorität, da hier eine große Anzahl von Menschen in ihrem direkten Lebenszusammenhang erreicht wird. Das Netzwerk sieht es als Aufgabe an, als Drehscheibe und Informationsvermittlung für nationale Netzwerke zu fungieren. Forschungsergebnisse, Konzepte und durchgeführte Projekte werden gesammelt und über eine Datenbank zur Verfügung gestellt. Daneben wurden Qualitätsanforderungen für betriebliche Gesundheitsförderung formuliert. Als Leitlinie dienen die folgenden Qualitätskriterien, die von der deutschen Betriebkrankenkasse entwickelt wurden (Demmer und Stein 1995, S. 604 f.):

- *Integration im Betrieb:* Betriebliche Gesundheitsförderung muss in den Arbeitsalltag im Unternehmen integriert werden. Das Ziel ist, durch Gesundheitsförderung einen Zugang zu Gesundheit und Sicherheit am Arbeitsplatz zu entwickeln und in die gesamte Betriebskultur zu übernehmen.
- *Interdisziplinäre und hierarchieübergreifende Zusammenarbeit:* Dauerhafte Gesundheitsförderung setzt voraus, dass alle im Unternehmen vertretenen Gruppen einbezogen werden. Das bedeutet, dass eine Steuerungsgruppe für betriebliche Gesundheitsförderung einberufen wird, die u. a. aus Vertretern der Unternehmensleitung, des Betriebsrates sowie der betrieblichen Präventivdienste zusammengesetzt ist.
- *Durchführung einer Istanalyse:* Ausgangsanalyse für ein Gesundheitsförderungsprogramm ist eine Istanalyse der Belastungsfaktoren am Arbeitsplatz und des Gesundheitszustandes sowie der Befindlichkeit der Beschäftigten.
- *Operationalisierbare Ziele:* Zu Beginn des Gesundheitsförderungsprojektes werden von der Steuerungsgruppe die betrieblichen gesundheitspolitischen Ziele festgelegt.
- *Kontinuität und Ganzheitlichkeit:* Die betriebliche Gesundheitsförderung muss den Menschen als physisches, psychisches und soziales Wesen ansprechen. Gesundheitsförderung ist als kontinuierlicher Prozess zu verstehen, der in die betriebliche Organisation und die Arbeitsabläufe eingebunden ist und die sich wandelnden Bedingungen im Unternehmen berücksichtigt.
- *Offenheit und Partizipation:* Entscheidungen müssen für alle am Prozess Beteiligten transparent gemacht werden. Partizipation bedeutet frühzeitige umfassende Information und Einbindung der Betroffenen, z.B. im Rahmen von Gesundheitszirkeln.
- *Zielgruppenorientierung und Stärkung persönlicher Gesundheitskompetenzen:* Für alle Beschäftigtengruppen gilt, dass die persönlichen Gesundheitskompetenzen des Einzelnen gestärkt werden müssen.

- *Gesundheitsgerechte Arbeitsgestaltung:* Arbeitsbedingungen müssen so gestaltet oder verändert werden, dass sie geeignet sind, die Gesundheit zu erhalten und gesundheitsgerechtes Verhalten zu fördern. Beispiele für umweltbezogene Maßnahmen sind Nichtraucherzonen, gesundes Essensangebot in Kantinen, Alkoholbeschränkungen, ergonomische Arbeitsplatzgestaltung oder Sportangebote.
- *Nutzen für die Beschäftigten:* Gesundheitsförderung verbessert den Gesundheitszustand und das Wohlbefinden der Beschäftigten. Damit erhöht sich auch der Return on Investment für das Unternehmen.
- *Öffentlichkeitsarbeit:* Gesundheitsförderung muss innerhalb des Unternehmens ein Gesprächsthema sein. Das Unternehmen profitiert aber auch von überbetrieblicher Öffentlichkeitsarbeit und kann das als Wettbewerbsvorteil nutzen.
- *Qualitätssicherung und Evaluation:* Um den gesundheitlichen Nutzen für die Mitarbeiterinnen und Mitarbeiter und den betrieblichen Nutzen nachweisen zu können, müssen die getroffenen Maßnahmen hinsichtlich der vereinbarten Ziele analysiert und bewertet werden.
- *Effizienzorientierung:* Betriebliche Gesundheitsförderung muss so effizient gestaltet sein, dass unter Einsatz personeller und finanzieller Ressourcen der größtmögliche Gewinn an Gesundheit gesichert wird.

Aus diesen Qualitätskriterien lassen sich Maßnahmen für das Setting Arbeitsplatz ableiten. Nach der Implementierung einer Steuerungsgruppe muss als erster Schritt eine Istanalyse durchgeführt werden. Von dieser Analyse werden die entsprechenden Ziele abgeleitet. Die Partizipation der Mitarbeiterinnen und Mitarbeiter wird durch das Einsetzen von Gesundheitszirkeln gewährleistet. Die durchgeführten Maßnahmen müssen den Bedürfnissen der Belegschaft entsprechen und betreffen sowohl die verhaltenspräventive als auch die verhältnispräventive Ebene. Abschließend ist eine Evaluierung des Programms durchzuführen.

Setting Gemeinde

Auch das Setting Gemeinde verfolgt eine bevölkerungsbezogene Strategie. Um gesundheitsbezogene Verhaltensweisen der Bevölkerung zu verbessern, werden mediale, gesundheitspolitische und legislative Maßnahmen, kombiniert mit diversen anderen Methoden, eingesetzt (Oldenburg und Burton 2007).

Als Beispiel für gemeindebezogene Maßnahmen beschreiben Oldenburg und Burton (2007) das finnische North Karelia Project. Ziel des Projektes war eine Verringerung von Herz-Kreislauf-Erkrankungen. Dazu wurden gesundheitsrelevante Informationen systematisch in der Bevölkerung z. B. mittels Mitteilungsblättern, Prospekten, Postern oder Beiträgen in Massenmedien verbreitet. Weiter wurde versucht, durch persuasive Botschaften, Schulungen und soziale Unterstützungsangebote die Menschen zu motivieren, ihren Lebensstil zu verändern bzw. Veränderungen aufrecht zu erhalten. Testimonials, renommierte Medizinerinnen und Mediziner und Gesundheitsexpertinnen sowie -experten wurden eingesetzt, um wirkungsvolle Gesundheitsbotschaften zu kommunizieren. Umweltbezogene Veränderungen bestanden in der Einbeziehung lokaler Nahrungsmittelhersteller, um die Verfügbarkeit fettarmer Produkte zu verbessern. Zusätzlich wurde eine vermehrte Produktion von Beeren und Gemüse gefördert. Die Steigerung des Verkaufs dieser Produkte sollte durch eine Imagekampagne gewährleistet werden. Die Kooperation mit einem regionalen Hausfrauenverband verfolgte das Ziel der sozialen Akzeptanz der Ernährungsumstellung. Die Schulung zur Zubereitung gesunder Mahlzeiten wurde damit beworben, dass die Gerichte kostengünstig, leistungsfördernd und im Einklang mit der traditionellen Ernährung stehen. Als weitere Methode wurde das Modeling eingesetzt. Ein nationaler Fernsehsender zeigte Personen, die an Beratungen und Schulungen für gesundheitsförderliche Verhaltensweisen teilnahmen. Als sozialer Verstärker wurde ein Gewinnspiel eingesetzt. Eine legislative Maßnahme war die Erhöhung der Tabaksteuer.

Maßnahmen, die im Setting Gemeinde gesetzt werden, sind häufig mit einem großen Aufwand verbunden. Oft erscheint dann das erzielte Ergebnis enttäuschend gering. Dabei darf nicht vergessen werden, dass die Ergebnisse nicht mit individuellen Ansätzen verglichen werden dürfen. Es wird eine weitaus größere Anzahl an Menschen erreicht und nachhaltige Verhaltensergebnisse können häufig erst nach Jahren erzielt werden (Oldenburg und Burton 2007).

1.3.3 Zusammenfassung

Prävention und Gesundheitsförderung sind zu wesentlichen Bausteinen unseres Gesundheitssystems geworden. Prävention kann auf eine längere historische Entwicklung zurückblicken. Vom ursprünglichen Ziel, der Verringerung von Infektionskrankheiten, gab es einen Wandel hin zur Prävention von Zivilisationskrankheiten wie Krebs, Diabetes oder Herz-Kreislauf-Erkrankungen. Fokus der Prävention ist die Ausschaltung von Risikofaktoren. Gesundheitsförderung ist ein wesentlich jüngeres Konzept. Im Unterschied zur Prävention setzt Gesundheitsförderung bei Schutzfaktoren und Ressourcen an.

Sowohl bei der Prävention als auch bei der Gesundheitsförderung zielt man darauf ab, durch systematische Maßnahmen das Gesundheitsverhalten von Individuen oder ganzer Bevölkerungsgruppen positiv zu beeinflussen. Erklärungsansätze, wie Menschen ihr Verhalten ändern können, bieten verschiedene Modelle und Theorien. Diese dienen als Basis für die Planung von Programmen.

Literatur

Altgeld T, Kolip P. Konzepte und Strategien der Gesundheitsförderung. In Hurrelmann K, Klotz T, Haisch J. Lehrbuch Prävention und Gesundheitsförderung. Bern, Göttingen, Toronto, Seattle: Hans Huber; 2004

Badura B. Gesundheitsförderung und Prävention aus soziologischer Sicht. In: Paulus P, Hrsg. Prävention und Gesundheitsförderung. Perspektiven für die psychosoziale Praxis. Köln: GwG-Verlag; 1992

Bandura A. Social Foundations of Thought and Action: A Social Cognitive Theory. Prentice Hall/NJ: Englewood Cliffs; 1986

Bandura A. Self-efficacy: The exercise of control. New York: Freeman; 1997

Costa PT, McCrae RR. Revised NEO Personality Inventory (NEO-PI-R) and NEO Five-Factor Inventory (NEO-FFI) professional manual. Odessa: Psychological Assessment Resources; 1992

Cegala D. Interpersonale Kommunikation. In: Kerr J, Weitkunat R, Moretti M, Hrsg. ABC der Verhaltensänderung. Der Leitfaden für erfolgreiche Prävention und Gesundheitsförderung. München, Jena: Urban & Fischer; 2007

Chapparo C, Ranka J. Das Occupational Performance Model (Australia): Eine Beschreibung von Konstrukten und Struktur. In: Arbeitskreis Modelle und Theorien Wien, Hrsg. OPM – Occupational Performance Model (Australia). Darstellung der Theorie. Beispiele aus der Praxis. Idstein: Schulz-Kirchner; 2004

Demmer H, Stein M. Qualitätskriterien betrieblicher Gesundheitsförderung. In: Die Betriebskrankenkasse 83. 1995; 10: 602–605

DiClemente R, Salazar L, Crosby R, Wingood G. Interventionsstrategien. In: Kerr J, Weitkunat R, Moretti M, Hrsg. ABC der Verhaltensänderung. Der Leitfaden für erfolgreiche Prävention und Gesundheitsförderung. München, Jena: Urban & Fischer; 2007

Haisch J, Hornung R. Wahrnehmungen, Kognitionen und Entscheidungen. In: Kerr J, Weitkunat R, Moretti M, Hrsg. ABC der Verhaltensänderung. Der Leitfaden für erfolgreiche Prävention und Gesundheitsförderung. München, Jena: Urban& Fischer; 2007

Hinsch R, Pfingsten U. Gruppentraining sozialer Kompetenzen GSK: Grundlagen, Durchführung, Anwendungsbeispiele. Beltz: Psychologie Verlags Union; 2007

Hurrelmann K, Klotz T, Haisch J. Lehrbuch Prävention und Gesundheitsförderung. Bern, Göttingen, Toronto, Seattle: Hans Huber; 2004

Kerr J, Weitkunat R, Moretti M, Hrsg. ABC der Verhaltensänderung. Der Leitfaden für erfolgreiche Prävention und Gesundheitsförderung. München, Jena: Urban & Fischer; 2007

Leppin A. Konzepte und Strategien der Krankheitsprävention. In: Hurrelmann K, Klotz T, Haisch J. Lehrbuch Prävention und Gesundheitsförderung. Bern, Göttingen, Toronto, Seattle: Hans Huber; 2004

Luszcynska A, Sutton S. Einstellungen und Erwartungen. In: Kerr J, Weitkunat R, Moretti M, Hrsg. ABC der Verhaltensänderung. Der Leitfaden für erfolgreiche Prävention und Gesundheitsförderung. München, Jena: Urban & Fischer; 2007

McDade-Montez E, Cvengros J, Christensen A. Persönlichkeitseigenschaften und -unterschiede. In: Kerr J, Weitkunat R, Moretti M. Hrsg. ABC der Verhaltensänderung. Der Leitfaden für erfolgreiche Prävention und Gesundheitsförderung. München, Jena: Urban & Fischer; 2007

McMillan B, Conner M. Motivierung zur persönlichen Verhaltensänderung. In: Kerr J, Weitkunat R, Moretti M, Hrsg. ABC der Verhaltensänderung. Der Leitfaden für erfolgreiche Prävention und Gesundheitsförderung. München, Jena: Urban & Fischer; 2007

Nutbeam D, Harris E. Theorien und Modelle der Gesundheitsförderung. Eine Einführung für Praktiker zur Veränderung des Gesundheitsverhaltens von Individuen und Gemeinschaften. Gamburg: Verlag für Gesundheitsförderung; 2001

Oldenburg B, Burton N. Umweltbezogene und soziale Strategien. In: Kerr J, Weitkunat R, Moretti M, Hrsg. ABC der Verhaltensänderung. Der Leitfaden für erfolgreiche Prävention und Gesund-

heitsförderung. München, Jena: Urban & Fischer; 2007
Prochaska J. Stages of Change – Phasen der Verhaltensänderung, Bereitschaft und Motivation. In: Kerr J, Weitkunat R, Moretti M, Hrsg. ABC der Verhaltensänderung. Der Leitfaden für erfolgreiche Prävention und Gesundheitsförderung. München, Jena: Urban & Fischer; 2007
Stevens V. Lernen von Gewohnheiten und Fertigkeiten. In: Kerr J, Weitkunat R & Moretti M, Hrsg. ABC der Verhaltensänderung. Der Leitfaden für erfolgreiche Prävention und Gesundheitsförderung. München, Jena: Urban & Fischer; 2007
Stöckel S. Geschichte der Prävention und Gesundheitsförderung. In: Hurrelmann K, Klotz T, Haisch J. Lehrbuch Prävention und Gesundheitsförderung. Bern, Göttingen, Toronto, Seattle: Hans Huber; 2004
Waller H. Gesundheitswissenschaft. Eine Einführung in Grundlagen und Praxis. 4. überarbeitete und erweiterte Auflage. Stuttgart: Kohlhammer; 2006
Weltgesundheitsorganisation (WHO): Ottawa Charter for Health Promotion1986. Abrufbar unter: www.euro.who.int/AboutWHO/Policy/20010827_2; 9.12.2008

1.4 Betätigung und Gesundheit

Barry Trentham and Lynn Cockburn

Die Häufigkeit und Art alltäglicher Aktivitäten und Handlungsweisen, auf welche sich Menschen einlassen (im Englischen: engage in), werden häufig mit Gesundheit in Verbindung gebracht (Public Health Agency of Canada 2008, World Health Organization 2007). Ergotherapeuten benutzen den Begriff Occupation (im Folgenden: Betätigung, Beschäftigung) bewusst als Beschreibung dafür, wie Menschen sich selbst beschäftigen, und unterscheiden ihn von den Begriffen Aktivität und Verhalten. Eine Untersuchung der Bedeutungsnuancen und Vielschichtigkeit des Begriffs der Betätigung kann hilfreich sein, um Zusammenhänge von alltäglichen Handlungen und Gesundheit zu verstehen. Dieses Kapitel zielt darauf ab, konzeptuelle Verbindungen des unter Gesundheit und Betätigung Verstandenen aufzuzeigen und zu untersuchen.

Wir begegnen Vorstellungen über die Beziehung von Gesundheit und Betätigung z. B. dort, wo ein Arzt einen Patienten ermuntert, das Rauchen aufzugeben oder mehr Sport zu treiben, oder in Safer-Sex-Kampagnen der Gesundheitsbehörde. Oder auch dann, wenn Ergotherapeuten ihren Klienten dazu verhelfen, an der Gruppentherapie teil- oder ihre Arbeit wiederaufzunehmen.

Der erste Teil dieses Kapitels behandelt Betätigung und Bedeutsamkeit und in welcher Weise diese Konzepte im Alltag ineinander greifen. Mit bedeutsamer Betätigung ist ein holistisches Konzept gemeint, das die Integration mentaler, sozialer, physischer und spiritueller Aktivitäten einschließt. Um dies zu unterstreichen, bedienen wir uns einer Vielzahl an Beispielen aus unterschiedlichen Forschungs- und Praxiskontexten.

Der zweite Teil des Kapitels behandelt verschiedene Blickwinkel bezüglich des Einflusses von Betätigung auf Gesundheit. Dieser Abschnitt geht davon aus, dass der ergotherapeutische Blick das Verständnis von Gesundheit, Gesundheitsrisiko und Krankheit vertieft. Sich auf Zusammenhänge von Tätigkeit und Gesundheit zu konzentrieren hilft, die komplexe Natur und Dynamik sozialer und individueller gesundheitsbezogener Veränderungen genauer zu betrachten.

Dieser Diskussion über Betätigung und Gesundheit folgend bietet die dritte Passage des Kapitels einen kurzen Überblick nichtoptimaler Betätigungsstadien – Situationen, in denen Unterstützung für das Sicheinlassen auf eine Betätigung nicht gewährt wird – und legt so die Grundlage für die Diskussion, wie hier eine Veränderung herbeigeführt werden kann. Diese Stadien beinhalten: tätigkeitsbezogene Unausgewogenheit, Verfremdung, Unterbrechung, Entbehrung.

Perspektiven aus den Bereichen der Gesundheitsförderung, der sozialen Determinanten des Befindens und der Menschenrechte stellen analytische Netzwerke zur Verfügung, um beschränkende und begünstigende Faktoren für betätigungsbezogene Einbindung zu beurteilen, und Bedingungen, durch welche Beschäftigungsmuster unterbrochen werden oder nichtoptimal sind. Relevante Studien und Beispiele für ergotherapeutische Interventionen, die in diesen theoretischen Perspektiven begründet sind, sind ebenfalls eingeschlossen.

Wir gehen in diesem Kapitel nicht davon aus, dass Ergotherapeuten eine autoritäre Rolle einnehmen, indem sie Menschen sagen, was sie *tun* sollten. Die Aufgabe von Ergotherapeuten liegt – wenn sie im gesundheitsfördernden Bereich arbeiten – darin, zunächst zu beobachten, wie Menschen in Aktivitäten eingebunden sind. Sie müssen jedoch auch die innewohnende Bedeutung, die Individuen mit diesen beobachtbaren Aktivitäten verbinden, ausfindig machen. Dies ist essenziell, bevor ein verhaltensverändernder Prozess die Gesundheitsförderung betreffend eingeleitet werden kann. Therapeuten müssen außerdem verstehen, inwiefern gesundheitsfördernde tätigkeitsbezogene Verhaltensweisen innerhalb eines bestimmten sozialen Kontextes unterstützt oder eingeschränkt werden.

Gesundheit

Viele Jahrzehnte lang wurde Gesundheit definiert als „ein Zustand des vollkommenen körperlichen, seelischen und sozialen Wohlbefindens und nicht allein [... als ...] das Fehlen von Krankheit und Gebrechen" (WHO 1946). Auf der ersten internationalen Konferenz zur Gesundheitsförderung 1986 wurde das Verständnis von Gesundheit in der Ottawa Charta für Gesundheitsförderung erweitert: „Gesundheit steht für ein positives Konzept, das in gleicher Weise die Bedeutung sozialer und individueller Ressourcen für die Gesundheit betont, ebenso wie die der körperlichen Fähigkeiten. Die Verantwortung für Gesundheitsförderung liegt deshalb nicht nur bei dem Gesundheitssektor, sondern bei allen Politikbereichen und zielt über die Entwicklung gesünderer Lebensweisen hinaus auf die Förderung von umfassendem Wohlbefinden hin" (WHO 1986). Diesen Definitionen wohnt das Konzept inne, dass der Gesundheit auf dem Begriff basiert, in der Lage zu sein, Dinge tun und sich mit Erträumtem und Benötigtem beschäftigen zu können (Wilcock 2006).

Tätigkeit

Menschen füllen ihre Stunden, Tage, Monate und Jahre mit Betätigungen, die durch die Umwelt, in der sie leben, geformt, unterstützt oder behindert werden. Unser Alltag besteht aus Erfahrungen, die aus Tätigkeiten resultieren, die uns helfen, uns mit unseren einfachen und komplexen Bedürfnissen und Sehnsüchten auseinanderzusetzen. Beispiele für solche menschlichen Bedürfnisse sind Nahrung, Akzeptanz, Liebe und Intimität, physische Aktivität, Ruhe und intellektuell-spiritueller Austausch.

Ergotherapeuten haben sich den Begriff Betätigung mittlerweile zu eigen gemacht, obwohl es Anzeichen im bisher Gesagten, in der Literatur und in den folgenden Definitionen dafür gibt, dass Annahmen über die grundlegenden Konstrukte nicht geteilt werden. Obwohl die Definitionen von Betätigung in der ergotherapeutischen Forschung und Literatur zahlreich sind und sich über die Zeit hinweg geändert haben, gleichen sich die meisten darin, menschliches Tun innerhalb eines gegebenen kulturellen Kontextes und, wie vom Einzelnen erlebt, als wichtig zu erachten. Betätigung wird als der Kern der Ergotherapie beschrieben und bildete in den letzten Jahrzehnten den Fokus für einen Großteil des Konzeptrahmens. Von besonderem Interesse sind häufig und weitläufig benutzte Definitionen. **Tab. 1.3** bietet einen Überblick einiger dieser Definitionen und Beschreibungen sowie einige andere Begriffe zum Vergleich.

Wie beim Lesen dieser Definitionen klar wird, verstehen manche Betätigung als bedeutsam auf einer individuellen Ebene (Peirce 2003). Andere identifizieren Bedeutsamkeit als teilweise kollektivstämmig (Kielhofner 2008). Einige Autoren definieren Betätigung im Zusammenhang mit Gruppen von Zielen und Aktivitäten (Townsend und Polatajko 2007), während andere den Erfahrungsaspekt von Tun und Engagement betonen (Pierce 2003). Zusätzlich führt Yerxa (1998b) die Konzepte der Selbstinitiierung und Selbststeuerung ein, um den Kontrollaspekt als unerlässliche Komponente der Betätigung zu betonen.

In der Literatur haben sich auch Kategorisierungssysteme eingebürgert. Die Herausgeber von Enabling Occupation II (Townsend und Polatajko 2007) beziehen sich auf frühere Dokumente (CAOT 1997, 2002) in ihren Betätigungsdefinitionen als Gruppen von alltäglichen Aktivitäten und Aufgaben, denen Namen gegeben, die organisiert und denen von Individuen und einer bestimmten Kultur Wert und Bedeutung zugesprochen werden. In dieser Definition umfasst der Begriff Betätigung all die Dinge, die Menschen tun können, um beschäftigt zu sein. Das schließt ein, sich um sich selbst zu kümmern (auch Selbstfürsorge genannt), Leben und Müßiggang zu genießen und durch produktive Betätigung einen Beitrag zur sozialen und ökonomischen Struktur für die Umgebung zu leisten. Diese Aufteilung von Betätigung in die drei Kategorien Selbstfürsorge, Produktivität und Müßiggang wird von vielen Praktikern und Theoretikern als problematisch erachtet, da viele Arten von Betätigung nicht exakt in diese Kategorien passen (Jonsson 2008, Hammell 2008). Jonsson schlug kürzlich vor, Betätigungsarten in Kategorien zu ordnen, die auf der Erfahrung des Eingebundenseins oder des Sicheinlassens basieren, und identifiziert 7 Kategorien: verpflichtende, grundlegende, soziale, entspannende, regelmäßige, unregelmäßige sowie zeitraubende Tätigkeiten.

Tab. 1.3 Begriffsdefinitionen

Begriff	Definition/Beschreibung
Betätigung (Christiansen und Townsend 2003)	Spürbares Bestreben, in die alltäglichen Aktivitäten des Lebens eingebunden zu sein oder an ihnen teilzunehmen; die Inanspruchnahme von Zeit und Raum durch eine reichhaltige Kombination an Erfahrungen (Erlebtem), Vorsätzen sowie beigemessener Bedeutung.
Betätigung (Polatajko und Townsend 2007)	Betätigungen (Beschäftigungen/Betätigungen) sind Gruppen von Aktivitäten und Aufgaben des alltäglichen Lebens; benannt, organisiert durch Individuen und Kultur und mit einer Bedeutung versehen; Tätigkeit umfasst alles, was Menschen tun, um sich zu beschäftigen, einschließlich der Selbstfürsorge (self care), des Genießens des Lebens (Freizeit) sowie des Leistens eines Beitrags für die sozialen und ökonomischen Gefüge unserer Gemeinschaften (Produktivität); Tätigkeit oder Beschäftigung ist das Anliegen und das therapeutische Medium der Ergotherapie (CAOT 1997a, 2002); Tätigkeiten sind eine Gruppe von Aktivitäten die regelmäßig und konsequent (zuverlässig) durchgeführt werden; sie sind strukturgebend und wurden von den Individuen und der Gesellschaft mit einer Bedeutung und einem Wert versehen (angepasst von Polatajko et al. 2004, Zimmerman et al. 2006).
Occupation (Pierce 2003)	Eine Betätigung ist das ganz spezifische, persönlich konstruierte, nicht wiederholbare Erleben eines Individuums. Eine bedeutungsvolle Betätigung ist ein subjektives Ereignis, wahrgenommen unter zeitlichen, räumlichen und soziokulturellen Bedingungen die einzigartig sind bei diesem einmaligen Erlebnis. Eine Betätigung hat eine Form, eine Geschwindigkeit, einen Anfang und ein Ende, einen geteilten oder separaten Aspekt sowie eine kulturelle Bedeutung für die Person und eine unbegrenzte Anzahl anderer erkennbarer kontextueller Qualitäten. Eine Person interpretiert ihre Tätigkeiten, bevor, während und nachdem sie stattfinden. Obwohl eine Betätigung beobachtet werden kann, kann nur der Ausführende Aussagen über die Bedeutung oder deren emotionalen Gehalt treffen, Aussagen von Beobachtern können nur ungenau sein.
Betätigung (Wilcock 2006)	Betätigung umfasst alles, was Menschen tun müssen, wollen oder zu dem sie verpflichtet sind; alles, was es für sie bedeutet; außerdem ihr allgegenwärtiges Potenzial als Agent des Wandels. Sie verkapselt das Tun mit dem Sein und dem Werden.
Betätigung (Kielhofner 2008)	Verrichten von Arbeit, Spiel, Aktivitäten des täglichen Lebens innerhalb eines zeitlichen, physischen und soziokulturellen Kontextes, der viel des menschlichen Lebens charakterisiert.
Betätigung Yerxa 1998, S. 412	Die gesunde Selbstaktualisierung des Geistes wird durch Betätigung eingeleitet; selbst initiierte und selbst gelenkte Aktivität, die produktiv für die eigene Person und auch für andere ist.
Aktivität (WHO, wie in Enabling II zitiert)	Die Ausführung einer Aktion oder Bewältigung einer Aufgabe.
Funktionieren	Bezieht sich „auf die Fähigkeit Aktivitäten auf normale und akzeptierte Weise auszuführen" (Reed und Sanderson 1983) und/oder auf die Aufgabe in einer spezifischen Rolle oder Umgebung (CAOT 1997, 2002, S. 181). Unterscheidet sich von der Betätigung durch die Fähigkeit des „normalen" und verlangten Ausführens.
Lifestyle/Lebensstil/Lebensweise	In der Literatur zur Gesundheit tendiert der Begriff dazu, sich auf Verhaltens- und Risikofaktoren, wie Rauchen, Essverhalten und körperliche Betätigung, zu beziehen.

Betätigung wird von vielen als der Interessenbereich und das therapeutische Medium der Ergotherapie gesehen. Betätigung kann als Sets von Aktivitäten betrachtet werden, die einigermaßen gefestigt und regelmäßig ausgeführt werden, die strukturieren, denen von Individuen und Kulturen Wert und Bedeutsamkeit zugesprochen werden und die die Gesundheit beeinflussen (Creek und Hughes 2008, Kielhofner 2008, Peirce 2003, Townsend und Polatajko 2007, Wilcock 2006). Viele Konstrukte und Beispiele haben gesundheitsbezogene Konnotationen, aber nicht alle Betätigungen können als positiv erachtet werden – durch Vorgesetzte erzwungene Teilnahme an einer Tätigkeit oder durch Abhängigkeit motivierte Tätigkeiten sind Beispiele tätigkeitsbezogener Erfahrung, die negative Assoziationen weckt. Folglich zeigt der Begriff Betätigung zwar an, dass ein individuelles Vorhaben vorliegt, welches dem sozialen Kontext entspringt, in welchem es auftritt, und dass eine nicht immer direkt ersichtliche Bedeutung vorliegt, die mit Verbindlichkeit zusammenhängt; dies bedeutet jedoch nicht, dass die Bedeutung immer als positiv gesehen werden kann.

Verbindung zwischen Betätigung und Gesundheit

Schlüsselkonstrukte, die Betätigung und Gesundheit in Verbindung setzen, beinhalten die Annahme, dass Bedeutung und individuelle Absichten die Betätigung betreffend die Gesundheit beeinflussen, dass Wahlmöglichkeit und Kontrolle innerhalb von Betätigung auf Gesundheit einwirken, und schließlich, dass Gesundheit gefördert wird durch die Art und Weise, in der Betätigung organisiert und strukturiert ist. Auch wenn wissenschaftliches Wissen über Betätigung und Gesundheit wichtig ist, können andere Formen impliziten Wissens – aus Gebieten wie Geschichte, Philosophie, Spiritualität, Geschichtenerzählen und den nichtwestlichen Kulturen – ebenso unser Verständnis für Verbindungen zwischen Betätigung und Gesundheit verbessern und vertiefen (Turner 2007, Wilcock 2006, Wilcock 2007).

Bedeutsamkeit und Gesundheit

Es gibt mehr und mehr empirische Untersuchungen über die Beziehungen zwischen Bedeutung, Betätigung und Gesundheit in der ergotherapeutischen Forschung und Literatur. Andere Studien, die die Beziehungen einiger Bereiche wie Psychologie, Anthropologie und Studien zur Disability betreffen, sind ebenso hilfreich. Die meisten ergotherapeutischen Definitionen von Betätigung beinhalten den Aspekt der Bedeutsamkeit. Selbst wenn der Begriff bedeutsam nicht als Adjektiv benutzt wird, um die Art der Betätigungen näher zu beschreiben, die durch Ergotherapeuten aktiviert werden, ist er doch implizit vorhanden. Hierbei wird das Sich-selbst-Einbinden in die Tätigkeit, also Betätigung im Gegensatz zur Tätigkeit, per Definition als bedeutsam angenommen. Außerdem wird zumeist davon ausgegangen, dass Betätigung, um gesundheitsfördernd wirken zu können, für Individuen oder Gruppen bedeutsam sein muss.

Es wurde viel über die Prozesse geschrieben, die beim Finden oder Bilden von Bedeutung im Alltag mitwirken, ebenso viel über den Einfluss, den Bedeutsamkeit auf die Förderung und Erhaltung der Gesundheit hat. Bedeutung wird offenbar mit einer besonderen, wesentlichen und subjektiven Qualität in Verbindung gebracht (meaning, 2009). Für viele Menschen drückt der Begriff Bedeutung eine spirituelle, religiöse oder existenzielle Haltung aus, welche zentral ist für die menschliche Existenz. Diese Zentralität von Bedeutung ist einer der Gründe für die Vorstellung von Spiritualität als Kernpunkt des Canadian Model of Occupational Performance (Townsend und Polatajko 2007). Viele Ergotherapeuten glauben, dass Bedeutung von Betätigung sich dadurch ausgedrückt bzw. dadurch entdeckt oder bemerkt werden kann, sich auf die Betätigung einzulassen und so zur Gesundheit beizutragen (Algado et al. 1997, Creek und Hughes 2008, Townsend und Polatajko 2007, Wilcock 2006).

Es ist wichtig zu betonen, dass Bedeutung intern erfahren und individuell in einem bestimmten sozialen Kontext geschaffen wird. Bedeutung ist oft nur impliziert oder bleibt den Augen der Beobachter verborgen. Externe Beobachtung oder konkrete Ergebnisse, wie verdientes Gehalt oder erreichte Ziele, bieten keine hinreichenden Beweise für die Verknüpfung einer Bedeutung mit einer Tätigkeit. Bedeutung ist offenbar mit den eigenen Intentionen und Zwecken verbunden. Wenn eine Aktivität oder Betätigung als bedeutungsvoll angesehen wird, so hat diese Bedeutung ihre Wurzeln in den persönlichen Erfahrungen, die mit bestimmten Gedanken, Prozessen und Ergebnissen assoziiert werden. Die Bedeutung von Betätigung, was das Sicheinlassen, also die Betätigung betrifft, wird jedoch auch geteilt.

Hammel stellt fest, dass die Bedeutung von Betätigungen oftmals keine positive ist. Bedeutung kann Frustration, Langeweile und Erniedrigung beinhalten (Hammell 2009). Zwanghaft ausgeführte Aktivitäten und Tätigkeiten, in welchen eine Person sich gezwungen fühlt, sich auf nichtritualisierte, nichtproduktive Verhaltensmuster einzulassen, z.B. das wiederholte Händewaschen oder das Sichvergewissern beim Überprüfen des Herdes, sind andere Beispiele von Tätigkeiten, die keine gesunde oder positive Bedeutung tragen.

Wahlmöglichkeit und Kontrolle im Bereich von Betätigung und Gesundheit

Eng verknüpft mit dem Konzept der Bedeutung und vielleicht einem der wichtigsten Aspekte dessen, was eine Betätigung sowohl bedeutungsvoll als auch gesundheitsfördernd macht, sind die Konzepte von Wahlfreiheit und Kontrolle. Idealerweise bedeutet „sich in eine Betätigung einbinden, Kontrolle zu übernehmen" (Yerxa 1998b, S.367). Betätigungen bieten ein breites Feld um Bedeutung zu schaffen oder auszudrücken, gleich dem neuen Werk, das durch den Künstler geschaffen wird. Betätigung erlaubt die Entdeckung von Bedeutung, beispielsweise wenn wir unsere Erlebnisse durch das Tagebuchschreiben reflektieren. Wie diese Beispiele verdeutlichen, werden Tätigkeiten oft von Individuen ausgewählt, um deren Bedürfnisse und Sehnsüchte zu erfüllen. Es könnte jedoch, besonders im Lichte dieser Diskussion von Betätigung, Gesundheit und Gesundheitsförderung, wichtig sein, dass man dem Begriff von Wahlfreiheit, welcher Teil des Verständnisses von Betätigung ist, kritisch gegenübersteht, insbesondere da es Hinweise darauf gibt, dass Wahlfreiheit und Kontrolle in Zusammenhang mit Gesundheit stehen (Wyman, Sandler, Wolchik, Nelson, 1999). Viele Untersuchungen unterstützen mittlerweile die Vermutung, dass individuelle Lebensgestaltung und verhaltensbezogene Entscheidungen, die im Allgemeinen als Aktivitäten gelten, wie Rauchen, Alkoholgebrauch, physische Aktivität, sexuelle Aktivität und bewusste Ernährung, die Gesundheit beeinflussen (Ford et al. 2008, Ezzati et al. 2002). Unklar sind hingegen die Mechanismen, die zusammen mit diesen lebensgestaltenden Verhaltensweisen ins Spiel kommen und inwiefern diese Verhaltensweisen individuelle Entscheidungen oder sozial determiniert sind. Zum Beispiel ist das Rauchen eine individuelle Aktivität, die ganz offensichtlich beeinflusst wird durch soziale Einstellungen, die Verfügbarkeit und den Preis der Zigaretten sowie durch gesundheitsbezogene Informationen (Wilkinson und Marmot 2003).

Wenn eine Betätigung nicht frei gewählt ist, wird sie dadurch bedeutungslos? Kann man Bedeutung in einer Aktivität oder Tätigkeit finden, die einem auferlegt wurde? Bedenken Sie die Situation vieler Arbeiter, die über Jahre hinweg in banale oder eintönige Aufgaben eingebunden sind. Denkbar wären hier Fabrikarbeiter oder Parkplatzwächter. Haben diese Arbeitenden die Tätigkeiten, die ihre Arbeitsrolle ausmachen, frei gewählt? Wenn nicht, sind solche Individuen dazu verurteilt, ihr Leben eingebunden in bedeutungslose Tätigkeiten zu verbringen, und somit stärker gefährdet, Krankheit oder Verletzung zu erleiden? Einer der wichtigsten Denker des 19. Jahrhunderts, Karl Marx (Nelson und O'Donohue 2006) hat eine berühmte Theorie bezüglich des negativen Einflusses banaler Arbeit auf Arbeitende geschaffen. Ein Teil seiner Arbeit beruhte auf dem Glauben, dass ein Arbeitssystem, das Arbeitende von der Kontrolle ihrer eigenen Arbeitskraft, von ihrem Gefühl für sich selbst und von anderen Arbeitenden trennt, ein Gefühl der Entfremdung zur Folge hat. Da ein solches System nicht von Arbeitenden kontrolliert ist und sie zwingt, sich in scheinbar bedeutungslose Arbeit einzubinden, hält es Arbeitende auch davon ab, ihr volles menschliches Potenzial und Gesundheit zu erlangen, und somit verlieren sie nicht nur ihre Arbeitskraft, sondern auch sich selbst. Obwohl Marx glaubte, dass Entfremdung ein objektiver Zustand sei, betrachten andere Autoren dieses Phänomen als eine eher subjektive Realität (Nelson and O'Donohue).

Banale, sich wiederholende oder andere offensichtlich inakzeptable Arbeit mag aus der Sicht eines außen stehenden Beobachters einen Sinn, aber keine Bedeutung haben. Sie mag sinnvoll sein im Sinne von erreichten Zielen wie: sich den Lebensunterhalt zu verdienen, so mager dieser sein mag; die Erwartungen von Familienmitgliedern zu erfüllen; am Leben zu bleiben. Es gibt jedoch Geschichten von in solcherlei Aufgaben eingebundenen Personen, denen es gelungen ist, in diesen Aufgaben eine Bedeutung zu finden. Ein berühmtes Beispiel ist die Arbeit des Psychologen Victor Frankl, der bemerkte, dass jene, die es vermochten ihrem unglaublichen, ständigen Leid während des Aufenthalts in den Konzentrationslagern des Zweiten Weltkrieges eine Bedeutung zu verleihen, diejenigen waren, denen es möglich war zu überleben (Frankl 1984).

Hammell (2009) widerspricht der Perspektive, dass positive Bedeutung unter schwierigen oder extremen Umständen gefunden werden kann, mit der Feststellung, dass viele Menschen aufgrund weitläufiger sozialer und institutioneller Praktiken keine Möglichkeit oder Wahl haben, irgendeine Art von Kontrolle über ihr eigenes Leben auszuüben. Doch so viele Einschränkungen es für die Mehrheit der Weltbevölkerung auch gibt, ebenso viele Wege gibt es, die Individuen oder Gruppen aller sozialen Klassen benutzen, um sich gegen Diskriminierung und Unterdrückung im Großen wie im Kleinen, auch in scheinbar aussichtslosen Situationen zu wehren und so Bedeutung und Veränderung sowohl im eigenen Leben als auch in der gesamten Gesellschaft zu schaffen. Nur durch eine Überprüfung jeder einzelnen individuellen Erfahrung kann ihre Bedeutung klar werden.

In verschiedenen Religionen und Kulturen wird Bedeutung aus weitläufigen spirituellen Traditionen gezogen, die die augenblickliche Realität mit der Zukunft oder Transformationen nach dem Tod in Verbindung setzen, was die Strapazen des Alltags und oft auch erzwungene Tätigkeiten ein wenig bedeutungsvoller macht. Diese Glaubensrichtlinien und Transformationen sind vielleicht nicht explizit ausgedrückt und kommen vielleicht erst nach Jahren zum Tragen. Obwohl Menschen nicht immer die Wahl haben, in welche Tätigkeiten sie eingebunden sind, so gibt es doch innerhalb des persönlichen und kulturellen Verständnisses von Bedeutung und Lebenssinn eine gewisse Wahlfreiheit bezüglich der Interpretation solcher Aufgaben und Tätigkeiten. Eine andere Perspektive ist die, dass diese spirituell oder kulturell gebundene Sicht unterdrückend ist, da sie den Einfluss bedeutungsloser Tätigkeit auf das Leben vieler zugunsten einiger Privilegierter weniger verschleiert. Diese Spannung wird weitergetrieben, wenn die eher relative Rolle der individuellen Einwirkungsmöglichkeit auf gesundes Leben und Lebensstile bedacht wird: Wer ist autorisiert, im gesundheitsfördernden Bereich tätigkeitsbezogener Muster und Gewohnheiten voranzuschreiten und die weitgefächerten sozialen Faktoren zu beeinflussen, die die Gesundheit Einzelner und ganzer Populationen bestimmen?

Die Betätigung, also das bedeutungsvolle Eingebundensein in Tätigkeit, als eine der Schlüsseldeterminanten von Gesundheit zu betrachten wohnt den Annahmen der Ergotherapie seit deren Entstehen inne (Hammell 2009, Townsend und Polatajko 2007, Wilcock 2006). Betätigung, so sah es einer der amerikanischen Begründer der Disziplin, „ist für das Leben ebenso nötig wie Essen und Trinken“ (Dunton 1919). Aber solche Schlussfolgerungen wurden von der Disziplin selbst infrage gestellt (Hammel 2009), waren nicht zahlreich genug und konnten die Aufmerksamkeit der Entscheidungsträger im Gesundheitswesen ebenso wenig auf sich ziehen wie die der Trägerschaften, um starke Berufsbilder schaffen zu können. Forscher inner- und außerhalb der Profession leisteten einen Beitrag zur wachsenden Menge der Erkenntnisse, welche eine eindeutige Beziehung zwischen verschiedenen Aspekten der Betätigung und der Gesundheit unterstützt (Creek und Hughes 2008, Ford et al. 2008, Llena-Nozal et al. 2004, Martin et al. 2009, Townsend und Polatajko 2007, Wilcock 2006).

1.4.2 Tätigkeit, Ablauf und Struktur

Definitionen von und Diskussionen über Betätigung schließen oft eine Auffassung von Alltag, Gewohnheiten und routinierten Abläufen mit ein. Viele wissenschaftlich arbeitende Ergotherapeuten bemerken, dass Betätigung hilft, menschliches Erleben zu strukturieren: Unsere Tage sind oft musterhaft strukturiert (z. B. durch das Sich-anziehen vor dem Arbeitsbeginn). Tätigkeiten sind häufig jahreszeitenabhängig oder folgen anderen zeitlichen Mustern (Landwirtschaft, religiöse Feste, monatliche Gruppentreffen). Sich in festgelegte Abläufe sowie die dafür notwendigen Betätigungen einzubinden strukturiert unser Erleben. Laliberte-Rudman (1997) fand, dass einer der Gründe für Rentner, sich zu betätigen, also sich in Tätigkeiten einzubinden, war, ihre Tage zu strukturieren. Dies galt insbesondere dann, wenn bezahlte Arbeit nicht länger als Struktur bestand. Ähnlich und als Ergänzung zur Betätigung als Eingebundensein in Tätigkeiten identifiziert Jonsson (2008) zwei weitere Kategorien von Betätigung: grundlegende und regelmäßige Betätigung, die beide einen starken zeitlichen Aspekt aufweisen und helfen, den Alltag zu strukturieren.

Die Art und Weise, in der wir unseren Alltag mithilfe von Betätigungen strukturieren, kann die Gesundheit beeinflussen. Zum Beispiel zeigen neuere Befunde den positiven Einfluss, welchen Timing und Regelmäßigkeit der täglichen Abläufe auf die psychische Gesundheit von Patienten mit bipolarer Persönlichkeitsstörung haben können, und bestätigen somit den Zusammenhang zwischen Betätigung und Gesundheit (Frank et. al. 2005). Außerdem können strukturierte Abläufe auch positiv auf den Schlaf wirken (Wirz-Justice 2007).

Um das Verständnis von bedeutungsvoller Betätigung und Gesundheit zu erweitern, werden wir nun ein Schlüsselkonzept zur betätigungsbezogenen Balance hervorheben und Beispiele geben aus den Bereichen psychischer Gesundheit im Zusammenhang mit Arbeit und Gesundheit im Alter, um die Verbindungen zu erläutern, die zwischen Betätigung und Gesundheit bestehen.

Betätigungsbezogene Ausgewogenheit

Betätigungsbezogenes Gleichgewicht liegt dann vor, wenn die verschiedenen Betätigungen, in denen sich eine Person einbringt, eine befriedigende Kombination bilden. Adäquate tätigkeitsbezogene Ausgewogenheit kann die Auffassung beinhalten, dass Menschen genügend Wahlfreiheit bezüglich ihrer täglichen Handlungen haben. Ebenso wie im Falle der Bedeutung kann auch das Vorliegen tätigkeitsbezogenen Gleichgewichts oder Ungleichgewichts nur subjektiv verstanden werden (Backmann 2004). Backmann (2004) untersuchte Auffassungen betätigungsbezogenen Gleichgewichts und schloss ihren Rückblick mit der Aussage, dass „betätigungsbezogenes Gleichgewicht ein relativer Zustand ist, erkennbar an einer glücklichen oder zufriedenen Integration von Lebensablauf und Beanspruchung“.

Ein Beispiel für die Beziehung zwischen betätigungsbezogenem Gleichgewicht und Gesundheit entstammt einer in Slowenien, mit einer gemischten Gruppe von Erwachsenen, ausgeführten Studie (Pisçkur et al. 2002). In ihrer Studie zeigte sich eine starke Beziehung zwischen der betätigungsbezogenen Ausgeglichenheit und dem Wohlbefinden der Teilnehmer. „Teilnehmer gaben an, dass sie sich während der Betätigung wohl fühlten, außer es zeigte sich ein betätigungsbezogenes Ungleichgewicht innerhalb des Tages. Wenn sie sich ‚unausgeglichen‘ fühlten, empfanden sie es als schwieriger, während einer Tätigkeit Wohlbefinden zu erlangen“ (Pisçkur et al., S. 67),

Bedeutungsvolle Betätigung und psychische Gesundheit

Viele Konzeptionen psychischer Gesundheit und Krankheit spiegeln ein Verständnis wider, in dem die Fähigkeit eingeschlossen ist, sich in bedeutungsvolle Betätigungen einbinden zu können, sich „sinnvoll zu betätigen“, sowie die damit verbundene Rolle die Tun und Betätigung beim Erhalt psychischer Gesundheit spielen. Es gibt eine ganze Bandbreite an Forschungsmaterial bezogen auf Arbeit und ihren Einfluss auf psychische Gesundheit. Arnold et al. (2007) untersuchten beispielsweise die Rolle von Führung und bedeutungsvoller Arbeit (also in der Arbeit einen Sinn zu entdecken, der größer ist als ihr extrinsischer Wert) für das Wohlbefinden von Arbeitern. Sie fanden, dass die positive Beziehung zwischen transformationaler Führung und psychologischem Wohlbefinden zumindest teilweise durch das Entdecken von Bedeutung in der Arbeit herbeigeführt wurde.

Betätigung hilft dabei, eine gesunde Identität zu erhalten, und ist somit eine der Schlüsselkomponenten für gute psychische Gesundheit. Das Gefühl der individuellen und kulturellen Identität drückt sich darin aus, dass Menschen ihren Handlungen Bedeutungen beimessen, und wie sie dies tun. Gewurtz und Kirsh (2007) untersuchten die Rolle, die Betätigung für Patienten in psychiatrischer Behandlung bei der Entwicklung eines Gefühls für ihr eigenes Arbeitspotenzial und dafür, was zu ihnen passt, einnimmt. Sie schlussfolgerten, dass Betätigung unerlässlich ist für Personen, um zu dem Glauben gelangen zu können, eine Zukunft im Berufsleben zu haben und um den Genesungsprozess zu beschleunigen. In einem anderen Beispiel berichtet Lailbert-Rudman (1997) von einer Studie mit älteren Erwachsenen, welche umreißt, wie Tätigkeiten die Teilnehmer mit anderen Menschen verbanden (eine wichtige Komponente von Gesundheit), sie auch mit ihren vergangenen, gegenwärtigen oder zukünftigen Selbstbildern oder Identitäten verbanden. Diese Studie hebt die Rolle der Betätigung für die Bildung und Erhaltung von persönlicher Identität hervor – ein wichtiger Aspekt psychischer Gesundheit.

Bedeutungsvolle Betätigung, Alter und Gesundheit

Im Bereich des Alterns konnte eine wachsende Anzahl von Studien zeigen, dass Beziehungen zwischen den Arten bedeutungsvoller Aktivitäten bzw. Tätigkeiten mit denen ältere Menschen sich befassen und deren Lebensqualität und -länge bestehen (Peel et al. 2005; McGue und Christensen 2007). Überzeugende Belege unterstützen nun die theoretischen Erklärungen für die Verbindung von fortgeführter Einbindung in wertgeschätzte Rollen, Aktivitäten und Tätigkeiten, um Identität zu erhalten und dem psychischen Wohlbefinden, wenn Menschen den Herausforderungen des Alterns gegenüberstehen (Ouwehand et al. 2007, Syme 2003). Der Identitätserhalt durch bedeutungsvolle

Aktivität bleibt ein wichtiges Konzept, welches in vielen Theorien über das Altern auftaucht, obwohl es vielleicht am besten in der Aktivitätstheorie (Havinghurst 1957) und der Kontinuitätstheorie (Atchley 1989) eingeordnet werden kann.

1.4.3 Die Beeinflussung der Gesundheit durch verminderte oder fehlende bedeutungsvolle Betätigung

Es existieren viele mögliche Beschränkungen für eine optimale Betätigung. Die Fachliteratur der Occupational Science hat begonnen, diverse Formen negativer, die Gesundheit beeinträchtigender betätigungsbezogener Erfahrungen zu konzeptualisieren und zu kategorisieren. Diese Erfahrungen beinhalten betätigungsbezogene Entfremdung, Deprivation, Unterbrechung, Unausgewogenheit sowie Marginalisierung (Ausgrenzung). In diesem Abschnitt wird jedes dieser Resultate definiert und mit einem Beispiel ausgestattet werden, um die Einsatzmöglichkeiten sowie deren Beziehung zur Gesundheit zu veranschaulichen.

Betätigungsbezogene Unausgewogenheit

Betätigungsbezogene Unausgewogenheit bezieht sich auf „Situationen, in denen genügend Varianten alltäglicher Tätigkeiten, welche benötigt werden, um psychologisches Wohlbefinden aufrecht zu erhalten, als Folge persönlicher und sozialer Umstände unmöglich gewährleistet werden können". (Wood et al. 2005, S. 380). Backman (2004) bemerkt, dass betätigungsbezogene Unausgewogenheit genutzt werden kann, um über Überbeschäftigung (zu viele Dinge zu tun zu haben), Unterbeschäftigung (nichts zu tun zu haben), unausgewogene Beschäftigung (keine Zeit zum Schlafen zu haben, die Überbetonung des Arbeitslebens zeigt sich in einem Defizit an Schlaf- und Erholungszeit) zu reflektieren. Die junge Mutter beispielsweise, die versucht, ihrer Verantwortung in verschiedenen Bereichen wie dem Arbeitsplatz, der Familie und dem Haushalt sowie den gesellschaftlichen Verpflichtungen gerecht zu werden, könnte betätigungsbezogene Unausgewogenheit, resultierend aus Überbeschäftigung erfahren.

Betätigungsbezogene Verfremdung

Betätigungsbezogene Verfremdung entsteht, wenn Menschen ihr alltägliches Leben als bedeutungslos oder zwecklos empfinden. Ein Beispiel dafür ist eine Studie, die betätigungsbezogene Entfremdung bei Menschen untersucht hat, die psychische Probleme haben und ein Tagesprogramm zur psychiatrischen Versorgung besuchen (Bryant et al. 2004). Diese Autoren berichteten, dass das tägliche Besuchen des Programms den Teilnehmern dabei half, ihre Zeit zu strukturieren, und zusätzlich den Zugang zu fördernden Netzwerken eröffnete. Betätigungsbezogene Entfremdung scheint durch Gefühle der Abhängigkeit oder das Gefühl, nur einen geringen Einfluss auf die Umstände innerhalb des eigenen Lebens zu haben, begünstigt zu werden.

Betätigungsbezogene Unterbrechung

Betätigungsbezogene Unterbrechung „scheint der betätigungsbezogenen Deprivation ähnlich zu sein ... aber bezieht sich auf eine nur zeitweilige oder vergängliche Unterbrechung ... und resultiert aus innerlichen oder individuellen Faktoren, wie beispielsweise Krankheiten" (Whiteford 2004, S. 223). Ein Beispiel für betätigungsbezogene Unterbrechung ist die Unfähigkeit, sich gewünschten Tätigkeiten hinzugeben, wenn man an Grippe erkrankt ist und für mehrere Tage im Bett bleiben muss.

Betätigungsbezogene Deprivation

Betätigungsbezogene Deprivation ist der Zustand des anhaltenden Ausgeschlossenseins von jeglicher Betätigung in notwendigen oder bedeutenden Tätigkeiten aufgrund von Faktoren, die außerhalb der individuellen Kontrolle liegen (Whiteford 2000, S. 201). Brodrick liefert ein anschauliches Beispiel für betätigungsbezogene Deprivation durch seine Beschreibung der Erfahrungen südafrikanischer Großmütter. Viele dieser älteren Frauen haben infolge von Rassismus, Armut und anderen Umständen Jahre der (...) geringen betätigungsbezogenen Aussetzungen und Möglichkeiten durchlebt (Brodrick 2004). Sie sieht eine direkte Verbindung zu den Herausforderungen, mit denen sich Ergotherapeuten konfrontiert sehen, wenn sie versuchen, die betätigungsbezogene Deprivation anzusprechen:

„In einer Situation, in der allgegenwärtige betätigungsbezogene Deprivation vorliegt, gerät der Therapeut in Bedrängnis, will er dem Klienten entlocken, welche Tätigkeiten dieser wohl für bedeutsam erachten. Nicht nur sind die Typen der Tätigkeit, welche für Großmütter in Frage kommen eingeschränkt durch die gewöhnlichen, dem Alter zugeschriebenen Faktoren... auch dieses spezielle Umfeld verfügt darüber hinaus nicht über die notwendigen Ressourcen, (Quellen, Hilfsmittel) um Aktivitäten oder betätigungsbezogenes Experimentieren zu unterstützen" (Brodrick 2004, S. 239).

Betätigungsbezogene Marginalisierung (Ausgrenzung)

Betätigungsbezogene Marginalisierung tritt auf, wenn manche soziale Gruppen mehr als andere zu den Rändern einer Gruppe oder einer Gesellschaft gelenkt werden, wenn man ihnen die Möglichkeit verweigert, selbst über ihre Teilnahme an Alltagsaktivitäten zu entscheiden. Betätigungsbezogene Ausgrenzung (Marginalisierung) kann das Resultat unausgesprochener oder unsichtbarer Erwartungen, Normen und Anforderungen sein (Townsend und Wilcock 2004). Ein anderes Konzept für betätigungsbezogene Ausgrenzung nimmt an, dass sie dann auftritt, wenn Menschen kleine, alltägliche Entscheidungen darüber treffen müssen, wie, wann und woran sie sich beteiligen sollten, oder über Beschäftigungen, die Manchem aufgrund sozialer Anforderungen verwehrt bleiben (Townsend und Wilcock 2004a, S. 81).

Ein Beispiel für ein Programm, welches auf betätigungsbezogene Ausgrenzung abzielt ist die Gruppe „Getting on with Life and its Challenges" (Gruppe „mit dem Leben und seinen Herausforderungen klarkommen"), so beschrieben durch Trentham et al. (2007). Dieses Programm zielt darauf ab, die Möglichkeiten des Eingreifens auf der gemeinschaftlichen, der individuellen sowie der Organisationsebene zu verändern; als ein Echo auf die Erfahrungen, die mit betätigungsbezogener Ausgrenzung bei Klienten in einem Gesundheitszentrum einer Gemeinde gemacht wurden. Einem partizipativen (mitwirkenden) Ansatz folgend fanden die Teilnehmer Wege, ihren Einfluss auf ihr eigenes Leben sowie den auf das Leben der Gemeinde zu vergrößern.

1.4.4 Betätigung durch eine soziale Linse besehen: die sozialen Determinanten der Gesundheit, Menschenrechte und Betätigung

Historisch gesehen wurden die Determinanten der Betätigung und Leistung primär von einem individuellen Standpunkt aus betrachtet, in Form von persönlichem Befinden, Erkranken oder Invalidität. Jüngere Modelle wie beispielsweise das kanadische Model of Occupational Performance and Engagement, auch genannt CMOP-E (Townsend und Polatajko 2007), das Model of Human Occupation, MOHO (Kielhofner 2008) oder das Kawa Model (Iwama 2006) haben nun ausdrücklich auf die breiteren kontextabhängigen Einflüsse, welche auf die Betätigung einwirken, hingewiesen. Diese breiteren Perspektiven teilen viele Werte und Annahmen, die ebenso in den Ansätzen zur Gesundheitsförderung, zur Gesundheit der Gesamtbevölkerung sowie zu den sozialen Determinanten des Gesundheitsmodells klargemacht werden.

Eines der am häufigsten genutzten Netzwerke zum Verstehen von Gesundheit und Gesundheitsförderung ist die Ottawa Chartar on Health (WHO 1986). Dieses Dokument beinhaltet eine starke Verbindung zwischen Gesundheit und Betätigung, solange Gesundheit hierbei nicht als das Ziel des Lebens, sondern eher als eine Ressource für das alltägliche Leben betrachtet wird, die es den Menschen gestattet zu tun, was sie in ihrem Leben tun wollen und müssen (WHO 1986, S. 1). Gesundheit wird betrachtet als der Kraftstoff, der es den Menschen ermöglicht, sich in bedeutungsvolle Betätigungen einzubringen. Das Modell erkennt auch, dass ohne das Sicheinbringen in bedeutungsvolle und gesundheitsfördernde Betätigungen die Gesundheit gefährdet ist. Gesundheitsfördernde Strategien beinhalten deshalb Konstellationen bedeutungsvoller Betätigungen. Der Ausbau persönlicher Fähigkeiten oder Fertigkeiten, die Bildung von Gemeinschaft und Gemeinschaftlichkeit (z. B. durch gemeinsam eingenommene Mahlzeiten, gegenseitige Hilfestellung in schwierigen Zeiten und das Sicheinbringen in bedeutungsvollen Gesprächen) sowie die Stärkung der Gemeinschaftlichkeit (des Handelns) sind allesamt Beispiele für bedeutungsvolle Betätigungen, in die man sich gemeinsam, im Kollektiv einbringen kann.

Die öffentliche Gesundheit sowie die Perspektiven für das Gesundheitswesen wenden sich an die Erfahrungen sehr großer Menschengruppen. Wenn man Betätigung also durch eine „Bevölkerungslinse“ betrachtet, ermöglicht uns dies, zu sehen, wie Tätigkeiten, in die Gruppen eingebunden sind, als scheinbar ähnlich oder unterschiedlich wahrgenommen werden und wie die Unterschiede und Ähnlichkeiten durch die Umstände geformt sind, in denen Menschen leben. Wie bereits an anderer Stelle erwähnt sind die Konstrukte der tätigkeitsbezogenen Einbindung und der Bedeutsamkeit nicht nur Konstrukte individueller Natur, sondern sie sind auch sozial konstruiert, beeinflusst durch den Kontext, in dem die Menschen leben.

Soziale Determinanten von Gesundheitsmodellen postulieren, dass Gesundheit das Resultat von sozialen Faktoren ist, die den Gesundheitszustand der Population beeinflussen oder bestimmen; diese Faktoren mögen offensichtlich sein in Gradienten, innerhalb eines bekannten Kontextes wie der namhaften British studies (Wilkinson und Marmot 2003). Determinanten des sozialen Wohlbefindens beinhalten Frieden, Schutz, Bildung, Nahrung, ein Auskommen, ein stabiles Ökosystem, nachhaltige Ressourcen, soziale Gerechtigkeit und Fairness (Ottawa Chartar 1986). Betrachtet man den Gesundheitszustand aus diesen Blickwinkeln, so ist er nicht einfach das Resultat der Faktoren des individuellen Lebensstils, sondern vielmehr das Resultat einer Vielzahl sozialer Voraussetzungen und Begrenzungen, die in jedem spezifischen Kontext sichtbar werden.

Die Prüfung der Betätigungen, in die die Bevölkerung eingebunden oder von welchen sie ausgeschlossen ist, führt zu einem Verständnis von Betätigung aus der Perspektive der Menschenrechte. Die „occupational justice perspective“ schlägt vor, die Einbindung in sowie den Zugang zu bedeutungsvoller Betätigung zum Menschenrecht zu erklären, und so sollte versucht werden, den Zweck und die Möglichkeiten für das Einbringen zu gewährleisten (Hammell 2008, Wilcock 1993, Whiteford 2000). Wenn solche Möglichkeiten der Betätigung nicht hinlänglich geboten werden, wie beispielsweise in Situationen der betätigungsbezogenen Marginalisierung oder Deprivation, so leidet die Gesundheit darunter. Diese Perspektiven schlagen auch vor, dass die Ebene der Intervention nicht ausschließlich auf Individuen gerichtet sein, sondern vielmehr unter Einschluss der Gemeinden und sozialen Strukturen erfolgen sollte.

In einem Großteil der Literatur zu Gesundheitsförderung, sozialen Determinanten der Gesundheit und Gerechtigkeit sind Fragen darüber, inwieweit die Möglichkeiten der Entscheidung oder Kontrolle bzw. das Fehlen dieser Möglichkeiten einen Einfluss auf Gesundheit und Wohlbefinden haben, enthalten. Das zuvor besprochene Verständnis von Betätigung nimmt Bezug auf das Konzept der Wahlfreiheit, und im weiteren Sinn auf Gesundheit/das Befinden. Jedoch, wie hier bereits diskutiert, kann nicht angenommen werden, dass Auswahlmöglichkeiten permanent bestehen oder gewünscht sind, wenn ein Individuum oder eine Population sich in verschiedenartige Betätigungen einbringt. Unter Verwendung von Gesundheitsförderung, sozialen Determinanten des Befindens und den Menschenrechtsnetzwerken kann wirksam illustriert werden, wie ergiebig es ist, beide Wahrnehmungen der Ebenen von Entscheidungs- und Kontrollgewalt, also sowohl die des Individuums als auch die der Gemeinschaft, zu berücksichtigen, die durch das Sicheinbringen erfahren werden.

Ergotherapeuten haben Gesundheitsförderung, soziale Determinanten des Befindens, Gemeindeentwicklungen sowie die Leitsätze der Menschenrechte benutzt, um weltweit betätigungsbezogene Gerechtigkeit innerhalb vieler Programme zu erreichen. Beispiele dafür findet man in etlichen Büchern und Artikeln (Kronenberg et al. 2005, Letts et al. 2003, Trentham et al. 2007, Watson und Schwartz 2004, Whiteford 2000) wie auch in Berichten oder auf Webseiten (Hocking 2008, CAOT 2008, WFOT 2006, Wright et al. 2006). Es ist eindeutig, dass Ansätze zum Bevölkerungsbefinden und zu den sozialen Determinanten Ergotherapeuten in ihrer Helferrolle gegenüber dem Klienten (gegenüber Individuen wie auch Gruppen) unterstützen, um durch das Ausüben oder Wiedererlangen der Wahl- und Kontrollmöglichkeiten, über das betätigungsbezogene Einbringen und das Unterstützen einer gemeinsamen Erkundung des Kontinuums der persönlichen Faktoren und weiterführend der soziokulturellen Faktoren, die ihrerseits wiederum deren Betätigung und Befinden beeinflussen, bessere Ergebnisse im Befinden zu erzielen.

1.4.5 Fazit und Zusammenfassung

In diesem Kapitel wurde ein Überblick über das Verständnis der Verknüpfung von Tätigkeit und Gesundheit (Befinden) gegeben. Es wurden Beispiele erbracht, um die Wichtigkeit der bedeutungsvollen Betätigung zur Aufrechterhaltung des Wohlbefindens und die negativen Einflüsse auf das Befinden, die aus Schwierigkeiten mit betätigungsbezogenem Engagement (Einbringen) resultieren, zu veranschaulichen. Diese Untersuchung hat auch auffällige Fragen und Bereiche für weiterführende Forschung und Überlegungen aufgezeigt. Während nun die Occupational Science, die Ergotherapie und andere verwandte Bereiche sich kontinuierlich weiterentwickeln, werden sich, unserem Empfinden nach, diese Beziehungen vertiefen und aneinander wachsen.

Literatur

Algado SS, Gregori JMR, Egan M. Spirituality in a refugee camp. Canadian Journal of Occupational Therapy. 1997; 64: 138–145

Arnold KA, Turner N, Barling J, Kelloway EK, Mckee MC. Transformational leadership and psychological well-being: The mediating role of meaningful work. Journal of Occupational Health Psychology. 2007; 12: 193–203

Atchley RC. A continuity theory of normal aging. The Gerontologist. 1989; 29(2): 183–190

Backman CL. Occupational balance: exploring the relationships among daily occupations and their influence on well-being. Canadian Journal of Occupational Therapy. 2004; 71: 202–209

Bryant W, Craik C, McKay EA. Living in a glasshouse: Exploring occupational alienation. Canadian Journal of Occupational Therapy. 2004; 71: 5

Canadian Association of Occupational Therapists (CAOT). Enabling occupation: An occupational therapy perspective. Ottawa: CAOT Publications; 1997

Canadian Association of Occupational Therapists (CAOT). Hot Topic: Occupational community development. 2008. Retrieved from www.caot.ca/pdfs/Community%20Dev.pdf

Creek J, Hughes A. Occupation and health: A review of selected literature. British Journal of Occupational Therapy. 2008; 71: 456

Dishman RK, DeJoy DM, Wilson MG, Vandenberg RJ. Move to Improve: a randomized workplace trial to increase physical activity. American Journal of Preventive Medicine. 2009; 36(2): 133–141

Ezzati M, Lopez AD, Rodgers A, Vander Hoorn S, Murray CJL. The Comparative Risk Assessment Collaborating Group. Selected major risk factors and global and regional burden of disease. Lancet. 2002; 360(9343): 1347–1360

Ford J, Spallek M, Dobson A. Self-rated health and a healthy lifestyle are the most important predictors of survival in elderly women. Age and Ageing. 2008; 37(2): 194–200. Retrieved from www.csa.com

Frank E, Kupfer DJ, Thase ME, Mallinger AG, Swartz HA, Fagiolini AM, Grochocinski V, Houck P, Scott J, Thompson W, Monk T. Two-year outcomes for interpersonal and social rhythm therapy in individuals with bipolar I disorder. Archives of General Psychiatry. 2005; 62(9): 996–1004

Frankl VE. Man's search for meaning. New York: Pokket Books; 1984

Gerwurtz R, Kirsh B. How consumers of mental health services come to understand their potential for work: Doing and becoming revisited. Canadian Journal of Occupational Therapy. 2007; 74: 195

Hammell KW. Sacred texts: A sceptical exploration of the assumptions underpinning theories of occupation. Canadian Journal of Occupational Therapy. 2009; 76: 6–13

Havighurst RJ. The leisure activities of the middle-aged. American Journal of Sociology. 1957; 63: 152–162

Hocking C. Occupational Justice in Europe: Implementing the WFOT Position on Human Rights. Workshop presented at the 8th European Congress of Occupational Therapy and the 53rd German Congress of Occupational Therapy Hamburg, Germany. 2008, 22–25 May. Available from www.aut.ac.nz/resources/schools/occupational_therapy/occ_justice_-_hamburg.ppt

Iwama M. The Kawa Model: Culturally Relevant Occupational Therapy. Churchill Livingstone-Elsevier Press, Edinburgh; 2006

Jacobsen ET, Rasmussen SR, Christensen M, Engberg M, Lauritzen T. Perspectives on lifestyle intervention: The views of general practitioners who have taken part in a health promotion study. Scandinavian Journal of Public Health. 2005; 33(1): 4–10

Jonsson H. A new direction in the conceptualization and categorization of occupation. Journal of Occupational Science. 2008; 15: 3

Kronenburg F, Algado S, Pollard N. Occupational therapy without borders: Learning from the Spirit of Survivors. Elsevier Limited: Toronto; 2005

Laliberte-Rudman D, Cook JV, Polatajko H. Understanding the potential of occupation: A qualitative exploration of seniors' perspectives on activity. American Journal of Occupational Therapy. 1997; 51(8): 640–650

Lauckner H, Pentland W, Paterson M. Exploring Canadian occupational therapists' understanding of and experiences in community development. Canadian Journal of Occupational Therapy – Revue Canadienne d'Ergotherapie. 2007; 74(4): 314–325

Letts L, Rigby P, Stewart D. Using environments to enable occupational performance. Thorofare, NJ: Slack; 2003

Llena-Nozal A, Lindeboom M, Portrait F. The effect of work on mental health: does occupation matter? Health Economics. 2004; 13(10): 1045–1062

Marchand A, Demers A, Durand P. Do occupation and work conditions really matter? A longitudinal analysis of psychological distress experiences among Canadian workers. Sociology of Health & Illness. 2005; 27(5): 602–627

Martin CK, Church TS, Thompson AM, Earnest CP, Blair SN. Exercise dose and quality of life: a randomized controlled trial. Archives of Internal Medicine. 2009; 169(3): 269–278

McGue M, Christensen K. Social activity and healthy aging: a study of aging Danish twins. Twin Research & Human Genetics: the Official Journal of the International Society for Twin Studies. 2007; 10(2): 255–265

meaning. In Merriam-Webster Online Dictionary. Retrieved January 13, 2009, from www.merriam-webster.com/dictionary/meaning

Meyer A. The philosophy of occupation therapy. American Journal of Occupational Therapy. 1977 (original work published 1922); 31: 639–642

Nelson L, O'Donohue W. Alienation, psychology and human resource management. Proceedings of the 2nd Australian Centre for Research in Employment and Work (ACREW) Conference. Prato, Italy; 2006

Ouwehand C, de Ridder DT, Bensing JM. A review of successful aging models: proposing proactive coping as an important additional strategy. Clinical Psychology Review. 2007; 27(8): 873–884

Peel NM, McClure RJ, Bartlett HP. Behavioral determinants of healthy aging. American Journal of Preventive Medicine. 2005; 28(3): 298–304

Pierce DE. Occupation by Design: Building therapeutic power. Philadelphia: F.A. Davis; 2003

Piskur B, Kinebanian A, Josephsson S. Occupation of well-being: A study of some Slovenian people's experiences of engagement in occupation in relation to well-being. Scandinavian Journal of Occupational Therapy. 2002; 9(2): 63–70

Public Health Agency of Canada. Report on the State of Public Health in Canada 2008: Addressing Health Inequalities. 2008. Retrieved April 17, 2009 from www.phac-aspc.gc.ca/publicat/2008/cpho-aspc/index-eng.php

Reynolds F, Prior S. "A lifestyle coat-hanger": A phenomenological study of the meanings of artwork for women coping with chronic illness and disability. Disability and Rehabilitation: An International, Multidisciplinary Journal. 2003; 25(14): 785–785. doi:10.1080/0963828031000093486

Sedgewick A, Cockburn L, Trentham B. Occupational Therapy and Mental Health in Canada 1930–1950: Emergence of a Profession. Canadian Occupational Therapy Journal. 2007; 74(6): 407–417

Syme SL. Psychosocial interventions to improve successful aging. Annals of Internal Medicine. 2003; 139(5 Pt 2): 400–402

The Mental Health Foundation. Knowing our own minds. London: The Mental Health Foundation; 1997

Thibeault R. A funeral for my father's mind: A therapist's attempt at grieving. Canadian Journal of Occupational Therapy. 1997; 64: 107–114

Townsend E. Inclusiveness: A community dimension of spirituality. Canadian Journal of Occupational Therapy. 1997; 64: 146–155

Townsend EA, Polatajko HJ. Enabling Occupation II: Advancing an Occupational Therapy Vision for Health, Well-being & Justice through Occupation. Ottawa, ON: CAOT Publications ACE; 2007

Townsend EA, Polatajko HJ. Enabling Occupation II: Advancing an Occupational Therapy Vision for Health, Well-being & Justice through Occupation. Ottawa, ON: CAOT Publications ACE; 2007

Trentham B, Cockburn L, Shin J. Health Promotion and Community Development Applications in Primary Health Care Occupational Therapy. Canadian Journal of Community Mental Health. 2007; 26 (2): 53–69

Turner A. Health through occupation: Beyond the evidence. Journal of Occupational Science. 2007; 14: 9

Watson R. Swartz Eds. Transformation Through Occupation: Human Occupation in Context. Wiley; 2004

WFOT. World Federation of Occupational Therapists Position statement on Human Rights. 2006. Available from www.wfot.com/office_files/Human%20Rights%20Position%20Statement%20Final.pdf

Whiteford G. Occupational deprivation: global challenge in the new millennium. British Journal of Occupational Therapy. 2000; 63: 200–205

WHO. Ottawa Charter for Health Promotion. 1986; Available from www.who.int/healthpromotion/conferences/previous/ottawa/en/

WHO. Preamble to the Constitution of the World Health Organization as adopted by the International Health Conference, New York, 19–22 June, 1946; signed on 22 July 1946 by the representatives of 61 States (Official Records of the World Health Organization, no. 2, p. 100) and entered into force on 7 April 1948; 1946

Wilcock AA. An occupational perspective of health. 2nd edition. Thorofare, NJ: Slack; 2006

Wilcock AA. Occupation and health: Are they one and the same? Journal of Occupational Science. 2007; 14: 3

Wilcock AA. Reflections on doing, being and becoming. Australian Occupational Therapy Journal. 1999; 46: 1–11

Wilkinson R, Marmot M. Social Determinants of Health: The Solid Facts. 2003; from www.euro.who.int/document/e81384.pdf

Wirz-Justice A. Chronobiology and psychiatry. Sleep Medicine Reviews. 2007 11(6): 423–427

Wood W, Hooper B, Womack J. Reflections on occupational justice as a subtext of occupation-centered education. In: Kronenberg F, Algado, SS, Pollard N, eds. Occupational therapy without borders: Learning from the spirit of survivors Philadelphia, PA: Elsevier; 2005; 378–389

World Health Organization. Achieving health equity: from root causes to fair outcomes. Interim Statement. Commission on Social Determinants of Health; 2007

Wright C, Olivencia J, Robertson E, Sperry T. August 2006, for the Kentucky Commission on Human Rights. Occupational Justice: ADA Project. A research report by Auerbach School of Occupational Therapy, Spalding University and Kentucky Commission on Human Rights, Commonwealth of Kentucky. Retrieved March 9, 2009 from http://kchr.ky.gov/NR/rdonlyres/F832553E-E3E5-44BF-9BD8-E74AF636ADED/0/FinalversionoftheADA-project2.pdf

Wyman PA, Sandler IN, Wolchik S, Nelson K. Resilience as cumulative competence promotion and stress protection: Theory and intervention. In: Cicchetti D, Rappaport J, Sandler I, Weissberg RP, eds. The promotion of wellness in children and adolescents. Washington, DC: Child Welfare League of America Press; 1999

Yerxa EJ. Health and the human spirit for occupation. American Journal of Occupational Therapy. 1998a; 52(6); 412

Yerxa EJ. Occupation: the keystone of a curriculum for a self-defined profession. American Journal of Occupational therapy. 1998b; 52(5): 365

1.5 Modell funktionaler Gesundheit durch Betätigung

Andreas Fischer

Im Folgenden wird das Modell funktionaler Gesundheit durch Betätigung beschrieben. Das Modell soll den Zusammenhang zwischen dem Konzept der funktionalen Gesundheit der WHO (2005) und den Kernbegriffen der Ergotherapie klären. Das Modell beschreibt, wie durch die Ausführung von subjektiv bedeutungsvollen und lebensstrukturierenden Aktivitäten ein sinnerfülltes Leben, Teilhabe und Lebensqualität erreicht werden. Das Modell bietet somit einen Theorierahmen für das umfassende Verständnis des Entstehens funktionaler Gesundheit durch den Aufbau individueller Tätigkeitsmuster. Es eignet sich für die Analyse und Erklärung von Anforderungen an Klienten, die sich aus seinen Lebenswelten und Tätigkeiten ergeben. Mit dem Modell können die Einflussgrößen, die den Erfolg einer Tätigkeit beeinflussen, bewertet werden und potenzielle Risiken sowie Störungen der Handlungsfähigkeit bestimmt werden. Das Modell kann angewendet werden, um Ziele und potenzielle Ansätze von gesundheitsfördernden Maßnahmen zu identifizieren, welche an den Tätigkeiten orientiert sind, die in den Lebensumwelten des Klienten relevant sind.

1.5.1 Rahmenkonzept: funktionale Gesundheit und das WHO-Gesundheitsmodell

Als Rahmenkonzept wird das biopsychosoziale Modell der Gesundheit (WHO 2005) verwendet. Es verwendet den Begriff der funktionalen Gesundheit und fokussiert sich auf die individuelle und soziale Dimension der Gesundheit. Das WHO-Gesundheitsmodell und das Konzept der funktionalen Gesundheit sollen darauf hinweisen, dass Krankheit mehr ist als eine Störung auf der Körperfunktions- und -strukturebene. Unter „funktional" wird dabei verstanden, wenn man seine erwarteten und gewünschten Aktivitäten in den persönlichen Lebensumwelten aufnehmen kann. Das Modell der funktionalen Gesundheit ist die Basis für die Internationale Klassifikation der Funktionsfähigkeit und Behinderung (WHO 2002, Fischer 2006). Im Sinne des WHO-Gesundheitsmodells ist es politische Aufgabe, Lebenswelten zu schaffen, in denen die Teilhabe an Aktivitäten ermöglicht wird, die zu Lebensqualität und funktionaler Gesundheit führen.

Aus Sicht der Ergotherapie wird Lebensqualität durch die Teilhabe an Betätigungen erreicht. Unter Betätigungen werden diejenigen alltags- und lebensstrukturierenden Aktivitäten verstanden, die individuell bedeutsam und kulturell bzw. sozial relevant sind. Partizipation (Teilhabe) ist das Eingebundensein in eine Lebenssituation. Eine Beeinträchtigung der Partizipation ist ein Problem, das ein Mensch im Hinblick auf sein Einbezogensein in

Lebenssituationen erleben kann. Die Beeinträchtigungen der Aktivität oder Partizipation werden vor dem Hintergrund allgemein akzeptierter Bevölkerungsstandards beurteilt (WHO 2005).

1.5.2 Kernkonstrukte des Modells der funktionalen Gesundheit durch Betätigung

In Erweiterung des WHO-Modells der funktionalen Gesundheit wird in diesem Modell verdeutlicht, dass Teilhabe nicht nur aus sozialen Standards ableitbar, sondern ein individuelles Geschehen ist, das allerdings auch eine soziale/kulturelle Einflusskomponente aufweist. Um den Stellenwert von menschlichen Betätigungen für die Entstehung des subjektiven Empfindens von Teilhabe und Lebensqualität verstehen zu können, werden nun zuerst die Faktoren vorgestellt, die bei der Entwicklung bzw. Aufrechterhaltung von Betätigungen eine Rolle spielen.

Betrachtungsebenen der Betätigungen

Die Tätigkeiten von Menschen können auf mehreren Ebenen betrachtet werden:

- auf der Ebene der Ausführung bzw. der konkret ausgeführten Handlungen (Handlungsstruktur und Leistung/Performanz)
- auf der individuellen Bedeutungsebene (Erleben, Sinn und Bedeutung, individuelle Werte und Erwartungen)
- auf der gesellschaftlichen, kulturellen Ebene (soziale/kulturelle Werte, Normen und Erwartungen)

Menschen betätigen sich aus persönlichen Gründen und um gesellschaftlichen Bedürfnissen und Erwartungen zu genügen. Betätigungen können als Gruppen zweckdienlicher Aufgaben und Rollen betrachtet werden, in denen sich Personen im Laufe ihrer Lebenszeit aus einer Vielzahl von Gründen engagieren, wie z.B. Selbsterhalt, Selbstausdruck und Erfüllung (Christiansen 1991).

Durch Betätigungen erfährt der Mensch seine Identität

Durch die Partizipation an subjektiv sinn- und bedeutungsvollen Betätigungen werden unser Selbstkonzept und unsere Vorstellung über unsere Identität geformt (Law et al. 1997). Kern dieser ergotherapeutischen Grundannahme ist es, dass der Mensch ein Betätigungswesen ist, das Bedeutung in seinen Betätigungen erfährt und ausdrückt und letztlich seine eigene Identität durch seine Betätigungen aufbaut oder erfährt. Kielhofner (1995, 1995b) vermutet, dass Menschen eine Art gesunden Menschenverstand (common sense) hinsichtlich der Frage haben,

- wer oder was sie selbst sind
- was sie tun können,
- in welchem Kontext sie interagieren können und
- wer sie werden können.

Im Rahmen des Konzeptes der Betätigungsidentität definiert Kielhofner die Betätigungsidentität als das Ausmaß, mit dem sich eine Person integriert hat und sich bei ihren Betätigungen mit seinen Werten, Interessen und Betätigungsrollen zufrieden und in Übereinstimmung fühlt.

Andere Modelle, wie z.B. das Canadian Model of Occupational Performance (CAOT 1997), stellen die Spiritualität der Person in das Zentrum, um das sich seine Betätigungen gruppieren. Mit der Spiritualität wird hier der innere Kern oder das Wesen einer Person verstanden. Das Modell trifft aber keine Vermutungen über Ursache-Wirkungsgefüge. Andere Autoren (Christiansen und Baum 1997) schlussfolgern, dass sich die Identität erst durch Betätigung entwickelt und ausdrückt, dass die Betätigung das Mittel ist, um die Bedeutung des Lebens zu erfahren.

Es lässt sich somit feststellen, dass das Verständnis des Menschen als Betätigungswesen gleichzusetzen ist mit dem Verständnis der Kernthemen ihres Lebens, die sie erfahren und in ihren Betätigungen ausdrücken. Da Menschen ihre Betätigungen in ihrer sozialen und physikalischen Umwelt ausführen, werden an sie Anforderungen und Erwartungen gestellt, die ihre Betätigungen und natürlich auch die Bedeutung von Betätigungen beeinflussen. Somit ist es unerlässlich, die Bedeutung einer Betätigung im Kontext der sozialen, kulturellen und physikalischen Umwelt zu betrachten.

Für Menschen gibt es verschiedenste Gründe, aktiv zu werden, Handlungen auszuführen oder Betätigungsrollen aufzubauen. Die Funktion einer Betätigung bezieht sich nach Hocking (2001) auf ihren Zweck und ihre Bedeutung in der individuellen Lebensumwelt sowie auf den Beitrag, den sie hinsichtlich des eigenen Lebensstils leistet.

In die Terminologie des Modells übertragen bedeutet dies, dass durch erfolgreiche Interaktion in den Lebensumwelten das Empfinden von Partizipation erreicht wird. Die Betätigungen, die das individuelle Tätigkeitsmuster formen, bilden die Grundlage für das individuelle Erleben und die Bedeutungszuweisung für die eigene Person. Ein als sinnvoll und erfolgreich erlebtes Tätigkeitsmuster ist mit der Erfahrung einer hohen Lebensqualität gleichzusetzen.

Die Bedeutungszuweisung und der Sinn einer Betätigung werden durch die bisherigen Betätigungen geprägt. Daraus folgt, dass unsere eigenen Erfahrungen, die wir während unserer Handlungen erschaffen, die Auswahl von weiteren Handlungen entscheidend mitprägen. Die durch Wiederholung stabilisierten Handlungen wirken umgekehrt auf unser Selbstbild zurück und führen letztlich dazu, dass wir einen Sinn und eine Bedeutung in unserem Leben erkennen. Betätigungen und Betätigungsidentität bzw. Selbstbild bedingen sich also gegenseitig.

Zusammenfassend lässt sich feststellen, dass das Verständnis des Menschen als Betätigungswesen gleichzusetzen ist mit dem Verständnis der Kernthemen seines Lebens, die er erfährt und in seinen Betätigungen ausdrückt. Im Idealfall drücken die Betätigungsrollen einer Person ihre Erfahrungen und Wünsche aus und auch das, was die Person in Zukunft sein will. Dieser Idealfall wird sicherlich durch pragmatische Entscheidungen in Antwort auf Umweltanforderungen nicht immer erreicht. Da Menschen ihre Betätigungsrollen in ihrer sozialen und physikalischen Umwelt einnehmen, werden an sie Anforderungen und Erwartungen gestellt, welche ihre Betätigungen und natürlich auch die Bedeutung von Betätigungen beeinflussen. Somit ist es unerlässlich, die Bedeutung im Kontext der sozialen, kulturellen und physikalischen Umwelt zu betrachten.

Lebensabschnitt, Lebensumwelten, Lebensbereiche

Im Folgenden werden einige grundlegende Möglichkeiten aufgezeigt, die Vielzahl menschlicher Aktivitäten in sinnvolle Kategorien zu untergliedern.

Lebensabschnitt

Das Alter des Klienten und die damit verbundenen Bedürfnisse und Erwartungen sind wesentlich für das Verständnis der Tätigkeiten und der dabei auftretenden Probleme.

Der Lebensabschnitt beeinflusst

- die Tätigkeiten, die man ausführt
- den Ort, an dem man eine Tätigkeit ausführt
- die sozialen Bedingungen, denen man bei seinen Tätigkeiten begegnet, und
- die Art, wie man Tätigkeiten ausführt

Typische Lebensabschnitte sind die frühe Kindheit, Bildungsphase, Eigenständigkeit und Ruhestand.

Lebensumwelten

Jeder Mensch begibt sich im Laufe seines Lebens durch eine Folge von Lebensumwelten, in der er durch persönliche Bedürfnisse und Interessen sowie durch die soziale Umwelt bestimmte Anforderungen zu erfüllen hat.

Lebensumwelten sind die physikalischen und sozialen Umwelten, in denen wir typischerweise unsere Tätigkeiten durchführen. Die Lebensumwelten bestimmen sehr stark die möglichen Tätigkeiten und die Anforderungen an die Ausführung der Tätigkeiten.

Lebensbereiche

In Lebensumwelten werden verschiedene Aufgaben/Aktivitäten ausgeführt, die verschiedenen Zwecken dienen. Der Mensch ist in verschiedenen Lebensumwelten aktiv, um Ziele aus verschiedenen Lebensbereichen zu verfolgen.

Lebensbereiche bilden eine grobe Einteilung der Zwecke (Gründe), welchen menschliche Aktivitäten dienen. Im einfachsten Fall ist dies die Aufteilung in die Bereiche

- Aktivitäten des täglichen Lebens
- Arbeit und
- Freizeit

so wie dies beispielsweise in der Uniform Terminology, 3. Auflage, in dem darauf aufbauenden Occupational Therapy Practice Framework (AOTA 2002) und im Canadian Model of Occupation (CMOP, CAOT 1997, 1998) geschieht. Lebensbereiche werden in der Ergotherapie auch Performanzbereiche genannt.

An anderer Stelle werden die Tätigkeitsbereiche anders eingeteilt:

- BADL (basale/persönliche Aktivitäten des täglichen Lebens), IADL (Instrumentelle Aktivitäten des täglichen Lebens)
- Bildung
- Spiel und Erholung
- soziale Interaktion
- Arbeit und produktive Aktivitäten (AOTA 2002)

Unsere Ziele in den verschiedenen Lebensbereichen (z.B. Spiel und Freizeit) hängen stark vom Lebensabschnitt (z.B. Bildungsphase) und von den daraus resultierenden Lebensumwelten ab (z. B. Schulhof, Sportverein).

Unterschiedliche Personen würden bestimmte Aktivitäten möglicherweise unterschiedlich kategorisieren. Während z. B. eine Mutter ihr Kind beim Spielen sieht, kann das Kind selbst die Tätigkeit als extrem ansprechend und herausfordernd empfinden und diese Tätigkeit als Arbeit ansehen. Eine Hausfrau kann möglicherweise ihre Haushaltsaktivitäten als Arbeit betrachten, während ihr Mann dies anders sieht. Die Kategorisierung in verschiedene Tätigkeitsbereiche ist somit sehr sensitiv auf soziale Normen sowie kulturelle und individuelle Werte gerichtet. Eine Kategorisierung durch den Klienten kann wichtige Hinweise auf das Wertesystem und die sich daraus ergebenden therapeutisch relevanten Informationen ergeben.

Lebensaufgabe: erfolgreiche Person-Umwelt-Anpassung

Wesentliches Merkmal des Menschseins ist die erfolgreiche Interaktion mit der ihn umgebenden sozialen und physikalischen Lebensumwelt, mit dem Ziel der Nutzung dieser Umwelt zur Befriedigung persönlicher Interessen und Bedürfnisse. Hierzu passt der Mensch sich selbst an die Umwelt oder die Umwelt an ihn an.

Es ist das Wechselspiel zwischen den Lebenswelten und der Person, welches durch die individuellen Aktivitäten vermittelt wird. Zum Verständnis der Ausführung einer Tätigkeit/Aktivität benötigt man Informationen über die Adaption der Person in einer konkreten Situation, über die Anforderungen, welche die Aktivität stellt, sowie über die Charakteristika der physischen, sozialen und kulturellen Umwelt. Dieses Wechselspiel wird durch persönliche und Umweltaspekte beeinflusst. In der Befunderhebung und Therapieplanung sollten alle Aspekte der Tätigkeit/Interaktion berücksichtigt werden. Die jeweilige persönliche Vorgeschichte ist zu berücksichtigen. Diese persönliche Geschichte beinhaltet die jeweiligen Fähigkeiten und Fertigkeiten (persönliche Aspekte), die frühere Durchführung spezifischer Lebensaufgaben (Rollen und Aktivitäten in den Lebensumwelten) und die Erfahrung innerhalb bestimmter Umgebungen (Lebenswelten, Umweltaspekte). Zusätzlich zur persönlichen Geschichte wird die Ausführung von Tätigkeiten durch voraussichtliche Lebensaufgaben und Rollenerwartungen beeinflusst.

In Abhängigkeit vom Lebenszyklus und vom kulturellen, physikalischen und sozialen Hintergrund bewegen wir uns in verschiedenen *Umwelten*, in denen wir verschiedene Bedürfnisse befriedigen und auf Anforderungen aus der sozialen bzw. physikalischen Umwelt reagieren **(Abb. 1.3)**.

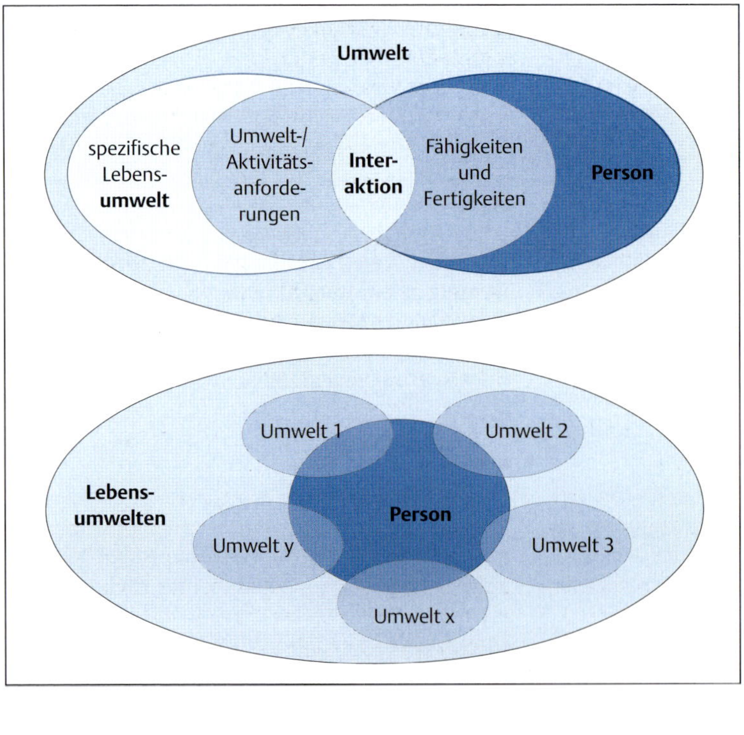

Abb. 1.3 Lebensumwelten und Person-Umwelt-Interaktion.

Spezifische Lebenswelten, wie z. B. die familiäre Lebenswelt, der Kindergarten, die Schule, der Spielplatz, die Musikschule oder der Sportplatz, bestehen aus einer Vielzahl von Teilkontexten (z. B. Mathematikunterricht, Pausenhof) und stellen bestimmte Anforderungen an die Person, um mit diesen Lebenswelten erfolgreich in Interaktion zu treten.

Die *Person* selbst muss persönliche Fähigkeiten und Fertigkeiten in die Interaktion einbringen, die zur erfolgreichen Interaktion (Ausführung einer Aktivität in der gewählten Umwelt) notwendig sind. Die Person nutzt und schult ihre persönlichen Fähigkeiten bei jeder Auseinandersetzung mit der Umwelt.

Durch eigene Bedürfnisse, sowie innere und äußeren Anforderunge angetrieben, werden Interaktionen mit verschiedenen (Lebens-)Umwelten gesucht. In Abhängigkeit von Anforderungen, Fähigkeiten und Fertigkeiten sowie von Lernprozessen werden typische Interaktionsmuster in den verschiedenen Lebensumwelten aufgebaut.

Etablierung von Handlungsmustern und Bedeutungen

Dieser Abschnitt beschäftigt sich mit der Frage, wie aus der Interaktion eine Betätigung wird.

Grundkonzept: Als nützlich erlebte Interaktionen werden zu Handlungsmustern

Erfolgreiche Interaktionen (Aktivitäten, Handlungen) werden wiederholt und verfestigen sich zu Gewohnheiten. Die Komplexität der Interaktionen steigt durch Erweiterung und Kombination. Dieser Prozess ist ein ständiger Kompromiss zwischen Selbstbild, Interessen sowie den persönlichen Fähigkeiten und Fertigkeiten. Deshalb kennt das System Mensch auch unterschiedliche Arten (Zustände), wie man eine Handlung erfolgreich durchführen kann.

Welche komplexen Gewohnheiten angenommen und wie sie konkret durchgeführt werden, ist von vielen Faktoren abhängig. Aber letztlich finden verschiedene Menschen eines Kulturkreises recht ähnliche Tätigkeiten und Lösungen. Die Bandbreite der gesellschaftlich akzeptablen Lösungen für Interaktionen variiert zum Teil erheblich und kann deutliche Unterschiede in verschiedenen sozialen Gruppen zeigen.

Grundkonzept: Handlungsmuster erhalten eine subjektive Bedeutung

Parallel zur wiederholten Durchführung werden die Interaktionen, die Gewohnheiten und Rollen, die sich stabilisieren, zum Grundmuster unseres Lebens. Während der Ausübung der Gewohnheiten und Rollen erhalten diese eine besondere Bedeutung.

Bestimmte komplexe Gewohnheiten erhalten Bedeutung im Leben. Für ein Kind hat das Mathematik-Hausaufgaben-Machen sicherlich eine große Bedeutung, da es für eine „Eins" in der Arbeit große Anerkennung in der Familie erhält. Für andere Kinder ist es wichtiger, in Sport gut zu sein, da der Vater sportbegeistert ist und dies auch beim Kind gerne sieht.

Die Bedeutungen, die wir unseren Handlungen geben, sind mit unserer Weltsicht, unserem existenziellen Selbstverständnis verknüpft. Dieses existenzielle Selbstverständnis bildet wiederum den Nährboden unserer grundlegenden Antriebe, welche zu innerem Wachstum führen (Spiritualität).

Grundkonzept: Bedeutung und Ausführungsform von Handlungen ergänzen sich durch soziokulturellen Abgleich

Die Organisation von Handlungsmustern ist nicht nur von persönlichen biologischen und physikalischen Umweltfaktoren geprägt, sondern auch von soziokulturellen Faktoren.

Die Entwicklung von Handlungsmustern läuft nicht nur bei einer Person, sondern bei einer Vielzahl von Personen in einem gesellschaftlichen Umfeld ab. Innerhalb dieser Gesellschaft bilden sich durch Praxis, stille oder explizite Vereinbarung oder Anpassung an die Umwelt, typische Muster für Aktivitäten bzw. Erwartungen an die Durchführung bestimmter Aktivitäten heraus. Viele Dinge, welche wir in der Kindheit lernen, sind nicht bewusst erlernt, sondern bilden sich als implizites (unausgesprochenes) Wissen im Rahmen früher sozialer Interaktionen heraus.

Jede Person (Kind, Eltern, Lehrer, Spielkameraden) befindet sich in einer Vielzahl von Lebensumwelten, welche unsere Aktivitäten und die Konstruktion der eigenen Wirklichkeit beeinflussen. Dieser Sachverhalt wird auch in sozialwissenschaftlichen Theorien aufgegriffen. In der Systemtheorie nach Bronfenbrenner (1981) werden die unterschiedlichen Lebensumwelten, welche sich gegenseitig beeinflussen, Mikro-, Makro- und Mesosystem genannt.

Unsere Lebensmuster werden für uns durch Verknüpfung mit Erlebensinhalten aus verschiedensten Situationen immer bedeutsamer und bestimmen letztlich unsere Selbst- und Weltsicht. Sie stehen somit in engem Zusammenhang mit der Konstruktion unserer eigenen Wirklichkeit. Diese individuell bedeutsamen Aktivitäten, die die Konstruktion unserer Wahrnehmung der eigenen Person und der Welt bestimmen, nennt man Betätigungen.

Die Konstruktion unserer Wirklichkeit ist stark von unserer sozialen Umwelt abhängig. Dies gilt für alle Altersgruppen, für das Kind aber in besonderem Ausmaß. Die Interpretation und Beeinflussung unserer Aktivitäten und unserer Werte und Grundannahmen, die Selbst- und Weltsicht bestimmen, werden in der Kindheit aus der Familie, der Schule und der Peergruppe übernommen.

Die Bedeutung der lebensmusterbildenden Aktivitäten wird nicht nur individuell bestimmt und erfahren, sondern im Rahmen soziokultureller Vereinbarungen interpretiert. Diese Aktivitäten werden zum Teil auch primär aufgrund soziokultureller Vereinbarungen durchgeführt (z.B. zur Schule gehen).

Definition des Begriffes Betätigung im Modell funktionaler Gesundheit durch Betätigung

Nun können wir alle Aspekte, welche zum Verständnis des Begriffs Betätigung notwendig sind, in einer Definition zusammenfassen:

> Tätigkeiten oder Handlungen, die
> - der erfolgreichen Interaktion mit der Umwelt dienen
> - typischen Mustern folgen
> - subjektiv bedeutungsvoll und
> - kulturell wiedererkennbar sind
>
> nennt man Betätigungen. Der Begriff Tätigkeit wird synonym mit Betätigung verwendet.

In der Befunderhebung und Therapieplanung sollten alle Aspekte der Betätigung und die persönliche Vorgeschichte berücksichtigt werden. Diese persönliche Geschichte beinhaltet die jeweiligen Fähigkeiten und Fertigkeiten (*persönliche Aspekte*), die frühere Durchführung spezifischer Lebensaufgaben (*Rollen und Aktivitäten in den Lebensumwelten*) und die Erfahrung innerhalb bestimmter Umgebungen (*Lebenswelten, Umweltaspekte*). Zusätzlich zur persönlichen Geschichte wird die *Ausführung* von *Tätigkeiten* durch voraussichtliche *Lebensaufgaben* und *Rollenerwartungen* beeinflusst.

Protektive Einflüsse von Betätigungen

Nichtaufbau von Betätigungen führt aus ergotherapeutischer Sicht zu instabiler oder fehlender positiver Selbstattribution und damit zum fehlenden Gefühl von Lebensqualität. Der Verlust von Betätigungen bedeutet einen krisenhaften Verlust des Selbstbildes und der individuellen Bedeutsamkeit, der psychisch und in Form von Anpassung an die neue Lebenssituation verarbeitet (bewältigt) werden muss.

Folgende protektive Faktoren, welche Adaptions-/Bewältigungsprozesse fördern, sind beschrieben worden (Bengel und Koch 2000):

Soziale Ressourcen helfen in vielfältiger Weise in kritischen Situationen:
- Unterstützung im Sinne von Stresspufferung bzw. Unterstützung bei Stress
- Minderung der funktionalen Einbuße durch Unterstützung
- Erleben emotionaler Nähe und Zuwendung in schwierigen Zeiten
- Stabilität der Partnerrolle führt zur Stabilisierung der Teilaspekte des Selbstbildes.

Dies kann die Keimzelle für die Neuorientierung des Selbstbildes werden.

In der Gesundheitsförderung und Rehabilitation werden soziale Ressourcen als Teil der Umwelt, in der der Klient aktiv ist, berücksichtigt und ggf. im Rahmen von Informationsaustausch- und Beratungsgesprächen eingebunden. Weiterhin wird berücksichtigt, dass soziale Bindungen ein elementares Bedürfnis menschlicher Existenz sind. Sie müssen durch den Menschen selbst aktiviert, entwickelt und gepflegt werden, um in krisenhaften Situationen als „soziale Ressourcen" bereitstehen zu können. Die Kompetenz zur Entwicklung sozialer Bindungen ist somit zentrales Element gesundheitsfördernder Maßnahmen.

Einen besonderen Stellenwert bei der Verarbeitung kritischer Situationen hat die individuelle *Problemlösekompetenz*. Ziel jeder gesundheitsfördernden und rehabilitativen Maßnahme muss es sein, die individuelle Problemlösekompetenz im Sinne von Handlungskompetenz (wieder)herzustellen. Dies ist die Grundlage jeglicher erfolgreichen Anpassung an neue oder ungewohnte Situationen.

Ein weiterer wesentlicher Faktor, der eine erfolgreiche Bewältigung kritischer Anpassungsprozesse determiniert, ist das *Kohärenzgefühl* (Antonovsky 1997). Kohärenzgefühl entsteht, wenn folgende Situationsanforderungen gegeben sind:

- Verstehbarkeit: Reize, mit denen man konfrontiert wird, werden als sinnvoll, geordnet, strukturiert und konsistent erlebt.
- Machbarkeit: das Ausmaß, in dem eigene Ressourcen geeignet sind, den Anforderungen zu entsprechen.
- Sinnhaftigkeit: Ausmaß für das emotionale Gefühl, Sinn im eigenen Leben zu erkennen. Die Anforderungen zum Teil als Wert für den Einsatz eigener Energien zu erkennen.

In gesundheitsfördernden und rehabilitativen Maßnahmen müssen die Kompetenzen des Klienten gefördert werden, die es ihm ermöglichen, Situationen so zu strukturieren, dass sie für ihn sinnhaft, verstehbar und machbar erscheinen.

Eine weitere Determinante erfolgreicher Anpassungsprozesse ist die *Kontrollüberzeugung*. Die Kontrollüberzeugung beschreibt generalisierte Erwartungen, über das Ausmaß sich oder andere als Verursacher von Veränderungen in der eigenen Lebensumwelt wahrzunehmen.

Die Kontrollüberzeugung gibt das vermutete Ausmaß des Einflusses des eigenen Verhaltens auf die wahrgenommenen Ergebnisse und ein Maß für die Überzeugung des Einzelnen über seinen Einfluss auf seine Lebensumwelt an (Rotter 1966, Wallston und Wallston 1978). Hierbei vertritt die Person aufgrund ihrer bisherigen Erfahrungen eher die Ansicht, dass andere ihre Handlungsmöglichkeiten beeinflussen (externe Kontrollüberzeugung), oder eher, dass sie selbst in der Lage ist, ihre eigene Lebenswelt zu beeinflussen. Eine interne Kontrollüberzeugung ist eng mit der Bereitschaft zur aktiven Anpassung an neue Situationen verbunden. Durch die Förderung der Handlungskompetenz und Erfahren der Selbstwirksamkeit in Handlungen wird im Rahmen gesundheitsfördernder und rehabilitativer Maßnahmen eine interne Kontrollüberzeugung gefördert.

Förderung protektiver Faktoren durch Betätigung

Gesundheitsförderung hat zwei Komponenten. Zum einen sollen spezifische Risiken, welche sich aus bestimmten Lebenswelten bzw. Lebensbereichen ergeben, gemindert werden. Dies ist der Bereich, der auch Primärprävention genannt wird. Zum anderen werden im Rahmen der Gesundheitsförderung diejenigen Eigenschaften aufgebaut, welche unspezifisch Ressourcen für kritische Situationen bereitstellen. Hier sind vor allem physische Fitness und psychische Widerstandsfähigkeit bzw. schützende (protektive) psychische Faktoren zu nennen. Aus Sicht der Ergotherapie führen subjektiv als sinnvoll und bedeutsam erlebte Handlungen sowie das Wissen über die eigene Kompetenz im Aufbau sinn- und bedeutungsvoller Handlungsmuster zur Entwicklung dieser protektiven Faktoren.

In diesem Zusammenhang ist es wichtig zu wissen, welche Auswirkungen weniger effektive Bewältigungsversuche haben können und welche Auswirkungen Betätigungen auf die Bewältigungsfähigkeiten und Entwicklungsstruktur von Menschen haben können.

Aus der Auseinandersetzung mit den protektiven Faktoren können wir auch lernen, wie eine therapeutische Situation zu gestalten ist. Sie sollte so gestaltet sein, dass individuelle Problemlösekompetenz gestärkt, angemessene soziale Unterstützung erfahren, Kohärenzgefühl erlebt und eine internale Kontrollüberzeugung entwickelt werden kann.

Ergotherapie vermittelt individuelle Problemlösekompetenz, welche an sich ein protektiver Faktor ist. Ergotherapie kann durch die geeignete Auswahl von Betätigungen Vermeidungsverhalten gegenüber bestimmten Tätigkeiten bei Kindern mindern und umgehen.

Ergotherapie kann durch Vermittlung des Kompetenzgefühls in den Tätigkeiten Kohärenzgefühl vermitteln und erlebbar werden lassen und Kontrollüberzeugungen verändern. Die erlebte Selbstwirksamkeit lässt die leichtere Entwicklung von Neugier und explorativem, zuversichtlichem Verhalten zu.

1.5.3 Modell der funktionalen Gesundheit durch Betätigung

Mithilfe dieser Grundüberlegungen wird nun das WHO-Gesundheitsmodell der ICF zur Darstellung des ergotherapeutischen Interessengebietes erweitert.

Grafiken zum Modell

In der grafischen Veranschaulichung sind die Faktoren zusammengefasst, die für das Entstehen von Betätigungen relevant sind **(Abb. 1.4)**. Die Grafik soll weiter klären, in welcher Beziehung diese Faktoren zueinander stehen. Aus dem Konzept der Person-Umwelt-Interaktion ergeben sich die drei Bereiche des Modells (persönliche Aspekte, Interaktionsaspekte, Umweltaspekte). Alle drei Bereiche gliedern sich in einen beobachtbaren (empirischen) und einen Erlebens-(phänomenologischen) Aspekt.

So finden sich im Bereich der persönlichen Aspekte die körperlichen Strukturen, Funktionen und möglichen Aktivitäten, deren Auswahl stark durch die persönlichen Kontextfaktoren geprägt ist. Im Bereich der Interaktionsaspekte gibt es die verschiedenen Aktivitäten in den Lebensumwelten, deren Ausführungsformen und -muster und das eng damit verknüpfte Erleben und Interpretieren (Interaktionskontext). Im Bereich der Umweltaspekte existieren verschiedene physikalische und soziale Lebensumwelten, aus denen sich besondere Anforderungen und Erwartungen ergeben, sowie unsere persönliche Deutung dieser Lebensumwelten.

Weiter beinhaltet das Modell funktionaler Gesundheit durch Betätigung ein Teilmodell zum Entstehen von Betätigungen aus Aktivitäten **(Abb.1.5)**. Es erklärt den Zusammenhang zwischen dem WHO-ICF-Begriff der Ausführung einer Aktivität in den Lebenswelten (Leistung) und dem Begriff Betätigung.

Das Teilmodell zur Entstehung von Betätigungen aus Aktivitäten zeigt auf, wie unsere subjektive Erlebens-, Werte- und Bedeutungsebene durch

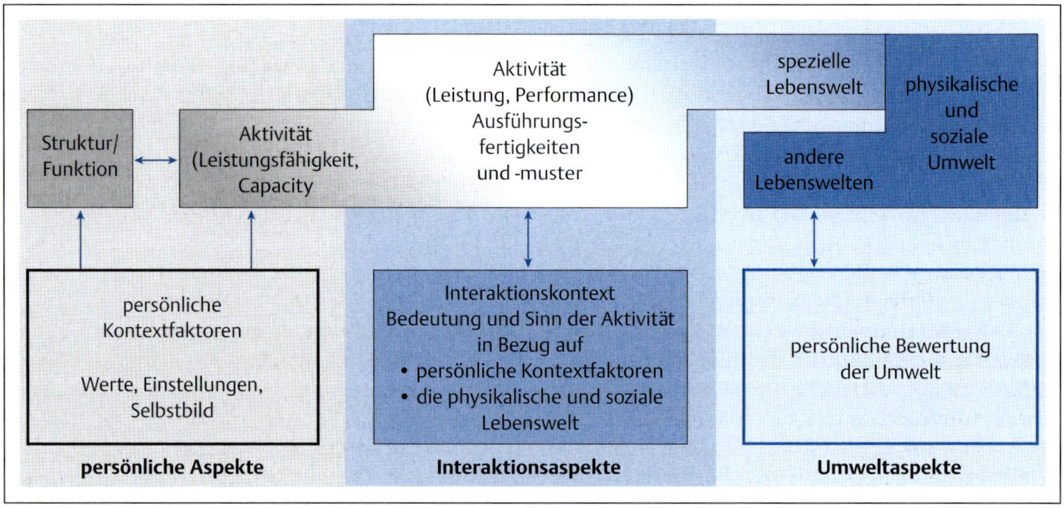

Abb.1.4 Das Modell funktionaler Gesundheit durch Betätigung.

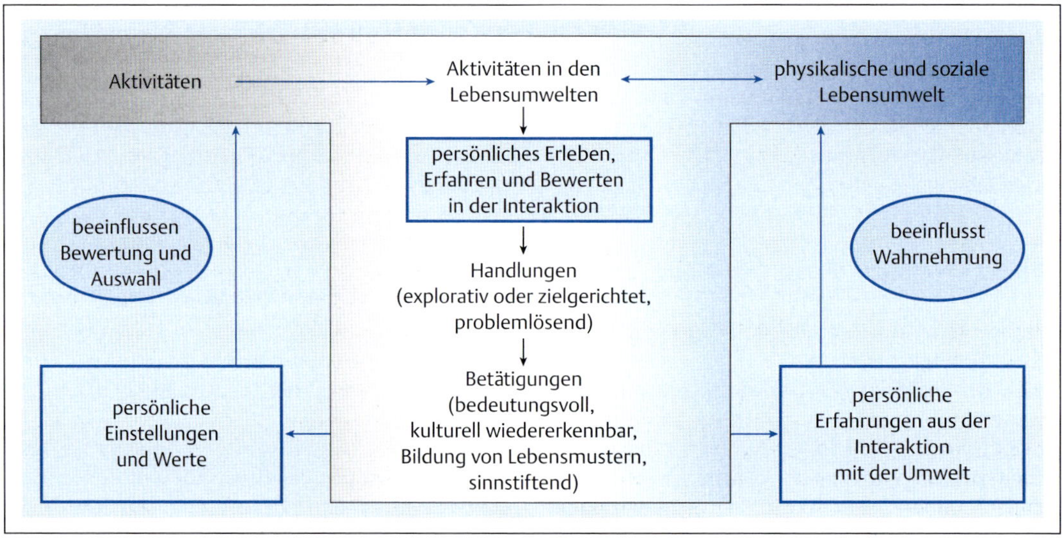

Abb.1.5 Das Teilmodell zur Entstehung von Betätigungen aus Aktivitäten.

unsere Aktivitäten und Betätigungen (Tätigkeiten) beeinflusst wird und dass diese subjektive Erlebensebene unsere persönlichen Einstellungen und Werte bestimmt. Hierdurch werden letztlich Auswahl und Ausführung unserer Aktivitäten geprägt. Weiter entstehen durch die Interaktion (Ausführung von Aktivitäten) in den Lebensumwelten Erfahrungen und Bedeutungszuweisungen bezüglich der physikalischen und sozialen Umwelten, die unsere Wahrnehmung der Lebensumwelten beeinflusst. Diese Wahrnehmung der Lebensumwelten wirkt auf die Auswahl der Lebensumwelten und die darin zu verrichtenden Aktivitäten **(Abb.1.5)**.

Anwendung des Modells zur Konzeptionalisierung von Maßnahmen zur Gesundheitsförderung

Auf Grundlage des Modells funktionaler Gesundheit durch Betätigung wurde ein Leitfragenkatalog entwickelt, dessen Beantwortung zum Verständnis der physikalischen und sozialen Anforderungen an bestimmte Lebensbereiche in einer bestimmten Lebenswelt führt und darauf aufbauend Schlüsse für die notwendigen Kompetenzen zum erfolgreichen Tätigsein in dieser Lebenswelt ermöglicht. Aus diesen strukturierten Informationen lassen sich Interventionsprogramme entwickeln, die die erfolgreiche Adaption von Risikogruppen an bestimmte Lebenswelten und den damit verbundenen Lebensbereichen ermöglichen. Details hierzu finden sich bei Fischer (2005, 2006b, 2007a, 2007b, 2009). Die Anwendung und Schlussfolgerungen des Modells bei der Erschließung einer Lebenswelt zum Aufbau von Maßnahmen der Gesundheitsförderung werden in den genannten Publikationen sowie in Fischer 2007, 2007b aufgezeigt. In Kapitel 3.2.1 werden exemplarisch Ergebnisse primärpräventiver Projekte zur Förderung grafomotorischer Kompetenzen in Bildungsumwelten vorgestellt, welche auf Grundlage des Modells funktionaler Gesundheit durch Betätigung entwickelt wurden.

Literatur

Antonovski A. Zur Entmystifizierung der Gesundheit. Tübingen: dgvt; 1997

AOTA. Occupational Therapy Practice Framework: Domain and process. AJOT. 2002; 56: 609–639

Bengel J, Koch U, Hrsg. Grundlagen der Rehabilitationswissenschaften. Berlin: Springer; 2002

Bronfenbrenner U. In: Lüscher K, Hrsg. Die Ökologie der menschlichen Entwicklung. Stuttgart: Klett; 1981

CAOT. Enabling Occupation: An Occupational Therapy Perspective. The Canadian Association of Occupational Therapist. Ottawa/ON: CAOT Publications; 1997

Christiansen C. Occupational Therapy: Intervention for Life Performance. In: Christiansen C, Baum C, Hrsg. Occupational Therapy: Overcoming Human Performance Deficits. Thorofare: Slack; 1991

Christiansen C, Baum C. Occupational Therapy – Enabling Function and Well-Being. Thorofare: Slack; 1997

Fischer A. Internationale Klassifikation der Funktionsfähigkeit, Behinderung und Gesundheit. In: Scheepers C, Steding-Albrecht U, Jehn P, Hrsg. Ergotherapie – Vom Behandeln zum Handeln. 3. Auflage. Stuttgart: Thieme; 2006

Fischer A. Von der Betätigungsorientierung zur betätigungsorientierten Therapie. Vortrag auf dem Jahreskongress des Deutschen Verbandes der Ergotherapeuten; 2006b. www.wiso.fh-osnabrueck.de/elp-aktuell0.html. Zugriff am 16.08.2009

Fischer A. Kindliche Betätigungen fördern. Tätigkeitsbeschreibung Ergotherapie in der Pädiatrie. Fachausschuss Pädiatrie des Deutschen Verbandes der Ergotherapeuten. Karlsbad; 2007

Fischer A. Ergotherapie im Kindergarten und in der Schule. Tätigkeitsbeschreibung Ergotherapie in der Pädiatrie. Fachausschuss Pädiatrie. Karlsbad: Deutscher Verband der Ergotherapeuten; 2007b

Fischer A. Das Modell funktionaler Gesundheit durch Betätigung. Vortrag auf dem Jahreskongress des Deutschen Verbandes der Ergotherapeuten; 2009

Hocking C. The Issue Is – Implementing Occupation-Based Assessment. AJOT. 2001; 55: 463–469

Kielhofner G. A Model of Human Occupation: Theory and Application. Baltimore: Williams & Wilkins; 1995

Kielhofner G. Conceptual Foundations in Occupational Therapy – Theory and Application. 2nd edition. Philadelphia: F.A. Davies; 1995b

Law M, Cooper BA, Strong S, Stewart D, Rigby P, Letts L. Theoretical Contexts for the Practice of Occupational Therapy. In: Christiansen C, Baum C, eds. Occupational Therapy – Enabling Function and Well-Being. 2nd edition. Thorofare: Slack; 1997

Rotter JR. Generalized expectancies for internal vs. external locus of control of reinforcement. Psychological Monographs. 1966; 80: 609

Wallston RS, Wallston KA. Locus of Control and Health: A Review of the Literature. Health Education Monographs. 1978; 6: 107–617

WHO. Internationale Klassifikation der Funktionsfähigkeit, Behinderung und Gesundheit; 2005. www.dimdi.de Zugriff am 16.08.2009

1.6 Ein ergotherapeutisches Modell zur Gesundheitsförderung

Lydia Köhler, Stefanie Prušak, Susanne Rösler

Wie alle anderen Fachberufe des Gesundheitswesens ist die Ergotherapie aufgerufen, zur Gesundheitsförderung beizutragen (Bundesministerium für Gesundheit 2008, S. 8). Für die Ergotherapie, bisher vor allem mit medizinisch-kurativem Handlungsauftrag ausgestattet, stellt dieser Aufruf eine Herausforderung dar. Bei näherer Betrachtung zeigen sich Gemeinsamkeiten und Unterschiede in Aufgaben und Methoden von Gesundheitsförderung und Ergotherapie. Dort, wo sich Gemeinsamkeiten zeigen, entsteht eine Schnittmenge: Überschneidungen. Diese Überschneidungen wiederum können als gemeinsames Handlungsfeld von Ergotherapie und Gesundheitsförderung betrachtet werden.

In diesem Beitrag geht es um die Gemeinsamkeiten. Die sich daraus ergebenden Überschneidungen werden als „Eckpunkte" des Handlungsfeldes beschrieben und unterteilt in gemeinsame Ausgangspunkte, Ziele, Wege und Vorgehensweise. Das „ergotherapeutische Modell zur Gesundheitsförderung" wird abschließend vorgestellt. Es bildet das gemeinsame Handlungsfeld grafisch ab und bietet die Möglichkeit, einen Handlungsauftrag für Ergotherapeuten zu formulieren, die in der Gesundheitsförderung tätig werden wollen.

1.6.1 Gemeinsames Handlungsfeld von Gesundheitsförderung und Ergotherapie

Anhand einer Literaturrecherche können die Gemeinsamkeiten von Gesundheitsförderung und Ergotherapie ermittelt werden. Die folgende Darstellung konzentriert sich vor allem auf Aussagen der Weltgesundheitsorganisation (WHO), des Salutogenesemodells von Aaron Antonovsky (1997), des Sozialisationsmodells von Klaus Hurrelmann (2006), der Ottawa-Charta zur Gesundheitsförderung (WHO 1986) und des konzeptionellen ergotherapeutischen Person-Environment-Occupation-Performance-Models (PEOP-Modell) von Charles Christiansen et al. (2005).

Gemeinsame Ausgangspunkte

Sowohl Gesundheitsförderung wie Ergotherapie streben einen Gesundheitsgewinn für ihre Klienten an. Unter Gesundheit verstehen beide einen multidimensionalen Prozess, der durch verschiedene Faktoren beeinflusst wird (Ewles und Simnett 1992, S. 6). Beide unterscheiden Faktoren, die die innere Realität des Menschen und damit Körper und Psyche betreffen, und Faktoren, die in der externen Realität begründet liegen, d. h. die soziale und physische Umwelt betreffen (Hurrelmann 2006, S. 128 ff.; Christiansen et al. 2005). Auch Krankheit spielt für beide im Gesundheitsprozess eine Rolle: ein gewisses Maß an Krankheit wird als Teil des Lebens eines jeden Menschen gesehen (Allert 2004, S. 44, Bengel et al. 2001, S. 24). Antonovsky (1997) bezeichnete diese Tatsache als Gesundheits-Krankheits-Kontinuum. Ob ein Mensch mehr zu Gesundheit oder zu Krankheit tendiert, hängt von Schutzfaktoren und Ressourcen ab sowie von der psychischen Fähigkeit, ein Kohärenzgefühl herstellen zu können (Bengel et al. 2001, S. 29).

Um Gesundheitsprozesse positiv zu beeinflussen, setzen sowohl Gesundheitsförderung als auch Ergotherapie Interventionen ein. Beide achten dabei auf ein methodisches Vorgehen: in der Regel geht jeder Intervention eine präzise Analyse der Einflussfaktoren und deren Zusammenhänge voraus sowie die Planung des Vorgehens. Mithilfe der Interventionen streben beide entweder eine Verhaltensänderung der Klienten an und/oder Veränderungen der Umwelt.

Während die Ergotherapie in ihrem präventiven oder medizinisch-kurativen Aufgabenbereich auch pathogenetische Erkenntnisse nützt, orientiert sich die Gesundheitsförderung per Definition an salutogenetischem Wissen. Das heißt, Gesundheitsförderung strebt Erwünschtes an. Man spricht von Annäherungs- statt Vermeidungszielen (Mees 2006, S. 68) und setzt Förderstrategien (health promotion) ein (Hurrelmann et al. 2007, S. 11–12). Es geht ihr um die Bedingungen, die Menschen trotz Einfluss von Stressoren gesund erhalten (Antonovsky in Bengel et al. 2001, S. 25).

Weitere grundlegende gemeinsame Ausgangspunkte von Gesundheitsförderung und Ergotherapie stellt die Verankerung in das jeweils geltende Regierungs- und Gesellschaftssystem dar. Beide müssen davon ausgehen, dass ihre Interventionen von gesetzlichen Regelungen beeinflusst werden und sie strukturelle Rahmenbedingungen wie finanzielle Ressourcen benötigen. Ebenfalls sehen beide ethische und humanistische Werte als gültig an, die sich in einem ganzheitlichen Menschenbild spiegeln. Zudem gründen beide ihre Konzepte und Interventionen in relevante Bezugswissenschaften (Miesen 2004, Hurrelmann et al. 2007).

Ziele: Wohlbefinden, Teilhabe, Lebensqualität

Betrachtet man Gesundheit als Ziel der Interventionen von Gesundheitsförderung wie auch der Ergotherapie, rückt das geltende Verständnis von Gesundheit ins Blickfeld. Bereits im Jahr 1946 hatte die WHO in ihrer Gründungsakte Gesundheit nicht nur als „die bloße Abwesenheit von Krankheit oder Gebrechen" definiert, sondern „als einen Zustand vollkommenen körperlichen, geistigen und sozialen Wohlbefindens". Diese Definition wurde seitdem erweitert (Hurrelmann 2006, S. 7, 117–119). Gesundheit wird heute vielfach mit Wohlbefinden, Teilhabe und Lebensqualität gleichgesetzt. Soll also Gesundheit als Ziel erreicht werden, ist es wichtig, diese Begrifflichkeiten zu kennen.

Wohlbefinden – Well-being

Mit Wohlbefinden ist eine Erlebensqualität gemeint, die von jedem Einzelnen subjektiv wahrgenommen wird. Voraussetzung für Wohlbefinden ist, dass unterschiedliche Faktoren auf angenehme Weise zusammenwirken. Wilcock beschreibt Wohlbefinden verbunden mit: „... spiritual, social, and behavioral factors, such as where and how people live and what they believe in, as well as physical factors such as self-care practices, the amounts and types of activity they pursue and balance between rest, relaxation, and work" (Wilcock 2006, S. 311). Im PEOP-Modell wird ein ausgewogenes Gleichgewicht der gesundheitsrelevanten Faktoren betont. Es heißt dort „health is a balance of physical, mental, and social well-being" (Christiansen et al. 2005, S. 546). Zudem wird verdeutlicht, dass Wohlbefinden die individuelle Wahrnehmung eines Zustandes von Glück, physischer und mentaler Gesundheit ist, „..., for many is associated with occupations, relationships, and environments" (Christiansen et al. 2005, S. 551).

Teilhabe – Partizipation

Partizipation bedeutet Beteiligung, Teilhabe, Mitbestimmung und Einbeziehung. Die WHO definiert Teilhabe in der ICF (Internationale Klassifikation der Funktionsfähigkeit, Behinderung und Gesundheit) als „involvement in a life situation" (ICF 2005, S. 95). Das ENOTHE (European Network of Occupational Therapy in Higher Education) erklärt dieses „involvement" als „activity within a social context" (Creek und Lougher 2008, S. 43). Mit Partizipation ist jedoch nicht nur das Ausführen von Aktivitäten in einem sozialen Kontext gemeint, sondern auch die aktive Mitbestimmung und Entscheidungskompetenz von Bürgern auf allen Ebenen ihres Lebens. Die Ottawa-Charta (WHO 1986) ruft u. a. deshalb alle zur aktiven Beteiligung auf politischer Ebene auf.

Lebensqualität – Quality of Life

Es existiert eine Vielzahl von Definitionen zur Lebensqualität.

Die WHO definiert Lebensqualität als „... die subjektive Wahrnehmung einer Person über ihre Stellung im Leben in Relation zur Kultur und zu den Wertesystemen, in denen sie lebt, und in Bezug auf ihre Ziele, Erwartungen, Standards und Anliegen" (WHO 1993).

Im PEOP-Modell wird unter Lebensqualität nicht nur eine subjektive Wahrnehmung verstanden, sondern die Integration mehrerer Faktoren: „quality of life: Incorporates health, psychological state, level of independence, social relationships and relationships with the environment" (Group 1994 in Christiansen et al. 2005, S. 549).

Die Zusammenhänge zwischen Wohlbefinden, Teilhabe, Lebensqualität und Gesundheit können als komplex bezeichnet werden, die Übergänge fließend. Das ENOTHE schreibt im Jahr 2000: Zufriedenheit und Erfüllung des Menschen gelten als Ausdruck des Erlangens von Selbstwahrnehmung, Befriedigung und Wohlbefinden. „Sie stehen somit in unmittelbarer Verbindung zu Gesundheit, die Yerxa (1998 AJOT, S. 412) als einen umfassenden, positiven dynamischen Zustand des Wohlbefindens, reflektierter Anpassungsfähigkeit, einer guten Lebensqualität und Zufriedenheit in selbständigen Aktivitäten beschreibt" (in Miesen 2004, S. 118). In diesem Sinne ist es nachvollziehbar, wenn in der Ottawa-Charta (WHO 1986) Gesundheit heute nicht mehr als vorrangiges Lebensziel definiert wird, sondern als wesentlicher Bestandteil des alltäglichen Lebens. Eine Betrachtungsweise, die der Auffassung der Ergotherapie entspricht.

Wege: gesundheitsförderndes Handeln – bedeutungsvolle Betätigung

Erkennt man Gesundheit als Bestandteil des Alltags und gleichzeitig die vielen Faktoren, die Gesundheit beeinflussen, liegt es auf der Hand, den

Umgang mit diesen Faktoren – eine aktive Auseinandersetzung mit ihnen – als zentrale Größe im Gesundheitsprozess zu erkennen. Mit anderen Worten: „Handeln" hat sowohl für die Gesundheitsförderung wie auch für die Ergotherapie eine hohe Relevanz auf dem Weg zur Gesundheit.

Die Ottawa-Charta spricht von gesundheitsförderndem Handeln. Menschen sollen selbst in der Lage sein, ihre Gesundheit zu stärken.

> „Um ein umfassendes körperliches, seelisches und soziales Wohlbefinden zu erlangen, ist es notwendig, dass sowohl einzelne als auch Gruppen ihre Bedürfnisse befriedigen, ihre Wünsche und Hoffnungen wahrnehmen und verwirklichen sowie ihre Umwelt meistern bzw. verändern können" (WHO 1986).

Für die Verantwortlichen des Gesundheitswesens und der Politik bedeutet laut Ottawa-Charta gesundheitsförderndes Handeln noch mehr, nämlich: „to advocate", „to enable" und „to mediate" (WHO 1986). Die Charta fordert auf, diese Handlungsstrategien in unterschiedlichen Handlungsfeldern (im folgenden Schaubild links dargestellt) mit differenzierten Handlungszielen (im Schaubild rechts dargestellt) engagiert einzusetzen **(Abb. 1.6)**.

In der Ergotherapie spricht man von bedeutungsvoller Betätigung. Das PEOP-Modell definiert diese als „activities, tasks, and roles for the purpose of productive pursuit, maintaining one's self in the environment, and for purposes of relaxation, entertainment, creativity, and celebration; activities in which people are engaged to support their roles" (Christiansen et al. 2005, S. 548). Diese Definition zeigt die enge Verknüpfung zwischen Handeln, Gesundheit und Alltag. Wilcock unterstreicht diese Verknüpfung und hebt bezüglich Gesundheit hervor, alle Aspekte von Betätigung zu hinterfragen: „one central factor in health that has been neglected: namely, the what, whys, and hows of people's doings" (Wilcock 2006, S. 3).

Wenn gesundheitsförderndes Handeln bzw. bedeutungsvolle Betätigung also die zentrale Rolle auf dem Weg zur Gesundheit einnimmt, führt dies konsequenterweise zur Betonung von Handlungskompetenz. Damit ist das Vermögen gemeint, Handlungen bzw. Betätigungen auch zufriedenstellend ausführen zu können. Christiansen erklärt hierzu: „... that competence in the performance of tasks and occupations contributes to identity-shaping and that the realization of an acceptable identity contributes to coherence and well-being" (Christiansen 1999, S. 1). In diesem Sinne kann man die Ottawa-Charta verstehen, wenn sie von gesundheitsorientierten Lernmöglichkeiten spricht und die Entwicklung persönlicher Kompetenzen als gesundheitsfördernd betont.

Hierfür sind Rahmenbedingungen nötig. Die Gesundheitsförderung erkennt in diesem Zusammenhang die Wichtigkeit von sozialer Gerechtigkeit. Unter anderem müssen Hindernisse identifiziert und überwunden werden (WHO 1986). Auch in der Ergotherapie ist das Thema relevant. Sie macht diesbezüglich auf den Aspekt der „occupational justice" aufmerksam. Es ist evident, dass sich der Entzug von bedeutungsvoller Betätigung – „occupational deprivation" – negativ auf die Gesundheit auswirkt (Wilcock 2006, S. 248).

Vorgehensweise: Selbstbestimmung – Klientenzentrierung

Die Möglichkeit zur Selbstbestimmung ist essenziell zur Förderung von Gesundheit. Gleich im

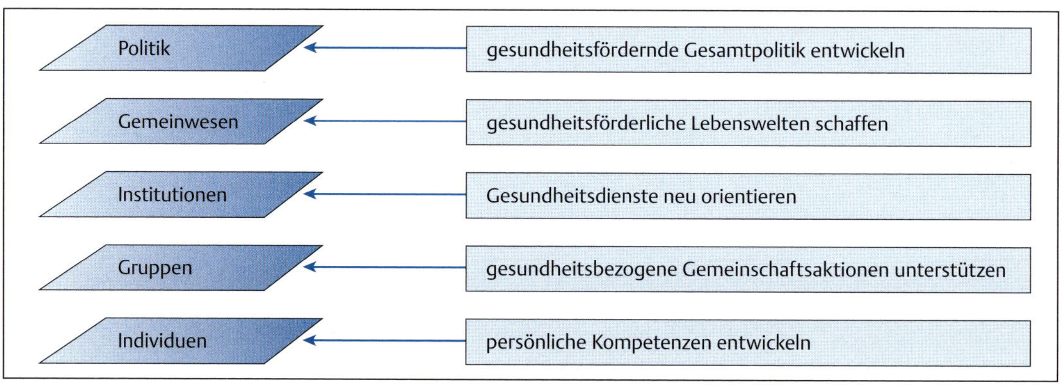

Abb. 1.6 Mehrebenenmodell der Gesundheitsförderung (Kaba-Schönstein 2003, S. 75).

ersten Satz der Ottawa-Charta heißt es, den Menschen soll „ein höheres Maß an Selbstbestimmung über ihre Gesundheit ermöglicht" werden. Selbstbestimmung ist deshalb so wichtig für Gesundheit, weil sie sich auf ein menschliches Grundbedürfnis zurückführen lässt. Man geht davon aus, dass alle Menschen unabhängig von ihrem Alter oder ihrem Entwicklungsstand einen starken Drang haben: „to achieve a sense of competence and self-determination" (Deci und Ryan 2000 in Christiansen et al. 2005, S. 58).

Selbstbestimmte Menschen handeln motivierter und präsenter, denn ihr Tun hat für sie mehr Bedeutung als für Menschen, die fremdbestimmt tätig sein müssen. Das PEOP-Modell weist darauf hin, dass bei Betätigung immer auch eine Interaktion mit der Umwelt geschieht. Selbstbestimmte Interaktionen befriedigen ein wesentliches psychisches Bedürfnis: „... growth, integrity, and well-being occur through interactions that support three innate psychological needs (competence, autonomy, and relatedness), which when satisfied, result in health and well-being" (Deci und Ryan 2000 in Christiansen et al. 2005, S. 58).

In der Ergotherapie bekommt Selbstbestimmung einen Platz, wenn sich die Interventionen auf die Bedürfnisse und die Verantwortung der Klienten konzentrieren. Man spricht von einem klientenzentrierten Vorgehen. Es ist in der WHO verankert, die einen Prozess empfiehlt, „der Menschen befähigt, durch stärkere Einflussnahme und mehr Eigenverantwortung ihre Gesundheit zu verbessern" (WHO 1994 in Sumsion 2002, S. 3). Einen solchen Prozess kennzeichnet das PEOP-Modell als „collaborate and partnership approaches used in enabling occupation with clients who may be individuals, groups, agencies, governments, corporations, or others." Im Zentrum sollen dabei sowohl „the needs expressed by the clients" stehen als auch „client's experiences and knowledge" (Christiansen et al. 2005, S. 544).

Zusammenfassung

Die Aufzählung der Gemeinsamkeiten von Gesundheitsförderung und Ergotherapie zeigt, dass Themen sowie zentrale Begriffe analog existieren und komplex zusammenhängen **(Tab. 1.4)**. Die Ottawa-Charta fordert dementsprechend von den Gesundheitsdiensten eine Neuorientierung. So gilt auch

Tab. 1.4 Gemeinsamkeiten und Unterschiede von Gesundheitsförderung und Ergotherapie

	Ergotherapie	Gesundheitsförderung
Zielebene	Gesundheit, Partizipation, Wohlbefinden, Lebensqualität	Gesundheit, Partizipation, Wohlbefinden, Lebensqualität
Wege	bedeutungsvolle, sinngebende, zweckgebundene Betätigung	gesundheitsförderndes Handeln
Vorgehensweise	klientenzentriert	selbstbestimmt
Ausrichtung	salutogenetisch pathogenetisch	salutogenetisch
Intervention	Prozess	Prozess
Interventionsschritte	Befund, Zielsetzung, Interventionsplanung, Durchführung, Evaluation	Bedarf, Zielsetzung, Interventionsplanung, Durchführung, Evaluation
Interventionsansatz	Mensch – verhaltensorientiert Umwelt – verhältnisorientiert	Mensch – verhaltensorientiert Umwelt – Settingansatz
Interventionsart	Schutzfaktoren stärken Risikofaktoren verhindern	Schutzfaktoren stärken
Verankerung	Staat und Gesellschaft Basiswissenschaften	Staat und Gesellschaft Basiswissenschaften
Werte	ganzheitliches Menschenbild humanistische Werte	ganzheitliches Menschenbild humanistische Werte

für die Ergotherapie, bisher geltende Strukturen zu hinterfragen und neu auszurichten. Damit ist u. a. gemeint, Angebote zu entwickeln, „die weit über die medizinisch-kurativen Betreuungsleistungen" hinausgehen (WHO 1986).

1.6.2 Ergotherapeutisches Modell zur Gesundheitsförderung

In der Berufsdefinition des WFOT (World Federation of Occupational Therapists) aus dem Jahr 2004 spiegelt sich die von der Ottawa-Charta geforderte Erneuerung der Gesundheitsdienste. Im ersten Satz heißt es: „Ergotherapie ist ein Beruf, der mit der Förderung von Gesundheit und Wohlbefinden durch Betätigung (occupation) befasst ist (…)" (WFOT 2004 in Scheepers 2007, S. 3).

Diese für die Ergotherapie neue Möglichkeiten eröffnende Formulierung und die hier beschriebenen Eckpunkte des gemeinsamen Handlungsfeldes bilden die Grundlage für das „ergotherapeutische Modell zur Gesundheitsförderung" (Köhler et al. 2008, S. 38). Darin wird der eben erwähnten Komplexität der Themen grafisch Rechnung getragen. Die Vernetzung und die fließenden Übergänge der zentralen Begriffe werden als sich annähernde, umkreisende und ineinandergreifende Bedingtheiten dargestellt **(Abb. 1.7)**.

Gesundheitsförderung und Ergotherapie sind jeweils als Kreis abgebildet. Die Überschneidungen zeigen sich in der gezielten Unterstützung von gesundheitsförderndem und bedeutungsvollem Handeln im Wechselspiel von Person und Umwelt. Sowohl Gesundheitsförderung als auch Ergotherapie intervenieren zugunsten der umfassenden Ziele: Wohlbefinden, Teilhabe und Lebensqualität. Beide achten in ihrem Vorgehen auf Klientenzentrierung und Selbstbestimmung. Dieses gemeinsame Handlungsfeld bewegt sich als dynamisch zu beeinflussende Qualität in einem multidimensionalen und kontinuierlichen Gesundheitsprozess.

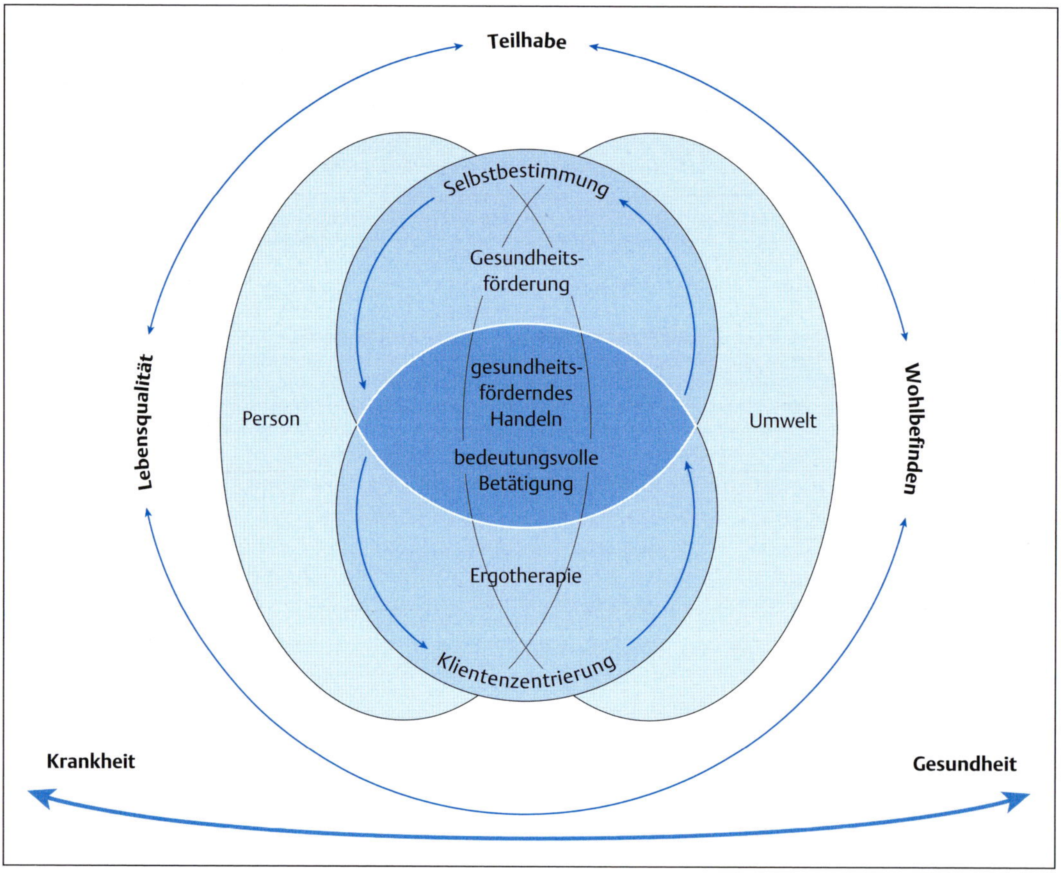

Abb. 1.7 Ergotherapeutisches Modell zur Gesundheitsförderung von Köhler et al. 2008.

Will die Ergotherapie nun konkret und deutlich gesundheitsfördernd tätig sein, kann sie sich an gesundheitsrelevanten und salutogenetisch ausgerichteten Bezugswissenschaften und Methoden orientieren ebenso wie an der Ottawa-Charta.

> Das PEOP-Modell sieht die Ottawa-Charta „so occupationally framed that it could have been written by an occupational therapist" (Christiansen et al. 2005, S. 148).

Die Ottawa-Charta zeigt unter anderem die für die Ergotherapie bereits bestehenden wie auch neue Einsatzfelder auf **(Abb. 1.6)**.

Ausgehend von dem hier beschriebenen und abgesteckten Handlungsfeld kann abschließend ein allgemeiner Handlungsauftrag abgeleitet werden:

> Für Ergotherapeuten, die im Bereich Gesundheitsförderung arbeiten, gilt es, Menschen zur selbstbestimmten Stärkung ihrer Gesundheit auf allen Ebenen zu befähigen: physisch, psychisch, emotional, sozial, seelisch-spirituell und gesellschaftlich. Das bedeutet für die Praxis: gesundheitsfördernde Handlungskompetenz entwickeln und fördern sowie Schutzfaktoren und Ressourcen stärken (Köhler et al. 2008, S. 70).

Literatur

Allert G. Ziele der Medizin. Stuttgart: Schattauer; 2002

Antonovsky A. Salutogenese. Zur Entmystifizierung der Gesundheit. Band 36. Tübingen: dgvt; 1997

Bengel J, Strittmatter R, Willmann H. Was erhält Menschen gesund? Antonovskys Modell der Salutogenese. Köln: BZgA; 2001

Bundesministerium für Gesundheit. Strategien der Bundesregierung zur Förderung von Kindergesundheit. Best.-Nr. BGM-G-07051. 2008, publikationen@bundesregierung.de

Christiansen C. Defining Lives. Occupation and Identity: An Essay on Competence, Coherence, and the Creation of Meaning. American Journal of Occupational Therapy. 1999; 53: 547–558

Christiansen C, Baum CM, Bass-Haugen J. Occupational therapy: Performance, Participation and Wellbeing. Thorofare: Slack; 2005

Creek J, Lougher L. Occupational Therapy and Mental Health. Edinburgh: Churchill Livingstone Elsevier; 2008

Deci & Ryan. 2000. In: Christiansen et al. Occupational therapy: Performance, Participation and Wellbeing: Thorofare: Slack; 2005

Group. 1994. In: Christiansen et al. Occupational therapy: Performance, Participation and Wellbeing. Thorofare: Slack; 2005

Ewles L, Simnett E. Promoting Health: A Practical Guide. London: Scutari Press; 1992

Hurrelmann K. Gesundheitssoziologie. Weinheim und München: Juventa; 2006

Hurrelmann L, Klotz T, Haisch J, Hrsg. Lehrbuch Prävention und Gesundheitsförderung. Bern: Hans Huber; 2007

ICF. Internationale Klassifikation der Funktionsfähigkeit, Behinderung und Gesundheit, WHO/Dt. Institut für Medizinische Dokumentation und Information, deutschsprachige Übersetzung. Genf: 2005

Kaba-Schönstein C. In: Leitbegriffe der Gesundheitsförderung Köln: BZgA; 2003

Köhler L, Prusak S, Rösler S. Take your Chance – Das gemeinsame Handlungsfeld von Gesundheitsförderung und Ergotherapie, unveröffentlichte Bachelorarbeit des Fachbereiches „Gezondheid en Zorg" der Hogeschool Zuyd/NL; 2008

Mees U. Nicht jeder Einfluss ist dauerhaft: Nachhaltige Veränderungsbedingungen unseres subjektiven Wohlbefindens. In: Impulse für Gesundheitspsychologie und Public Health. Tübingen: dgtv; 2006

Miesen M. Berufsprofil Ergotherapie. Idstein: Schulz-Kirchner; 2004

Ottawa-Charta. 1986. www.euro.who.int/AboutWHO/Policy/20010827_2?language=German, Zugriff 18.11.2007

Priebe C, Roleff-Correll N. Menschenbild. In: Berufsprofil Ergotherapie. Idstein: Schulz-Kirchner; 2004

Scheepers C. Vom Behandeln zum Handeln. Stuttgart: Thieme; 2007

Sumsion T. Klientenzentrierte Ergotherapie. Stuttgart: Thieme; 2002

WHO (1986), www.euro.who.int/AboutWHO/Policy/20010827_2. Zugriff 01.06.2008

WHO. www.drnawrocki.de/empfehlung/lebensqualitaet%20.html.1993. Zugriff 03.06.2008

Wilcock AA. An occupational Perspective of Health, Thorofare: Slack; 2006

Yarxa EJ. Health and the Human Spirit for Occupation. In: American Journal of Occupational Therapy. 1998; 6(52): 412–418

2 Wirksamkeitsstudien zur betätigungsorientierten Primärprävention und Gesundheitsförderung

2.1 Fragestellung und Methodik 62
2.2 Forschungsstand 63

Wirksamkeitsstudien zur betätigungsorientierten Primärprävention und Gesundheitsförderung

Sebastian Voigt-Radloff

Dieses Kapitel stellt sich der Frage, welche betätigungsorientierten Maßnahmen sich in wissenschaftlichen Studien als präventiv wirksam erwiesen haben.

Nach Klärung der Fragestellung und der methodischen Schwierigkeiten, derartige Studien zu identifizieren (Kap. 2.1), wird über den gegenwärtigen Forschungsstand auf Basis von systematischen Übersichtsarbeiten referiert (Kap. 2.2).

2.1 Fragestellung und Methodik

Bei der Frage nach der Wirksamkeit von Maßnahmen sind zunächst einfach zu formulierende Sachverhalte zu klären: Wer führt (Kap. 2.1.1) welche Art von Maßnahmen (Kap. 2.1.2) bei wem (Kap. 2.1.3) mit welcher Wirkung auf welche Zielgröße aus (Kap. 2.1.4)? Zusätzlich sollte man klären, mit welcher wissenschaftlichen Qualität die Wirksamkeit überprüft wurde (Kap. 2.1.5). Grundsätzlich kann mithilfe dieser 5 „Stellschrauben" die Suche nach Wirksamkeitsstudien eingegrenzt werden.

2.1.1 Ausführende der Maßnahmen

In diesem Buch geht es um Ergotherapie. Also liegt nahe, dass die präventiven Maßnahmen der jeweiligen Studie von Ergotherapeuten ausgeführt werden sollen. Hier zeigt sich jedoch ein Problem. Auch andere Berufsgruppen können betätigungsbasierte Interventionen durchführen. Des Weiteren ist Forschung in der Ergotherapie ein relativ junger Zweig. Es existieren nur wenige wissenschaftlich hochwertige Studien zur Ergotherapie in Primärprävention und Gesundheitsförderung. Eine Begrenzung auf Ergotherapeuten bei der Studiensuche würde nur einen geringen Anteil von Studien mit betätigungsbasierten Interventionen zutage fördern. Eine orientierende Literaturrecherche in der Medline-Datenbank macht dies sehr schnell deutlich. Die Suche nach Studien der letzten 10 Jahre mit den Stichwörtern „Gesundheitsförderung oder Primärprävention" kombiniert mit „Ergotherapie" zeigte keine systematische Übersichtsarbeit und nur eine wissenschaftlich hochwertige Studie zu Primärprävention und Gesundheitsförderung. Demnach ist es wenig hilfreich, die Fragestellung danach zu spezifizieren, *wer* die präventiven Maßnahmen ausführt.

2.1.2 Art der Maßnahmen

Das Interesse gilt präventiven Maßnahmen, die entweder Teil ergotherapeutischer Praxis werden könnten oder es bereits sind. Ob Ergotherapeuten eine Intervention in die Praxis umsetzen können, hängt jedoch auch vom Qualifikationsgrad und Selbstverständnis der Therapeuten, von den rechtlichen und wirtschaftlichen Rahmenbedingungen und vielen anderen Faktoren ab. Über die Frage, welche Maßnahmen zur Ergotherapie passen, müssen also Ergotherapieexperten nachdenken und entscheiden. Die Antwort kann nicht durch einfache Suchwortkombinationen in Datenbanken gefunden werden. Glücklicherweise gibt es die Datenbank OTseeker (www.otseeker.com) mit ergotherapierelevanten Wirksamkeitsstudien, für die erfahrene Ergotherapieforscher darüber entscheiden, ob die jeweilige Studie zur Ergotherapie passt oder nicht. Als ein Auswahlkriterium für die Studien wurde definiert: „... the interventions must be currently part of occupational therapy practice or could become part of occupational therapy practice. It is not necessary for occupational therapists to have been involved in the study." Die Fragestellung fokussiert sich also auf diejenigen präventiven und gesundheitsförderlichen Maßnahmen, die erfahrene Ergotherapieforscher der OTseeker-Datenbank als ergotherapierelevant einstufen. Dadurch begrenzt sich die Suche nach Wirksamkeitsstudien auf die OTseeker-Datenbank.

2.1.3 Zielgruppen der Maßnahmen

Primärprävention und Gesundheitsförderung stehen im Mittelpunkt, d.h. Menschen mit oder ohne Risikofaktoren und ohne Erkrankungen sind die Zielgruppen. Die Unterscheidung der Lebensphasen (Kindheit, Erwerbsalter und Senioren) ist sinnvoll, da jeweils andere Betätigungen und Schwerpunkte im Vordergrund stehen. Kinder und Jugendliche befinden sich in der Entwicklung,

Erwachsene sind primär berufstätig und Senioren meist mit Aufgaben der familiären oder ehrenamtlichen Arbeit und der eigenständigen Lebensführung konfrontiert. Gesucht werden also ergotherapierelevante Maßnahmen der Primärprävention und Gesundheitsförderung für Kinder, Erwachsene und Senioren mit oder ohne Risikofaktoren.

2.1.4 Wirkungsgrad der Maßnahmen und Zielgrößen

Die Wirkung soll natürlich mehr als zufallsbedingt sein. Wenn also z.B. 2 Maßnahmen in einer Studie miteinander verglichen werden, so muss ausgeschlossen sein, dass die Interventionsgruppe allein aufgrund von eventuellen Ungenauigkeiten in der Ergebnismessung oder in der Zuordnung zwischen Interventions- und Kontrollgruppe bessere Ergebnisse erzielt. Die Sicherheit der Wirkung wird durch die Signifikanz der Ergebnisse angezeigt, die „Größe" der Wirkung wird meist durch sogenannte Effektstärken angegeben. Zu fordern sind mindestens signifikante, also mehr als zufällig zustande kommende Ergebnisse mit zumindest kleineren Effektstärken in den einzelnen Studien. Sinnvolle Zielgrößen sind die Reduktion von Risikofaktoren oder die Stärkung protektiver Faktoren. Für präventive Ergotherapie sollte die Zielgröße „Teilhabe an bedeutsamen und gesundheitsfördernden Alltagaktivitäten" im Fokus stehen.

2.1.5 Wissenschaftliche Qualität zur Überprüfung der Wirksamkeit

Typischerweise wird die Wirksamkeit einer Maßnahme mit kontrollierten Studien überprüft. Oft erhält dabei eine Hälfte der Studienteilnehmer die neue Maßnahme, die andere Hälfte weiterhin die Routinebetreuung. Wenn die Studienteilnehmer nicht nach Kriterien aufgeteilt werden wie etwa „die neue Maßnahme erhalten diejenigen, die besonders motiviert sind oder erhöhte Gesundheitsrisiken haben", sondern die Gruppeneinteilung nach Zufallsprinzip erfolgt, dann spricht man von einer randomisiert kontrollierten Studie. Aktuell gilt als wissenschaftlicher Standard, dass die Wirksamkeit mit solchen randomisiert kontrollierten Studien nachzuweisen ist (Voigt-Radloff 2001, Leonhart & Voigt-Radloff 2007). Eine zusammenfassende Übersicht mehrerer derartiger Studien zu einem Thema nennt man systematischen Review bzw. Übersichtsarbeit.

Nach Eingrenzung der Fragestellung durch die o.g. „Stellschrauben" wird also nach Folgendem gesucht:

- Übersichtsarbeiten von randomisiert kontrollierten Studien zu Maßnahmen der Primärprävention und Gesundheitsförderung
- die durch die Experten der OTseeker-Datenbank als ergotherapierelevant eingeschätzt wurden
- die als Studienteilnehmer Kinder, Erwachsene oder Senioren mit oder ohne Risikofaktoren einschließen
- die Risikofaktoren reduzieren oder protektive Faktoren stärken und insbesondere gesundheitsfördernde Alltagaktivitäten positiv beeinflussen und
- eine mehr als zufällige Wirkung haben

Nach Sichtung von 32 Abstracts von Übersichtsarbeiten wurden 15 relevante Volltextartikel analysiert, davon 5 zu Kindern, 5 zu Erwachsen, 4 zu Senioren und 1 zu Kindern und Senioren. Die Ergebnisse werden geordnet nach folgenden Kriterien dargestellt:

- Zielgruppe
- Maßnahmen
- Zielgrößen
- Art und Anzahl der Studien in der Übersichtsarbeit
- Eindeutigkeit der Wirksamkeit

2.2 Forschungsstand

2.2.1 Kinder und Jugendliche

Vermeidung psychischer Störungen bei Kindern (Waddell et al. 2007)

- *Zielgruppe:* Kinder von 0–18 Jahren
- *Maßnahmen:* Elterntraining, Training der sozialen Kompetenz der Kinder und kognitive Verhaltenstherapie
- *Zielgrößen:* Reduktion bzw. Prävention von Verhaltensstörungen, Angst oder Depression
- *Studien:* 15 randomisiert kontrollierte Studien mit insgesamt über 15 000 Teilnehmern, davon 9 zu Verhaltensstörungen, 1 zu Angst und 4 zu Depression und 1 zu allen 3 Störungen
- *Wirksamkeit:*
  - 7 der 9 Studien zu Verhaltensstörungen zeigten eine überzufällige Reduktion der Symptome. In den 4 wirksamsten Untersuchungen wendeten Lehrer oder Kliniker über 1–2 Jahre Elterntraining, soziales Kompetenztraining der Kinder oder 1 Kombination an.

- 1 Studie mit fast 600 Teilnehmern belegt die Reduktion von Ängsten von 10- bis 13-jährigen Kindern durch 12 von Lehrern geleitete Sitzungen in kognitivem Verhaltenstraining.
- 2 Studien wiesen ein Reduktion von Depression durch kognitives Verhaltenstraining nach, 2 andere Studien konnten dies nicht bestätigen, hatten jedoch auch eine geringere Behandlungsintensität.

Vorbeugung von Angst und Depression in australischen Schulen (Neil und Christensen 2007)

- *Zielgruppe:* Kinder und Jugendliche im Schulalter
- *Maßnahmen:*
  - kognitive Verhaltenstherapie mit Fokus auf Problemlösen, sozialen Fertigkeiten, kognitiver Restrukturierung, Entspannung und Selbstbehauptung
  - interpersonale Therapie mit Übernahme der Perspektive des Gegenübers und Rollentausch oder Arbeiten am sozialen Netzwerk und an Konfliktlösungen
- *Zielgrößen:* Prävention von Angst und Depression
- *Studien:* 24 Untersuchungen über 9 Präventionsprogramme mit insgesamt über 6300 Teilnehmern, davon 14 randomisierte, 9 nicht randomisiert kontrollierte Studien und 1 Studie ohne Kontrollgruppe, meist mit geringer bis mittlerer forschungsmethodischer Qualität
- *Wirksamkeit:* Von 15 Studien zur Angstreduktion zeigten 10 eine überzufällige positive Wirksamkeit, die anderen 5 wiesen keine Wirkung nach. Von den 22 Untersuchungen zur Prävention von Depression konnten 12 eine positive Wirksamkeit nachweisen. Die Autoren heben das FRIENDS-Programm als eine gut untersuchte und ausgearbeitete wirksame Präventionsmaßnahme hervor

Primärprävention von Alkoholmissbrauch bei Jugendlichen (Foxcroft et al. 2003)

- *Zielgruppe:* Kinder, Jugendliche und junge Erwachsene bis 25 Jahren
- *Maßnahmen:* Maßnahmen zur Verbesserung psychischer und sozialer Fähigkeiten, insbesondere der Widerstandkraft in der Peer-Gruppe sowie Informationen und Fortbildung, um für die Gefahren und negativen Folgen des Alkoholmissbrauchs zu sensibilisieren
- *Zielgrößen:* Trinkverhalten und Auftreten alkoholbedingter Probleme wie riskantes Sexualverhalten, unsoziales Verhalten, Gewalt, Kriminalität und Alkohol am Steuer
- *Studien:* 41 der insgesamt 56 Studien waren randomisiert kontrollierte Studien
- *Wirksamkeit:*
  - 24 Studien mit Nachuntersuchung im Folgejahr zeigten keine Wirksamkeit. 15 Studien wiesen teilweise positive Wirkung nach, die aber nicht einheitlich war und nicht auf wirksame Faktoren bestimmter Maßnahmen zurückschließen lassen
  - Über mittelfristige Wirkung nach 1–3 Jahren berichteten 31 Studien, davon wiesen 19 keine positive Wirksamkeit nach und 12 eine teilweise positive Wirkung. 2 dieser 12 Studien waren methodisch hochwertig und effektiv hinsichtlich der Reduktion von Alkoholkonsum und -missbrauch
  - 8 Studien schlossen langfristige Nachuntersuchungen von mehr als 3 Jahren ein. Davon wiesen 3 Untersuchungen eine Reduktion von Alkoholkonsum oder alkholbedingten Problemen nach, in 5 Studien erwiesen sich die Maßnahmen als langfristig nicht effektiv

Psychosoziale Gesundheit von Müttern (Barlow and Coren 2004)

- *Zielgruppe:* Mütter (ohne weitere Spezifizierung zur Situation der Mütter/Eltern sowie Alter oder Situation der Kinder)
- *Maßnahmen:* strukturierte Gruppenprogramme mit theoriegeleitetem Hintergrund, die darauf abzielen, das Familienleben, die Beziehungen untereinander oder den Umgang der Eltern mit dem Verhalten des Kindes zu verbessern
- *Zielgrößen:* Stärkung des mütterlichen Selbstvertrauens, Reduktion ihrer Ängste oder Depression
- *Studien:* 26 randomisiert kontrollierte Studien
- *Wirksamkeit:* Die Mehrzahl der Gruppenprogramme wirkten sich positiv auf Selbstvertrauen oder präventiv auf Ängste und Depression der Mütter aus. Zur langfristigen Wirksamkeit kann aufgrund fehlender Langzeituntersuchungen keine Aussage gemacht werden. Da die wirksamen Gruppenprogramme unterschiedliche Ansätze hatten (z.B. Verminderung von elterlichen Schuldgefühlen und Verbesserung des Befindens versus Verbesserung der Erziehungskompetenz und des sozialen Netzwerkes) schlussfolgern die Autoren, dass der Gruppen-

prozess an sich und dessen Anleitung durch die Gruppenleiter als ein möglicher Wirkfaktor zu untersuchen sei

Gruppenprogramme für Eltern von Kleinkindern (Barlow und Parsons 2003)

- *Zielgruppe:* Eltern von Kleinkindern (0–3 Jahre)
- *Maßnahmen:* Gruppenprogramme, die darauf abzielen, den Umgang der Eltern mit dem Kind zu verbessern
- *Zielgrößen:* das Verhalten der Kinder, berichtet durch ihre Eltern oder durch Erzieher oder beurteilt durch Videobeobachtung
- *Studien:* 5 kontrollierte Studien mit insgesamt knapp 400 Teilnehmern
- *Wirksamkeit:* Die Berichte der Erzieher und die Videobeurteilung zeigten direkt nach der Maßnahme überzufällige Verbesserungen im Verhalten des Kindes, während die Elternberichte diese Tendenz nicht eindeutig bestätigten. Zur Langzeitwirkung können keine zuverlässigen Schlussfolgerungen gezogen werden, da die Datenlage widersprüchlich und nicht umfangreich genug ist

Unfallvermeidung durch Wohnraumanpassung (Lyons et al. 2006)

(siehe Kap. 2.2.3 Senioren)

2.2.2 Erwachsene

Körperliche Aktivität in der Primärversorgung (Eakin et al. 2000)

- *Zielgruppe:* Erwachsene zwischen 18 und 75 Jahren in der (hausärztlichen) Primärversorgung
- *Maßnahmen:* Hausarzt oder Krankenschwester besucht die Studienteilnehmer und berät diese kurz (3–10 min) oder länger (bis 120 min) hinsichtlich körperlicher Aktivität oder führt ein kurzes individuelles Training durch. Teilweise händigt sie/er schriftliche Informationen zum Thema aus
- *Zielgrößen:* Die Teilnehmer sollten Häufigkeit und Dauer ihrer körperlich anstrengenden Aktivitäten einschätzen. In 2 Studien wurde zusätzlich ein Aktivitätsmonitor bzw. ein Test für physische Fitness eingesetzt, der die Selbsteinschätzung der Teilnehmer bestätigte
- *Studien:* 15 Untersuchungen, davon 9 randomisierte und 6 nicht randomisiert kontrollierte Studien mit insgesamt über 26 000 Teilnehmern
- *Wirksamkeit:* Die Autoren ziehen mit konkretem Bezug zu den Ergebnissen der einzelnen Studien folgende Schlussfolgerungen: Wirksam sind kurze Beratungen mit schriftlichem Informationsmaterial, die individuell auf die Präferenzen und Eigenschaften der Teilnehmer zugeschnitten sind und sich nur auf körperliche Aktivitäten konzentrieren (im Gegensatz zu längern Beratungen, die auch weitere Risikofaktoren behandeln)

Rückenschmerz beim Heben und Hantieren vermeiden (Martimo et al. 2008)

- *Zielgruppe:* Erwachsene, die im Beruf schwere körperliche Arbeiten verrichten, insbesondere in der Krankenpflege, aber auch bei der Post oder in der Frachtgutabfertigung
- *Maßnahmen:* Training von Hebetechniken, Arbeitsplatzbegehung zur Ergonomie, Besprechungen zur eigenen Arbeitssicherheit, Vermeidung von angestrengtem Heben, Nutzung von Hebehilfsmitteln, direkte Rückmeldungen und praktische Anleitung am Arbeitsplatz
- *Zielgrößen:* Häufigkeit von Rückenverletzungen, Häufigkeit und Intensität von Schmerzen im unteren Rückenbereich, Fehltage aufgrund von Rückenschmerzen
- *Studien:* 11 Studien, davon 6 mit zufälliger (randomisierter) Gruppeneinteilung, bei 7 Studien war die forschungsmethodische Qualität hoch, bei 4 niedrig. Die analysierten Studien hatten insgesamt mehr als 18 000 Teilnehmer
- *Wirksamkeit:* Eine der Studien konnte eine überzufällige positive Wirksamkeit der aufgelisteten Maßnahmen nachweisen. Daraus lässt sich schließen, dass beratende und trainierende Maßnahmen, die nur auf die Verbesserung von Hebe- und Hantiertechniken abzielen, zu kurz greifen, um Rückenschmerzen vorzubeugen

Lumbalkorsett zur Prävention von Schmerzen im unteren Rücken (van Duijvenbode et al. 2008)

- *Zielgruppe:* erwachsene Arbeiter zwischen 18 und 65 Jahren (keine genauere Beschreibung nach Branche oder anderen Kriterien)

- *Maßnahmen:* Die Maßnahme umfasste das Tragen von Lumbalkorsetts in den verschiedensten Variationen: feste oder flexible Korsetts, mit oder ohne Schultergurten, über oder unter der Kleidung bzw. den ganzen Tag oder nur zeitweise bzw. nur während der Arbeit oder auch bei anderen Aktivitäten getragen. Das Korsett soll Deformitäten korrigieren, die Wirbelsäule stabilisieren bzw. ihr Bewegungsausmaß begrenzen oder mechanische Überlastung vermeiden
- *Zielgrößen:* Neuauftreten und Dauer von Schmerzen im unteren Rückenbereich, Fehltage und Funktionsverluste aufgrund von Rückenschmerzen
- *Studien:* Von 7 relevanten randomisiert kontrollierten Studien waren 3 von hoher methodischer Qualität. 5 Studien verglichen Lumbalkorsetts mit einer Kontrollgruppe, die keine Maßnahmen erhielten. In 2 Untersuchungen wurden Korsetts mit Training von Hebetechniken oder Rückenschulung verglichen. An den Studien waren insgesamt über 14 000 Teilnehmer beteiligt.
- *Wirksamkeit:* 5 Studien liefern einen moderaten Beleg dafür, dass Lumbalkorsetts weder kurz- noch langfristig Fehltage oder das Neuauftreten von Rückenschmerzen reduzieren. Sie erwiesen sich auch nicht effektiver als ein Training von Hebetechniken. Kombiniert mit einer Rückenschule konnte der Einsatz von Lumbalkorsetts jedoch Fehltage stärker reduzieren als die Rückenschule allein. 1 Studie zeigte eine Verminderung der Schmerztage und eine Verbesserung des Funktionsstatus. Die Autoren der Übersichtsarbeit schlussfolgern übereinstimmend mit einer Europäischen Leitlinie (Burton et al. 2005) zur Prävention von Rückenschmerzen, dass der Einsatz von Lumbalkorsetts allein keine geeignete Maßnahme zur Vorbeugung von Rückenschmerzen in der Allgemeinbevölkerung darstellt.

Gesundheitsfördernde Maßnahmen am Arbeitsplatz (Harden et al. 1999)

- *Zielgruppe:* Erwachsene am Arbeitsplatz (keine genauere Beschreibung nach Branche oder anderen Kriterien)
- *Maßnahmen:* Die Bedürfnisse und Sichtweisen der Arbeitsnehmer mussten immer einbezogen sein – entweder bei der Entwicklung oder der Bewertung der Maßnahme. Zum Einsatz kamen Fortbildungskurse zur Gesundheit mit und ohne Bonus bei Teilnahme, Einzelberatung, Entwicklung bestimmter Fertigkeiten (skill development), Anpassung des Arbeitsplatzes und umfassenden Maßnahmen, die gleichzeitig auf Veränderungen beim Einzelnen und in der Arbeitsorganisation im Unternehmen abzielten
- *Zielgrößen:* Die einzelne Studien hatten sehr unterschiedliche Ziele, u. a. Sicherheitsverhalten zur Vermeidung von arbeitsbedingten Krebserkrankungen, gesündere Ernährung (am Arbeitsplatz), Prävention von kardiovaskulären Erkrankungen, Reduktion von Bluthochdruck, Körpergewicht, Stress, Rauchen oder Alkoholkonsum
- *Studien:* Aus 50 infrage kommenden Studien wählten die Autoren 15 Untersuchungen aus, die den wissenschaftlichen Standards der kontrollierten Studie entsprachen. Davon zeigten 3 positive Ergebnisse, 8 teilweise positive und 4 negative
- *Wirksamkeit:* Die Autoren ziehen ohne konkrete Bezüge zu den Ergebnissen der einzelnen Studien folgende Schlussfolgerungen: Wirksame Präventionsprogramme sollten Führungsebene und Arbeitnehmer der Betriebe in Planung und Umsetzung der Maßnahme einbeziehen, sich auf definierte veränderbare Risikofaktoren, die den Arbeitnehmern wichtig sind, konzentrieren und auf die tatsächlichen Bedürfnisse der Programmteilnehmer zugeschnitten sein

Laienhelfer in der kommunalen Gesundheitsversorgung (Lewin et al. 2005)

Dieser Review ist relevant, da Laientätigkeit auch als bedeutsame Alltagsaktivität aufgefasst werden kann. Denn wenn Laien ehrenamtlich oder vergütet in ihrem Alltag regelmäßig andere Menschen darin unterstützen, gesund zu leben oder zu bleiben, so kann dies zum einen das Gesundheitsbewusstsein der Laienhelfer positiv beeinflussen und zum anderen den Grad ihrer sozialen, körperlichen und geistig stimulierenden Aktivitäten im Alltag erhöhen.

- *Zielgruppe:* Es gab keine Beschränkung der Zielgruppe
- *Maßnahmen:* Die Übersichtsarbeit schloss alle gesundheitsbezogenen Maßnahmen ein, die bezahlte oder ehrenamtliche Laienhelfer mit Einführungsschulungen durchführten
- *Zielgrößen:* Die Zielgrößen wurden im Vorfeld kaum eingegrenzt und sind entsprechend vielfältig (Krankheits- und Sterblichkeitsraten, Inanspruchnahme von Gesundheitsdiensten, Ver-

haltensänderungen, Kindesentwicklung und Messungen von Behandlungserfolgen bei bestimmten Erkrankungen)

- *Studien:* 43 Studien mit insgesamt über 200 000 Teilnehmern wurden analysiert, davon 19 zu Kindern, 5 zu älteren Menschen, 15 zu Familien und 1 zu Männern. In 19 Studien lag der Fokus auf Teilnehmern mit geringem Einkommen oder auf Minoritäten
- *Wirksamkeit:* 3 Studien belegen, dass der Einsatz von Laienhelfern wirksam ist in der Bekämpfung von Malaria und akuten Atemwegserkrankungen bei Kindern. 3 weitere Studien zeigen mit hoher Beweiskraft, dass Laienhelfer die Impfrate bei Kindern und Erwachsenen erhöhen können. Ebenso könnten Laienhelfer effektiv eingesetzt werden, um die Quote und Dauer des Babystillens zu erhöhen und um die Sterblichkeit bei älteren Menschen durch beratende Hausbesuche zu verringern.

2.2.3 Senioren

Wirksamkeit von Ergotherapie bei Älteren (Voigt-Radloff et al. 2004)

- *Zielgruppe:* ergotherapeutisch behandelte Senioren, die selbstständig in eigener Wohnung bzw. betreutem Wohnen leben
- *Maßnahmen:* Wohnraumadaptation zur Sturzprophylaxe sowie betätigungsbasierte Gruppenprogramme
- *Zielgrößen:* Anzahl der Stürze im Folgejahr, gesundheitsbezogene Lebensqualität, Gruppenteilnahme
- *Studien:* Aus 31 kontrollierten Studien zur Ergotherapie bei Älteren konnten 1 randomisiert kontrollierte Studie zur Sturzprophylaxe mit 530 Teilnehmern und 2 Studien zur Aktivierung in Gruppen mit insgesamt über 400 Teilnehmern identifiziert werden
- *Wirksamkeit:* Ergotherapeutische Hausbesuche mit Wohnraumadaptation erwiesen sich als wirksam, um Stürze im Folgejahr überzufällig zu reduzieren. Eine Intensivierung sinnvoll erlebter Aktivitäten in ergotherapeutisch geführten Gruppen konnte die Gruppenteilnahme fördern und die gesundheitsbezogene Lebensqualität auch langfristig steigern

Ergotherapie bei zu Hause lebenden älteren Menschen (Steultjens et al. 2004)

- *Zielgruppe:* Zu Hause lebende ältere Menschen, teilweise nach Krankenhausentlassung, wo sie wegen Sturzfolgen oder Hüftfrakturen behandelt worden sind
- *Maßnahmen:* Sturzprophylaxe sowie betätigungsbasierte Gruppenprogramme
- *Zielgrößen:* Stürze und gesundheitsbezogene Lebensqualität
- *Studien:* Von den 13 Untersuchungen zu Wohnraumadaptation und Sicherheitstraining mit insgesamt knapp 3000 Teilnehmern waren 6 randomisiert kontrollierte Studien, ebenso die Studie zum ergotherapeutischen Gruppenprogramm (mit 361 Teilnehmern)
- *Wirksamkeit:* Die Übersichtsarbeit zeigt moderate Belege dafür, dass ergotherapeutische Wohnraumadaptation und Sicherheitstraining Stürze verhindern, und starke Belege dafür, dass diese Maßnahmen die Aktivitäten des täglichen Lebens verbessern. Hinsichtlich des ergotherapeutischen Gruppenprogramms analysierten Steultjens et al. (2004) dieselbe Studie wie Voigt-Radloff et al. (2004) und kommen zur gleichen Schlussfolgerung der positiven Wirksamkeit auf die gesundheitsbezogene Lebensqualität älterer Menschen

Körperliche Aktivität bei älteren Erwachsenen (Conn et al. 2003)

- *Zielgruppe:* Senioren (65 Jahre und älter), teilweise mit gesundheitlichen Problemen
- *Maßnahmen:* mindestens 1 persönliche Instruktion durch Hausarzt, Krankenpfleger, Fitnesstrainer, Physiotherapeuten, Studenten oder die Forschergruppe, teilweise mit schriftlichem Informationsmaterial und Erinnerung per Post, E-Mail oder Telefon. Unterschiedliche Intensität (von 12 Kurzberatungen à 3–10 min bis zu 24 Sitzungen à 1,5 h)
- *Zielgrößen:* Häufigkeit und Dauer von körperlichen und Freizeitaktivitäten sowie von Spaziergängen bzw. Wanderungen, Häufigkeit von bestimmten Übungen, Herzfrequenz
- *Studien:* 17 randomisiert kontrollierte Studien mit insgesamt knapp 6400 Teilnehmern, davon 6 Untersuchungen zu Spazierengehen bzw. Wandern und 11 zu anderen körperlichen Aktivitäten

- *Wirksamkeit:* Spazierengehen bzw. Wandern konnte in 4 der 6 Studien überzufällig gesteigert werden. 6 der 11 Studien zu anderen Aktivitäten wiesen eine positive Wirkung nach. Die Autoren konnten keine spezifischen Strategien oder Komponenten wirksamer Maßnahmen herausfiltern. Ebenso war nicht klar, ob die Aktivitätssteigerungen an das empfohlene Niveau zur Gesundheitsstabilisierung von mindestens 30 min gesteigerter körperlicher Aktivität an 5 Wochentagen heranreichten. Die Autoren sehen Potenzial in Maßnahmen, die den gesamten Lebensstil einbeziehen

Häusliche Unterstützung für ältere Menschen (Elkan et al. 2001)

- *Zielgruppe:* Ältere zu Hause lebende Menschen (65 Jahre und älter), teilweise mit dem Risiko unselbstständig zu werden
- *Maßnahmen:* Zwischen 1 und ca. 15 Hausbesuche durch Krankenpflege, Hausarzt, Sozialarbeiter oder Helfer mit Abklärung des medizinischen, alltagspraktischen und sozialen Unterstützungsbedarfs (geriatrisches Assessment), psychosozialer Unterstützung, Information und Koordination örtlicher Hilfsangebote, Angehörigenberatung, Handlungsempfehlungen (teils schriftlich) und Kontrolle ihrer Umsetzung
- *Zielgrößen:* Sterblichkeit, Aufnahme in Krankhaus oder Pflegeheim, Selbsthilfestatus
- *Studien:* Von 15 kontrollierten Untersuchungen mit insgesamt über 5000 Teilnehmern waren 13 randomisierte Studien. 6 Studien untersuchten Senioren, die ein erhöhtes Risiko zur Unselbständigkeit hatten, 8 erfassten die Sterblichkeitsrate, 6 die Krankenhausaufnahme, 7 den Selbsthilfestatus und 9 die Aufnahme in ein Pflegeheim oder ähnliche Einrichtungen
- *Wirksamkeit:* Die Krankenhausaufnahme konnte nicht eindeutig gesenkt werden. Auch wenn die Verbesserung des Selbsthilfestatus nicht eindeutig belegt wurde, so senkten Hausbesuche doch die Sterblichkeitsrate und die Aufnahme in ein Pflegeheim überzufällig

Unfallvermeidung durch Wohnraumanpassung (Lyons et al. 2006)

- *Zielgruppe:* Personen jeden Alters von Kleinkind bis sehr alte Menschen in ihrem Wohnraum, sei es die eigene Wohnung oder ein Zimmer in einer Langzeiteinrichtung
- *Maßnahmen:* Reduktion von Gefahrenquellen im baulich-physikalischen Umfeld wie die Installation von Haltegriffen, Handläufen, Treppenschutzgittern, Feuermeldern, „Kindersicherungen“ an Schränken, Verletzungsschutz an Tischecken, Steckdosenabdeckung, Verringerung der Heißwassertemperatur, Optimierung des Fußbodenbelags oder der Beleuchtung
- *Zielgrößen:* Stürze, Verletzungen und Gefahrenreduktion
- *Studien:* 19 randomisiert kontrollierte Studien, davon 5 mit Kindern und 14 zu Stürzen bei Senioren
- *Wirksamkeit:* In den Studien zu Stürzen bei Senioren konnten keine Effekte nachgewiesen werden. Ebenso konnte aus komplexen Maßnahmen (inkl. Schulung oder Training) keine spezifische Wirkung nur aufgrund baulich-physikalischer Veränderungen „herausgerechnet“ werden. Jedoch konnten in einzelnen Studien im Zusammenhang mit anderen Maßnahmen wie Schulung, Training oder Korrektur der Sehstörung Stürze überzufällig reduziert werden, nicht aber Verletzungen. Es kam in allen Studien zu einer deutlichen Reduktion der Gefahrenquellen, d. h., es gab ein sichereres baulich-physikalisches Umfeld sowie verbessertes Wissen und sichereren Umgang mit Hilfsmitteln. Von den 2 Studien, die bei Kindern auch die Verletzungsrate erfassten, berichtete eine die Reduktion von Verletzungen, die andere Studie jedoch nicht. In 4 Studien zur Kindersicherheit zeigte sich eine überzufällige Reduktion der Gefahrenquellen, wie offene Steckdosen, Heißwasserkocher, gefährliche Fenster oder Türen oder Zugang des Kindes zu Reinigungsmitteln.

Literatur

Barlow J, Coren E. Parent-training programmes for improving maternal psychosocial health. The Cochrane Database of Systematic Reviews. 2004; 1: CD002020

Barlow J, Parsons J. Group-based parent-training programmes for improving emotional and behavioural adjustment in 0–3 year old children. The Cochrane Database of Systematic Reviews. 2003; 1: CD003680

Burton AK, Balagué F, Cardon G, Eriksen HR, Henrotin Y, Lahad A, Leclerc A, Müller G, van der Beek AJ on behalf of the COST B13 Working Group on

European Guidelines for Prevention in Low Back Pain. How to prevent low back pain. Best Practice and Research Clinical Rheumatology. Aug 2005; 19(4): 541–555

Conn VS, Minor MA, Burks KJ, Rantz MJ, Pomeroy SH. Integrative review of physical activity intervention research with aging adults. Journal of the American Geriatrics Society. Aug 2003; 51(8): 1159–1168

Eakin EG, Glasgow RE, Riley KM. Review of primary care-based physical activity intervention studies: effectiveness and implications for practice and future research. J Fam Pract. Feb 2000; 49(2): 158–168

Elkan R, Kendrick D, Dewey M, Hewitt M, Robinson J, Blair M, Williams D, Brummell K. Effectiveness of home based support for older people: systematic review and meta-analysis. BMJ. Sep 2001; 29: 719–725

Foxcroft DR, Ireland D, Lister-Sharp DJ, Lowe G, Breen R. Longer-term primary prevention for alcohol misuse in young people: a systematic review. Addiction. Apr 2003; 98(4): 397–411

Harden A, Peersman G, Oliver S, Mauthner M, Oakley A. A systematic review of the effectiveness of health promotion interventions in the workplace. Occup Med (Lond). Nov 1999; 49(8): 540–548

Leonhart R, Voigt-Radloff S. Bewertung und Planung ergotherapeutischer Interventionsstudien mithilfe des CONSORT-Statements. ergoscience. 2007; 2(1): 28–36

Lewin SA, Dick J, Pond P, Zwarenstein M, Aja G, van Wyk B, Bosch-Capblanch X, Patrick M. Lay health workers in primary and community health care. The Cochrane Database of Systematic Reviews. Jan 2005; 25(1): CD004015

Lyons RA, John A, Brophy S, Jones SJ, Johansen A, Kemp A, Lannon S, Patterson J, Rolfe B, Sander LV, Weightman A. Modification of the home environment for the reduction of injuries. The Cochrane Database of Systematic Reviews. Oct 2006; 18(4): CD003600

Martimo KP, Verbeek J, Karppinen J, Furlan AD, Takala EP, Kuijer PP, Jauhiainen M, Viikari-Juntura E. Effect of training and lifting equipment for preventing back pain in lifting and handling: systematic review. BMJ. Feb 2008; 336(7641): 429–431

Neil AL, Christensen H. Australian school-based prevention and early intervention programs for anxiety and depression: a systematic review. Med J Aust. Mar 2007; 186(6):305–308

Steultjens EM, Dekker J, Bouter LM, Jellema S, Bakker EB, van den Ende CH. Occupational therapy for community dwelling elderly people: a systematic review. Age Ageing. Sep 2004; 33(5): 453–460

van Duijvenbode IC, Jellema P, van Poppel MN, van Tulder MW. Lumbar supports for prevention and treatment of low back pain. The Cochrane Database of Systematic Reviews. Apr 2008; 16(2): CD001823

Voigt-Radloff S, Schochat T, Heiß HW. Kontrollierte Studien zur Wirksamkeit von Ergotherapie bei Senioren. Zeitschrift für Gerontologie und Geriatrie. 2004; 37(6): 444–458

Voigt-Radloff S. Studien zur Wirksamkeit von Ergotherapie, Ergotherapie & Rehabilitation. 2001; 6: 7–24

Waddell C, Hua JM, Garland OM, Peters RD, McEwan K. Preventing mental disorders in children: a systematic review to inform policy-making. Can J Public Health. May–Jun 2007; 98(3): 166–173

3 Präventionsangebote in der Praxis

3.1 Gute Beispiele 72
3.2 Angebote für Kinder 75
3.3 Angebote für Erwachsene 105
3.4 Angebote für Senioren 117

Präventionsangebote in der Praxis

3.1 Gute Beispiele

Sebastian Voigt-Radloff

Dieses Kapitel beschreibt die Charakteristik des guten Praxisbeispiels und begründet, warum Ergotherapie sich mit Praxisbeispielen auseinandersetzen sollte. Des Weiteren stellt der Autor Kriterien vor, die der Bewertung und der strukturierten Beschreibung guter Praxisbeispiele dienen. Abschließend stellen verschiedene Therapeuten die von ihnen durchgeführten Projekte anhand dieser Bewertungsmaßstäbe vor.

Charakteristik des guten Praxisbeispiels

Die „Good Practice"-Definition der Bundeszentrale für gesundheitliche Aufklärung (2006) lehnt sich dem „Interactive Domain Model (IDM) of best practice in health promotion" (Kahan und Goodstadt 2001) an und lautet:

> „Good Practices" in der Gesundheitsförderung sind diejenigen Maßnahmen und Aktivitäten, die mit den Werten und Theorien der Gesundheitsförderung übereinstimmen, deren Wirksamkeit belegt sind und die geeignet sind, die Ziele der Gesundheitsförderung in einer gegebenen Situation zu erreichen.

Das gute Praxisbeispiel für ergotherapeutische Gesundheitsförderung sollte natürlich in erster Linie „gut" sein, d. h. hohe Qualitätsanforderungen erfüllen und wesentliche Ziele der betätigungsbasierten Primärprävention und Gesundheitsförderung erreichen. Welche Anforderungen an solche beispielhaften Projekte zu stellen und welche Bewertungsmaßstäbe an Qualität anzulegen sind, ist in Kapitel 3.1.2 beschrieben.

Ein gutes Praxisbeispiel ist in der Praxis erprobt. Die Maßnahmen sollten unter realen Bedingungen durchgeführt worden sein. Projekte mit Ausnahmebedingungen wie besonders guter Finanzierung, erheblich erhöhtem Zeitkontingent, weit überdurchschnittlicher Expertenunterstützung oder besonderer Personal- und Sachmittelausstattung mögen zu guten Ergebnissen führen, sind aber nicht in die Routine übertragbar.

Gute Praxisbeispiele dienen dazu, sich stärker an der Praxis zu orientieren statt an theorielastigen Konzepten. Innovative und nachahmenswerte Projektideen sind dadurch für andere sichtbar. Das Lernen aus den Erfahrungen anderer Praktiker kann helfen, selbst neue Projekte anzugehen und dabei Arbeit zu sparen, Fehler zu vermeiden und die Qualität der eigenen Praxis zu verbessern. Das Lernen am praktischen „Erfolgsmodell" motiviert stärker als das mühsame Über- und Umsetzen von Theoriekonzepten in die Praxis. Publizierte gute Praxisbeispiele können auch zu einem besseren Dialog zwischen Gesundheitsforschung und gesundheitsförderlicher Praxis führen. Modellhafte Praxisprojekte bringen dem Praktiker innovative Ergebnisse der Betätigungswissenschaft plausibel und nachvollziehbar nahe. Somit kann der Wissenstransfer von Theorie zur Praxis beschleunigt werden.

3.1.2 Bewertungsmaßstäbe für gute Praxis

Die hier beschriebenen Bewertungsmaßstäbe orientieren sich an den Kriterien guter Praxis in der Gesundheitsförderung bei sozial Benachteiligten (Bundeszentrale für gesundheitliche Aufklärung 2006). Sie sind für den ergotherapeutischen Bereich adaptiert. Konkrete Fragen zur Bewertung sind am Ende des Kapitels in **Tab. 3.1** zusammengefasst.

Betätigungsbasierte Konzeption

In der Beschreibung des Praxisprojektes muss die Betätigung als Intervention klar erkennbar sein. Es ist nicht zwingend notwendig, dass Betätigung explizit auf Basis ergotherapeutischer Theoriemodelle erklärt ist. Jedoch soll ein Tätigsein im Fokus stehen, das die betroffenen Personen als sinnvoll bzw. wichtig in ihrem Alltag erleben. Es kann also nicht nur um Standardprogramme z. B. für mehr Bewegung oder Entspannung gehen, sondern die durch die Maßnahme herbeigeführte Veränderung soll integraler Bestandteil im Alltag der Betroffenen und von ihnen als wertvoll erlebt werden.

Bei einer guten Konzeption ist als Ziel ein klarer „Mehrwert" für die Gesundheit der Zielgruppe beschrieben, sei es die Stärkung protektiver Faktoren, die Reduktion von Gesundheitsrisiken aus dem Umfeld oder im Verhalten oder die Vermeidung von Erkrankungen und Unfällen. Diese Ziele müssen nicht in jedem Fall mit dem Vokabular der Gesundheitswissenschaften dargestellt sein, jedoch sollte eine Verbesserung oder Stabilisierung körperlicher, psychischer oder sozialer Gesundheit als angestrebtes Projektziel formuliert sein. Schon auf konzeptioneller Ebene ist bei der Zielgruppenauswahl zu berücksichtigen, dass soziale Benachteiligung zu gesundheitlichen Ungleichheiten führen kann und dass Projekte beispielsweise für ausschließlich gut gebildete Bevölkerungsgruppen mit hohem sozioökonomischem Status diese gesundheitlichen Ungleichheiten sogar vergrößern könnten. Hier sollte bereits in der Planungsphase gegengesteuert werden.

Zielgruppe

Die Zielgruppe ist präzise zu beschreiben, damit Planer zukünftiger Projekte sie mit ihrer potentiellen Zielgruppe vergleichen können. Mögliche Beschreibungsmerkmale liegen im soziodemografischen Bereich (Alter, Geschlecht, Familienverhältnisse, Bildung, Beruf etc.), im Bereich Gesundheit (Risikofaktoren, Krankheiten oder Behinderungen u. ä.) und im Kontext (Betrieb, Familie, Kommune oder Gemeinde u. a.). Des Weiteren ist wichtig, ob die gesundheitsförderliche Maßnahme auf eine spezifische Gruppe mit definierten Gesundheitsrisiken abzielt oder sie eher für eine breite Bevölkerungsgruppe gedacht ist (Elkan et al. 2000). Es sollte berichtet werden, wie der Zugang zur geplanten Zielgruppe sichergestellt werden konnte, insbesondere dann, wenn es sich um eine sozial eher benachteiligte Gruppe handelt, zu der der Zugang erschwert ist.

Klientenzentrierung

Die beschriebene Maßnahme sollte Klienten aktiv einbinden, indem sie niederschwellig, aufsuchend, begleitend und/oder nachgehend erfolgt. In beispielhaften Projekten sind für die Betroffenen möglichst aktive Mitgestaltungsmöglichkeiten vorgesehen und umgesetzt. Es erfolgt eine Befähigung und Qualifizierung der Klienten, die deren Werte, Interessen, Stärken und Ressourcen berücksichtigt.

Innovation und Nachhaltigkeit

Das Projekt zeigt neuartige Problemlösungen auf, die über den bisherigen Standard hinausgehen und neues Lernen für andere ermöglichen. Gleichzeitig soll das Potenzial zu einer Verstetigung dieser neuartigen Problemlösungen im Projekt bereits sichtbar werden.

Bezogen auf die ergotherapeutische Umsetzung wird das Projekt mit den Fragen konfrontiert,

- ob die Innovation in ein Regelangebot ergotherapeutischer Gesundheitsförderung umgewandelt werden kann und
- ob die beschriebene Maßnahme nachhaltig in ihrer Wirkung auf die Zielgruppe ist

Vernetzung

Gemäß dem Settingansatz der WHO versuchen die Maßnahmen des Projekts sowohl das individuelle Gesundheitsverhalten der Person also auch die Verhältnisse, in denen die Zielgruppe lebt, positiv zu beeinflussen. Im Rahmen eines integrierten Handlungskonzepts finden eine fachübergreifende Zusammenarbeit und eine Einbindung anderer relevanter Akteure im lokalen Umfeld statt. Die Abstimmung und Vernetzung aller Akteure und Aktivitäten im sozialen Lebensraum der Betroffenen ist von großer Bedeutung. So sollten beispielsweise auch Multiplikatoren eingebunden werden. Multiplikatoren sind entweder Personen mit großer öffentlicher Wirkung und Gestaltungsmacht wie z. B. Politiker oder Prominente oder Menschen mit besonderem Zugang zur Zielgruppe wie z. B. Erzieherinnen, Lehrer, Hausärzte, ehemalige Betroffene oder Personen mit ähnlichem sozialem Hintergrund (sogenannte „Peers"). Mithilfe solcher Multiplikatoren sollten Netzwerkstrukturen aufgebaut werden, damit die Maßnahmen dauerhaft vorgehalten bzw. ausgeweitet werden können. Durch Lernerfahrungen aus dem Projekt können in Netzwerkstrukturen auch über die ursprüngliche Intervention hinaus Effekte in anderen gesundheitsrelevanten Bereichen erzielt werden (Stichwort: lernende Organisation).

Evaluation und kontinuierliche Verbesserung

Die Wirksamkeit des Projekts sollte anhand wissenschaftlicher Untersuchungen erwiesen werden (Evaluation). Nur dann besteht Aussicht auf eine dauerhafte Finanzierung.

Im Projekt sollte außerdem ein Überprüfungsmechanismus installiert sein, der eine regelmäßige Kontrolle ermöglicht, in wie weit die angestrebten Ziele tatsächlich erreicht werden, welche Schwachstellen das Projekt hat und wie man eine kontinuierliche Verbesserung sicherstellt (Qualitätsmanagement). Dabei sollte auch (immer wieder) kritisch geprüft werden, ob der Einsatz der Ressourcen vonseiten der Betroffenen und vonseiten der Maßnahmeanbieter im angemessenen Verhältnis zum Nutzen für alle Beteiligten steht. Hier können auch Angaben dazu gemacht werden, ob das Projekt an einem Benchmarking teilnimmt, d.h. einem überregionalen quantitativen Vergleich der Ergebnisqualität nach gemeinsamen Qualitätsindikatoren mit anderen ähnlichen Projekten.

Lernerfahrungen

Hier sollen gute und schlechte Erfahrungen bei der Projektumsetzung mitgeteilt werden. Von Interesse sind insbesondere Stolpersteine und Schwierigkeiten, die man nicht erwartet hat und somit nicht einplanen konnte. Auch positive Überraschungen und unerwartete Lösungen, die ggf. auf andere Projekte übertragbar sind, können von großem Wert für andere Projektplaner sein **(Tab. 3.1)**.

Literatur

Bundeszentrale für gesundheitliche Aufklärung, Hrsg. Kriterien guter Praxis in der Gesundheitsförderung bei sozial Benachteiligten – Gesundheitsförderung konkret, Band 5. 2. erweiterte und überarbeitete Auflage. Köln: BZgA; 2006

Elkan R, Kendrick D, Hewitt M, Robinson JJ, Tolley K, Blair M, Dewey M, Williams D, Brummell K. The effectiveness of domiciliary health visiting: a systematic review of international studies and a selective review of the British literature. Health Technol Assess. 2000; 4(13): I–V, 1–339. Chapter 9 "Universal versus targeted health visiting": 243–250 in www.ncchta.org/fullmono/mon 413.pdf, letzter Zugriff am 08.09.2009

Kahan, Goodstadt. Interactive Domain Model (IDM) of best practice in health promotion. 2001, www.bestpractices-healthpromotion.com/id12.html, letzter Zugriff am 08.09.2009

Tab. 3.1 Fragen zur Bewertung guter Praxis

Nr.	Kriterium	Fragen, die die Projektbeschreibung beantworten sollte
1	Betätigungsbasierte Konzeption	Welche Art der Betätigung wird als Intervention eingesetzt? Welche Annahmen gibt es über den gesundheitsförderlichen Wirkmechanismus dieser Intervention? Welche Ziele zur Förderung der Gesundheit oder zur Vorbeugung von Krankheit werden verfolgt? Wie wird soziale Ungleichheit berücksichtigt?
2	Zielgruppe	Wie wird die Zielgruppe definiert? Wie ist der Zugang zur Zielgruppe sichergestellt?
3	Klientenzentrierung	Wodurch wird eine aktive Mitgestaltung der Klienten sichergestellt? Ist eine Qualifizierung der Klienten sichergestellt, die deren Interessen und Ressourcen berücksichtigt?
4	Innovation und Nachhaltigkeit	Inwiefern sind die Projektmaßnahmen innovativer als das bisherige Regelangebot? Zeigen die Projektmaßnahmen das Potenzial zur Aufnahme in ein zukünftiges Regelangebot, auch in Bezug auf die finanzielle Realisierung?
5	Vernetzung	Wie ist das Projekt vernetzt (Settingansatz, integriertes Handlungskonzept, Einsatz von Multiplikatoren)?
6	Evaluation und kontinuierliche Verbesserung	Inwiefern ist die Wirksamkeit der Maßnahme wissenschaftlich überprüft und erwiesen? Wie wird die kontinuierliche Verbesserung sichergestellt?
7	Lernerfahrungen	Welche guten und welche schlechten Erfahrungen wurden bei der Projektumsetzung gemacht?

3.2 Angebote für Kinder

Im Folgenden werden *erprobte* Präventivangebote für Kinder vorgestellt.

3.2.1 Ergotherapeutisches Bewegungsförderprogramm, „pluspunkt BEWEGUNG®“

Angela Nacke

Das ergotherapeutische Bewegungsförderprogramm „pluspunkt BEWEGUNG“ setzt bei der primären und sekundären Prävention an. Verschiedene Studien weisen auf eine generelle Abnahme der motorischen Kompetenzen bei Kindern hin. Ausgehend von dieser Situation wurde ein Programm entwickelt, das die Erfahrungen aus der tertiären Prävention auf die Stufe der primären und sekundären Prävention überträgt.

Betätigungsbasierte Konzeption

Ziel des Programms sind die Förderung der motorischen Basiskompetenzen und die Erweiterung der Handlungskompetenz. Betätigung ist ein zentraler Begriff in der Ergotherapie. Dabei sind Handlungen gemeint, die für den Klienten von Bedeutung sind. Das Förderprogramm ermöglicht den Kindern, Tätigkeiten auszuführen, die für die entsprechende Altersstufe relevant sind, wie z. B. über eine Mauer balancieren, einen Ball werfen und fangen können etc. In der ICF wird zwischen den verschiedenen Ebenen (Körperstrukturen/-funktionen, Aktivitäten und Partizipation) unterschieden. Das vorgestellte Programm bezieht die verschiedenen Ebenen ein. Die im Folgenden aufgeführten Bewegungsthemen befinden sich auf den ersten Blick zunächst auf Körperfunktion bzw. Aktivitätsebene. In der Weiterführung im Alltag wird jedoch Partizipation erreicht, indem die Aktivitäten in einen sinnvollen alltagsrelevanten Kontext gestellt werden.

Folgende Schwerpunkte werden im Förderprogramm gesetzt:

- *Grobmotorische Schwerpunkte*
  - Aufrichtung/Extension
  - Flexion
  - Bewegungsübergänge/Prinzip der Kontrabalance
  - Sitzen
  - Haltung und selektive Bewegungen
  - Beweglichkeit/Anpassungsreaktionen der Füße
  - Kontralaterale Bewegungsmuster/Bewegungsübergänge
  - Bewegungssteuerung
  - Gleichgewichtsreaktionen auf schmaler Unterstützungsfläche bzw. instabilen Unterlagen
- *Feinmotorische Schwerpunkte*
  - Schulterbeweglichkeit
  - großräumige Armbewegungen
  - Pro- und Supinationsbewegungen des Ellenbogens bzw.
  - Beweglichkeit des Handgelenks
  - Hand-Hand-Koordination
  - Auge-Hand-Koordination
  - Zielgenauigkeit
  - Anpassungsreaktionen der Hand (von groben Griffen zum differenzierten Einsatz der Finger und des Daumens), Werkzeuggebrauch
  - Fingerbeweglichkeit
  - Präzisionsgriffe
  - Grafomotorik

Beispiel Balancieren

Balancieren ist für Kinder in diesem Alter eine alltagsrelevante Betätigung. In der einführenden Lektion zum Thema „Gleichgewichtsreaktionen auf schmaler Unterstützungsfläche bzw. instabilen Unterlagen“ werden die motorischen Kompetenzen für diese Betätigung erarbeitet. Die Lektion beginnt zunächst mit Aktivitäten auf großer Unterstützungsfläche. Die Unterstützungsfläche wird zunehmend verkleinert. Anschließend wird eine Balancierstrecke angeboten, die Elemente mit großen, kleinen und auch instabilen Unterstützungsflächen enthält. Abschließend gehen die Kinder nach draußen und erproben ihre Fertigkeiten, indem sie auf liegenden Baumstämmen im Garten des Kindergartens balancieren.

Zielgruppe

Kindergartenkinder

Das Bewegungsförderprogramm „pluspunkt BEWEGUNG“ wurde primär für den Kindergarten entwickelt und auch für diese Stufe evaluiert (Abschnitt Lernerfolge in diesem Kapitel). In der Schweiz betrifft dies die Altersspanne zwischen dem 4. und 6. Lebensjahr.

Schulkinder

In einem ersten Pilotprojekt wurden die Förderprinzipien bis in die 6. Schulklasse durchgeführt. Ganz aktuell wird, basierend auf dem Grundprogramm, ein Programm für die Unterstufe (1.–3. Klasse) entwickelt.

Kleinkinder

Erfahrungen bestehen auch in der Arbeit mit jüngeren Kindern. Für 2–3-jährige und für 3–4-jährige Kinder werden bei „pluspunkt BEWEGUNG“, Zentrum für Prävention, Therapie und Weiterbildung, einmal wöchentlich Präventionsgruppen angeboten. Die Prinzipien des Kindergartenprogramms wurden übernommen und der jüngeren Altersstufe angepasst. Diese Gruppen werden von maximal 6 Kindern besucht. Es handelt sich hierbei um gesunde Kinder oder Kinder, die sich im Grenzbereich zwischen normaler und auffälliger Entwicklung befinden.

Eltern

Auf jeder Stufe werden die Eltern der Kinder einbezogen, indem sie entweder anwesend (Kleinkinder) sind oder über die konkreten Angebote innerhalb des Förderprogramms informiert werden. Das geschieht durch Elternbriefe, in denen das jeweilige Förderthema erklärt wird und Vorschläge für den Alltag gemacht werden. Je nach Schulgemeinde werden Elternabende und Elterntage zum Thema Bewegung und Bewegungsförderung initiiert. Die Elternaktivitäten werden mit den zuständigen Lehrpersonen abgesprochen und entwickelt und somit den demografischen Verhältnissen angepasst.

Zielgruppenauswahl

Auf der Stufe Kindergarten und Schule werden alle Bevölkerungsgruppen erreicht, da in der Schweiz ab der Kindergartenstufe Schulpflicht besteht. Bei den Kleinkindern können bis jetzt nur Kinder bzw. Eltern erreicht werden, die in der Lage sind, ein solches Angebot privat zu finanzieren, und in der Regel über einen höheren sozioökonomischen Status verfügen.

Klientenzentrierung

Die Umsetzung des Präventionsangebots erfolgt auf zwei Wegen:

durch eine Ergotherapeutin:
Eine Ergotherapeutin führt regelmäßig im Kindergarten Bewegungslektionen durch. Zu diesem Zweck wurden und werden Ergotherapeuten als Multiplikatoren ausgebildet.

und/oder durch eine Lehrperson:
Das Förderprogramm wird durch die Lehrperson selbst umgesetzt. Die Autorin hat auf diesem Weg das Förderprogramm bereits in einigen Schulgemeinden eingeführt. Die Einführung erfolgt als Weiterbildungsmaßnahme über den Zeitraum etwa eines Jahres. Theoretische Unterrichtstage erläutern das Hintergrundwissen. Bei der praktischen Umsetzung sind die Lehrpersonen bei einer Förderlektion anwesend und erhalten gleichzeitig auch theoretische Inputs zum jeweiligen Förderthema.

Klient

Das Förderprogramm richtet sich an zwei Klienten:

- das Kind und
- die Lehrperson

Das Kind als Klient
Das Kind lernt im Rahmen einer geführten Lektion bestimmte Bewegungsthemen kennen. Dieses Bewegungsthema wird in den nächsten Tagen von der Lehrperson in der geführten Lektion variationsreich aufgegriffen. Entsprechende Freispielangebote geben dem Kind die Möglichkeit, sich Bewegungskompetenzen in diesem Bereich selbst anzueignen und zu automatisieren.

Die Lehrperson als Klient
Ausgestattet mit theoretischem Wissen und dem praktischen Input ist die Lehrperson in der Lage, das jeweilige Förderthema professionell zu didaktisieren und ihrer Kindergartengruppe bzw. Schulklasse selbst anzupassen.

Innovation und Nachhaltigkeit

Es gibt bis jetzt nur wenige Bewegungsförderprogramme für die Zielgruppe der Kindergartenkinder, die aus einem ergotherapeutischen Kontext entstanden sind. Die meisten zurzeit realisierten Ansätze entstammen der Sportpädagogik. Die Kenntnisse und Kompetenzen, die Ergotherapeuten in der Arbeit mit Kindern mit Entwicklungsauffälligkeiten und Behinderungen gewinnen, können jedoch sehr sinnvoll innerhalb der primären und sekundären Prävention eingesetzt werden. Ergotherapeuten setzen ihre Förderangebote in einen alltagsrelevanten Kontext und erleichtern somit die Generalisierung der motorischen Kompetenzen und den Transfer in die Lebenswelt des jeweiligen Kindes. Die Nachhaltigkeit wird dadurch gewährleistet.

Vernetzung

„pluspunkt BEWEGUNG“ ist ein Zentrum für Prävention, Therapie und Weiterbildung und an seinem Standort und in den umliegenden Gemeinden sehr bekannt und etabliert. Die Therapeutinnen (Ergo-, Physiotherapeutinnen und Psychomotoriktherapeutinnen) arbeiten neben den Eltern mit den Lehrpersonen, Ärzten und Ärztinnen, aber auch mit den Behörden schon über viele Jahre gut zusammen. Durch das Weiterbildungszentrum ist „pluspunkt BEWEGUNG“ zudem mit sehr kompetenten Fachpersonen auch international vernetzt.

Kinder im Gleichgewicht

Die Stadt Rapperswil-Jona engagiert sich im Rahmen des Projekts „Kinder im Gleichgewicht“ (KIG) des Kantons St. Gallen und der Gesundheitsförderung Schweiz. Ziel ist, ein gesundes Körpergewicht bei Kindern zu erreichen. Aufgebaut wird das Projekt auf den zwei Pfeilern Ernährung und Bewegung. Die Stadt Rapperswil-Jona setzt dabei vor allem auf das Thema Bewegung. Zur Umsetzung dieser Zielsetzung wurden regionale Akteure in das Projekt eingebunden. „pluspunkt BEWEGUNG“ ist bei diesem Projekt engagiert dabei. Zunächst wurde das Bewegungsförderprogramm an einer „Kick-off“-Veranstaltung (Expo Rapperswil-Jona April 2008) der Bevölkerung vorgestellt. Zurzeit arbeitet die Autorin in einer Projektgruppe mit, die sich für eine Verbesserung des Spielplatzangebotes und einen familienfreundlichen Fitnessparcours in der Stadt einsetzt.

Evaluation und kontinuierliche Verbesserung

Das hier vorgestellte Bewegungsförderprogramm „pluspunkt BEWEGUNG“ wurde in einer Vorstudie (n = 37) und einer Hauptstudie (n = 68) in der Schweiz mit Kindern im ersten Kindergartenjahr (4–5 Jahre) während 12 Wochen bzw. eines halben Jahres (ohne Ferienunterbrechung) auf seine Wirksamkeit hin überprüft (Nacke et al. 2006). Es wurde ein klassisches Pretest-Posttest-Verfahren mit 2 Kontrollgruppen angewandt. Mit der Experimentalgruppe wurde unter der Anleitung einer Ergotherapeutin das Bewegungsförderprogramm „pluspunkt BEWEGUNG“ durchgeführt. Kontrollgruppe 1 erhielt keine spezielle motorische Förderung, Kontrollgruppe 2 wurde ebenso lange und ebenso häufig motorisch gefördert wie die Experimentalgruppe, aber ohne spezifisches Programm.

Folgende Testverfahren wurden eingesetzt:

- Handbewegungen aus K-ABC (Kaufmann 2001)
  - visuelle und bewegungsbezogene Merkfähigkeit
- Labyrinth-Test aus Grafomotorischer Testbatterie (Rudolf 1986)
  - grafomotorische Kompetenz
  - Auge-Hand-Koordination
- Menschzeichnung, Mann-Zeichen-Test (Ziler 1985)
- Einbeinstand
  - statisches Gleichgewicht
- Ballprellen in einem begrenzten Standplatz
  - Bewegungsplanung
  - Kraftdosierung; Auge-Hand-Koordination
  - dynamisches Gleichgewicht
  - Bewegungsplanung und -ausführung
- Vorwärts-/Rückwärtsgang auf einem 4 cm breiten Streifen
  - dynamisches Gleichgewicht
  - Bewegungsplanung und -ausführung

Die Kinder der Experimentalgruppe verbesserten sich in beiden Studien in Bezug auf verschiedene motorische Kompetenzen (Grafomotorik, Ballprellen, Rückwärtsgang auf einer Linie) zwischen Pre- und Posttest signifikant stärker als die beiden Kontrollgruppen. Fortschritte konnten insbesondere bei komplexen motorischen Leistungen erzielt werden. Es wird angenommen, dass vor allem Kinder mit geringen motorischen Eintrittskompetenzen profitiert haben. Das spezifische Förderprogramm wirkte besser als eine zeitlich gleich intensive unspezifische Förderung.

Lernerfahrungen

„pluspunkt BEWEGUNG“ ist inzwischen auf der Kindergartenstufe sehr ausgereift und in der Praxis erprobt. Die Kinder sprechen sehr gut auf die Bewegungsangebote an. Motiviert und engagiert arbeiten sie in den Bewegungslektionen mit und setzen das Erlernte in ihrem Alltag um.

Lehrpersonen, die sich mit dem Programm auseinandergesetzt haben, sind ebenfalls in der Lage, die Inhalte in ihren Alltag zu integrieren. Dieser Prozess nimmt einige Zeit in Anspruch. Allerdings wird dann das Programm nicht als etwas „Aufgesetztes“ empfunden, sondern zum lustvollen Bestandteil des Lehrplans.

Ergotherapeuten erwerben im Rahmen einer Weiterbildung die Kompetenzen, das Förderprogramm an Kinder und Lehrpersonen weiterzugeben. Neben den fachlichen Kompetenzen eignen sich Therapeuten auch die didaktischen Kompetenzen an, um erfolgreich mit einer Gruppe von Kindern arbeiten zu können.

Es ist eine große Herausforderung, sich in ein neues Arbeitsfeld zu begeben und auch die materiellen Ressourcen dafür zu generieren. Wo das gelingt, bewegen sich Ergotherapeutinnen mit Freude, Engagement und Fachkompetenz im Arbeitsfeld der Prävention.

Literatur

K-ABC. 5. Auflage. Göttingen: Hogrefe; 2001

Kaufmann AS, Kaufmann NL. Kaufmann-Assessment Battery for Children (K-ABC). 1983

Melchers P, Preuß U. K-ABC. Kaufmann-assessment battery for children. Deutschsprachige Fassung. Durchführungs- und Auswertungsbuch. Amsterdam: Swets en Zeitlinger; 1991

Nacke A, Diezi-Duplain P, Luder R. Prävention in der Vorschule – Ein ergotherapeutisches Bewegungsförderprogramm auf dem Prüfstand. Ergoscience. Stuttgart: Thieme; 2006; 1: 14–25

Rudolf H. Graphomotorische Testbatterie (GMT). Weinheim: Beltz; 1986

Ziler H. Der Mann-Zeichen-Test (MZT). In detailstatistischer Auswertung. Münster: Aschendorff; 1985

3.2.2 Das Calwer Modell

Bernhard Gröss

Das Calwer Modell stellt ein ergotherapeutisches Trainingsprogramm für Vorschulkinder im Alter von 5–6 Jahren dar.

Betätigungsbasierte Konzeption

Das „Calwer Modell" ist ein urheberrechtlich geschütztes Trainingsprogramm zur Verbesserung der sensomotorischen und grafomotorischen Fähigkeiten, der Ausdauer, Lernmotivation, Konzentration und Koordinationsleistungen von Vorschulkindern.

Es ist von Kinderärzten des Kreises Calw, der AOK Calw und der Ergotherapiepraxis Bernhard Gröss in Calw entwickelt worden. Es ist bis dato ein Non-Profit-Projekt. Die Kosten wurden größtenteils von der AOK Calw, der Praxis Funk, dem Qualitätszirkel Calwer Kinderärzte und der Ergotherapiepraxis Gröss getragen. Fördermittel standen nicht zur Verfügung.

Ausgehend von der Beobachtung, dass immer mehr Kinder Defizite bei schulischen Fertigkeiten aufweisen (insbesondere Basisfähigkeiten wie Stifthaltung und -führung, Wahrnehmung und Verhalten) und diese zur Vorstellung beim Kinderarzt mit der Bitte um Ergotherapie führen, wurde von dem Kinderarzt Dr. med. Ulrich M. Funk im Jahr 2005 eine Umfrage in Kindergärten im Landkreis Calw vorgenommen, um die aktuelle Situation in der Heilmittelversorgung zu ermitteln.

In den befragten Kindergärten wurden 2098 Kinder betreut. Davon waren 300 in „Therapien der Heilmittelerbringer" (Ergotherapie, Logopädie und Physiotherapie), Mehrfachtherapien einbezogen (**Abb. 3.1**). Außerdem erhielten viele Kinder andere Fördermaßnahmen, die nicht unter die Heilmittelverordnungen fallen. Dies erschien den Kinderärzten und der AOK verglichen mit dem Bundesdurchschnitt überproportional hoch.

Den Kindergärten bzw. deren Trägern (Kirchen und Gemeinden) stehen vielfältige und ausreichende Konzepte in der Vorschularbeit zur Verfügung, dennoch steigt die Zahl der Kinder mit basalem Förderbedarf. Dieser beruht vorwiegend auf mangelnder Entwicklungserfahrung und fehlender Übung (ÜFD), nicht auf einer Erkrankung im eigentlichen Sinne der ICD-Klassifikation (Gröss 2008).

Das „Calwer Modell" wurde deshalb speziell für diese Vorschulkinder entwickelt. Der Schwerpunkt des Programms liegt in der Förderung motorischer und kognitiver Kompetenzen, die für eine ausgewogene psychosoziale Entwicklung notwendig sind. Erfahrungen aus aktuellen neurowissenschaftlichen, therapeutischen und pädagogischen Arbeiten haben das Konzept geprägt. Es hilft den Kindern, den Übergang vom Kindergarten zur Schule leichter zu bewältigen. Durch spezifische Übungen sollen die Kinder auf die schulischen Anforderungen gezielt vorbereitet werden.

Im Calwer Modell geht es keinesfalls darum, Ergotherapie in die Kindergärten zu verlagern, sondern – auf Basis einer verbesserten Diagnostik – diejenigen Kinder in die Ergotherapie zu führen, die ihrer wirklich bedürfen.

Das Programm ist weder Therapieersatz noch ein Therapieprogramm im eigentlichen Sinn. Es soll zunächst einen Präventionsbeitrag leisten, in dem es defizitäre Fähigkeiten, nicht aber pathologische Defizite angeht. Die basalen Teilleistungsbereiche von Kindern in diesem Alter werden spielerisch gefördert. Die Übungsschwerpunkte sind

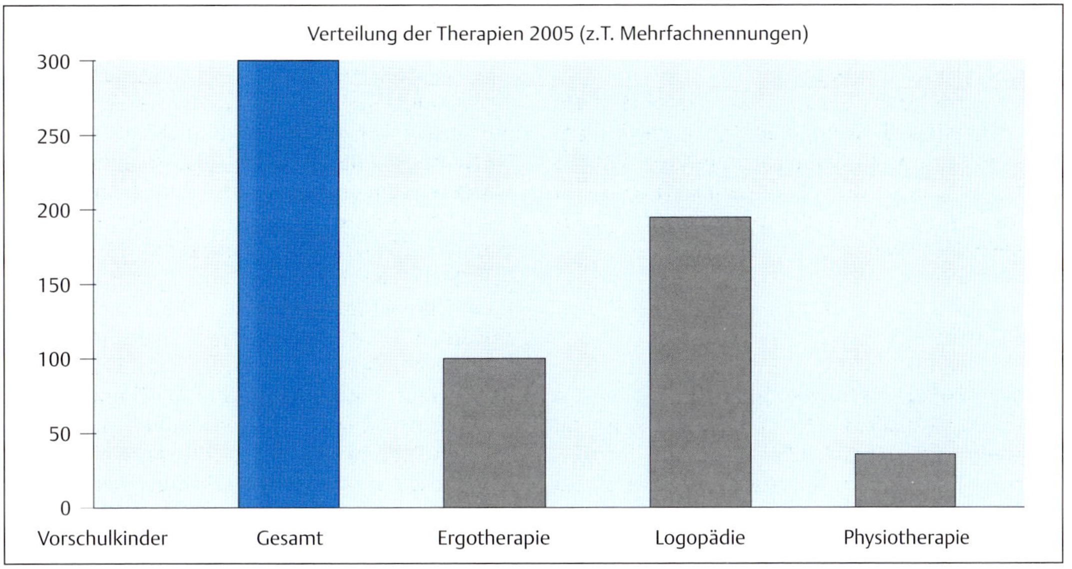

Abb. 3.1 Ergebnis der Befragung

so gewählt, dass folgende Teilleistungsbereiche trainiert werden:

- Sensomotorik
- Grafomotorik
- visuelle Wahrnehmung
- Serialität
- sequenzielle Leistungen
- Körper- und Raumwahrnehmung

Zudem werden Konzentrationsfähigkeit, Ausdauer, Lernmotivation sowie soziale und emotionale Kompetenzen als Sekundärziele gefördert. Es ist kein schreibspezifisches Vorschultraining, auch wenn viele basale, grafomotorische Übungen angeboten werden. Als Präventionskonzept soll es vor Schulschwierigkeiten und sozialer Diskriminierung und vor Entwicklungsstörungen bewahren.

Das gesamte Trainingsprogramm besteht aus den Elementen:

- Zertifizierungsseminar
- Handbuch mit 50 Aufgaben und
- Setting

Zertifizierungsseminar

Ein Curriculum definiert die Seminarziele bzw. -inhalte und regelt den Ablauf.

Der erfolgreiche Abschluss des Zertifizierungsseminars ist Voraussetzung für die Anwendung des Programms. Hier werden theoretische, neurowissenschaftliche Grundlagen der kindlichen Entwicklung und der Neurophysiologie sowie Lerntheorien und die spezielle Didaktik des Modells erlernt. Alle Übungen werden im praktischen Teil selbst erfahren. Das Seminar wird mit Lernkontrollen supervidiert und mit einem Zertifikat abgeschlossen.

Handbuch

Die eigentlichen Aufgaben sind nach Zielvorgaben strukturiert in einem Katalog – dem Handbuch – gesammelt. Das Handbuch ist in 5 Teile gegliedert:

- Anleitung
- Katalogblatt als Übersichtstabelle
- Aufgabenblätter
- Anlagen (Bauanleitungen, Kopiervorlagen, Formulare)
- Bilder/Videoclips

Die gewählten Aufgaben haben sich in der ambulanten pädiatrischen Ergotherapie seit Langem bewährt. Einige Übungen sind nicht neu, sie werden seit Generationen in unserem Kulturkreis, z. B. als Straßenspiele, gespielt. Auf natürliche Weise konnten und können sich Kinder so Fähigkeiten und Fertigkeiten aneignen, die sie in der Gesamtentwicklung und auch im Erwerb von Kulturtechniken weiterbringen. Einige Aufgaben, speziell zur grafomotorischen Übung, sind neu entwickelt und mit speziellen Anleitungen versehen.

Setting

Unter dem Begriff Setting verstehen wir wichtige äußere Rahmenbedingungen, die erfüllt sein müssen, um ein erfolgreiches Training zu gewährleisten, u. a.:

- räumliche Voraussetzungen schaffen, abseits des Regelbetriebes
- ruhige Arbeitsatmosphäre
- wenig visuelle Reize
- möglichst akustisch geeignete Räume
- feste Bezugspersonen
- feste zeitliche Abläufe
- Zeitrichtwert (von 30 Minuten) für jede Einzelaufgabe

Zielgruppe Kinder

Das Calwer Modell zielt zunächst auf Kinder im Vorschulalter (5–6 Jahre) ab. Zum einen lässt sich für eine Studie unter wissenschaftlichen Kriterien dieser Personenkreis präziser definieren, zum anderen sind die bereits vorhandenen Vorschulfördergruppen in den Kindergärten bereits so eingeteilt. Die Therapieverteilung (**Abb. 3.2**) unterstreicht für diese Altersgruppe einen dringenden Handlungsbedarf (AOK 2006).

Zielgruppe Personal

Das Personal wurde in der Studienphase ausschließlich aus den Kindergärten rekrutiert.

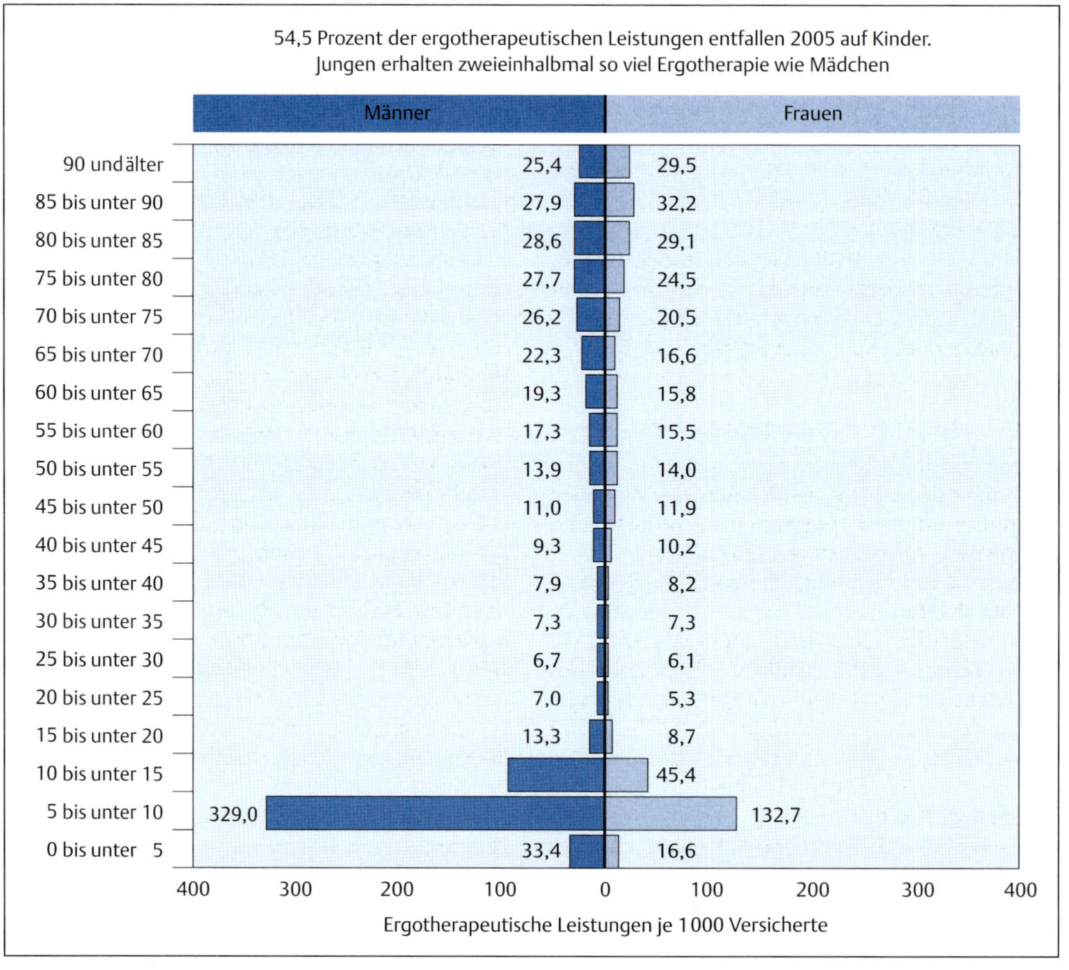

Abb. 3.2 Ergotherapeutische Leistungen je 1000 Versicherte (AOK Heilmittel-Informatinssystem 2006)

Sowohl Erzieherinnen als auch Helferinnen wurden in den Zertifizierungsseminaren auf die Aufgabe vorbereitet. In der Regel, wenn es keinen internen Personalwechsel gab, waren diese den Trainingsgruppen fest zugeordnet.

Sollte das Modell in den Alltag übertragen werden und breite Anwendung finden, sind Berufsgruppen sowohl aus der Heilmittelversorgung (Ergotherapie, Logopädie und Physiotherapie), aber auch der Pädagogik (Erzieherinnen, Heilpädagogen, Lehrer) angesprochen, mit dem Programm zu arbeiten.

Gerade bei Kooperationslehrern besteht derzeit ein sehr großes Interesse am Calwer Modell. Erzieherinnen hingegen sind eher zurückhaltend.

Derzeit prüft die AOK Baden-Württemberg, inwieweit das Modell mit einem „Präventivauftrag" in ihr Leistungsangebot aufgenommen werden kann.

Die ersten Erfahrungen mit dem Programm zeigen, dass Ergotherapeuten mit dem Programm – allein schon aufgrund der Ausbildung und der Berufsphilosophie – sehr schnell vertraut sind, die Ideen nachvollziehen und rasch praktisch damit arbeiten können.

Klientenzentrierung

Das Calwer Modell ist für Kinder im Vorschulalter gedacht. Für die Studie wurden Kindergartengruppen gewählt. Das Konzept ist dennoch breiter angelegt, sodass auch Ergotherapiepraxen, Beratungsstellen, Schulen etc. damit arbeiten können.

Innovation und Nachhaltigkeit

Das Programm ist ohne zeitlichen und personellen Mehraufwand im Kindergarten anwendbar und praktikabel. Vor der Anwendung des Programms müssen die Anleiter lediglich den Zertifizierungskurs absolvieren.

Es entspricht weitgehend einem wissenschaftlichen Standard. Wirksamkeit, Handhabbarkeit und Effektivität sind – bei richtiger Anwendung – belegt, den wissenschaftlichen Ansprüchen wird Rechnung getragen. Ganz besonders auch, weil in Nachbesserungen und Anpassungen neue Empfehlungen formuliert sind.

Unserer Kenntnis nach liegt hiermit ein Programm vor, das in Baden-Württemberg kein Vergleichskonzept hat. Es gibt erstmals präzise Handlungsanweisungen, die an Zielvorstellungen gekoppelt sind. Diese sind messbar, überprüfbar und kontrollierbar.

Ganz bewusst zielte auch die wissenschaftliche Überprüfung darauf ab, den Kindergärten nicht noch ein an Wirksamkeit und Effektivität ungeprüftes Programm vorzusetzen, wie z. B. „Schulreifes Kind", „Orientierungsplan" etc. Zudem macht das Calwer Modell einen wesentlichen und konzeptionell wichtigen Unterschied zu allen vorhandenen Modellen: Die Erzieherinnen werden nicht berufsfremd eingesetzt, sie müssen nicht Kinder finden, die der Förderung bedürfen, also Diagnosen stellen, sondern alle Kinder nehmen am Trainingsprogramm teil. Eine Stigmatisierung der Kinder mit Defiziten unterbleibt, dadurch profitierten alle, die „schwächeren Kinder" am meisten.

Erstaunlicherweise standen die meisten Erzieherinnen dem Modell sehr skeptisch gegenüber. Sie konnten sich mit solch strukturierten und zielorientierten Arbeitsweisen wenig identifizieren.

Zwei engagierte Lehrerinnen haben in 2 Förderschulen für lernbehinderte Kinder im Einschulungsbereich das Programm ebenfalls mit Experimental- und Kontrollgruppen durchgeführt.

Da diese Kinder neben mangelnder Übungserfahrung auch deutliche Entwicklungsstörungen haben, war es nicht möglich, nach den Konzeptvorgaben zu arbeiten.

Das zeigt auch, dass das Calwer Modell speziell für ÜFD Kinder gemacht ist.

Somit wurde ein Trainingsprogramm entwickelt, das die mutmaßlichen Defizite beheben oder ausgleichen soll. Validiertes Vorbild bzw. Beispiel war das „Würzburger Sprachförderprogramm". Die durch dieses Programm geförderten Bereiche wurden im Calwer Modell explizit ausgeklammert und beide Modelle als ergänzend betrachtet.

Die abschließenden Befragungsergebnisse bei Erzieherinnen lassen die Hypothese zu, dass das Calwer Modell seinen Vorgaben hinsichtlich Praktikabilität und Zielorientiertheit entspricht. Tatsächlich kann eine messbare entlastende Wirkung beim Personal festgestellt werden. Es kann in Verbindung mit einem Sprachförderprogramm nahezu den gesamten Vorschulförderbedarf abdecken.

Die hohe Akzeptanz bei Erziehern und Eltern ist auf die problemlose Handhabung und Umsetzung im Kindergartenalltag in Umfragen bestätigt worden.

Die Kinder haben die Aufgaben mehrheitlich gern und mit Freude erfüllt.

Den Rückmeldungen der Eltern und Erzieherinnen durch Fragebögen zu entnehmen ist ebenfalls eine positive fördernde Wirkung des Trainings im Besonderen beim Lern- und Spielverhalten; die Kinder sind geduldiger und ausdauernder, wissbegieriger, spielen intensiver, sind geschickter bei Bastel- und Malaufgaben und können besser aufpassen.

Vernetzung

Sicherlich ist die Kooperation zwischen Ärzten, Kostenträgern, den Heilmittelerbringern und den Kindergärten in dieser Form der Zusammenarbeit einmalig. Zumindest ist uns keine andere Variante bekannt.

Das Modellhafte an dem Projekt, das womöglich neue Wege für Ergotherapeuten aufweist, liegt u. a. auch an dieser Kooperation, zu der sich offene und kreative Menschen von der Basis zusammengefunden haben, um nach neuen Lösungen zu suchen.

Wichtig war außerdem die Verknüpfung mit der Wissenschaft in Form einer Kooperation mit der Alice-Salomon-Hochschule Berlin.

Schon in der Planungsphase und im weiteren Studienverlauf ist der DVE kooperativ mit eingebunden (COTEC Hamburg).

Auch die Fortbildungsveranstaltungen mit der Reutlinger Gesundheitsakademie werden zukünftig in Kooperation mit dem DVE angeboten.

Sowohl während der Studie als auch im Anschluss fanden und finden im Landkreis und überregional Informationsveranstaltungen für interessierte Eltern, Erzieherinnen, Lehrer und Ergotherapeuten statt. Ein besonderes Interesse besteht bei Grundschullehrern, speziell Lehrern, die in der Kooperation auch mit Vorschülern arbeiten.

Bundestagsabgeordneter Hans Joachim Fuchtel bot spontan ideologische Unterstützung an und übernahm die Patenschaft.

Wohlwollende Zustimmung findet das Calwer Modell in der Kreisverwaltung, Landrat Köblitz hielt die Beteiligung der Kindergärten für sehr wichtig und richtungsweisend.

Bei den Eltern fand das Projekt eine breite Sympathie und Unterstützung.

Evaluation und kontinuierliche Verbesserung

Die aus dem Qualitätsmanagement der Ergotherapiepraxis vertrauten Begriffe wie Wirksamkeitsüberprüfung, Effizienz und Effektivität, Kosten, Zielorientierung und -beschreibung sowie Prozessbeschreibungen, aber auch die Assessments haben die Didaktik und das Handbuch nebst Material geprägt.

Auch im Hinblick darauf, dass das Modell einmal Güte- und Qualitätsmerkmale für Vorschulprogramme liefern könnte, wurde es so angelegt, dass es später einmal EFQM-Normen entsprechen kann.

In Zusammenarbeit mit der Fachhochschule Berlin wurde das Programm evaluiert. Dabei wurde der Wiener Entwicklungstest verwendet, der im folgenden Abschnitt vorgestellt wird.

Wiener Entwicklungstest

Der Wiener Entwicklungstest (WET, von Kastner-Koller und Deimann) ist ein allgemeines Entwicklungsverfahren für 3–6-jährige Kinder. Er ist seit 1998 in Anwendung, wurde 2002 überarbeitet und neu normiert zum zweiten Mal aufgelegt.

Für die Studie ist der Test modifiziert:

- der Subtest für den Sprachbereich, emotionale und soziale Entwicklung sind herausgenommen
- die Subtests zur sensomotorischen Entwicklung und visuellen/auditiven Wahrnehmung („Lernbär“, Bilderlotto“, „Zahlenmerken“, „Nachzeichen“, „Turnen“, „Bunte Formen“) wurden exakt übernommen

Die anderen Subtests des Originaltests wurden ausgeblendet.

Nach Abschluss der Studienarbeit ist der WET nicht mehr Bestandteil der praktischen Anwendung als Teil des Programms, sehr wohl aber in der theoretischen Ausbildung im Zertifizierungsseminar.

Von beratenden Psychologen wurden Intelligenztests wie z.B. der den HAWIK oder K-ABC favorisiert. Wir haben uns dennoch für den WET entschieden, weil er eben kein defizitorientiertes Testverfahren ist, sondern neben einem Entwicklungsprofil auch Intentionsableitungen für Förderkonzepte darstellt.

Wir wollten in der Studie mit Prä- und Retestungen kindliche Entwicklungen messen und verfolgen, nicht lediglich IQ-Zahlen miteinander vergleichen. Ganz besonders können wir uns mit den „Theorien zur motorischen Entwicklung“, deren Konsequenzen für Teilleistungsstörungen, den engen Zusammenhang von Reifungs- und Lernprozessen im Vorschulalter identifizieren. Diese haben nachhaltig das Konzept geprägt.

Die Pilotstudie

In einer Pilotphase wurden 54 Kinder aus verschiedenen Kindergärten des Landkreises Calw rekrutiert, in Verum- (mit dem Programm arbeitend) und Kontrollgruppen (ohne Calwer Modell) aufgeteilt, vor und nach dem 50 Tage dauernden Training mit dem Wiener Entwicklungstest (WET) getestet. Die Ersttestung bestätigte die in der Umfrage 2005 ermittelte Zahl von nahezu 45% „Therapiebedürftiger" (definiert als markante Abweichung vom Normbereich des WET), nach Ende des Trainings mit dem „Calwer-Modell" war eine Reduktion der zuvor als „therapiebedürftig" Eingestuften auf ca. 7% erkennbar.

In Umfragen und Gesprächen mit den beteiligten Erzieherinnen wurden sowohl die problemlose Handhabung als auch die Umsetzung im Kindergartenalltag bestätigt und als Bereicherung empfunden. Tests und Training wurden weder von Erzieherinnen noch den Kindern als negativ empfunden und störten den Tagesablauf nicht.

Da die Pilotphase vermuten ließ, dass das „Calwer Modell" eine hohe Erfolgsquote bei hoher Akzeptanz der Beteiligten bezüglich der aufzuarbeitenden Defizite hat, startete im Sommer 2007 eine regional offene Studie, begleitet durch die Alice-Salomon-Hochschule (ASH) Berlin, um die bisherigen Ergebnisse zu überprüfen und zu erhärten.

Beteiligt waren hierbei 18 Kindergärten mit insgesamt 256 Vorschulkindern. Alle im Modell involvierten Erzieherinnen erhielten eine eintägige Schulung, wurden mit dem Ablauf, den Test- und Studienformalitäten und den Arbeitsmaterialien vertraut gemacht. Danach wurden alle Kinder mit dem WET getestet, und in zwei randomisierte Gruppen aufgeteilt. Die Trainingsphase für die erste Gruppe dauerte von Mitte September bis Anfang Dezember 2007, während die zweite Gruppe dem normalen Kindergartenalltag nachging. Mitte Dezember 2007 erfolgte dann die 2.Testung mit dem WET für alle Kinder.

Eine Effektivitätsstudie

Eine Effektivitätsstudie wurde von den Autoren eingeleitet und erhielt Unterstützung der AOK, wissenschaftliche Betreuung von Frau Prof. Dr. Kraus, Alice-Salomon-Hochschule Berlin sowie studentische Mitarbeit der ASH. Das Diagramm **(Abb.3.3)** zeigt deutlich eine signifikante Verbesserung der Trainingsgruppe im Vergleich zur Kontrollgruppe.

Studie in Stichpunkten:

- 18 Kindergärten mit insgesamt 256 Vorschulkindern nahmen teil.
- Schulungsseminar mit 54 Erzieherinnen.
- Kinder wurden mit dem WET vorab getestet.
- Alle Kinder wurden randomisiert den Experimental- und Kontrollgruppen zugeordnet.
- Die Experimentalgruppe (Trainingsgruppe) bekam täglich eine halbe Stunde eine Programmeinheit, die Kontrollgruppe bekam das ursprüngliche Kindergartenprogramm in der gleichen Zeit.
- Nach 12 Wochen wurden alle Kinder abschließend mit dem WET getestet.

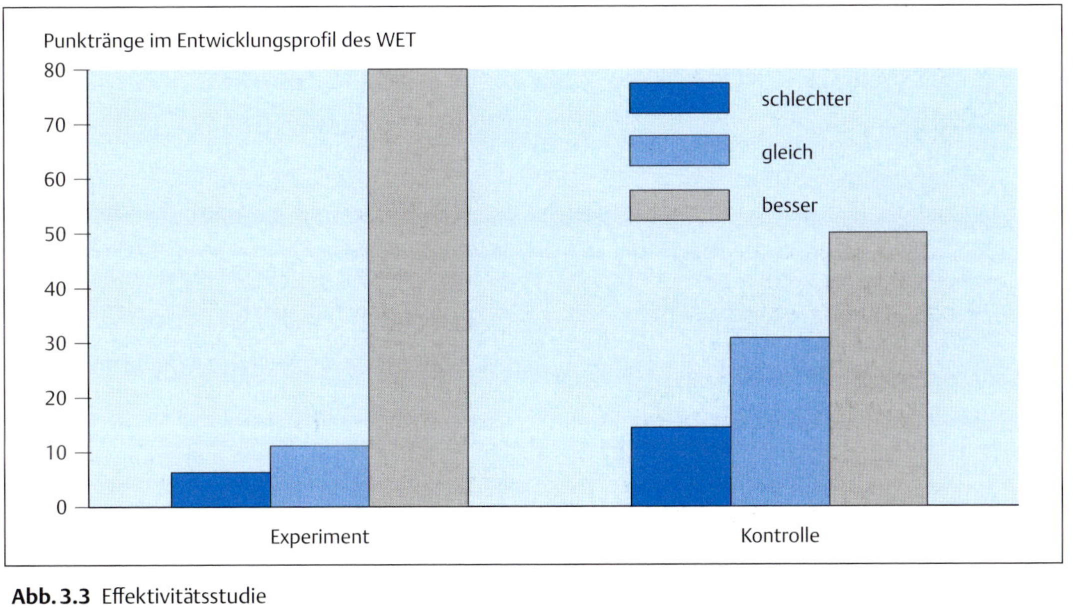

Abb. 3.3 Effektivitätsstudie

Ergebnisse der Studie:
Die Ergebnisse der Studie wurden von Frau Prof. Dr. Kraus kommentiert:

- Im Gesamtfall gab es keinen signifikanten Unterschied zwischen der Experimentalgruppe und der Kontrollgruppe – alle Kinder haben sich in den meisten Items (WET) wesentlich verbessert.
- Wenn man hingegen in motivierte und nicht motivierte Kindergärten unterschied und auch die unterschiedliche Vorgehensweise der Testpersonen berücksichtigte, gab es jedoch signifikante Unterschiede in der Experimentalgruppe im Vergleich zur Kontrollgruppe.
- Die Ergebnisse der Pilotstudie können somit bestätigt werden.

Eine detaillierte Ergebnisanalyse und Bewertung steht zur Veröffentlichung in der einschlägigen Fachliteratur an.

Lernerfahrungen

Die Studie hat auch gezeigt, dass Kinder in Vorschulalter zunehmend Entwicklungsförderung benötigen. Vereinzelt traten bis zu 42% auffällige bzw. förderpflichtige Kinder innerhalb eines Kindergartens auf. Das belegt, dass wirksame effiziente Trainings- und Förderprogramme eingesetzt und „alte Zöpfe" abgeschnitten werden sollen. Diese müssen nachweislich besser sein als bisherige.

Was nicht zu erwarten war, waren die enormen Widerstände bei den Erzieherinnen und zum Teil auch bei den Trägern. Wir waren davon ausgegangen, dass alle Teilnehmer an fortschrittlichen wissenschaftlich unterstützten Projekten, die entlasten sollen, interessiert sind.

Bestimmende Faktoren

Folgende Faktoren haben die Studienergebnisse beeinflussen können:

- Die unterschiedliche Vorgehensweise der Testpersonen trotz einheitlicher Instruktion.
- Der Motivationsgrad des jeweiligen Kindergartens war sehr unterschiedlich.
- Retestung und ein Teil des Trainings fanden in der Vorweihnachtszeit statt. Das machte die Integration des Programms in den Kindergartenalltag für einige Einrichtungen schwierig.
- Da die Gruppen randomisiert waren, entsprachen sie nicht den bestehenden Sozialgefügen der Kindergartengruppen, dies irritierte die Kinder.
- Einige Kindergärten wichen eigenmächtig von den Vorgaben ab, konnten so Zielvorgaben nicht einhalten (Kontrollgruppen übten zur gleichen Zeit wie Experimentgruppen zum Teil mit identischen Material wie aus dem Calwer Modell), die Erzieherinnen wollten niemanden diskriminieren – sie verstanden den Sinn der Studie nicht.
- Eine regelmäßige supervidierende Vor-Ort-Betreuung war während der Studie aus geografischen und zeitlichen Gründen nicht möglich.
- In den Experimentalgruppen fielen bei manchen Kindergärten die Tageseinheiten aus, wenn Kinder fehlten, nicht aber in den Kontrollgruppen.

Absicherung und Optimierung des Programms

Von der Berliner Fachhochschule wurde eine weitere wissenschaftliche Absicherung und Optimierung des Programms bezüglich folgender Aspekte empfohlen:

- Es sollte eine weitere Effektivitätsstudie ausgeführt werden, in der die benannten Störfaktoren besser kontrolliert werden können.
- Ähnliches Motivationsausmaß der teilnehmenden Kindergärten.
- Regelmäßige Vor-Ort-Kontrolle von Erzieherinnen und Testpersonen bei Schulung und Anwendung.
- Dieselben Testpersonen bei der Vor- und Nachtestungen.
- Der auditive Aspekt des Programms könnte in Zukunft ausgelassen werden.
- Die Perspektiven der Erzieherinnen sollten untersucht werden, um den Aspekt der Motivation besser zu erfassen.

Erzieherinnen können sich unserer Erfahrung nach nur wenig mit Konzepten, die Struktur und Handlung exakt vorgeben, identifizieren. Der Spiel- und Spaßfaktor ist zwar auch beim Calwer Modell nötig, um kindgerecht zu lernen, aber darüber hinaus muss es andere Qualitätsparameter geben.

Fazit

Die *Ergebnisse der Studie* sind sicherlich gemessen an den hohen Erwartungen in der Pilotstudie etwas geringer ausgefallen als erwartet. In der Gesamtanalyse gibt es aber dennoch eine realitätsnahe Bewertung der gesamten Situation im Vorschulfördersektor:

- Die Befragungen und Testergebnisse zeigen deutlich einen sehr hohen überproportionalen Förderbedarf, zumindest im Landkreis Calw.

- Die Studie ist ihrem wissenschaftlichen Anspruch gerecht geworden. Es konnte zudem eine deutlich bessere Wirksamkeit und Effektivität des Trainingskonzeptes im Vergleich zu den bisherigen praktizierten Verfahren festgestellt werden.

Das Trainingskonzept selbst erfüllt alle anfangs gesteckten Zielvorgaben:
- Es hilft Kindern deutlich, Defizite in ihrer Entwicklung auszugleichen, um so eine bessere Voraussetzung für den Schulalltag zu schaffen.
- Das Programm ist alltagstauglich, es erfüllt bereits heute internationale Qualitätsmerkmale. Es ist *ein* Baustein einer zukunftsorientierten Vorschulvorbereitung.

Dem Wunsch einiger Erzieherinnen, das Programm auch auf 3–4-jährige Kinder auszuweiten, könnte in der Weiterentwicklung entsprochen werden. Ebenfalls sind ein Elternhandbuch und ein „Elternkonzept" parallel in der Planung.

Literatur

Schröder A, Waltersbacher A: AOK Heilmittelinformationssystem. WidO: Bonn; 2006

Gröss B: Das „Calwer Modell" und seine möglichen Konsequenzen für den Beruf des Ergotherapeuten. Ergotherapie und Rehabilitation 2008; 47: 14–17

Kastner-Koller U, Deimann P: Wiener Entwicklungstest. 2. aktualisierte Auflage. Göttingen: Hogrefe; 2002

3.2.3 Entwicklung von Kindern in Beziehung

Solveig Reinisch

Das Projekt „Entwicklung von Kindern in Beziehung" (EKiB) gehört dem ersten von drei Modellprojekten der lokalen „Netzwerke Gesunde Kinder" in Brandenburg an.

Betätigungsbasierte Konzeption

Entstanden ist die Idee zu diesem Projekt aus den vielfältigen Beobachtungen, die wir – Ärzte, Krankenschwestern, Hebammen und Therapeuten – in den Kliniken „Gynäkologie und Geburtshilfe" sowie „Kinder- und Jugendmedizin" der Klinikum Niederlausitz GmbH in den letzten Jahren gemacht haben:
- Die Inanspruchnahme von Vorsorgeuntersuchungen funktioniert nicht mehr so gut.
- Die Vorsorgeimpfungen werden zu wenig wahrgenommen.
- Die Beziehungsgestaltung zwischen Müttern und Kindern, aber auch zwischen Vätern und Kindern sind häufig geprägt von Unsicherheit.

Aus unserer Erfahrung heraus wissen wir, dass Hinweise und Gespräche – bereits vor oder unmittelbar nach der Geburt eines Kindes angeboten – viele Weichen für das Zusammenleben in der Familie positiv stellen können.

Ziel

Ziel des Projektes ist es, allen Familien mit Neugeborenen – also nicht nur Familien in sozial belasteten Lebenssituationen – Begleitung und bei Bedarf Unterstützung anzubieten. Die Begleitung ist vorstrukturiert. Vorgesehen sind elf Hausbesuche in den ersten drei Lebensjahren der Kinder, der erste findet in der Regel bereits während der Schwangerschaft statt. Die Besuche finden rund um die U-Untersuchungen durch so genannte Patinnen statt; für jeden Besuchszeitpunkt gibt es eine Art Hinweisbogen für die Patinnen, welche Themen angesprochen werden sollten.

Die Patinnen sollen u.a. auch als Navigationshilfe für die Familien in Bezug auf das soziale Netz dienen, als konstante Ansprechpartnerinnen, als Türöffnerinnen, damit Familien bei Bedarf auch professionelle Hilfe annehmen. Das Projekt soll die Familien mit ihren Kindern wieder in den gesellschaftlichen Mittelpunkt stellen, Ermutigung in die Familien bringen, frühkindliche Beziehungen stabilisieren, damit die Kinder sich gesund entwickeln können.

Das Projekt folgt einem salutogentischen Ansatz, d.h. Resilienzfaktoren werden unterstützt. Gewonnen werden Familien für eine Teilnahme über die Schwangerenkonfliktberatung, Gynäkologen, Hebammen, die Geburtsklinik usw. Die Eltern verpflichten sich schriftlich in einem Vertrag zur Teilnahme, können aber jederzeit ihre Teilnahme am Projekt beenden. Sie erhalten ein Erstbesuchsgeschenk und verpflichten sich neben der Akzeptanz von Hausbesuchen der Patinnen zur regelmäßigen Teilnahme an den Vorsorgeuntersuchungen (einschließlich Vorsorgeimpfungen bzw. Impfberatungen) bei ihrem Kinderarzt sowie einmal jährlich ein kostenfreies Angebot der Elternbildung zu besuchen, das ebenfalls durch das Projekt in Form einer „Elternakademie" aufgebaut wird.

Familienbegleitbuch

Es wurde zudem für die Eltern ein Familienbegleitbuch entwickelt, welches als „regionales soziales Adressbuch" und „ständig begleitender Dokumentensammler" zu allen Beratungs-, Untersuchungs- und Therapieterminen des Kindes mitgeführt wird. Hier tragen die jeweiligen Fachkräfte ein, wann die Familie mit ihrem Kind welche Einrichtung besucht hat und ob ein Problem (z.B. gesundheitlich oder sozial) aufgetreten ist. Bevor „Problem Ja" angekreuzt wird, erklärt die jeweilige Fachkraft den Eltern, warum ein „Problem" angekreuzt wurde. So bleiben das Selbstbestimmungsrecht der Eltern und der Datenschutz gewahrt, und trotzdem können mögliche Entwicklungsrisiken zurückverfolgt werden.

Als zusätzlicher Anreiz für die Teilnahme von Familien an dem Projekt dienen drei hochwertige Entwicklungsgeschenke für Mutter und Kind, deren Abgabe an das Einhalten der Bedingungen im Teilnahmevertrag gekoppelt ist.

- Das erste Geschenk bringt die Patin in den ersten 14 Lebenstagen des Kindes. Es enthält für das Neugeborene: einen Schlafsack, eine Wickeldecke, ein Fieberthermometer sowie einen Gutschein zum Babyschwimmen. Für die Mutter: ein Wohlfühlset, bestehend aus einem Massagegutschein (beim Hausbesuch) und ein Set aus Duschbad, Creme etc.
- Das zweite Geschenk wird durch die Patin um den 12. Lebensmonat nach der U5 überreicht. Hier erhält das Kind seine ersten Kinderschuhe in Form eines Gutscheins von 35 Euro, verbunden mit nützlichen Hinweisen zum Kauf von gesundheitsförderlichem Schuhwerk.
- Das dritte Geschenk wird mit ca. 2¾ Jahren des Kindes nach der U7 überreicht.

Patinnen, Ausbildung und Einsatz

Die Patinnen haben eine projektinterne Ausbildung erhalten, deren Inhalte vorher im multidisziplinären Netzwerk entwickelt wurden. Das Curriculum der vorbereitenden Ausbildung ist für alle zukünftigen Paten und Patinnen verpflichtend und umfasst folgende Bausteine:

- Gesprächsführung nach dem IntraActPlus-Konzept, entwickelt von Dr. Fritz Jansen und Dipl.-Psych. Uta Streit (z.B. in Form von Rollenspielen, die mit einer Videokamera aufgenommen und ausgewertet wurden)
- Frühkindliche Interaktion und Eltern-Kind-Bindung
- Inhalt und Chancen der Vorsorgemaßnahmen
- „Das Leben mit dem neuen Kind" – Hebammenwissen
- Rechte und Pflichten der Eltern bei Geburt eines Kindes
- Unfallverhütung im frühen Kindesalter
- Entwicklung und Entwicklungsförderung von Kindern zwischen 0 und 3 Jahren
- die eigene Rolle als Pate: Möglichkeiten und Grenzen einer Familienpatenschaft im Niederlausitzer Netzwerk Gesunde Kinder
- Kindeswohl/-gefährdung

Die Patinnen sollen in den Familien keine professionellen therapeutischen Aufgaben übernehmen, sondern durch die Fortbildungen ein Gespür für vorliegenden Beratungs- bzw. Hilfebedarf in den Familien entwickeln und über geeignete regionale Hilfesysteme und Angebote Bescheid wissen, die sie den Eltern empfehlen können.

Die Vermittlung der Patinnen läuft über eine Koordinationsstelle. Die Koordinatorin ist die einzige fest angestellte Mitarbeiterin im Projekt. Die teilnehmenden Familien können bei Eintritt in das Projekt Wünsche in Bezug auf eine Patin (z.B. Alter oder eigene Erfahrung mit Kindern) angeben; die Koordinatorin versucht, diese Wünsche bei der Vermittlung der Patin zu berücksichtigen.

Es wurde eine Checkliste für die zu besprechenden Themen beim ersten Besuch der Patin in der Familie entwickelt, die als Richtlinie gilt und sich bewährt hat.

Auf 4–6-wöchentlichen Gruppentreffen, den sogenannten Patenstammtischen mit jeweils 10–12 Patinnen und einem festen Gruppenleiter aus dem professionellen Netzwerk, besprechen die Patinnen in anonymisierter Form, welche Probleme es bei den Besuchen gab. Außerdem gibt der Gruppenleiter wichtige Informationen (gesetzliche Änderungen, projektbezogene Informationen usw.) an die Familienpatinnen weiter, die diese dann in die Familien hineintragen. Die Teilnahme an den Patenstammtischen ist für die Patinnen Pflicht. Die Gruppenleiter sind darüber hinaus Bindeglied zwischen den Familienpaten und den Mitgliedern des multidisziplinären Hilfesystems im regionalen Netzwerk.

Gruppensupervision

Des Weiteren besteht zweimal jährlich die Möglichkeit einer Gruppensupervision mit einer externen Supervisorin.

Jeder Besuch des Familienpaten in der Familie wird zusammen mit den neu hinzugekommenen

Eintragungen in das Familienbegleitbuch des Kindes telefonisch an die Koordinatorin weitergegeben, die diese kurz in einem Bogen dokumentiert. Die Informationen werden von der Koordinatorin in eine zentrale Datenbank eingegeben. Diese Datenbank ist eng abgestimmt mit der Landesdatenschutzbehörde und enthält neben den wichtigsten Kontakt- und Anamnesedaten der teilnehmenden Mutter mit ihrem Kind alle Besuche der Patin, alle Kontakte des Kindes zu Mitgliedern des multidisziplinären Hilfesystems im regionalen Netzwerk (z.B. alle Vorsorgetermine bei der ambulanten Hebamme sowie beim Kinderarzt) und aufgetretenen Probleme in Form von Ja/Nein-Einträgen.

Diese Datenbank dient der Datenauswertung durch einen externen Evaluator. Die teilnehmenden Familien sind über die Art und den Umfang der Datenbank informiert, geben in dem Teilnahmevertrag ihre Einwilligung zur Erfassung dieser Daten, können diese jederzeit einsehen und ggf. ihre Löschung verlangen.

Für akute Probleme in Bezug auf die Hausbesuche in den Familien können sich die Patinnen an die Koordinatorin als Ansprechpartnerin wenden. Ansonsten sind die Patinnen vertraglich auf die strenge Einhaltung von Datenschutz und zur absoluten Verschwiegenheit verpflichtet.

Zurzeit sind insgesamt 93 Patinnen in ca. 420 Familien im Einsatz. Pro Woche kommen etwa 3–6 Familien dazu. Alleinerziehende Mütter und Erstgebärende stellen einen hohen Anteil im Projekt dar, jedoch sind auch alle anderen Familien- und Sozialkonstellationen vertreten. Circa 50% der Familien mit Neugeborenen im Landkreis nehmen am Projekt teil.

Das Projekt beinhaltet neben der Einbindung von „Ehrenamtlern" ein sozialräumliches Netzwerk, das alle regionalen Akteure vereint, die mit der Gesundheit und der Erziehung von Kindern beschäftigt sind (Schwangerschaftskonflikt-Beratungsstelle, das Frühförderzentrum FRÖBEL e.V., ambulante Gynäkologen und Kinderärzte, Hebammen, Geburts- und Kinderklinik, Erziehungs- und Familienberatungsstelle, Jugendamt, freie Träger der Jugendhilfe, ASD, Gesundheitsamt, Kindertagesstätten, Frauenhaus und der Kinderschutzbund). Auch der Jugendhilfeausschuss sicherte seine Unterstützung in Form eines Beschlusses zur Unterstützung des Projekts durch Mitarbeiter des Jugendamtes und seiner freien Träger zu.

Zur Entwicklung des Projektes wurden zwei Workshops mit den regionalen Netzwerkakteuren durchgeführt, von denen die meisten in der für das Projekt eingerichteten Lenkungsgruppe – dem beratenden Gremium – integriert sind. Das Projekt ist zudem Teil des Ende 2005 beschlossenen „Programms für Familien- und Kinderfreundlichkeit" der Landesregierung Brandenburg. Das Land übernimmt in den ersten drei Jahren die finanzielle Unterstützung. Dazu kommen Eigenmittel, Einnahmen aus Fortbildungsangeboten sowie Spenden.

Es wird angestrebt, die im Projekt entwickelten und umgesetzten Präventionsstrukturen auf alle anderen Landkreise Brandenburgs zu übertragen; das Projekt selbst plant eine Ausdehnung auf die ersten sieben Lebensjahre der Kinder, um gezielt auch die Sprachentwicklung der Kinder zum Thema machen zu können. Dabei wird der engen Zusammenarbeit mit den Kindertagesstätten eine große Bedeutung beigemessen.

Angedacht sind die Verbesserung der Angebote im „familienentlastenden Dienst" sowie der Aufbau einer „Schreibaby"-Ambulanz. Weiterhin sollen während der Projektlaufzeit vorhandene Angebote besser aufeinander abgestimmt, optimaler an die Bedürfnisse von Familien angepasst und Synergieeffekte ausgelotet und ausgenutzt werden.

Zielgruppen

Das Projekt „EKiB – Entwicklung von Kindern in Beziehung, „Niederlausitzer Netzwerk Gesunde Kinder" ist ein Präventionsprojekt, das ausgeht vom Klinikum Niederlausitz, hier insbesondere der Klinik für Kinder- und Jugendmedizin Lauchhammer der Klinikum Niederlausitz GmbH.

EKiB bietet Familien mit Neugeborenen auf freiwilliger Basis eine Begleitung durch ehrenamtlich tätige Patinnen und Paten, um präventiv zu einer förderlichen seelischen, körperlichen und geistigen Entwicklung von Kindern beizutragen. Zur Zielgruppe gehören alle Familien mit Wohnsitz im Landkreis Oberspreewald-Lausitz, die ein Kind erwarten. Im Landkreis werden ungefähr 350–400 Kinder im Jahr geboren.

Vernetzung

EKiB verbindet und vernetzt in systematischer Art und Weise Menschen in der Kommune des ländlichen Sozialraums auf verschiedenen Ebenen:

- auf der professionellen Ebene u.a. Jugendhilfe- und Gesundheitshilfe, multidisziplinär
- auf der Ehrenamts-Ebene: Vernetzung der Patinnen durch gemeinsame Ausbildung und Gruppentreffen und Supervision

- auf der Ebene aller Familien mit Neugeborenen: Patinnen und Familien, z. B. während der Besuche von Patinnen in „ihren" Familien sowie in der Elternakademie

Neben der Sorge um eine Einbindung von jungen Familien in die Kommune und ein gesundes Aufwachsen von Kindern stellt das Projekt den Versuch dar, im ländlichen Raum im Osten Deutschlands neue Verbindungsstrukturen zu entwickeln, um den Landkreis, der durchaus als Krisenregion zu bezeichnen ist, dadurch zu „beleben".

Evaluation lokale „Netzwerke Gesunde Kinder"

Im Rahmen des Landesprogramms „Die Brandenburger Entscheidung: Familien und Kinder haben Vorrang!" fördert das Ministerium für Arbeit, Soziales, Gesundheit und Familie seit mehr als zwei Jahren den Aufbau lokaler „Netzwerke Gesunde Kinder".

Die ersten drei lokalen Netzwerke werden fortlaufend durch ein unabhängiges Institut evaluiert. Ein erster Zwischenbericht, der die lokalen Netzwerke in der Niederlausitz, im Havelland und in der Stadt Eberswalde in ihrer Aufbauphase bis Jahresende 2007 bewertet, lag am 1. Februar 2008 vor.

Zentrale Aussagen im Bericht des Evaluators

Netzwerkstrukturen

Die drei Netzwerke der Modellphase I hatten sich vor Beginn ihrer Tätigkeit auf Eckpunkte in einem gemeinsamen Kernkonzept, auf Grundsätze im Qualitätsmanagement und zum Datenschutz verständigt. Die Evaluation bestätigt, dass vergleichbare Netzwerkstrukturen, bestehend aus Projektleitung, Koordinatorenstelle, Gruppenleiter und interdisziplinär besetzten Arbeitsgruppen, an allen Standorten erfolgreich aufgebaut wurden.

Kooperationspartner

Es ist an den drei Standorten gelungen, die für Kindergesundheit und frühe Hilfen Verantwortlichen in die Arbeit der Netzwerke über Kooperationsvereinbarungen fest einzubinden.

Dazu gehören:

- Schwangerschaftskonfliktberatungsstelle
- ambulant und stationär tätige Frauen- und Kinderärztinnen und -ärzte
- niedergelassene medizinische Therapeutinnen und Therapeuten
- Träger der freien Jugendhilfe
- regionale Frühförderstelle, Krankenhäuser sowie
- das Gesundheits-
- Jugend- und
- Sozialamt

Die Zusammenarbeit mit niedergelassenen Kinderärztinnen und Kinderärzten wurde im Projektverlauf optimiert.

Ehrenamt

Zwei lokale Netzwerke (Niederlausitz und Eberswalde) organisieren die aufsuchende, unterstützende Begleitung von Eltern ausschließlich über geschulte, ehrenamtlich Tätige. Die Patinnen und Paten erhielten lediglich eine Aufwandsentschädigung.

Alle ehrenamtlich tätige Patinnen und Paten wurden vor ihrem ersten Einsatz individuell auf Eignung geprüft und nach einheitlichen Curricula in den Themenfeldern Sozialrecht, Kindergesundheit, frühe Hilfen und Kommunikationstechniken geschult. Weiterhin standen den Patinnen und Paten professionell ausgebildete Gruppenleiter und Supervisoren beratend zur Seite.

Inanspruchnahme

Zum Stichtag 5. November 2007 besuchten in den drei Netzwerken 111 ehrenamtlich tätige Patinnen und Paten sowie 18 Hebammen 712 Familien in regelmäßigen Abständen. Damit konnten 5 % aller Familien mit Neugeborenen erreicht werden – nach Auskunft des Evaluators ein sehr guter Wert für einen Projektstart.

Nur etwa 3 % der Familien verließen nach mehreren Monaten das Netzwerk aus unterschiedlichen Gründen, weitere 2 % der Familien schieden wegen Umzug aus.

Kapazitätsgrenzen

Die familienbegleitenden Angebote wurden gut angenommen. Die Kapazitäten der Netzwerke in der Rekrutierung, Schulung und Supervision von ehrenamtlich Tätigen stießen allerdings an Grenzen. Zum Jahresende 2007 konnte nicht jeder Familie sofort eine Patin oder ein Pate vermittelt werden.

Die Programmreichweite könnte von derzeit 53 % (in der Niederlausitz knapp 60 %) noch deutlich gesteigert werden, wenn geschulte Patinnen und Paten in ausreichender Zahl zur Verfügung stehen würden.

Erreichbarkeit der Zielgruppen

Knapp 60% der Mütter werden bereits während der Schwangerschaft Mitglied im Netzwerk. Hauptzuweiser sind die Schwangerschaftskonfliktberatungsstellen, die niedergelassenen Frauenärztinnen und -ärzte sowie die Geburtskliniken.

In der Altersgruppe der sehr jungen, allein stehenden Schwangeren lag die Inanspruchnahmerate noch höher. Wenn sich dieser Trend bestätigt, hätten lokale Netzwerke ein weiteres, wichtiges Teilziel erreicht: schwangere Teenager dazu zu bewegen, sich mit ihrer Schwangerschaft auseinanderzusetzen und vernünftige Lösungen für ihre Probleme lange vor dem Geburtstermin zu suchen.

Weil ein Netzwerk den Sozialstatus der Eltern bisher nicht erfasste, sind Aussagen zur Erreichbarkeit von weiteren Zielgruppen mit Risiken aus sozialer Lage noch nicht möglich.

Leistungen der Netzwerke

Die Zusammenarbeit zwischen den Kooperationspartnern und das Hausbesuchssystem durch Patinnen, Paten und Hebammen ist in allen drei Netzwerken gut etabliert. Allerdings nahmen nur maximal 10% der Mütter und Väter die Elternschulungen in Anspruch. Damit stehen Aufwand und Nutzen von Bildungsangeboten derzeit noch nicht in einem ausgewogenen Verhältnis.

Akzeptanz früher Hilfen

Die regelmäßige Begleitung der Familien ermöglicht es den Patinnen, Paten und Hebammen, Entwicklungsauffälligkeiten oder erste Symptome einer Vernachlässigung bzw. Kindesgefährdung frühzeitig zu erkennen und rechtzeitig Hilfen zu organisieren. Nach ersten Erfahrungsberichten nahmen bisher alle Familien, die einen besonderen Hilfebedarf hatten, die Vermittlungsangebote für Leistungen professioneller Dienste an.

Transfer des Projekts

Der frühzeitige Transfer des Projekts „Netzwerke Gesunde Kinder“ auf weitere Standorte ist gelungen. Im Ergebnis eines am 27. November 2007 beendeten Auswahlverfahrens wird der Aufbau von vier weiteren lokalen Netzwerken seit Jahresbeginn 2008 vom Land gefördert.

Auch diese vier Netzwerke werden nach den gleichen Kriterien wie die Netzwerke der Modellphase I begleitend evaluiert.

Lernerfahrungen

Die Entwicklung eines einheitlichen Kernindikatorensatzes, der auch die Messung von Wirkungen auf Kindergesundheit und soziale Zielgruppen ermöglicht, hatte sich aus fachlichen Gründen geringfügig verzögert, liegt aber inzwischen vor.

Zentrale Herausforderungen für Träger lokaler Netzwerke werden nach Auffassung des Evaluators die Anwerbung und Schulung weiterer Patinnen und Paten 2008 sowie die Einhaltung der bereits erarbeiteten Qualitätsstandards durch Akteure und Träger sein.

Literatur

www.ekib.info, Zugriff 15.08.2009
www.masgf.brandenburg.de, Zugriff 15.08.2009

3.2.4 „Packesel, nein danke – Kindern den Rücken stärken!“

Kerstin Nolte

Das Projekt „Packesel, nein danke – Kindern den Rücken stärken!“ stellt eine klassische primärpräventive Maßnahme dar. Das Projekt richtet seinen Fokus darauf, Rückenbeschwerden bei Kindern, Jugendlichen und somit späteren Erwachsenen nicht aufkommen zu lassen bzw. den Eintritt etwaiger Gesundheitsprobleme zu verzögern, damit die Lebensqualität der Kinder erhalten bleibt. Lebensqualität bezieht sich dabei vor allem auf das Wahrnehmen und Ausführen von Bewegungsangeboten und anderen bedeutenden Tätigkeiten der Kinder (Nolte 2009).

Betätigungsbasierte Konzeption

Bewegung stellt für Kinder einerseits ein Grundbedürfnis dar und bietet ihnen andererseits motorische Weiterentwicklung und persönliche Entfaltung. Die Bundeszentrale für gesundheitliche Aufklärung (BzgA 2001) benennt, dass auffallend viele Kinder in deutschen Grundschulen gesundheitliche Einschränkungen wie Koordinationsprobleme, Haltungs- oder Muskelschwächen aufweisen. Im Rahmen des Motorikmoduls der KiGGS-Studie wurde außerdem deutlich, dass in den meisten Testaufgaben wie z.B. Einbeinstand oder Linie nachfahren Kinder mit einem niedrigen sozialen Status und/oder mit Migrationshintergrund mit Abstand schlechter abschlossen als andere Kinder (Starker et al. 2007).

Werden die motorischen Schwierigkeiten nicht überwunden, können die Kinder langfristig Einschränkungen in der Ausübung ihrer alltäglichen Tätigkeiten wie Spiel oder Schule und eben in ihrer Lebensqualität erleben.

> ! Die KIGGS-Studie ist ein bundesweiter Survey zur Gesundheit von Kindern und Jugendlichen des Robert Koch-Instituts, an dem 17641 Kinder teilgenommen haben. Bis Mai 2006 wurden die Kinder über den Zeitraum von drei Jahren untersucht. Ziel der Studie war es, umfassende Informationen zu gesundheitlichen Faktoren wie z. B. Ausdauer, Sehfähigkeit etc. zu erfassen und Datenlücken zu schließen (Robert Koch-Institut 2006).

Studien, die eindeutig belegen, dass das Tragen zu schwerer oder falsch gepackter Schultaschen zu Einschränkungen in der Rückengesundheit führen, konnten zum derzeitigen Zeitpunkt nicht gefunden werden; dennoch wird in der Häufigkeit von Rückenschmerz deutlich, dass das Schultaschengewicht eine Rolle spielt.

Im Rahmen der KiGGS-Studie ergab eine Untersuchung per Fragebogen, dass etwa jedes 20. Kind eine Wirbelsäulenverkrümmung aufweist. Dabei steigt mit dem Lebensalter die Anzahl der Erkrankungsfälle stetig (Kamitsiuris et al. 2007).

In einer weiteren Studie, die sich mit der Häufigkeit des Auftretens von Schmerzen innerhalb der letzten drei Monate beschäftigt, wird benannt, dass 13% der Jugendlichen im Alter von 11–17 Jahren Rückenschmerzen empfinden (Ellert et al. 2007).

Der amerikanische Berufsverband der Ergotherapie (AOTA 2007) untersuchte im Rahmen des „National Backpack Awareness Day" (s. Merke-Kasten), welche Auswirkungen die Art des Schultaschentragens bei Kindern und Jugendlichen haben können.

Unter anderem fand der Verband heraus, dass in den USA ca. 50% von 40 Millionen Kindern zu schwere Schultaschen tragen. Viele amerikanische Schüler berichteten von Rücken- oder Nackenschmerzen, eingeschränkter Atmung oder Ermüdungserscheinungen beim Tragen von Schultaschen (ebd.).

> ! National Backpack Awareness Day: Am Backpack Day erarbeiten Ergotherapeuten mit Rückhalt des amerikanischen Ergotherapieverbandes (AOTA) in den Schulen mit Kindern Strategien zum leichteren Tragen des Schulranzens und überprüfen das aktuelle Gewicht der Taschen (AOTA 2007).

Das übergeordnete Richtziel für das Projekt „Packesel, nein danke – Kindern den Rücken stärken!" stellt die *Stärkung der Gesundheitskompetenz* der Grundschüler im Bereich Rückengesundheit dar (zit. n. Nolte 2009).

Einen betätigungsorientierten Schwerpunkt des Projekts stellt das Vermitteln des richtigen Packens und Tragens der eigenen Schultasche dar. Auch wenn der Schulweg jedes Kindes anders gestaltet ist, haben sie eines gemein: Sie tragen ihren Ranzen, Rucksack oder Sportbeutel mit ihren Schulmaterialien. Das Projekt greift daher eine Betätigung auf, die zumindest in Deutschland nahezu jeden Schüler betrifft.

Die Kinder können im Projekt ausprobieren und mithilfe kindgerechter Materialien Erfahrungen sammeln und bewerten (z. B. beim Schultaschetragen und -packen). Dies tun sie mit ihren eigenen Schultaschen und persönlichen Utensilien sowie für den Schultag benötigten Materialien. Die einzelnen Ranzen der Kinder werden gewogen, um gemeinsam mit ihnen ihre persönliche Obergrenze des Ranzengewichtes von 15% zu ermitteln.

Darüber hinaus wird den Kindern weiteres themenspezifisches Wissen zur Rückengesundheit vermittelt wie z. B. die Anatomie der Wirbelsäule oder gesundes Sitzen im Unterricht. Auf diese Weise können sie sich über ihre bisherigen Verhaltensweisen bewusst werden und gleichzeitig die Bedeutung von gesundheitsgerechtem Verhalten erkennen.

Zusammenfassend sind die Grobziele des Projekts in **Abb. 3.4** dargestellt.

Zielgruppe

Die Zielgruppe stellen Schüler im Alter von 7–10 Jahren einer Regelgrundschulklasse dar. Da viele Materialien, die für das Projekt entworfen wurden, Text enthalten, wendet sich das Projekt vorrangig an Kinder der zweiten bis vierten Klasse.

Diese junge Zielgruppe wurde gewählt, da laut Ellert et al. (2007, S. 714) bereits Kinder ab 11 Jahren unter Rückenschmerzen leiden. Um dem Rückenschmerz primärpräventiv zu begegnen, ist eine Intervention bereits in den ersten Klassen sinnvoll. Auch die Erfolge des Ranzen-TÜVs nach 2–3 Jahren laut Engelmohr (2007) unterstützen den frühen Einsatz der Präventionsarbeit.

Das Projekt wird im Rahmen des Schulunterrichts angeboten und orientiert sich damit am Settingansatz (Nolte 2009).

Grobziele des Projekts

- Stärkung der Eigenverantwortung im Umgang mit Gesundheit und Körper
- Vermittlung der Anatomie der Wirbelsäule
- Erkennen von Risikofaktoren von Rückenbeschwerden
- Erkennen des eigenen Bewegungsverhaltens in Bezug zur Wirbelsäule
- Erlangen des Wissens zum rückengerechten Verhalten in der Schule und auf dem Schulweg
- Selbsterfahrung zum Nutzen des Gelernten
- Einsicht in die Wichtigkeit der Umsetzung des Gelernten
- Anpassung der Schulumwelt
- Integration der Lehrer und Eltern

Abb. 3.4 Grobziele des Projekts „Packesel, nein danke – Kindern den Rücken stärken!" (Nolte 2009)

Im Gegensatz zum individuellen Ansatz werden über den Settingansatz alle Kinder erreicht. Es werden also auch Kinder beteiligt, die vielleicht sozial benachteiligt sind oder aus einem Migrationskontext stammen. Dies ist von Bedeutung, da diese Kinder u. a. häufiger motorische Defizite aufweisen. Ein weiterer Vorteil des Ansatzes, dass die Kinder direkt in ihrer Lebensumwelt – der Schule – angesprochen werden.

Auf diese Art ist es möglich, auch vor Ort im Klassenzimmer und in Kooperation mit dem Klassenlehrer einzugreifen und so z. B. das Einrichten von privaten Fächern zur Aufbewahrung von Büchern anzuregen. Dies wiederum ermöglicht es, Schüler wie auch Lehrer aktiv und ressourcenorientiert an die Veränderung in Richtung Gesundheitserhaltung heranzuführen (DVE 2006, S. 17).

Klientenzentrierung

Im Projekt kommen verschiedene Methoden zum Einsatz, die die Kinder aktiv einbeziehen und den Lernprozess abwechslungsreich gestalten. Die BzgA (2000) erläutert, dass präventive Maßnahmen verhaltensbezogen und handlungsorientiert durchgeführt und Kooperationen mit Beteiligten wie Eltern und Lehrern eingegangen werden sollten, um einen effektiven Transfer zu erreichen.

Ein elementarer Teil des Projektes wird daher über das Stationenlernen vermittelt. Die Kinder arbeiten nacheinander in den Stationen „Ranzengewicht", „richtiges Packen und Tragen der Tasche" und „Rückentest". Mithilfe eines Schulranzenpasses können sie ihre Erfahrungen bzw. Ergebnisse dokumentieren (Nolte 2009).

Eine attraktive und motivierende Gestaltung des jeweiligen Themas, die sich an die Grundschüler richtet, steht beim Stationen lernen im Vordergrund. Dabei werden die Lerninhalte durch die vorgegebene Struktur fantasievoll und umfassend dargeboten. Im Kern der Methode stehen die drei Kriterien Handlungsorientierung, Eigenverantwortung der Schüler und innere Differenzierung des Lerngegenstandes (Altenburg et al. 2000).

In der Umsetzung heißt dies, dass die Inhalte so gestaltet wurden, dass die Kinder über das Ausprobieren wie z. B. das Wiegen der Bücher lernen. Darüber hinaus entscheiden sie in eigener Verantwortung, was und wie viel sie bearbeiten bzw. lernen möchten. Die Kriterien spielen für die Lernerfahrung vor allem dann eine Rolle, wenn Kinder mit Einschränkungen im Sprachschatz, z. B. aufgrund ihres kulturellen Hintergrundes, oder Kinder mit Lernschwierigkeiten in der Klasse sind (Nolte 2009).

Insgesamt sind die Inhalte so gestaltet, dass sie die Fantasie der Schüler ansprechen und ihrer Lernentwicklung und ihrem Lernbedürfnis entsprechen. Neben den Leitfiguren „Rosi Ranzen" und „Rudi Rucksack", die durch das Projekt führen, gibt es z. B. für die Haltungen verschiedene Namen wie „krummer Otto" oder „gerader Gernot". Auch die Arbeitsblätter und der Schulranzenpass sind kindgerecht und mit einem hohen Aufforderungscharakter gestaltet (Nolte 2009).

Elterneinbezug

Darüber hinaus werden neben den Lehrern auch die Eltern ins Projekt eingebunden. Dies geschieht zum einen über die Information per Brief als auch über den Elternabend bis hin zur aktiven Beteiligung freiwilliger Eltern am Projekt.

Laut Law (1998) hängt die Erweiterung der Fähigkeiten eines Kindes sehr eng mit der Unterstützung vonseiten der Familie als auch mit dem gesamten interaktiven Kontext zusammen. Auch Hurrelmann (2004) benennt, dass die Familie neben der Schule die prägendste Einwirkung auf die Einstellungen und Verhaltensweisen der Kinder hat.

Um diesen Aspekt der Klientenzentrierung gewährleisten zu können, ist es von großer Bedeutung, dass die Beteiligung der Eltern am Projekt gefördert wird.

Innovation und Nachhaltigkeit

In ähnlicher Art und Weise wurden in den USA wie auch in Deutschland in den vergangenen Jahren Projekte durchgeführt. Ausgehend von der Beobachtung, dass viele Schulranzen von Grundschülern zu schwer seien, führten der amerikanische Berufsverband der Ergotherapeuten sowie die Landesärztekammer in Rheinland-Pfalz Schultaschen-TÜVs durch.

Dabei setzt sich der amerikanische Berufsverband dafür ein, dass Kinder die Chance erhalten, ihre Schullaufbahn erfolgreich zu meistern. Im Rahmen dieser Devise wird seit einigen Jahren an einem national festgelegten Datum der „National School backpack awareness day" unter dem Motto „Pack It Light, Wear It Right!" in Grundschulen angeboten (AOTA 2007).

Bis zum Jahr 2007 wurde dieses Projekt in 46 US-Bundesstaaten durchgeführt und erreichte 25 000 Schüler. Inhalte des amerikanischen Schulranzen-TÜVs sind vor allem, das Überprüfen des Ranzengewichts wie auch Strategien zum leichteren Taschetragen zu erarbeiten (ebd.).

2003 wurde in Deutschland ein ähnliches Projekt von der Landesärztekammer in Rheinland-Pfalz ins Leben gerufen. In Zusammenarbeit mit Schulleitungen, Lehrern und Elternbeiräten entstand das Projekt „Schulranzen-TÜV", dessen Grundgedanke es ist, mehr Präventionsarbeit in Grundschulen zu leisten. Die Notwendigkeit wurde nach den ersten Untersuchungen deutlich. Die Messungen der Ranzengewichte legten dar, dass nur etwa jedes dritte Kind einen Ranzen trägt, der unter der Empfehlung von 15% des Körpergewichts liegt (Landesärztekammer 2003).

Das Projekt „Packesel, nein danke!" greift teilweise Inhalte der erfolgreichen Veranstaltungen auf und erweitert diese um weitere Risikofaktoren der Rückengesundheit. So werden beispielsweise die verschiedenen Sitzhaltungen im Unterricht oder auch die Stärkung der Rückenmuskulatur thematisiert und so aufgegriffen, dass sie langfristig im Unterricht integriert werden können. Zusätzlich bietet das Projekt mithilfe des Handbuchs und der Materialien einen festen Rahmen, der von Ergotherapeuten umgesetzt werden kann.

Eine Auswertung zur Nachhaltigkeit des Projektes konnte bisher nicht erfolgen. Grundsätzlich ist jedoch vorgesehen, dass die Gewichte der Schultaschen über die Jahre festgehalten werden, um bei Wiederholung des Projektes an den betreffenden Grundschulen Erfolge messbar zu machen. Zusätzlich sollen die Materialien bezüglich verschiedener Faktoren wie Erreichbarkeit, Verständlichkeit, Motivation etc. evaluiert werden.

Zur Finanzierung gibt es bisher keine einheitliche Regelung. Je nach Grundschule bzw. Region können verschiedene Kostenträger angesprochen werden. Dazu gehören u. a. Fördervereine, Gesundheitsämter, Gesundheitskassen oder Krankenversicherungen, Schulbehörden wie auch die Schule oder die Eltern selbst.

Vernetzung

Damit das Projekt erfolgreich umgesetzt werden kann, ist eine enge Zusammenarbeit mit einer Grundschule erforderlich. Das Projekt orientiert sich damit am Settingansatz.

Die Schule ist an elementaren Sozialisationsprozessen beteiligt und nimmt auf diesem Weg Einfluss auf die Persönlichkeitsentwicklungen und auf die Einstellungen und Fähigkeiten der Schüler (Hurrelmann 2004).

Ein Primärpräventionsprojekt wie „Packesel, nein danke!" im Rahmen des Unterrichts anzubieten kann demnach bedeuten, dass die Kinder ihre Einstellungs- und Verhaltensweisen gegenüber der Rückengesundheit erkennen bzw. verändern (Nolte 2009).

Vor Beginn des Projektes werden die entsprechenden Lehrer genau informiert und eingearbeitet. Neben der reinen Information sieht das Projekt vor, dass die Ergotherapeutin die Pädagogen intensiv bezüglich möglicher Veränderungen im Klassenraum oder des Unterrichts hinsichtlich eines rückengesunden Alltags berät. Dabei zeigt der Ergotherapeut dem Lehrer Wege auf, wie er mit wenig Aufwand in den Schulalltag rückengerechte Elemente integrieren und im Sinne eines Multiplikators tätig werden kann (Nolte, 2009).

Evaluation und kontinuierliche Verbesserung

Grundsätzlich wurden der Aufbau des Projekts wie auch die Materialien so gestaltet, dass je nach Bedingungen der jeweiligen Grundschule eine individuelle Umsetzung möglich gemacht werden kann. Das Projekt kann beispielsweise in einem kürzeren

Zeitrahmen durchgeführt werden oder andere Schwerpunkte setzen (Nolte 2009).

Zur Evaluation ist vorgesehen, dass die Ergotherapeutin nach der Projektdurchführung mit der Schulleitung und den Lehrern Kontakt hält. Sowohl die Eindrücke der Schüler als auch die Effekte bezüglich der Verhaltensreflexion sollten begutachtet werden. Aber auch die Zufriedenheit in der Zusammenarbeit der verschiedenen Disziplinen sollte Thema sein (ebd.).

Wird die Kooperation langfristig mit den Grundschulen aufrechterhalten, könnte der Forschungsaspekt stärker berücksichtigt und die Nachhaltigkeit des Projektes dargestellt werden. Die Daten der Ranzengewichte können mithilfe des Wiegeprotokolls statistisch für die Schule oder aber auch für übergeordnete Institutionen erfasst werden. Zusätzlich könnten andere statistische Faktoren als auch Aussagen zu Rückenschmerzen in diesem Zusammenhang festgehalten werden (ebd.).

Zum derzeitigen Standpunkt wurde das Projekt vor allem hinsichtlich seiner Umsetzbarkeit und nach Faktoren wie Materialien, Inhalte, Zeitrahmen etc. evaluiert. Die Effektivität wie etwa die Aufnahme der Daten der Ranzengewichte konnte aus Zeit- und Kostengründen bisher nicht ganzheitlich reflektiert werden. Die Eindrücke, die von Engelmohr (2005) und AOTA (2007) benannt wurden, konnte jedoch von den Beteiligten bestätigt werden. So wiesen vor allem die Schulranzen der jungen und körperlich eher zierlichen Kinder weit mehr als 15 % ihres Körpergewichts auf.

Lernerfahrungen

In der Durchführung des Projekts machte sich eindrücklich bemerkbar, wie hoch die Motivation der teilnehmenden Grundschüler für gesundheitsgerechtes Verhalten war. Sie zeigten großes Interesse, die Anregungen der Therapeutin und der Lehrer umzusetzen. Einige Kinder waren besonders betroffen, als sie den Zusammenhang wischen ihren viel zu schweren Schulranzen und späterer möglicher Einschränkungen in der Bewegungsfreiheit zogen. Zu beobachten war auch, dass eine Vielzahl der Kinder ihre Schultasche auf unterschiedlichste Weise auf ihren Schultern positionierte und ihre Wirbelsäule damit stark belastete.

Weitere Lernerfahrungen im ersten Durchlauf betrafen vor allem Faktoren wie Zeit, Ablauf und Gestaltung. Grundsätzlich wurde zu wenig Zeit einkalkuliert. Um die Konsequenz des ungesunden Schulranzentragens den Kindern nahezubringen, ist es notwenig und sinnvoll, genug Spielraum zum Ausprobieren zu schaffen. So sollten die Kinder nicht nur ihr derzeitiges Ranzengewicht messen, sondern auch Variationen von maximalem Gewicht, leerem Ranzengewicht oder das Gewicht der vielleicht unnötig mitgebrachten Materialien testen.

Viele Materialien wurden mittlerweile angepasst, da sie zunächst nicht eindeutig genug entworfen wurden, um den Kindern in ihrem selbstständigen Arbeiten zu unterstützen. Hier wurden zum Teil Symbole eingearbeitet und passende Grafiken wie „Rudi Rucksack" und „Rosi Ranzen" eingearbeitet, um den Aufforderungscharakter zu erhöhen **(Abb. 3.5)**.

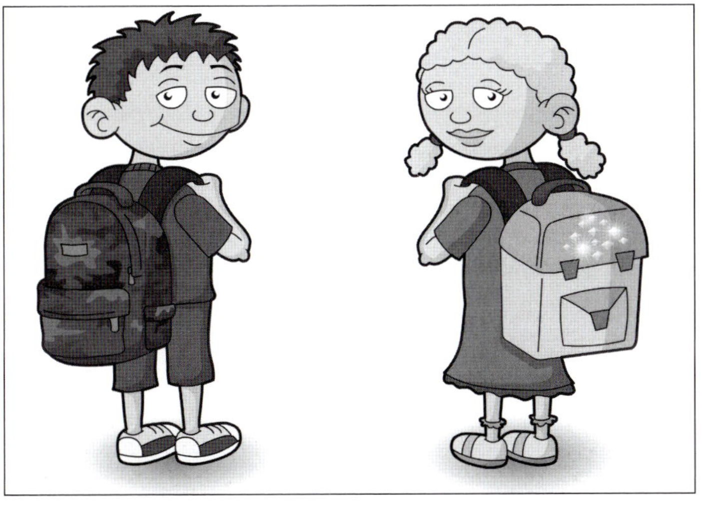

Abb. 3.5 Logo Rudi Rucksack und Rosi Ranzen

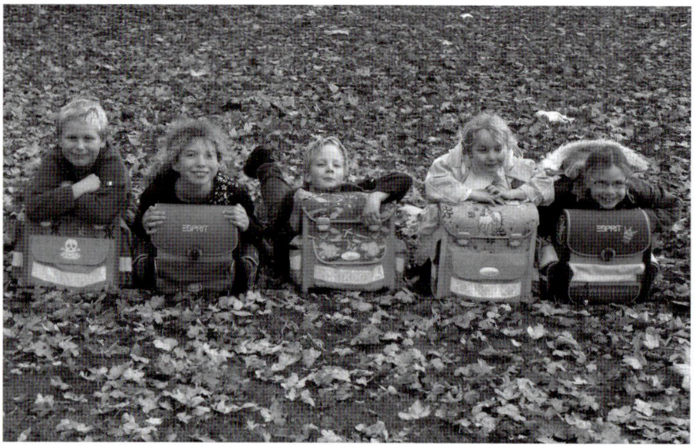

Abb. 3.6 Fröhliche Kinder. Die Kinder hatten viel Freude bei diesem Projekt.

Insgesamt ist das Feedback der Beteiligten (Schüler, Lehrer etc.) sehr positiv ausgefallen. Die Schüler konnten im Nachhinein Faktoren zur Rückengesundheit benennen und hatten viel Freude bei der Durchführung **(Abb. 3.6)**. Bei den Messungen zeigten sich die Lehrer überrascht, wie viele Schüler unnötige Materialien, die zum hohen Gewicht der Taschen beitrugen, mitbrachten. Diese Beobachtung wie auch die Eignung vieler Inhalte für den Unterricht regten sie an, sich näher mit der Integration der rückengesunden Faktoren im Unterricht zu beschäftigen.

Literatur

Altenburg E, Arnold G, Schürmann A. Stationenlernen im fächerübergreifenden Sachunterricht. Donauwörth: Auer; 2000

AOTA. National School Backpack Awareness Day. 2007. www.promoteot.org/AI_SummaryLiterature.html, Zugriff am 16.12.2007

Bundeszentrale für gesundheitliche Aufklärung. Gesundheit für Kinder und Jugendliche. Köln: BzgA; 2001

Bundeszentrale für gesundheitliche Aufklärung. Schulische Gesundheitserziehung und Gesundheitsförderung. Köln: BzgA; 2000

Deutscher Verband der Ergotherapeuten (DVE). „Prävention und Gesundheitsförderung" in der Ergotherapie. Karlsbad: DVE; 2006

Ellert U, Neuhäuser H, Roth-Isigkeit A. Schmerzen bei Kindern und Jugendlichen in Deutschland: Prävalenz und Inanspruchnahme medizinischer Leistungen. In: Bundesgesundheitsblatt – Gesundheitsforschung – Gesundheitsschutz. Berlin: Springer; 2007; 5/6: 711–717

Engelmohr, I. Präventionsprojekt Ranzen-TÜV kommt gut an und hat Erfolg. Ärzteblatt Rheinland-Pfalz. 2005; 7: 16–17. www.aerzteblatt-rheinlandpfalz.de/pdf/rlp0507_016.pdf, Zugriff am 16.12.2007

Hurrelmann K, Klotz T, Haisch J. Lehrbuch Prävention und Gesundheitsförderung. Bern: Hans Huber; 2004

Kamtsiuris P, Atzpodien K, Ellert U, Schlack R, Schlaud M. Prävalenz von somatischen Erkrankungen bei Kindern und Jugendlichen in Deutschland. In: Bundesgesundheitsblatt – Gesundheitsforschung – Gesundheitsschutz. Berlin: Springer: 2007; 5/6: 686–700

Landesärztekammer Rheinland-Pfalz. Ärzte und Ärztinnen warnen: Zwei von drei Schülern schleppen zu schwere Ranzen. 2003. www.laek-rlp.de/Download/diverse/ pm_03_06_ ranzen.pdf, Zugriff am 16.12.2007

Law M. Family-centered assessment and intervention in pediatric rehabilitation. Binghamton: The Haworth Press Inc.; 1998

Nolte K. „Packesel, nein danke – Kindern den Rücken stärken!" Dortmund: verlags modernes lernen; 2009

Robert Koch-Institut. Erste Ergebnisse der KiGGS-Studie zur Gesundheit von Kindern und Jugendlichen in Deutschland. Berlin: Robert Koch-Institut; 2006

Starker A, Lampert T, Worth A, Oberger J, Kahl H, Bös K. Motorische Leistungsfähigkeit. In: Bundesgesundheitsblatt – Gesundheitsforschung – Gesundheitsschutz. Berlin: Springer; 2007; 5/6: 775–783

3.2.5 „Starke Muskeln, wacher Geist“

Bettina Arasin

Motorische Leistungsfähigkeit und körperliche Fitness stellen mit ihren Parametern Ausdauer, Kraft, Beweglichkeit und Koordination eine wesentliche Gesundheitsressource dar.

Betätigungsbasierte Konzeption

In der großen Studie des Robert Koch-Instituts „KiGGS“ (2007) und der darauf aufbauenden Studie der Universität Karlsruhe (TU) „MOMO“ (2008) mit 4529 Kindern wurden Zusammenhänge zwischen motorischer Leistungsfähigkeit und physischer, psychischer und subjektiver Gesundheit untersucht. Die Ergebnisse zeigen, dass sich besonders im Bereich der Rückenschmerzen mit 32 % und der Ausdauer ein Zusammenhang mit inaktiven und übergewichtigen Kindern herstellen lässt.

Eine weitere Studie, Kid-check (Institute der Universität des Saarlandes 2008), mit 1600 Kindern untersuchte deren Haltungsauffälligkeiten und kommt zu dem Ergebnis, dass derzeit 55,1 % der Kinder Haltungsauffälligkeiten zeigen, 30,5 % im Bereich der Therapiebedürftigkeit **(Abb. 3.7)**.

Primärpräventionsprogramme sollen helfen, diesen Defiziten entgegenzuwirken und die Gesundheitsressourcen der Kinder zu stabilisieren. Nach gründlicher Analyse der Daten aus den Studien setzt sich das Training „Starke Muskeln, wacher Geist“ folgende Ziele.

Ziele

- Aufbau eines guten Haltungshintergrundes zur Stärkung der Aufmerksamkeit
- Verbesserung von Ausdauer, Kraft und Dehnfähigkeit
- Verminderung der Konzentrationsschwankungen

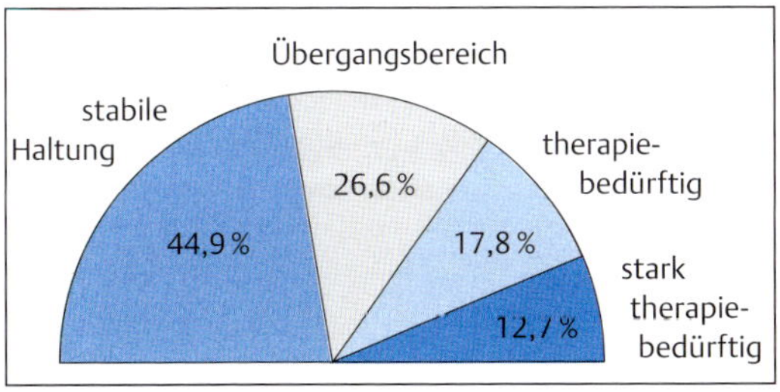

Abb. 3.7 Kid-check 2008

- Förderung der Bildung von Gedächtnisstrategien
- Steigerung der Selbstregulation, Zentrierung
- Steigerung der Kooperationsfähigkeit und des Teamgeistes
- Vermittlung von Körpererfahrung und positiven Bewegungserlebnissen in der Gruppe
- Maßnahmen zur Unterstützung der Integration des Gelernten in den Alltag.

Dieser recht umfangreiche Katalog von Zielsetzungen wird im Präventionstrainingsprogramm auf zwei Ebenen umgesetzt:
- Trainingsstunde
- häusliche Mitarbeit

Die Trainingsstunde

In jeder Trainingsstunde gibt es aufeinander aufbauende Elemente. Jede Stunde beginnt ritualisiert mit Zentrierungs- und Konzentrationsübungen, die auf einem Hocker ausgeführt werden. Die Bewegungsaufgaben sind aus dem Bereich Qigong und Tai-Chi gewählt. Die klare Orientierung zu Beginn der Stunde hilft den Kindern, den Körper intensiver wahrzunehmen sowie Konzentration und Aufmerksamkeit zu erhöhen. Gleichzeitig wird der Gleichgewichtssinn trainiert. Das Kind muss z. B.unter erhöhten Anforderungen seine Balance halten, wenn es nicht vom Hocker fallen will. Im Hauptteil der Trainingsstunde werden Sportspielaufgaben ausgeführt, die in der Regel einen Wettspielcharakter haben. Hier geht es darum, komplexe Bewegungsaufgaben und wechselnde Rollen während des Spiels als Team zu bewältigen, z. B.:

Vogel im Nest

Zu spielen in Dreier- oder Vierergruppen (1 + 3).

Stab ablegen, Ball nehmen: Spieler 1 läuft mit dem Stab los und legt ihn neben den Becher, nimmt den Ball aus dem Becher und übergibt ihn Spieler 2.

Stab nehmen, Ball ablegen: Spieler 2 läuft los, legt den Ball in den Becher zurück, nimmt den Stab auf und übergibt ihn Spieler 3.

Material für jede Bahn:
3 Hocker
1 Becher
1 Ball
1 kurzer Stab

Eine Vielzahl von Sportspielen wird in dem insgesamt 12-stündigen Trainingsprogramm durchgeführt. Dabei gibt es einen aufeinander aufbauenden Grad der Komplexität und steigende Anforderungen an die Gedächtnisstrategien der Kinder. Der Wettspielcharakter trainiert zusätzlich den Umgang mit Anforderungssituationen und lenkt das natürliche Konkurrenzbedürfnis in zielorientierte Bahnen. Die Ausdauerfähigkeit wird in dieser Spielform ganz nebenbei trainiert, der Konkurrenzgedanke wird zur Motivation und verliert an Bedrohung. Im letzten Teil der Stunde werden die Spiel- und Bewegungsaufgaben für die häusliche Mitarbeit vorbereitet und exemplarisch erprobt. Hauptsächlich trainieren diese Übungen die Kraft der stützenden Rücken- und Bauchmuskulatur und dehnen die zur Verkürzung neigende Oberschenkel- und Brustmuskulatur. Zusätzlich wird die Handlungsplanung geübt, die für die koordinativen Fähigkeiten Voraussetzung ist.

Die Trainingsblätter

Die Trainingsblätter für die häusliche Mitarbeit werden wöchentlich verteilt und haben eine dreiteilige Aufgabenstellung. Sie sind für die Altersstufen 1–2 und 3–4 mit unterschiedlichen Anforderungen versehen.

Spiele und Rätsel

Das Trainingsblatt beinhaltet die Spielanleitung und den Spielplan, wenn nötig. Alle hier angeregten Spiele sind 5-minütige Konzentrationsspiele, die täglich durchgeführt werden. Sie unterstützen die Entwicklung von Gedächtnisstrategien. Die meisten Spiele werden zu zweit oder mit der Familie gespielt und tragen so dazu bei, dass das Training von der Familie positiv wahrgenommen werden kann.

Manche Spiele ergänzen die schulischen Anforderungen, wie z.B. das Klammerspiel, bei dem das Einmaleins auf eine neue Weise geübt wird. Die Rätselaufgabe **(Abb. 3.8)** regt zum gemeinsamen Nachdenken an und macht die Kinder stolz, wenn sie es gemeinsam mit der Familie gelöst haben.

Zentrierungsübungen und Tangramaufgabe

Das Trainingsblatt bildet die Zentrierungsübung **(Abb. 3.9)** ab und gibt Informationen zur Wirkungsweise. Die Übungen sind in der vorangegangenen Trainingsstunde erarbeitet und korrigiert worden. Diese Zentrierungsaufgaben haben nur einen beruhigenden zentrierenden Effekt, wenn sie täglich geübt werden (Reik 2007). Deshalb integriert jedes Kind diese Übungen an dem Ort und zu dem Zeitpunkt, an dem es sie als Zentrierung braucht, z.B. vor den Schularbeiten, vor dem Schlafengehen. In der Trainingsstunde werden die Kinder aufgefordert, über ihre Erfahrungen mit den Übungen zu berichten.

Aufbauend für die Klassenstufe 3 und 4 sind Tangramaufgaben zum Training der Ausdauer und

SPIEL **Wortfinder**

Welche Wörter findest du, wenn du immer den gleichen Buchstaben an die erste Stelle schreibst?

z.B.	T	A	nte
	T	E	ller
	T	I	ger
	T	O	mate
	T	U	rm

Du kannst allein spielen und die Worte aufschreiben.
Du kannst mit Eltern und Freunden um die Wette spielen.

	A				
	E				
	I				
	O				
	U				

Abb. 3.8 Rätselspiel: Wortfinder

WACH **Die Sonne grüßen**

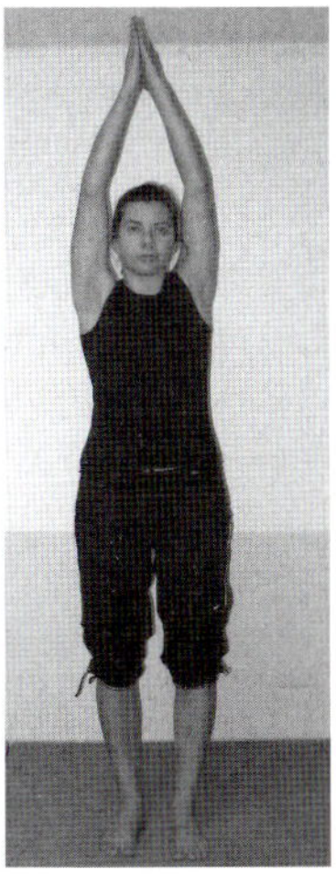

Wirkung:
Fördert die aufrechte Haltung und die Gesamtkörperspannung. Stärkt den Willen und fördert die Entschlossenheit.

Abb. 3.9 Zentrierungsübungen

Durchhaltekraft vorgegeben. Diese Aufgaben regen dazu an, sich mit den eigenen Grenzen auseinanderzusetzen.

Kraft-, Geschicklichkeits- und Dehnungsübungen

Die kräftigenden und dehnenden Trainingsübungen **(Abb. 3.10)** auf dem Trainingsblatt wurden in der Übungsstunde bereits einmal erprobt und sollen nun, mithilfe der Darstellung, täglich geübt werden. Die Übungen sind mit verschiedenen Handgeräten durchzuführen. Die Kinder brauchen eine Zeitungsrolle, zwei Reissäckchen von je 500 g Gewicht, einen Luftballon, ein Theraband und einen Stuhl. Der Platzbedarf für die Übungen ist gering, sodass sie in jeder Wohnung durchgeführt werden können. Die Familie ist eingeladen, sich an dem häuslichen Training zu beteiligen.

Auf dem Kontrollverstärkerplan wird die tägliche Übungsfrequenz eingetragen. Eine weitere Spalte gibt die Möglichkeit, Freizeitsportaktivitäten zu dokumentieren. Die letzte Spalte ist zur Dokumentation des gemeinsamen Spiels vorgesehen. Dieses tägliche Sichtbarmachen der geleisteten Übungen verstärkt die Motivation, macht stolz auf das Geleistete und fördert das Selbstmanagement und die Selbstverantwortung. Dem Trainer bleibt es überlassen, ob er diesen Verstärker in den Unterricht integriert oder ob die Eltern die erbrachten Leistungen besonders belohnen.

1 2 3 STARK

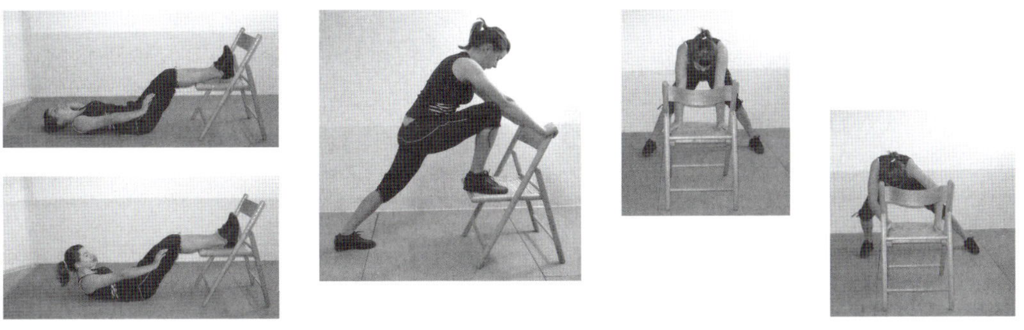

Übung	Montag	Dienstag	Mittwoch	Donnerstag	Freitag	Samstag	Sonntag
1							
2							
3							
Sport							
Spiel							

√ = gemacht – = nicht gemacht

Rätsel:

Das ist die wunderschönste
Brücke, darüber noch
kein Mensch gegangen,
nicht hin und nicht zurücke.

Lösung:

Abb. 3.10 Kraft-, Geschicklichkeits- und Dehnungsübungen

Zielgruppe

Da es ein Primärpräventionsprogramm ist, gibt es keine Ausschlusskriterien für die Zielgruppe. Dennoch gibt es einen Übungsschwerpunkt. Das Programm wendet sich an Kinder mit schwacher Haltung, Koordinationsschwierigkeiten, Ausdauerschwächen und Konzentrationsproblemen. Die Teilnehmer sollen die im Kurs gelernten Verhaltensmuster und Techniken auf ihren Alltag übertragen können. Dazu brauchen sie die tägliche Unterstützung durch die Eltern, den Hort oder die Schule. Des Weiteren bekommen sie in Form der Trainingsblätter unterstützende Unterlagen, die sie auch weiterhin verwenden können.

Das Trainingsprogramm liegt für zwei Altersstufen vor: Grundschulklasse 1 und 2 und Grundschulklasse 3 und 4 mit jeweils 12 manualisierten Unterrichtseinheiten und 11 Übungsblättern.

Die Gruppen bestehen aus maximal 12 und minimal 6 Kindern. Das Trainingsangebot wendet sich an beide Geschlechter. Sprachliche Hürden bei Kindern mit Migrationshintergrund lassen sich leicht überbrücken, da die komplexen Spiele immer in einem Probedurchlauf gezeigt werden. Über die enge Zusammenarbeit in der Gruppe entsteht ein Integrationsprozess, der sich nach bisherigen Beobachtungen auch in den Schulalltag überträgt.

Klientenzentrierung

Grundsätzlich wird in jeder Stunde ein Wechsel von Einzel-, Zweier- und Gruppenarbeit angestrebt. In der Einzelarbeit liegen die Schwerpunkte auf der Körperwahrnehmung, Selbsterfahrung und der Selbstverantwortlichkeit für die eigene Handlung. Hier lassen sich die Übungsdichte und die spezifische Leistungsfähigkeit der Kinder individualisieren und, bei Bedarf, gezielt anpassen. In der Paararbeit spielt das flexible Einstellen auf den anderen und auf die vorgegebene Aufgabe eine Rolle. Beispiel: Füllt ein Partner die Rolle des vertrauensvollen, verantwortlichen Führers aus, konzentriert sich der andere Partner auf die Aufgabe, sich zu lösen und sich anzuvertrauen. Die Kinder lernen, ihre Rollen zu tauschen und Erfahrungen sofort in neuem Rollenverhalten umzusetzen.

Die Form der Kleingruppenarbeit fördert in besonderem Maße, dass ein positives Bewegungserlebnis für jeden Einzelnen stattfinden kann. Die Kontaktaufnahme und die Kooperation sind unter 3–4 Kindern direkt und unkompliziert. Die Auseinandersetzung um die Gruppenhierarchie ist nicht so ausgeprägt wie in großen Gruppen. In der Kleingruppe entstehen schnell ein „Wir-Gefühl" und eine gemeinsame Handlungskompetenz (Bieligk 2005). Die vorgegebenen Spiele erfordern, dass die Gruppenzusammensetzung häufig und reibungslos gewechselt wird. Dabei lernen die Kinder, sich schnell auf neue Situationen und Partner einzustellen. Ihre eigenen Fähigkeiten werden ihnen durch die Zusammenarbeit mit anderen bewusster. Die Kinder müssen bei der Anleitung der Spiele genau zuhören, um die komplexen Aufgaben zu erfassen. Für Kinder, die eine sozial schwache Position oder einen Migrationshintergrund haben, gibt es die Notwendigkeit der Gruppe, sie zu integrieren, weil jeder seine Position und Rolle ausführen muss.

Innovation und Nachhaltigkeit

Die Kombination aus gemeinsam erlebten Trainingsstunden und eigenverantwortlicher Übung setzt unterschiedliche Akzente. Zum einen entsteht in der Gruppensituation Spaß an der Bewegung, am Teamgeist und an der Herausforderung neuer Bewegungsaufgaben. Zum anderen werden gezielt Gedächtnisstrategien, Handlungsplanung, Wahrnehmung und Steuerung des Erregungsniveaus trainiert. Dieses Programm verknüpft in einer neuartigen Form miteinander:

- das Basiswissen über den muskulären Aufbau einer guten Haltung und die notwendigen Trainingsmöglichkeiten
- das Wissen über die neurobiologischen Voraussetzungen für gute Aufmerksamkeitssteuerungen über die Zusammenhänge zwischen Frontalhirn und zentraler Aufrichtung über die Formatio reticularis
- das Handwerkszeug verhaltenstherapeutischer Interventionsinstrumente wie Verstärkerpläne, um nachhaltige Effekte zu erzielen
- langfristiges Bewusstsein für die gesundheitliche Vorsorge, selbstständiges Handeln zu entwickeln, sich selbst Ziele zu setzen und mithilfe des Manuals eigenständig und selbstverantwortlich die Initiative zu ergreifen

Vernetzung

Das Trainingsprogramm erfüllt die Anforderungen, die an ein Primärpräventionsprogramm nach § 20 Abs. 1 SGB V gestellt werden:

- „Reduzierung von Bewegungsmangel durch gesundheitliche Aktivität" und
- „Vorbeugung und Reduzierung spezieller gesundheitlicher Risiken durch geeignete verhaltens- und gesundheitsorientierte Bewegungsprogramme"

Die Leistungen werden von den Krankenkassen zu einem gewissen Prozentsatz freiwillig aufgrund der gemeinsamen Vereinbarung übernommen. Das Training kann von einem zertifizierten Trainer in eigener Praxis oder in Kooperation mit der Schule oder dem ortsansässigen Sportverein durchgeführt werden.

Wirksamkeitsnachweis der Intervention

23 Grundschulkinder aus verschiedenen Grundschulen nahmen an der ersten Pilotstudie zu diesem Trainingsprogramm teil. Die Eltern und Lehrer der Kinder wurden mit Hilfe eines Fragebogens über die Fähigkeiten vor und nach dem Training befragt. Das Training zeigte in den drei befragten Bereichen signifikante Veränderungen

- in der Bewegungssteuerung ($t=3{,}8$, $n=23$, $p<0{,}01$),
- in der Selbstregulation ($t=3{,}4$, $n=23$, $p=0{,}01$) und
- der Handlungskompetenz ($t=3{,}4$, $n=23$, $p<0{,}01$).

Die Lehrer beobachteten eine aufrechte Sitzhaltung und in Folge eine bessere Konzentrationsleistung. Bei einigen Kindern verbesserte sich das Schriftbild. An dieser Stelle ist zu betonen, dass dieses Training für alle Kinder geeignet ist, es muss kein diagnostiziertes Störungsbild vorliegen.

Für die Ausbildung zum Trainer „Starke Muskeln, wacher Geist" gibt es verschiedene Fortbildungsangebote, in denen auch die gesamten Unterlagen weitergegeben werden.

Lernerfahrungen

Die Stunden sind abwechslungsreich und regen zum Experimentieren mit den eigenen Fertigkeiten an. Die Kinder lernen, sich selbst besser wahrzunehmen und Verantwortung für ihren Körper zu übernehmen. Das Training macht den Kindern viel Spaß. Die Lehrer berichten, dass sich die gelernten Fähigkeiten, z. B. aufgerichtet zu sitzen, im Unterricht erkennen lassen.

Die Gruppenarbeit stellt hohe Anforderungen an die pädagogischen und organisatorischen Fähigkeiten des Trainers. Unsicherheiten treten dann auf, wenn er es nicht gewohnt ist, mit den Anforderungen sich neu findender Gruppen umzugehen. Die manualisierte Stundenvorgabe kann bei schwierigen Gruppen modifiziert werden.

Schwierigkeiten entstehen, wenn Eltern, Hort oder Schule wenig Interesse an der häuslichen Mitarbeit haben. Die Beeinträchtigung bezieht sich dann auf den Langzeiteffekt, nicht auf die Übungsstunde. In diesem Fall sollten unterstützende Maßnahmen gesucht werden.

Literatur

Bieligk M. Erlebnispädagogische Ansätze im Sportunterricht. Lüneburg: Verlag „edition erlebnispädagogik"; 2005

Institute der Universität des Saarlandes. Kid-check: Die Aktion gegen Haltungsschwäche. Saarbrücker Zeitung. 1999–2008. www.kidcheck.de, letzter Zugriff am 16.10.2008

Ludwig O, Mazet D, Schmitt E. Haltungsschwächen bei Kindern und Jugendlichen. Gesundheitssport und Sporttherapie. 2003; 19. www.kidcheck.de/publ_haltungsschwaechen.pdf, letzter Zugriff am 16.10.2008

Reik B. Tai-Chi für Kinder. Murnau: Mankau; 2007

Robert Koch-Institut. Im Auftrag des Bundesministeriums für Gesundheit und des Bundesministeriums für Bildung und Forschung: KiGGS Studie zur Gesundheit von Kindern und Jugendlichen in Deutschland. 2007. www.kiggs.de/experten/index.html, letzter Zugriff am 16.10.2008

Universität Karlsruhe (TU). Institut für Sport und Sportwissenschaften. Bundesministerium für Familie, Senioren, Frauen und Jugend: MoMo. Motorik-Modul einer Studie zur Fitness und körperlich sportlichen Aktivität von Kindern und Jugendlichen. 2007–2008. www.motorik-modul.de, letzter Zugriff am 16.10.2008

3.2.6 „..., ganz schön stark!"

Kathrin Weiß

Ein schulisches Präventionsprojekt, sowohl der Sucht- als auch der Gewalt- und allgemeinen Primär-Prävention. Projektentwicklung und Durchführung: Margrit Hasselmann, Nicole Zwahlen

Betätigungsbasierte Konzeption

Das Projekt „..., ganz schön stark!" wurde im Bremer Landesinstitut für Schule (LIS) entwickelt und ist ein Projekt zur Förderung der Persönlichkeit, des sozialen Miteinanders sowie der persönlichen Ressourcen.

Die *Zielsetzung* der Intervention „..., ganz schön stark!" liegt für die Grundschüler in der Förderung der Lebenskompetenz durch Training des Selbstbewusstseins, der sozialen Kompetenz und der Eigenverantwortung. Für die Zielgruppe der Lehrkräfte bietet das Projekt eine Basis für die erweiterte Arbeit mit jungen Menschen auf den Grundlagen der Methodik und der Inhalte des Projektes, die im Rahmen einer Fortbildung kennen gelernt werden (Hasselmann 2006). Anders als sonst im Unterricht sind die Kinder und nicht die Lehrkraft der antreibende Motor. Die Moderatorin nutzt die Impulse der Kinder zur Erreichung der Projektziele. Es geht um das Training des affektiven, sozialen und gruppendynamischen Lernens und nicht um die Vermittlung kognitiver Inhalte. In einer täglichen 90-minütigen Nachbesprechung der Projekttage hat die Lehrkraft die Möglichkeit zur Supervision und zum Austausch über die Situation einzelner Kinder in der Gruppe. Für die Zielgruppe der Eltern bietet das Projekt ein Elterntraining an, in dem mit den Eltern spielerisch ein Zugang zur Lösung von Alltagsproblemen erarbeitet wird.

Das Projekt „..., ganz schön stark!" wirkt als altersangemessenes Projekt der Gesundheitsförderung in Grundschulen. Die kindliche Betätigung des Spielens, verbunden mit Übungen und Spielen aus der Theaterpädagogik, wird genutzt, um auf spielerische Art und Weise affektive Lernziele zu ermöglichen. Es lassen sich verschiedenen Spielformen unterscheiden:

- Bewegungs- und Rhythmusspiele
- Rollenspiele
- Phantasiereisen
- Geschichten erfinden und spielen
- Improvisationen
- Spiele zu Assoziationsvermögen, Spontaneität, Konzentration, Reaktion und Beobachtungsvermögen

Diese Spiele lassen sich unter dem Begriff der Interaktionsspiele (IAS) zusammenfassen. IAS werden von mehreren Personen nach bestimmten Regeln gespielt, bei denen die unmittelbaren sozialen Erfahrungen „am eigenen Leib" im Mittelpunkt stehen. Die Spiele beziehen den ganzen Lernenden ein, seine Gedanken, seine Gefühle, seine Kenntnisse, seine Neugier und seinen Spieltrieb.

Den Gewinn des Spiels erläutert der amerikanische Pädiater Ginsburg (2007) folgendermaßen:

- Spiel erlaubt Kindern ihre Kreativität zu nutzen und damit Vorstellungskraft zu entwickeln
- Die Ausbildung körperlicher, kognitiver, sozialer und emotionaler Fertigkeiten
- Spiel ist wichtig für die Hirnreifung
- Spiel ermöglicht die Interaktion mit der Umwelt
- Entwicklung von Lebensfertigkeiten
- Steigerung der Resilienz
- Im Gegensatz zu passiver Beschäftigung dient Spiel der Entwicklung aktiver und gesunder Körper

Ginsburg (2007) verbindet Spiel mit einem Gewinn für Kinder; aufgrund einer sehr frühen und starken Fokussierung auf die Bildungslaufbahn von Kindern in einer Lebenswelt, die von Konkurrenzkampf, Zeitdruck und Medienfokussierung geprägt ist, warnt er jedoch vor der Gefahr des Verlustes dieser positiven Spieleffekte, was zu Stress und Angst, im Weiteren zu Depressionen führen kann. Probleme der Schulverweigerung und psychosomatische Beschwerden können die Folgen sein. Seiner Meinung nach müssen die Umweltbedingungen von Kindern so gestaltet sein, dass freies Spiel ungefährdet und für alle Kinder möglich ist.

Spiel ist für Kinder eine sehr variable und bedeutungsvolle Betätigung. Spiel verändert sich mit dem Alter und Entwicklungsstand des Spielers, unterliegt kulturellen und sozialen Normen, birgt körperliche, intellektuelle und künstlerische Anforderungen. Spiel lässt sich vordergründig aus zwei Perspektiven beschreiben: dem Blick auf seine Merkmale (z.B. intrinsisch motiviert und geprägt von einer gewissen Realitätsferne zu sein), oder dem Blick auf seine Performanzkomponenten. Für eine gelungene Durchführung bedarf Spiel sensomotorischer, kognitiver, sozialer und emotionaler Fertigkeiten. Spiel beinhaltet die Auseinandersetzung mit taktilen, vestibulären und propriozeptiven Erfahrungen und wird hierdurch zum Lernprozess (Sturgess 2003). Der Lernprozess im Spiel trägt zur kognitiven, körperlichen, sozialen, emotionalen und sprachlichen Entwicklung bei (Bredekamp, Copple 1997; Freysinger 1998; Gagnon, Nagle 2004). Kinder erfahren ihr Wissen und ihr Verständnis der Welt als Lernende durch das Spiel (Shipley 2002; Sturgess

2003), und Spiel ist die von Kindern bevorzugte Betätigung (Rigby und Rodger 2006). Die Zeit, die Kinder dem Spiel widmen können, ist begrenzt und zunehmend bedroht durch Leistungsdruck, ein geringes, schulisches Verständnis für den Wert des Spiels, wenig Spielräume in Städten, weniger natürliche Spielumgebungen, ängstliche und überbehütende Eltern (Sturgess 2003) und eine verstärkte Nutzung elektronischer Medien und virtueller Spielwelten, welche die Spielerfahrungen verändern und limitieren (Provenzo 1998). Die kindliche Entwicklung, die sich in der spielerischen Anpassung an die Umwelt vollzieht, scheint zunehmend bedroht. Kinder erkennen im Spiel ihre Möglichkeiten und Grenzen und gewinnen an Selbstsicherheit, die sie in zukünftigen Situationen einsetzen können. Auch die soziale Kompetenz sowie die Beziehung zu Erwachsenen und Gleichaltrigen wird durch die Betätigung des Spiels gefördert (McArdle 2001).

Zur ergotherapeutischen Fundierung des Projektes „..., ganz schön stark!" lassen sich eine Reihe ergotherapeutischer Modelle heranziehen. Es handelt sich hierbei um zwei Entwicklungsmodelle: Das Model of Development of Child Occupations (Case-Smith 2005) und das Interactional Model of Development (Davis and Polatajko 2006), sowie drei Modelle bzw. Konzepte, die sich mit der Thematik Spiel auseinandersetzen: Model of Playfullness (Bundy 1997), Ludic Model (Ferland 2005), Variations in goodness of child-environment-playfit across three different settings (Rigby and Rodger 2006).

Die gesundheitlichen Bedingungen an Schulen sind mitentscheidend dafür, mit welcher Qualität die Schule ihren Bildungs- und Erziehungsauftrag erfüllen kann. Dem Präventionsleitfaden 2008 (IKK-Bundesverband 2008) ist zu entnehmen, dass die seit Anfang der 90er Jahre etablierten Aktivitäten und Strukturen in diesem Feld zeigen, dass es Schulen gelingen kann, sich zu gesundheitsfördernden Schulen zu entwickeln (Barkholz, Gabriel et al. 2001).

Das Setting Schule eignet sich für zielgruppenorientierte Maßnahmen zur Gesundheitsförderung durch Spiele, weil hier alle Kinder einer bestimmten Altersstufe erreicht werden können. Zwei Zielrichtungen können hier differenziert werden: die Gesundheitsförderung als problembasierter Ansatz (im Sinne der Risikominimierung) und die Gesundheitsfördernde Schule mit gesundheitsstabilisierender Intention.

In der schulischen Gesundheitsförderung lassen sich die fünf Themenschwerpunkte Stressbewältigung, Gewaltprävention, Suchtprävention, Bewegung und Ernährung unterscheiden. Innerhalb dieser Themenschwerpunkte können vier Dimensionen identifiziert werden, auf die Einfluss genommen werden kann: Die curriculare, die soziale, die ökologische und die kommunale Dimension (Pelikan, Demmer et al. 1993). Strukturiert wird die schulische Gesundheitsförderung durch fünf handlungsleitende Prinzipien:

- Empowerment/Partizipation: Stärkung der Teilhabe der jeweiligen Personengruppen an Entscheidungs- und Gestaltungsprozessen
- Salutogenese: Förderung von Erfahrungen, die das Kohärenzgefühl (Bedeutsamkeit, Handhabbarkeit, Verstehbarkeit) stärken
- Gender: Berücksichtigung der unterschiedlichen Lebenssituation und Interessen von Frauen und Männern, Mädchen und Jungen
- Soziale Gleichheit: Förderung der Chancengleichheit verschiedener sozialer Gruppierungen;
- Vernetzung: Aufbau und Pflege eines tragfähigen Netzwerkes von guten Beziehungen zu Personen und Organisationen

Der Setting basierte Ansatz „Gesundheitsfördernde Schule" bezieht die Lebenswelt der zu Unterstützenden in deren Förderung ein (Bundesregierung 2005), fühlt sich den o.a. Prinzipien verpflichtet und hat sich in Europa zum führenden Konzept schulischer Gesundheitsförderung entwickelt (Paulus 2003).

Das Projekt „..., ganz schön stark!" versteht sich als Ansatz der Gesundheitsfördernden Schule und als Intervention zur Stabilisierung der Gesundheit. Im Spiel werden die Vorlieben von Jungen und Mädchen berücksichtigt, und alle Kinder einer Altersstufe können im Setting Schule erreicht werden. „..., ganz schön stark!" nimmt hiermit Einfluss auf alle o.a. thematischen Schwerpunkte, und seine Implementierung vollzieht sich im Rahmen der curricularen und sozialen Dimension. Die handlungsleitenden Prinzipien werden umgesetzt. Das Empowerment von Grundschülern, Lehrkräften und Eltern steht im Zentrum dieses auf die Stärkung der Lebenskompetenz ausgerichteten salutogenen Ansatzes (cf. Antonovsky 1993). Die Vernetzung von Grundschülern, Lehrkräften und Eltern hat einen positiven Einfluss auf das schulische Netzwerk. Über das LIS als Organisator des Projektes erfolgt eine Vernetzung mit anderen Gesundheitsfördernden Schulen.

Zwischen den wichtigsten Kompetenzen, welche die Ottawacharta (WHO 1986) zur Bewältigung des alltäglichen Lebens propagiert, den Lebensfertigkeiten, die unsere Lebenskompetenz formen und den Kompetenzen, die sich im IAS fördern lassen, besteht ein erklärbarer Zusammenhang. Zu den Alltagsbewältigungskompetenzen zählen die soziale und kommunikative Kompetenz, Sprachkompetenz, Handlungs- und Entscheidungskompetenz. Kompetenz kann in diesem Zusammenhang als Selbstorganisationsdisposition des Individuums, die sich in Tätigkeiten zeigt, bildet und verändert, verstanden werden (Erpenbeck and Heyse 1999).

Die Ottawacharta formuliert Fertigkeiten, die zur Bildung der Lebenskompetenz notwendig sind:

- Sich selbst kennen und mögen
- Empathisch sein
- Kritisch denken
- Kreativ sein
- Kommunizieren
- Beziehungen führen
- Entscheidungen treffen
- Probleme lösen
- Gefühle und Stress bewältigen

Die spielerische Aktivität im IAS, wie sie im Projekt „..., ganz schön stark!" angeboten wird, fördert und ermöglicht den Ausbau folgender Fertigkeiten:

- Selbstakzeptanz
- Wahrnehmung (Eigen- und Fremdwahrnehmung)
- Ausdruck von Gefühlen
- Bewusstheit eigener Motivation
- Selbstverantwortlichkeit
- Kommunikationsfähigkeit
- Kooperationsbereitschaft/Teamfähigkeit
- Interdependentes Verhalten
- Fremdakzeptanz

Zusammenfassend lässt sich sagen: Die im IAS erworbenen Fertigkeiten können Teilbereiche der Handlungskompetenz, besonders die Sozial- und Selbstkompetenz, fördern. Diese Kompetenzen erleichtern die Entwicklung der Lebensfertigkeiten und tragen damit zur Gesundheit bei.

Die Durchführung des Projektes vollzieht sich folgendermaßen:

Lehrkräfte: Das Kollegium nimmt an einer zweitägigen Intensiv-Fortbildung teil, die zum einen theoretische Inhalte der Sucht- und Drogenprävention und Primärprävention vermittelt und zum anderen die Möglichkeit bietet, eigene Erfahrungen mit den im Projekt eingesetzten Spielen und Übungen zu sammeln.

Eltern: Während eines Elternabends werden die Eltern ausführlich über die Gesundheitsfördernde Schule und das Projekt informiert.

Grundschüler: Vor Beginn der Projektwoche besucht die Moderatorin des Projektes „..., ganz schön stark!" die Schulklasse für ein erstes Kennenlernen der Grundschüler und der Klassenlehrkraft.

Während der Projektwoche ist die Klasse in zwei Gruppen aufgeteilt. Die Gruppen nehmen pro Schultag zwei Schulstunden am Projekt „..., ganz schön stark!" teil. In der restlichen Zeit befinden sich die Kinder im regulären Unterricht, wobei es von Vorteil ist, wenn dieser vorwiegend durch die Klassenlehrerinnen und -lehrer abgedeckt wird. Direkt nach den vier Projektstunden finden mit der Klassenlehrkraft täglich während 1–2 Stunden Reflexion, Austausch und Fortbildung statt.

Für Eltern besteht am Freitagnachmittag das Angebot, einen Gesprächstermin mit der jeweiligen Moderatorin des Projekts „..., ganz schön stark!" zu vereinbaren, um sich über die Erfahrungen ihres Kindes im Projekt auszutauschen.

Nach der Projektwoche bietet ein Elterntraining den Eltern die Möglichkeit, das Projekt genauer kennen zu lernen und die Lösung von Alltagsproblemen zu erarbeiten. Auch während des Elterntrainings werden neben der Vermittlung gesundheitsfördernder sowie sucht- und gewaltrelevanter, theoretischer Inhalte Spiele eingesetzt.

Zielgruppe

Das Projekt arbeitet auf drei Ebenen. Das Empowerment von Grundschülern, Lehrkräften und Eltern steht im Zentrum dieses auf die Förderung der Lebenskompetenz ausgerichteten salutogenen Ansatzes.

Klientenzentrierung

Von der Planung bis zur Durchführung des Projektes „..., ganz schön stark!" werden die Klienten, in diesem Fall Lehrkräfte, Eltern und Grundschüler, in das Vorgehen einbezogen und haben auf der Grundlage differenzierter Informationen Mitbestimmungsrecht.

Innovation und Nachhaltigkeit

Die Intervention erfolgt über die vier Grundschuljahre, während derer jeweils eine Projektwoche pro Jahr und pro Klasse stattfindet. Einige Schulen in Bremen buchen das Projekt über die gesamte

Grundschulzeit für alle Klassenstufen und gewähren mit dieser Kontinuität eine maximale Wirkung, weil sowohl Kinder als auch Lehrkräfte die Intervention als eine wichtige, alljährliche, schulische Projektwoche einplanen. Zudem verschafft es der Schule ein eigenes gesundheitsförderndes Profil.

Die positiven sowie das Schulklima verändernden Erfahrungen mit der alljährlichen Intervention haben das Potential, sich zu einem Regelangebot zu entwickeln und damit für lange Zeit und nachhaltig der bremischen Bildungslandschaft in der Primarstufe zur Verfügung zu stehen.

Das Projekt wird mischfinanziert. Die Schule bezahlt einen Teil der Kosten aus ihrem Fortbildungsetat, und häufig übernehmen die Elternvereine der Schulen den Teil der Kosten, der nicht von der Schule bzw. von den Eltern gedeckt werden kann. Das LIS trägt die Kosten für die zweitägige Intensiv-Fortbildung für Lehrkräfte und für das eintägige Elterntraining. Die Eltern finanzieren einen Teil des Projektes für ihre Kinder, indem sie 20 bis 40 € pro Projektwoche und Kind bezahlen.

Eine Projektwoche „..., ganz schön stark!" kostet 1100 €. Werden mehrere Wochen in einem Schuljahr in einer Schule gebucht, wird ein Rabatt gewährt.

Vernetzung

Die Vernetzung erfolgt auf drei Ebenen.

- Über das Landesinstitut für Schule Bremen erfolgt eine Vernetzung der Gesundheitsfördernden Schulen im Raum Bremen
- Durch das Projekt entwickelt sich eine Vernetzung zwischen Grundschülern, Lehrkräften und Eltern einer Grundschule
- Über das Spiel geschieht auf dem Schulhof eine Vernetzung zwischen Klassen

Evaluation und kontinuierliche Verbesserung

In einer besonders umfassenden, internationalen Metaanalyse im Bereich der Suchtprävention werden Lebenskompetenzprogramme zur Primärprävention des Suchtmittelkonsums, die interaktiv arbeiten, als besonders wirkungsvoll beschrieben (Tobler und Roona 2000). Diese interaktiven Programme fördern die Auseinandersetzung zwischen den Schülern durch Rollenspiele und Kleingruppendiskussionen. Eine Anwendung der Programme in kleinen Gruppen zeigt eine höhere Effektivität als in großen Gruppen. Längere interaktive Programme (11- bis 30 Stunden) sind effektiver. Hinsichtlich der Population profitieren von den Maßnahmen eher Schüler, die jünger als 7. Klasse oder älter als 10. Klasse sind (Bühler und Kröger 2006). Ein deutsches, unsystematisches Review, das die Evaluation von 10 schulischen Lebenskompetenzprogrammen (LKP) zu Suchtprävention untersucht, kommt zu dem Ergebnis, dass die schulische Suchtprävention in Form von LKP sinnvoll ist (Maiwald und Reese 2000). Bei jüngeren Kindern bewähren sich substanzunspezifische Programme. In innovativen Unterrichtstechniken geschulte Lehrkräfte und ein unterstützendes Klassenklima fördern die erfolgreiche Umsetzung der Programme (Maiwald und Reese 2000).

Die Aussagen zur Effektivität der Lebenskompetenzförderung beziehen sich in erster Linie auf Studien im Rahmen der allgemeinen Suchtprävention. Es kann aber davon ausgegangen werden, dass die Ergebnisse hinsichtlich der Interventionen, Altersgruppen und Gruppenstärke in gleicher Weise für Programme zur Gesundheitsförderung gelten, zumal gerade im Grundschulalter eine suchtunspezifische Programmgestaltung wirkungsvoller ist (Maiwald und Reese 2000).

Das seit dem Jahr 2000 ständig weiterentwickelte Projekt „..., ganz schön stark!" ist bisher nicht wissenschaftlich evaluiert. Es werden über die letzten Jahre formlose Rückmeldebögen aller drei Zielgruppen ausgewertet. Erste Ergebnisse einer externen Evaluation durch eine psychologische Studie werden im September 2009 erwartet.

Lernerfahrungen

Das Projekt „..., ganz schön stark!" lässt sich aufgrund seiner Organisationsstruktur sehr gut in den Grundschulablauf integrieren. Es ist bei den Kindern aufgrund seines spielerischen Charakters sehr beliebt und wird in jedem Schuljahr begeistert erwartet. Auch die Lehrkräfte sehen dem Projekt freudig entgegen, weil es ihnen in der Lehrerfortbildung einen neuen, „spielerischen" Blickwinkel auf die Kolleginnen und Kollegen bietet und in der Durchführung des Projektes eine Phase der Arbeit mit einer halbierten Klasse ermöglicht. Der supervidierende Austausch mit der außen stehenden Moderatorin wirkt für viele Lehrkräfte ebenfalls entlastend. Die Eltern sind nicht so leicht von der Sinnhaftigkeit des Projektes zu überzeugen: Schon auf den Informationsveranstaltungen zum Projekt ist es nicht leicht, den gesundheitsfördernden Aspekt des Projektes zu vermitteln, zumal viele Eltern den Lernerfahrungen im sozialen Bereich weit weniger Bedeutung beimessen als den für sie eher bildungsrelevanten Themen. Auch die freiwillige Teilnahme an den kostenlosen Elterntrainingstagen ist schwer umzusetzen. Hier werden leider auch nicht alle Eltern in gleichem Umfang erreicht: Eltern aus bildungsferneren Schichten ziehen die Teilnahme für sich kaum in Erwägung.

Das Projekt „…, ganz schön stark!“ ließe sich in weit größerem Umfang umsetzen, wenn sich Sponsoren bereit erklären, die (Teil-)Finanzierung sicherzustellen. Gerade in sozial schwächeren Stadtteilen ist der Einsatz des Projektes „…, ganz schön stark!“ zur Entlastung der Klassensituation von großer Bedeutung.

Literatur

Antonovsky A. Gesundheitsforschung versus Krankheitsforschung. In: Franke A/Broda M (Hrsg.): Psychosomatische Gesundheit: Versuch einer Abkehr vom Pathogenese-Konzept I. dgvt-Verlag. Tübingen 1993

Barkholz U, Gabriel R et al. Offenes Partizipationsnetz und Schulgesundheit. Gesundheitsförderung durch vernetztes Lernen. Norderstedt: Libri; 2001

Bredekamp S, Copple C. Developmentally appropriate practice in early childhood programs serving child from birth to age eight. Washington DC. National Association for the Education of Young Children; 1997

Bühler A. Expertise zur Prävention des Substanzmissbrauchs. Köln: BzgA; 2006

Bundesregierung. Entwurf eines Gesetzes zur Stärkung der gesundheitlichen Prävention. 2005. Online im Internet: http://www.bundesaerztekammer.de/downloads/1920PraevG.pdf.; Stand: 11.10. 2008

Bundy A. Play and Playfullness: What to look for. In: Parham L, Fazio L Hrsg. Play in occupational Therapy for children. St Louis: Mosby; 1997

Case-Smith J. Occupational therapy for children. 5. völlig überarbeitete Auflage. St. Louis: Mosby; 2005

Davis J, Polatajko H. The occupational development of children. In: Rodger S, Ziviani J. Occupational Therapy with Children. Oxford: Blackwell Publishing; 2006

Erpenbeck J, Heyse V. Kompetenzbiographie – Kompetenzmilieu – Kompetenztransfer. Berlin: QUEM report; 1999

Ferland F. The Ludic Model – Play, Children with Disabilities and Occupational Therapy. CAOT Publications ACE. 2005

Franke A, Broda M. Psychosomatische Gesundheit. In: Antonovsky A. Gesundheitsforschung versus Krankheitsforschung. Versuch einer Abkehr vom Pathogenese-Konzept. Tübingen: dgvt; 1993

Freysinger V. Play in the context of lifespan human development. In: D Fromberg, D Bergen: Play from birth to twelve and beyond. London: Garland Publishing; 1998

Gagnon S, Nagle R. Relationship between peer interactive play and social competence in at-risk preschool children. Psychology in the school 2004; 41: 173–189

Ginsburg K. The Importance of Play in Promoting Healthy Child Development and Maintaining Strong Parent-Child Bonds. PEDIATRICS 2007; 1: 182–191

Hasselmann M. „…ganz schön stark!" Online im Internet: http://www.lis.bremen.de/sixcms/detail.php?gsid=bremen56.c.16376.de; abgerufen am 11.09.2008

IKK-Bundesverband. Leitfaden Prävention Gemeinsame und einheitliche Handlungsfelder und Kriterien der Spitzenverbände der Krankenkassen zur Umsetzung von §§20 und 20a SGB V vom 21. Juni 2000 in der Fassung vom 2. Juni 2008. Online im Internet: http://www.praevention-online.de/pol/pol.nsf/ee9bd41fa2dea209c12567830044a957/f688b029ed5ad42fc125748f004145c2?OpenDocument; abgerufen am 16.12., 2008

Maiwald E, Reese A. Effektivität suchtpräventiver Lebenskompetenzprogramme – Ergebnisse deutscher Evaluationsstudien. Sucht aktuell 2000; 7: 8–12

McArdle P. Children's play. Child: Care, Health and Development. 2001; 27: 509–514

Paulus P. Schulische Gesundheitsförderung. In: BzgA Hrsg. Leitbegriffe der Gesundheitsförderung. Schwabenheim an der Selz: Fachverlag Peter Sabo; 2003

Pelikan M, Demmer H, et al. Gesundheitsförderung durch Organisationsentwicklung. Weinheim und München: Juventa Verlag; 1993

Provenzo E. Electronically Mediated Playscapes. In: Fromberg D, Bergen D: Play from Birth to Twelve and Beyond. New York/London: Garland Publishing; 1998

Rigby P, Rodger S. Developing as a player. In: Rodger S, Ziviani J: Occupational therapy with children. Oxford: Blackwell; 2006

Shipley D. Empowering children – play-based curriculum for lifelong learning. Toronto: Thomson Nelson; 2002

Sturgess J. A model discribing play as a child chosen activity: is it still valid in contemporary Australia? Australian Occupational Therapy Journal 2003; 50(2): 104–108

Tobler N, Roona M. School-based adolescent drug prevention programs: 1998 meta-analysis. 2000; 20(4): 275–336

WHO. Ottawa Charter for Health Promotion. Online im Internet: www.who.int/hpr/NPH/docs/ottawa_charter_hp.pdf; abgerufen am 15.09. 2008

3.3 Angebote für Erwachsene

3.3.1 Betriebliche Präventionsberatung

Anke Dalhoff

Betriebe entwickeln ihre inhaltlichen und ökonomischen Konzepte kontinuierlich weiter. Um diese dann erfolgreich und ertragreich im Markt anbieten zu können, benötigen sie motivierte und selbstbewusste Mitarbeiterinnen und Mitarbeiter. Die Personalentwicklung erhält damit eine bedeutsame Rolle in den Unternehmen. Das bedeutet, dass betriebliche Weiterentwicklung im Wesentlichen abhängig von innovativen Konzepten ist, die unter Berücksichtigung der regionalen wirtschaftlichen Faktoren erarbeitet werden. Dies gelingt nur mit starker Mitarbeiterbeteiligung, durch Nutzung des Wissens und des Innovationspotentials. Um diese hohe Zielsetzung erreichen zu können, gestaltet das Unternehmen u.a. eine gesundheitsfördernde Umgebung. Es werden Konzepte und Programme zum betrieblichen Gesundheitsmanagement benötigt und diese müssen mit den Mitarbeiterinnen und Mitarbeitern evaluiert werden.

Betätigungsbasierte Konzeption

Arbeitgeber hoffen, durch ein betriebliches Gesundheitsmanagement die Krankenstände zu senken, die Zufriedenheit im und mit dem Unternehmen zu verbessern und eine wachsende Leistungsfähigkeit zu erzielen. Auch der Gesetzgeber hat auf diesen Aspekt reagiert und fordert von den Unternehmen ein gezieltes, innovatives Vorgehen zu Gesunderhaltung und beruflicher Weiterentwicklung von Mitarbeitern (Gagel 2007). „Im §84 Abs. 1 SGB IX ist der Arbeitgeber verpflichtet, bei Eintreten von personen-, verhaltens- oder betriebsbedingten Schwierigkeiten im Arbeitsverhältnis, alle zur Verfügung stehenden Hilfen zur Beratung der Kostenträger des SGB V und IX in Anspruch zu nehmen.“ Ziel ist dabei, frühzeitig einer Gefährdung der Arbeitsverhältnisse zu begegnen und Neuerkrankungen und weiterer Chronifizierung eines Krankheitszustandes vorzubeugen. Arbeitgeber reagieren mit unterschiedlichen Konzepten auf diese Anforderungen.

Die Arbeitsplatzunsicherheit und der Strukturwandel in unserer Gesellschaft machen Konzepte zur betrieblichen Prävention notwendig, da die Anforderungen an die einzelnen Menschen enorm gestiegen sind und wir alle sehr individuell mit Stressreaktionen darauf reagieren. Besonders sensibel nehmen wir dabei die Beziehungserfahrungen wahr, einschneidende Erlebnisse werden über lange Zeit in unserem Gehirn gespeichert und bilden sich als Vorstellungen ab. Jede Erschütterung unserer Vorstellungen bedeutet zunächst Bedrohung. Dies kann dann zu einer unkontrollierten Stressreaktion führen. Wenn die Bedrohung von außen zu groß erlebt wird, bekommt der Mensch Angst. Darauf reagiert er mit sehr individuellen Lernerfahrungen, die sich in den unterschiedlichsten Formen (Stressreaktionen) ausdrücken können. Hüther (1999) beschreibt in seinem Buch dazu ein interessantes Tierexperiment. In diesem Experiment sitzt ein Affe in einem Käfig und ein Hund läuft um diesen Käfig herum, was bei dem Affen hohen Stress erzeugt. Als ein zweiter Affe zusätzlich in den Käfig kommt, haben beiden Affen keine Angst mehr. Dabei wird deutlich, dass das wichtigste Mittel gegen Stress die soziale Beziehung ist.

Am Beispiel der Stadtwerke Münster stellt die Autorin hier ein Konzept von Präventionsberatung und Gesundheitsmanagement vor.

Die Stadtwerke Münster sind ein dienstleistungsorientiertes Unternehmen für Energie, Wasserversorgung und Verkehr. Gegründet wurde es 1901 und hat sich bis heute zu einem modernen Anbieter in seiner Branche entwickelt. 2005 erhielt das Unternehmen vom Land Nordrhein-Westfalen die Auszeichnung „Das Gütesiegel TOP JOB Arbeitgeber“. Um diese Auszeichnung zu erhalten, musste das Unternehmen in den Kategorien Visionen und Führung, Personalentwicklung, Entlohnungskonzepte, Kultur und Kommunikation sowie Familien- und Sozialorientierung innovative Konzepte vorlegen.

2008 erhielt das Unternehmen eine Prämie durch das Integrationsamt des Landschaftsverbandes Westfalen Lippe für sein vorbildliches betriebliches Eingliederungsmanagement (BEM).

Strukturen

Das Unternehmen hat sich für eine bewusste und gezielte Steuerung entschieden und folgende Strukturen zum BEM festgelegt:

- Entwicklung eines Leitbildes zu Gesundheitsmanagement
- Aufbau von psychosozialer Beratung durch eine externe Präventionsberaterin
- Anstoß eines Gesundheitszirkels mit Gesundheitsbericht
- Es wurde eine Integrationsvereinbarung zur Einführung des BEM erstellt
- Einrichten des Steuerkreis BEM mit Bildung eines Integrationsteams (Personalabteilung, Personalvertretung, Vertrauensperson für Menschen mit Behinderung, Betriebsärztin, externe Berater) im Betrieb, um durch gemeinsame Beratungsprozesse zu strukturierten Eingliederungsplänen zu gelangen und mögliche Alternativen zu ermitteln (einige Beispiele: innerbetriebliche Umsetzung, betriebliche Qualifizierung, Anpassung des Arbeitsplatzes)
- Ein ressourcengerechter Arbeitsplatz sowie eine sorgfältige qualifizierte Analyse (Anforderung und Fähigkeitsanalyse) und eine fachkompetente Begleitung sind hilfreich, um persönliche und berufliche Entwicklungen anzustoßen und Krankheitsrisiken zu reduzieren

Einzelfallübergreifender systematischer Ansatz

Folgende Schritte werden zur Problemlösung im Rahmen des BEM durchgeführt:

- Um das Problem zu verstehen und erste Überlegungen zu Problemlösung festzulegen, wird das Metamodell von Hagedorn (1996) eingesetzt.
- Es werden Informationen (Arbeitsunfähigkeitszeiten, Gesundheitszustand / Behinderungen, Konflikte im Team, bisheriger Kontakt mit den Mitarbeitern, Rückmeldungen von Führungskräften) gesammelt und analysiert. Das Problem wird identifiziert (persönliches Problem, Arbeits- oder Teamproblem, Gesundheitsproblem etc.), das erwünschte Ergebnis definiert und Maßnahmen festgelegt. Anschließend wird entschieden, wer auf den betroffenen Mitarbeiter zugeht, um das Problem aus betrieblicher Sicht anzusprechen. Gemeinsam mit dem Mitarbeiter wird ein Aktionsplan mit Zeitplanung für Austausch und Rücksprachen festgelegt. Anhand der Rückmeldung der Mitarbeiter, des Teams oder Vorgesetzten werden das Ergebnis des Beratungs- und Interventionsprozesses sowie die Zielerreichung überprüft.

Personenbezogene Prävention

Jeder Mensch ist bei den komplexer werdenden Lebensbereichen gefordert, nach individuellen Lösungen zur Stressbewältigung zu suchen. Ein Gespräch am Arbeitsplatz wird in den meisten Fällen als angenehm erlebt, um den wachsenden Anforderungen begegnen zu können (Hüther 1999), „da jeder Manager und Individualist weiß, dass er einen anderen Menschen braucht, der ihm wirklich hilft, ihm zuhört und mit ihm nach Lösungen sucht". Die meisten sagen anschließend; „Es war gut, darüber zu reden und dass ich es aussprechen durfte." Dem gemeinsamen Gespräch im Betrieb wird also die vorrangige Bedeutung gegeben. Weitere Maßnahmen sind die Adaptation des Arbeitsplatzes unter Berücksichtigung der psychophysischen Belastbarkeit, Angebote von Stressbewältigungs- und Personalentwicklungsseminaren, ggf. stationäre und ambulante Behandlungen oder medizinische Rehabilitationsmaßnahmen mit anschließender stufenweiser Wiedereingliederung, Reduzierung von Arbeitszeiten, Telearbeit und Umsetzungen in andere Arbeitsfelder.

Organisationsbezogene und arbeitsbezogene Prävention

Hier einige Beispiele für Maßnahmen:

- Externe Moderation von Teamkonflikten, Führungskräftefeedback und Mitarbeiterbefragungen, Beratung von Führungskräften durch die Präventionsberaterin, Förderung von gesundheitsschützenden Faktoren, besonders in den gewerblichen Bereichen des Unternehmens. Verbesserung von Arbeitsbedingungen und Abbau von Stressfaktoren durch die Möglichkeit an Fort- und Weiterbildungsmaßnahmen teilzunehmen
- Die Führungskräfte erhalten die Möglichkeit sich zu den betrieblichen Möglichkeiten der qualifizierten Mitarbeiterführung zu informieren und Planungsschritte abzuleiten

Hier sind die Ziele eine Bewusstwerdung betrieblicher Präventionsmöglichkeiten, sowie die Nutzung und der sichere Umgang mit diesen Instrumenten.

Zielgruppe

Folgende Gruppen haben das Angebot bisher genutzt:

- Als gesundheitsfördernde Maßnahme Menschen, die sich durch Stresserleben belastet fühlen und

darüber in eine berufliche und gesundheitliche Krise geraten sind
- Menschen in aktuellen persönlichen Lebenskrisen, die Auswirkungen auf die Erwerbsfähigkeit haben
- Menschen mit Gesundheitsrisiken
- Menschen mit bekannten Erkrankungen und Behinderungen, die Risikofaktoren mitbringen.
- Gruppe der Auszubildenden, um frühzeitig Gesundheitsrisiken zu minimieren

Jeder Mitarbeiter kann sich niedrigschwellig bei seiner Interessenvertretung oder der Personalabteilung melden und das Beratungsangebot in Anspruch nehmen. Dem Mitarbeiter werden die Möglichkeiten zur Problemlösung aufgezeigt und ggf. angeboten. In der unternehmensinternen Zeitung wird anonym über Beispiele für erfolgreiche Beratungsprozesse informiert, um den Beschäftigten die Möglichkeiten der niedrigschwelligen betrieblichen Präventionsberatung nahezubringen und Ängste abzubauen.

Sollte das Integrationsteam zu der Erkenntnis kommen, dass es sich bei dem Mitarbeiter um ein nachhaltiges Problem mit Auswirkungen auf die Arbeitsfähigkeiten handelt, sucht der Personalleiter in Verbindung mit der Interessenvertretung das Gespräch mit dem Mitarbeiter und ggf. seiner Führungskraft. Meist wird dem Mitarbeiter dann angeboten, sich unter vier Augen mit der Präventionsberaterin auszutauschen, um das Problem zu fokussieren und die Problemlösung auszuarbeiten. Die betrieblichen Partner werden über die Interventionsschritte bei Wahrung der Schweigepflicht über das Problem informiert.

Klientenzentrierung

Die Mitarbeiter gestalten aktiv die vorgeschlagenen Maßnahmen mit, indem sie an allen Gesprächen und Planungsschritten beteiligt werden. Dabei werden ihre Interessen und Ressourcen berücksichtigt. Ziel ist es, eine angemessene Aufklärung und Sensibilisierung für die eigene Entwicklung und die spezifische Problemstellung zu erreichen.

Innovation und Nachhaltigkeit

Seit Einführung des betrieblichen Eingliederungsmanagements und dem Bekanntwerden der Möglichkeit zur Präventionsberatung nehmen die Anfragen zur Beratung zu. Besonders der niedrigschwellige Zugang wird von betroffenen Menschen und Führungskräften genutzt.

Der innerbetriebliche Dialog zwischen den Beteiligten über das Problem sowie seine Möglichkeiten zur Problemlösung werden immer differenzierter. Die Beratungsprozesse werden dokumentiert und mit einer Zielerreichung mit Zeitplanung festgelegt. Der gesamte Plan ist für alle Beteiligten transparent und die Mitarbeiterbeteiligung hat einen hohen Stellenwert. Auf den Einzelfall bezogen kann ein Rückgang an Arbeitsunfähigkeitszeiten festgestellt werden.

Vernetzung

Das gesamte Projekt „Präventionsberatung" ist im betrieblichen Eingliederungsmanagement vernetzt. Durch die Beteiligung der verschiedenen Funktionsebenen im Betrieb ist es als Möglichkeit bekannt und wird genutzt. Damit die Präventionsmaßnahmen erfolgreich werden, braucht es ein Regelwerk. Der Gesetzgeber hat dies durch die Implementierung des § 84 Abs. 1 und 2 SGB IX angestoßen und die Gesundheitsförderung als Betriebskultur angeregt. Ziele sind dabei, die Ursachen für Arbeitsunfähigkeitszeiten sowie Rehabilitationsbedarfe zur Sicherung der Erwerbsfähigkeit frühzeitig zu erkennen und mit den betroffenen Menschen darüber in einen Dialog zu treten. Im Austausch mit anderen Arbeitgebern wird über das Regelwerk sowie bisherige Erfahrungen berichtet und Anregungen zur Weiterentwicklung des Konzeptes entgegengenommen.

Evaluation und kontinuierliche Verbesserung

Bisher werden die Maßnahmen zum betrieblichen Eingliederungsmanagement durch den kritischen Austausch der Akteure reflektiert und ausgewertet sowie Schritte zur kontinuierlichen Verbesserung des Angebotes miteinander abgestimmt. Die Mitarbeiter, die die Maßnahmen in Anspruch genommen haben, werden zur Zufriedenheit mit der Maßnahme befragt. Bisher wurde nach Inanspruchnahme berichtet, dass die Maßnahmen als hilfreich erlebt wurden, und Anerkennung ausgedrückt. Die meisten drücken ihre Würdigung für das ehrliche Interesse des Unternehmens an der Problemlösung aus. Bisher wurden in keinem Fall arbeitsrechtliche Schritte eingeleitet. Es wurde ausschließlich nach innerbetrieblichen Lösungen und externen Hilfen gesucht und diese in Anspruch genommen.

Lernerfahrungen

Besonders die Kontakte mit den Angeboten des Gesundheitswesens (z.B. diagnostische Abklärungen zu akuten Behandlungsbedarfen, ambulante psychologische und ärztliche Psychotherapien, wohnortnahe ambulante Rehabilitationsmaßnahmen, stufenweise Wiedereingliederung, Angebote zur Prävention etc.) erweisen sich als unterstützend und hilfreich.

Die Präventionsberatung versucht hier, ein Bindeglied zwischen den betrieblichen Belangen und den Bedarfen von Behandlung und Rehabilitation zu sein. Um dem Anspruch gerecht zu werden, werden Fachwissen über betriebliche und ökonomische Prozess im Betrieb sowie medizinisches und rehabilitatives Fachwissen benötigt, um die richtigen Maßnahmen anzuregen. Die Berufsausbildung der Ergotherapeuten bietet eine große Bandbreite an fachlicher Kompetenz. Bisher wird dieses Arbeitsfeld aber kaum von dieser Berufsgruppe ausgefüllt. Besonders das Fachwissen zum Thema „professionelle betriebliche Beratung" ist selten ausreichend vorhanden.

Die bisher begleitenden Prozesse waren erfolgreich. Es gelang frühzeitig, Krankheitsentwicklungen wahrzunehmen und Behandlungen einzuleiten, um damit einer Chronifizierung entgegenzuwirken und die Erwerbsfähigkeit zu erhalten. Die Ratsuchenden waren sehr dankbar für die Informationen zu wohnortnahen Präventionsmaßnahmen wie Stressbewältigungsseminaren, Bewegungs- und Mobilitätsseminaren und anderes mehr.

Besonders aufmerksam wurden die Ratsuchenden, wenn es um die Entwicklung eines eigenen Businessplans ging. Den Gedanken zuzulassen, sich durch Fort- und Weiterbildung zu entwickeln und wieder eigene Berufsziele zu definieren, erhöhte die Flexibilität für innerbetriebliche Umsetzung, Arbeitszeitveränderungen oder berufliche Neuorientierung.

Literatur

Adlhoch U. Handlungsempfehlungen zum „Betrieblichen Eingliederungsmanagement". Landschaftsverband Rheinland und Westfalen, Hrsg. Münster: Lippe & Jahr; 2005

Dalhoff A, Hirsch T. Betriebliches Arbeitstraining. In: Köhler K, Steier-Mecklenburg F. Hrsg. Arbeitstherapie und Arbeitsrehabilitation. Stuttgart: Thieme; 2008

Hagedorn R. Foundations for Practice in Occupational Therapy. 2nd edition. Edinburgh: Churchill Livingstone/Harcourt Brace and Company; 1996

Hüther G. „Wie aus Stress Gefühle werden". Göttingen: Vandenhoeck & Ruprecht; 1999

Gagel A, Schian HM, Kohte W, Preis U. „Forum B/Aufsatz über §84 SGB IX" Institut für Qualitätssicherung in der Prävention und Rehabilitation GmbH; 2007. www.iqpr.de, Zugriff am 15.08.2009

3.3.2 Das Dilemma der Dreißigjährigen

Chris Kuiper und Pepijn Roelofs

Niederländische Ergotherapeuten, die in der Berufsberatung tätig sind, stellten bei ihren Klientengruppen die Notwendigkeit einer besseren Ausgewogenheit zwischen Beruf und Privatleben fest.

Betätigungsbasierte Konzeption

Niederländische Ergotherapeuten entwickelten einen Kurs für Menschen in den Dreißigern, der ihnen ihre persönlichen Dilemmas bewusster macht und hilft, die richtigen Betätigungsentscheidungen in ihrem beruflichen und privaten Leben zu treffen. Dazu wurde der erfahrungsbasierte Kurs „What's Next? (Was kommt danach?)" entwickelt (Weustink et al. 2008). Die meisten Teilnehmer erkannten Dilemmas und trafen zufriedenstellende Betätigungsentscheidungen.

> **!** Betätigungsentscheidungen: „... Bewusste Festlegungen auf eine Beschäftigungsrolle, auf die Annahme neuer Gewohnheiten oder die Durchführung eines persönlichen Projekts..." (Kielhofner 2008)

Das Dilemma der Dreißigjährigen scheint wie ein Virus um sich zu greifen. Die am stärksten betroffene Gruppe sind Menschen mit hohem Bildungsniveau im Alter zwischen 30 und 40 Jahren (oft als verwöhnte Generation bezeichnet), die sich selbst in den Mittelpunkt stellen. Allerdings nehmen die Menschen dieser Altersgruppe ihre Wirklichkeit häufig ganz anders wahr – sie bürden sich in allen Lebensbereichen zu viel auf: Arbeit, Kinder, Familie, Netzwerke, soziales Leben und Freizeit. Während sie ihre Karriere in die richtige Richtung lenken wollen, verursachen Arbeitsdruck und die vielen ihnen offen stehenden Möglichkeiten Stress und lassen keine Ausgewogenheit zwischen Beruf und Privatleben zu. Dies führt dazu, dass existenzielle Fragen zum Sinn und Zweck ihres extrem ausgelasteten Lebens aufkommen.

Die Phänomene

Sowohl die psychologische Theorie zu den Lebensphasen als auch die Betätigungswissenschaft (Occupational Science) können eine Basis für die eingehende Beschreibung der spezifischen Probleme Dreißigjähriger darstellen. Während Menschen in ihren frühen Zwanzigern kurze Verantwortungs- und Festlegungszeiträume anstreben, wechselt deren Fokus zunehmend auf langfristige Zielsetzungen, je näher sie ihrem 30. Lebensjahr kommen. Die Lebensphase der Dreißigjährigen kann als die Phase gesehen werden, in der sich ein Mensch in der Welt etabliert. Sie gründen eine Familie, kaufen ein Haus und gehen feste Verpflichtungen gegenüber anderen Menschen ein. Gleichzeitig jedoch beginnen sie, bestimmte Beschränkungen in ihrem Leben zu erfahren. Manche Probleme lassen sich lösen, indem eine Person ihre Erfahrungen nutzt, z. B. ihre bisherige Vorgehensweise, ihre Ansichten darüber, was im Leben wichtig ist, sowie die Tendenz, sich so zu verhalten, wie es zu früheren Zeitpunkten angemessen erschien (Kielhofner 2008). Die fantasievollen Träume Heranwachsender und Zwanzigjähriger werden von realistischeren Versuchen abgelöst, eine persönliche Vision eines Menschen zu entwickeln, der sich in der Welt behaupten kann (Kielhofner 2008, MacAdam 1997).

Der Prozess, den Menschen durchmachen, sobald radikale Änderungen in ihrem Leben eintreten, wird als Übergang bezeichnet. Die Ruhelosigkeit der Zwanzigjährigen verschwindet, aber Vitalität und Tempo bleiben hoch (Van der Brug 2004). Sich in der Welt zu etablieren erfordert das Auswählen und Treffen von Entscheidungen, die angemessen, authentisch und rollengerecht sind (Kielhofner 2008). Berücksichtigt man all dies, ist es kaum überraschend, dass Menschen in den Dreißigern in Dilemmas geraten. Laut Sietsma (2007) findet man in der Literatur vier Szenarien beschrieben, die charakteristisch sind und in die Lebensgeschichte der Betätigung Dreißigjähriger integriert werden müssen. Im Mittelpunkt dieses Konzepts stehen die philosophischen Fragen „Was will ich?“ und „Welche Wünsche und Ideale kann ich verwirklichen?“.

Aktiv eingreifen in den Lebensverlauf

Einige Autoren haben Referenzpunkte für einen erfolgreich verlaufenden Übergangsprozess benannt. Durch die Fähigkeit, ihre eigenen Handlungen zu reflektieren sowie aus den Erfahrungen und Interpretationen der Vergangenheit zu lernen, haben Dreißigjährige bereits einige vitale Fertigkeiten (Wijnants 2005, Beck et al. 1992, Van Aggelen 2001, Van Slageren 2004, Ter Borg 2003).

Eine der grundlegenden Annahmen der Ergotherapie ist, dass aktives Handeln ein geeignetes Mittel ist, um Veränderungen zu gestalten. Kielhofner (2008) weist auf die Bedeutung von Erfahrung hin. Unser Wertesystem beeinflusst, wie wir das, was wir tun, erleben. Wie wir unser Handeln erleben, ist mit unserer Lebensqualität verbunden. Erleben ist eine entscheidende Dimension der Änderungsprozesse. Die Interpretation einer Handlung verleiht der Handlung Bedeutung. Laut Dewey (1916) bedeutet Reflexion, dem Unterschied zwischen dem gewünschten und dem tatsächlichen Ergebnis einer Handlung einen Sinn zu geben.

Van der Brug und Locher (2004) bezeichnen diesen Prozess des Reflektierens, Entscheidens, des Ergreifens von Initiative und damit auch des Eingehens von Risiken als „aktives Eingreifen in den Lebensverlauf“. Sie nennen „Lebenstauglichkeit“ und „innere Entwicklung“ als Ressourcen für diesen Prozess.

Lebenstauglichkeit bezieht sich auf:

- die Fähigkeit, mit offenen Fragen zu leben,
- die Fähigkeit zur Voraussicht
- die Kunst des Zurückblickens
- das Erkennen der Wirkung eigener Handlungen und der Vergleich mit früheren Erfahrungen
- Bewusstsein für die eigene Biografie sowie
- die Einbindung Dritter

Innere Entwicklung bezieht sich auf Folgendes:

- Schulung des Willens und Aufbau eines stabilen Wertesystems
- Schulung des Denkens
- Intensivierung von Gefühlen und
- Erkennen positiver Elemente

Sowohl Hoogendijk (2005) als auch Van der Brug und Locher (2004) argumentieren für die Verbindung von Vernunft, Gefühl und Willen.

Der Kurs

Das Ziel des Kurses sind die Verbesserung der Ausgewogenheit zwischen Beruf und Privatleben der Teilnehmer und die Absenkung ihres Stresslevels bei Entscheidungen. Die Schlüsselmerkmale Handlung, Erleben und Interpretation, gekoppelt mit Reflexion und dem aktiven Eingreifen in den Lebensverlauf, sind die Leitprinzipien des Kurses. Der Kurs, der in einem inspirierenden Ambiente stattfindet, dauert zwei Tage, zwischen denen ein Zeitraum von vier bis fünf Wochen liegt. Der Kurs ist nicht nur betätigungsorientiert, sondern befasst sich auch mit dem Erleben, verbessert das Verständnis, arbeitet Dilemmas heraus, offenbart unrealistische Erwartungen und fordert Menschen dazu auf, realistische, aber auch herausfordernde Entscheidungen zwischen Privatleben und Beruf zu fällen. Während des Kurses werden verschiedene Methoden angewandt, um die Integration von Vernunft, Gefühl und Willen anzuregen.

Zielgruppe

Der Kurs richtet sich an (hoch qualifizierte) Fachkräfte ab Mitte zwanzig bis Ende dreißig, die ihre Lebensmotive und Dilemmas einer kritischen Betrachtung unterwerfen möchten, weil sie nicht sicher sind, ob sie effektiv damit umgehen. Handelt es sich um eine gefährdete Gruppe, bei der die Gesundheit einem hohen Risiko ausgesetzt ist? Ja, denn in ihren Bemühungen, sich sowohl auf beruflicher Ebene als auch in ihrem Privatleben auszuzeichnen, kann der ineffektive Umgang mit diesem Dilemma Stress hervorrufen und so zu verminderter Leistungsfähigkeit in allen Tätigkeitsbereichen und zur vermehrten Inanspruchnahme sozialer Leistungen aufgrund von berufsbedingten Problemen wie Burn-out führen (Wijnants 2008).

Merkmale

Folgende vier Szenarien sind charakteristisch für die Lebensphase und den Übergang, den Menschen in den Dreißigern bewältigen müssen:

Emotional gebunden oder nicht

Menschen werden sesshaft, sobald sie langfristig beruflich Verantwortung übernehmen oder Beziehungen eingehen. Die Beschränkungen und Pflichten, die den Menschen auferlegt werden oder die sie sich selbst auferlegen, schaffen sowohl Chancen als auch Barrieren.

Existenzieller Zeitdruck

Das zweite Szenario wird durch Wijnants (2005) als Zeitdruck beschrieben. Der von Dreißigjährigen erlebte Zeitdruck beruht auf der begrenzten Menge an Zeit, der ihnen für Entdeckungen und die Realisierung aller Optionen zur Verfügung steht. Dann wird den Menschen bewusst, dass sie nicht alles tun können, was sie wollen.

Idealisiertes Bild

Sobald er mit der Realität konfrontiert wird, passt der Dreißigjährige seine Wünsche, Erwartungen und Ideale einem realistischeren Niveau an. Sowohl die persönlichen als auch die sozialen Ideale, die in der Multiple-Choice-Gesellschaft propagiert wurden, sind nicht mehr länger erreichbar. Die Verwirklichung dieses erfolgreichen Lebens gleicht von diesem Moment an einer Illusion. Ideale und Träume müssen nicht aufgegeben, aber fast immer den Gegebenheiten angepasst werden.

Sich widersprechende Werte und Logik

Da Arbeit, Familienleben und Freizeitaktivitäten auf unterschiedlichen Werten und unterschiedlicher Logik beruhen, stimmen sie nicht mehr überein. Daraus entstehen Spannungen, für die der Einzelne eine Lösung finden muss. Menschen in den Dreißigern entwickeln verschiedene Wesenszüge, um mit sich widersprechenden Bedürfnissen, wie z.B. Liebe und Macht, umzugehen. Verschiedene Rollen werden eingenommen, um den von Beruf und häuslichem Leben gestellten Anforderungen zu begegnen. Die Zielgruppe für die Intervention sind Menschen, die einigen der charakteristischen Risiken im beschriebenen Veränderungsprozess gegenüberstehen und entsprechende Entscheidungen treffen müssen.

Risiken

Folgende Risiken können auftreten:

Kognitive Orientierung

Einseitige kognitive Orientierung scheint ein insbesondere für Personen in den Dreißigern typisches Risiko zu sein: Sie können vieles gleichzeitig erledigen und werden gerne an ihre geistigen Fähigkeiten erinnert. Tatsächlich werden Menschen von etwa 35 Jahren in unserer Arbeitskultur von vielen Unternehmen als ideale Mitarbeiter gesehen. Sie können einen so starken Charakter aufweisen, dass ein etwaiger Bedarf an innerer Entwicklung einfach nicht zum Zug kommt (Van der Brug 2004).

Zeitdruck
Trotz der Tatsache, dass die ständige Aktivität das Statusgefühl des Einzelnen verstärkt, kämpft die Gruppe tagtäglich mit einem chronischen Zustand der Zeitknappheit. Durch die vielen verfügbaren Optionen sind die Menschen versucht, immer mehr zu tun, was wiederum einen noch höheren Zeitdruck als zuvor zur Folge hat (Breedveld 2003). Der Anspruch an Menschen, die unterschiedliche Rollen auszufüllen haben – ein guter Mitarbeiter, Ehegatte, Elternteil, Freund zu sein –, führt unweigerlich zu gelegentlichen Konflikten, selbst wenn es nur um die Planung der Abläufe geht. Dies kann zu Situationen führen, in denen keine Zeit zur Selbstreflexion bleibt.

Unabhängigkeit
Insbesondere hoch qualifizierte Dreißigjährige sind sich sowohl ihrer Entscheidungsfreiheit bewusst als auch auf dem Arbeitsmarkt aktiv. Ihre Arbeit basiert wahrscheinlich ebenfalls auf Konkurrenzdenken. All dies macht sie zu Individualisten, die zwar unabhängig, aber auch auf sich gestellt sind.

Realitätsvermeidung
Dreißigjährige schätzen ihre eigene Kapazität und berufliche Effizienz realistischer ein. Diese realistische Einschätzung steht den noch existierenden Träumen von der Zukunft und den individualistischen Idealen entgegen. Manche Menschen vermeiden die Konfrontation mit ihren Träumen und Problemen durch einen Wechsel ihrer Aktivitäten, bevor sie sich auf die Realität der Probleme einlassen können.

Entscheidungsstress
Haben Menschen die freie Wahl zwischen verschiedenen Optionen, beginnen sie zu zweifeln, ob sie die richtige Wahl getroffen haben. In diesem Fall besteht die Gefahr, dass Menschen auf der Grundlage von Zweifel und Unsicherheit fälschlicherweise den Schluss ziehen, dass ihre Situation nicht gut ist. Da der Einzelne mehr Verantwortung für seine Entscheidungen übernimmt, ist er auch verantwortlich für seine eigenen Fehler. Daher geht Entscheidungsfreiheit Hand in Hand mit Unsicherheit (Beck 1992). Die von diesen Menschen gefühlte Unsicherheit kann in der Folge dazu führen, dass sie sich grundlegende philosophische Fragen stellen. Wenn Menschen ständig ihre Situation und ihren Sinngehalt ändern, sind die wirklich wichtigen Dinge im Leben nur noch sehr schwer erkennbar (Ter Borg 2003).

Klientenzentriertheit

Sumsion (2006) wies darauf hin, dass beim klientenzentrierten Ansatz die Rolle der Fachkraft darin besteht, die Vorstellungen des Kunden zu ermitteln und sie mit ihrer eigenen zusammenzuführen. Während des Kurses werden durchgehend die individuellen Motive, Werte und Interpretationen des typischen Menschen in den Dreißigern beobachtet. Zu diesem Zweck werden Daten aus dem Aufnahmegespräch und der Biografie verwendet.

Aufnahmegespräch

Einige Wochen vor Beginn des Kurses wird jeder Teilnehmer befragt und dabei gebeten, seine Dilemmas zu benennen und einzustufen. Falls eine Person keine Zwangslagen benennen kann, wird ihr geraten, nicht am Kurs teilzunehmen (Weustink et al. 2008). Als Messinstrument für die Aufnahme wird das Canadian Occupational Performance Measure (COPM) (Eyssen et al. 2005, Law et al. 1998) herangezogen. Dieses Instrument kann Veränderungen auf Ordinalskalen darstellen.

Biografie

In der Vorbereitung auf die ersten beiden Kurstage werden die Teilnehmer gebeten, ihre Vergangenheit sowie die Werte und Bedeutungen, die sie verschiedenen Aspekten des Lebens beimessen, zu umreißen und ihre derzeitige Position in der Gesellschaft zu beschreiben. Neben Erfolgen und Misserfolgen werden auch Enttäuschungen, Glücksmomente, Höhepunkte und Ideale angesprochen. Die Vergangenheit wird nochmals interpretiert und beurteilt, damit ein neues Bild von Gegenwart und Vergangenheit gezeichnet werden kann (McAdams 1997, Hoogendijk 2005). Auf der Basis ergotherapeutischer Modelle des kulturellen Eingebundenseins und der Spiritualität werden Verbindungen zum Selbst, zum anderen und zur Natur von einer ganzheitlichen Perspektive aus betrachtet.

Innovation und Nachhaltigkeit

Personalführungskräfte haben die Notwendigkeit dieses Schulungskurses anerkannt. Sie bezeichnen diesen Kurs als „anders" – ein einzigartiges Produkt, das die Lücke zwischen Kursen, die sich mit Erkenntnisgewinn oder der Schulung von Fertigkeiten beschäftigen, und Kursen, die auf Bewusstseinsschulung abzielen, schließt. Dabei fällt auf, dass die Auszüge aus den Beurteilungen der Personalführungskräfte vor allem rationale Gesichtspunkte abdecken.

Beispiel

Anders als die Kurse, an denen ich bisher teilgenommen habe. [...] der traditionell kognitive Charakter anderer Kurse trat bei diesem nicht so deutlich hervor ...

Während es zwischen diesem und anderen Kursen Schnittmengen gibt, ist der Kursinhalt in seiner Gesamtheit einzigartig und wertet die derzeit verfügbaren Kurse auf. ...

Vernetzung

Ein Zugangsweg zu dem Kurs ist die Überweisung vom Arbeitsmediziner zur Ergotherapie. Darüber hinaus wird diese Option den Personen in der Altersgruppe um die Dreißig von Personalführungskräften großer Unternehmen, Wiedereingliederungsunternehmen und Kollegen vorgeschlagen. Der Erfolg des Kurses ist sowohl in Zeitungen als auch in verschiedenen Fachzeitschriften thematisiert worden, darunter auch im Journal of Occuptional Therapy. Derzeit können sich Interessierte auf den Internetseiten der Karriere-Coaches für den Kurs anmelden. Der Kurs wird auch als unternehmensinterne Schulung angeboten. Die Arbeitgeber sind bereit, die Kursteilnahme (finanziell) zu unterstützen, wenn sie sehen, dass es ihren Mitarbeitern nicht gut geht.

Evaluation und kontinuierliche Verbesserung

Sowohl quantitativ als auch qualitativ wurde in einem eintretenden Vorher-Nachher-Vergleich die Wirkung des Schulungskurses ermittelt (Weustink et al. 2008). Eine daraus hervorgehende Erkenntnis war, dass die erwartete Verbesserung im Umgang mit persönlichen Dilemmas (gemessen mit COPM) auch nach drei Monaten noch nachweislich fortbestand. Im Gegensatz zu anderen Schulungskursen, von denen die Teilnehmer berichten, dass sie ab einem gewissen Punkt doch wieder zu ihren früheren Verhaltensweisen zurückkehren, scheint es so, dass die Absolventen von diesem Kurs das Gelernte dauerhaft annehmen. Darüber hinaus weisen diese quantitativen Ergebnisse starke Ähnlichkeiten auf. Diese Verhaltensänderungen zeigen sich z.B. in einem Stellenwechsel, dem Besuch eines Lehrgangs oder darin, dass die Schulungsteilnehmer sich stärker am Familienleben orientieren und dabei auf die unmittelbare Realisierung beruflicher Chancen verzichten.

Lernerfahrungen

Entscheidungen zu treffen ist eine Sache, sie entsprechend umzusetzen eine andere. Die Rückmeldungen der Kursteilnehmer zeigen Unterschiede zwischen ihrem Erkenntnisgewinn und ihren Handlungsvorschlägen zur Umsetzung. Erkenntnisse können zur Erarbeitung neuer Einsichten führen. Sobald ein Teilnehmer die im Kursverlauf gewonnenen Erkenntnisse und deren Auswirkungen ernst nimmt, wird dies in gewisser Weise zu einem wirklichen Ziel, übernimmt er Verantwortung und ändert seine Handlungsweisen (Kuiper 2007).

Für die Folgebefragung drei Monate nach dem Kurs empfehlen wir die Teilnehmer explizit danach zu fragen, wie sie ihre gewonnenen Erkenntnisse zur Identifizierung ihrer eigenen Verantwortung genutzt und jeweils gehandelt haben.

Wir betrachten das Treffen von Entscheidungen nicht nur als Teil eines Willensbildungsprozesses (Kielhofner 2008), sondern als eigenständige bedeutungsvolle Aktivität. Durch die Fokussierung auf den gesamten Entscheidungsprozess wird vermieden, dass diejenigen Elemente, die untrennbar mit der Entscheidungsfindung verbunden sind – wie die Übernahme von Verantwortung, das Ergreifen der Initiative, das Tun, das Erfahren und das Lernen –, nicht genügend beachtet werden.

Literatur

Beck U, Ritter M. Risk society: towards a new modernity. Theory, culture & society. London: Sage; 1992

Breedveld K, Van den Broek A. De meerkeuzemaatschappij: facetten van de temporele organisatie van verplichtingen en voorzieningen. SCP-publicatie; 2003/8. Den Haag: Sociaal en Cultureel Plan-bureau; 2003

Dewey J. Democracy and education. An introduction to the philosophy of education. New York: The Free Press, Simon & Schuster; 1916

Eyssen IC, et al. The reproducability of the Canadian Occupational Performance Measure. Clin Rehabil 2005; 19(8): 888–894

Hoogendijk A. Loopbaanzelfsturing: bezieling en vitaliteit. Amsterdam: Contact; 2005

Iwama M. The Issue is toward culturally relevant epistomology in occupational therapy. AJOT 2003; 57(5): 582–588

Johnston D, Mayers C. Spirituality: a Review of how occupational therapists acknowledge, assess and meet spiritual needs. British Journal of Occupational Therapy 2005; 68(9): 386–392

Kielhofner G. Model of Human Occupation. Theory and application. Philadelphia: Lippincot Williams & Wilkins; 2008

Kuiper CHZ. The Eventmaker the hybrid art of performing professionals, work-setting rehabilitation. Den Haag: Lemma; 2007

Law M, Baptiste S, Carswell A, McColl M, Polatajko H, Pollock N. Canadian Occupational Performance Measure; CAOT. Ottawa: ACE publications; 1998

McAdams DP. The stories we live by: personal myths and the making of the self. New York: Guilford Press; 1997

Sietsma WT. Levensfase-gerelateerde thema's bij dertigers; een literatuuronderzoek naar de wetenschappelijke verklaring voor het „dertigers dilemma". Utrecht: Universiteit voor Humanistiek; 2007

Sumsion T, ed. Client-centred practice in occupational therapy a guide to implementation. 2nd edition. Edinburgh: Churchill Livingstone Elsevier; 2006

Ter Borg MB. Zineconomie: de samenleving van de overtreffende trap. Scriptum management. Schiedam: Scriptum; 2003

Thomas C, Verhoef J, Vromen I. Sleutelbegrippen: A model of Human Occupation. InnovatieCentrum MOHO. HvA; 1998

Van Aggelen R, Van de Stolpe E. Dertigers in crisis: werk en leven uit balans, herkennen en aanpakken. W & L support. Utrecht: Kosmos-Z&K; 2001

Van der Brug J, Locher K. Ondernemen in de levensloop: een route naar inspiratie en vernieuwing in het werkleven. Zeist: Indigo; 2004

Van Slageren I, Van der Steen B. Leiding geven aan dertigers: samenwerken met een veeleisende generatie. PM-reeks. Soest: Nelissen; 2004

Weustink E, Happel S, Sietsma T, Roelofs P, Kuiper C. What's Next? Het dertigersdilemma: keuzestress in theorie en praktijk Wetenschappelijk Tijdschrift voor Ergotherapie 2008; 1(1): 2–7

Wijnants N. Dealen met het Dertigersdilemma. Loopbaan: tijdschrift voor loopbaanadviseurs en -begeleiders 2005; 11(1)

Wijnants N. Het dertigers dilemma. De belangrijkste loopbaan- en levensvragen van twintigers en dertigers. Amsterdam: Bert Bakker; 2008

3.3.3 Ergonomie am Bildschirmarbeitsplatz – Pilotprojekt mit einer Gruppe Sekretärinnen in einer Zürcher Klinik

Verena Langlotz Kondzic

Dieser Beitrag wurde als Abschlussarbeit zum Erwerb des Zertifikats „CAS Projektmanagement in der Gesundheitsförderung 2006/2007" an der Fachhochschule Nordwestschweiz, Hochschule für soziale Arbeit, Institut Soziale Arbeit und Gesundheit eingereicht.

Betätigungsbasierte Konzeption

Die Ergonomie ist ein wesentlicher Teil der betrieblichen Gesundheitsförderung. Sie hat zum Ziel, die Arbeit dem Menschen anzupassen und dabei dessen Wohlbefinden und die Effizienz bei der Arbeit zu steigern.

Mehrere nationale und internationale Programme und Institutionen befassen sich hauptsächlich mit dem Thema Ergonomie am Arbeitsplatz. Ein besonderes Augenmerk gilt hierbei auch dem Bildschirmarbeitsplatz. In der Schweiz hat die Schweizerische Unfallsversicherungsanstalt (SUVA) Richtlinien, Arbeitsmittel und Checklisten erarbeitet, welche zur Verbesserung der Bildschirmarbeitsplätze führen soll (www.suva.ch). Wahlström (2005) beschreibt das Wissen über negative Verbindungen zwischen Arbeitshaltung und muskuloskeletalen Problemen. Es scheint jedoch eine Lücke zwischen dem Wissen um ergonomische Anpassungen am Arbeitsplatz und der Umsetzung dieses Wissens zu geben (Berner 2002). Nur wenige Menschen schaffen es, selbstständig ein erfolgreiches gesundheitsförderndes Verhalten am Bildschirmarbeitsplatz umzusetzen. Das Projekt setzt an dieser Stelle zwischen Wissen und Umsetzung ergonomischer Arbeitsweisen an.

Interne Erstabklärung

Eine Umfrage von 27 Mitarbeitern des medizinischen Sekretariats (es wurden 40 Fragebogen ausgeteilt) ergab folgendes Bild:

- Das Wissen über die Einstellungen und ergonomischen Richtlinien der Möbel (Bürostuhl, Bildschirm, Tisch, Tastatur, Fenster und Licht) ist bei 64% der Befragten nur teilweise oder nicht vorhanden. Die Items, Anpassungen beim Tisch,

Bildschirm und Umgang mit Fenster und Licht, schnitten dabei am schlechtesten ab.
- Nur zwei Mitarbeiter, die im selben Büro arbeiten, verfügen über eine Möglichkeit, auch im Stehen zu arbeiten.
- Zwei Drittel (18 Personen) führten körperliche Beschwerden (Kopf und Augen, Nacken, Schultern, Arme, Hände, Rücken, Beine, anderes) im Zusammenhang mit ihrer Arbeit an. Die Beschwerden treten vor allem in folgenden Bereichen auf: Nacken (17 Pers.), Rücken (12 Pers.), Kopf und Augen (9 Pers.), Hände (8 Pers.), Schultern (7 Pers.). Die Arme waren nur bei einer Person betroffen.

Bei der ersten Bedürfnisabklärung ergab sich ein starkes Interesse, mehr über Ergonomie am Arbeitsplatz zu erfahren sowie sich für ein stärkeres Wohlbefinden bei der Arbeit einzusetzen. Einige Mitarbeiter fügten auf dem Fragebogen Tipps und Ideen für eine Umsetzung in Richtung Gesundheitsförderung an. Der Klinikdirektor sowie der Leiter des Personaldienstes zeigten sich offen für die Ausarbeitung eines ergonomischen Projekts für die medizinischen Sekretärinnen.

Ziele

- Die Sekretärinnen passen ihren Arbeitsplatz nach ergonomischen Richtlinien an und 90% der erwünschten Anpassungen sind nach drei Monaten erfolgt.
- 70% der Sekretärinnen führen drei Monate lang die gemeinsam ausgearbeiteten gesundheitsfördernden Maßnahmen durch.
- Bei 50% der Sekretärinnen steigert sich das Wohlbefinden am Arbeitsplatz innerhalb von drei Monaten.
- Die Klinikleitung gibt ein Nachfolgeprojekt für weitere Mitarbeiter in Auftrag.

Strategien und Intervention

Der erste Schritt der Projektdurchführung bestand darin, die Arbeitsplätze in ihrem Istzustand aufzunehmen. Dies wurde von den zwei Ergotherapeuten ohne Beisein der Sekretärinnen vorgenommen. Dabei wurde jeder Arbeitsplatz ausgemessen und fotografiert. Es wurde analysiert, welche Punkte bei einer individuellen Beratung angesprochen und geändert werden sollten. Diese ersten Erkenntnisse flossen gleich in die Überlegungen ein, wo in der Schulung Schwerpunkte gesetzt werden sollten. Ebenfalls wurde in Vorbereitungsgesprächen mit der Teamleiterin eine Aufnahme der individuellen Arbeitsabläufe erörtert. Bei der sozialen Gleichheit wurde vor allem der Genderaspekt bei der Ausarbeitung der Workshops beachtet. Es wurde eine praktische, alltagsnahe und interaktive Schulung ausgearbeitet.

Workshops

Die Workshops waren auf drei Abende verteilt in einem Abstand von je zwei Wochen. Diese Unterbrechung war einerseits gewählt worden, um dem Wissenstransfer Platz zu geben, andererseits bekamen die Teilnehmerinnen Aufgaben für die Zeit zwischen den Workshops.

Workshop 1

Der erste Workshop dauerte 90 Minuten und befasste sich zu einem Drittel mit der Vermittlung von theoretischem Wissen als Grundlage für ein ergonomisches Verständnis. Funktion und Ernährung der Wirbelsäule, Muskulatur und der Bandscheibe wurden erläutert. Diese Aspekte wurden dann in einen praktischen Zusammenhang mit dem Bürostuhl gebracht und dynamisches Sitzen während des Workshops mit den eigenen Bürostühlen geübt. Eine Auflockerungs- und Partnermassage wurde eingebaut, um zu zeigen, wie man sich auf einfache Weise und ohne großen Zeitaufwand gegenseitig helfen kann, wenn Verspannungen oder Beschwerden bei der Arbeit auftreten. Der letzte Teil der Schulung befasste sich mit der Einführung in das Thema „gesundheitsförderndes Verhalten am Arbeitsplatz“. Anhand des Transtheoretischen Modells der Verhaltensänderung (BZgA 2003) erhielten die Teilnehmerinnen einen Einblick in die verschiedenen Phasen der Veränderung von Verhalten. In einem Test konnte sich jede Sekretärin überprüfen, wie es um ihr körperliches Wohlbefinden steht und wo Schwachpunkte und Stärken liegen. Diese Ergebnisse wurden dann zuerst in Kleingruppen und später im Plenum diskutiert. Ein Teil des Tests beinhaltete beispielsweise, auf einem Körperschema einzuzeichnen, wo am Körper Beschwerden „häufig“, „selten“ und „nie“ auftreten. Diese Grunddaten wurden am Ende des Projekts zum Thema „körperliches Wohlbefinden“ überprüft und evaluiert.

Zeit zwischen Workshop 1 und 2

In der Zeit zwischen Workshop 1 und 2 bekam jede Sekretärin die Aufgabe, das dynamische Sitzen mit ihrem Bürostuhl zu üben, Höheneinstellungen vorzunehmen und Fragen in den nächsten Workshop mitzunehmen.

Workshop 2

Der zweite Workshop dauerte 120 Minuten und war unterteilt in zwei thematische Inhalte. Eine Stunde lang wurde theoretisches Wissen über das Auge, den Bildschirm im Raum und den Bildschirm in Relation zur Person vermittelt. Die Einrichtung eines Arbeitstisches wurde angeschaut und Hilfsmittel wie Fußstützen ausprobiert. Dieser Schulungsteil wurde durch eine Gruppenarbeit mit der Aufgabe, einen Musterarbeitsplatz für jeweils zwei Teilnehmerinnen einzurichten, beendet. Zuerst arbeiteten die Sekretärinnen selbstständig, dann wurden sie von je einem Coach auf verschiedene Details hingewiesen und am Schluss wichtige Erkenntnisse noch einmal im Plenum besprochen.

Die Überleitung zum Thema „Verhalten" wurde mit der Auswertung des Körperschemas aus dem ersten Workshop gestaltet. Auffällige Daten wurden ausgewertet und die Verbindung zwischen Beschwerden und Arbeitshaltung aufgezeigt. In diesem Zusammenhang wiesen wir darauf hin, wie groß die eigenen Möglichkeiten sind, durch aktives Verhalten am Arbeitsplatz positiv auf den Körper einzuwirken. Der nächste Schritt befasste sich mit der Ausarbeitung eines Maßnahmenplans. In diesem Maßnahmenplan formulierte jede Teilnehmerin für sich selbst ein gesundheitsförderndes Ziel am Arbeitsplatz, welches sie innerhalb von drei Monaten zu erreichen wünschte. Die Teilnehmerinnen lernten zuvor, wie man ein Ziel formuliert. Sie identifizierten eigene Stolpersteine und Hilfen und lernten anhand von zwei Modellen, wie man sich diese Hilfe organisieren kann. Der Abschluss bestand darin, dem Plan mit einer Vereinbarung an sich selbst abzuschließen und einen ersten Schritt zu formulieren.

Zeit zwischen Workshop 2 und 3

In der Zeit zwischen Workshop 2 und 3 bestand die Aufgabe darin, den eigenen Arbeitsplatz so gut wie möglich mit dem neu erworbenen Wissen anzupassen. Ebenfalls standen jeder Sekretärin 20 Minuten individuelle Beratung zu den Verhältnissen (Mobiliar, Licht etc.) sowie 20 Minuten Beratung zum Verhalten zur Verfügung. Dabei wurde besonders auf den ausgearbeiteten Maßnahmenplan der Sekretärinnen geachtet. Es wurden Stolpersteine und Hilfen noch einmal thematisiert und maßgeschneiderte Tipps gegeben. Es kristallisierten sich vier Themen heraus, derer sich die Sekretärinnen in den nächsten drei Monaten annehmen wollten:

- Schmerzen oder Beschwerden vermindern
- mehr Ordnung am Arbeitsplatz
- mehr Trinken und
- mehr Bewegung während der Arbeitszeit

Workshop 3

Der letzte Workshop wurde in 90 Minuten durchgeführt. Offene Fragen wurden gesammelt und das Wissen in den gewünschten Bereichen vertieft. Ein zweiter Teil befasste sich mit der Ausarbeitung einer Teamvereinbarung, welche die Sekretärinnen für sich in einer geführten Gruppenarbeit ausarbeiteten. Das Ziel dieser Teamvereinbarung war, sich als Team gemeinsam einen Raum zu schaffen, in dem sich alle für die nächsten drei Monate an ein bestimmtes Ziel halten und sich bei Bedarf gegenseitig unterstützen und ermuntern, dieses Ziel auch zu erreichen. Am Schluss fand noch eine Information über die weiteren Schritte statt.

Abschlusssitzung

Bei der Abschlusssitzung mit der Klinikleitung und dem für Gesundheitsförderung zuständigen Gremium wurde eine Übersicht über die Struktur des Projekts und die praktische Durchführung gegeben. Ebenfalls wurde der für den Einkauf „Material" Zuständige eingeladen.

Ein Vorschlagskonzept für die Klinik wurde an alle Sitzungsteilnehmer verteilt und vorgestellt. Es basiert auf drei verschiedenen Angeboten und hat einen Aufbau sowie eine Nachhaltigkeit im Sinn. Im Konzept sind die Ziele sowie die eingeschätzten Arbeitsstunden von allen Mitarbeitern aufgezeigt.

Zielgruppe

Die Zielgruppe besteht aus medizinischen Sekretärinnen der Abteilung ambulantes Sekretariat. Das Team bestand aus neun Frauen zwischen 25 und 55 Jahren, die zwischen 50 und 100% im Betrieb arbeiten. Ursprünglich war geplant, über die Bedürfnisabklärung eine Gruppe von Mitarbeiterinnen zu rekrutieren. Nach einem Gespräch mit dem Vorgesetzten der Sekretärinnen wurde aus Arbeitszeitgründen das Team des ambulanten Sekretariats ausgewählt. Dieses Team bedient u. a. den Poliklinikschalter (Anmeldung für die ambulanten Patienten) und hat dadurch im Unterschied zu den anderen Teams abwechselnde Arbeitstätigkeiten.

Klientenzentrierung

Hignett et al. (2005) heben die Wichtigkeit der aktiven Mitarbeiterbeteiligung bei der Ausarbeitung präventiver Maßnahmen am Bildschirmarbeitsplatz hervor. In der ersten Bedürfnisumfrage, die an alle Sekretärinnen der Klinik geschickt wurde, konnten die Befragten angeben, was sie bei einer Schulung interessieren würde. Diese Bedürfnisse wurden bei der Ausarbeitung der Workshop Inhalte einbezogen. Die Anpassungen am Arbeitsplatz erfolgten zu 90% durch die Sekretärinnen, jeweils nachdem das theoretische Wissen vermittelt wurde. Es war der Kern der Schulung, auf aktuelle Themen der Teilnehmerinnen Bezug zu nehmen und eigene Anliegen einbringen zu können. Besonders bei der Ausarbeitung der individuellen gesundheitsfördernden Ziele wurden bewusst die Ressourcen als Mittel zur Zielerreichung eingesetzt.

Innovation und Nachhaltigkeit

Ergonomie ist eine bereits erprobte Methode von betrieblicher Gesundheitsförderung. Die klassische Ergonomie involviert die Klienten noch zu wenig und gilt dadurch eher als Präventionsmaßnahme im Vergleich zu einem gesundheitsfördernden Ansatz, bei dem Empowerment und Partizipation im Zentrum stehen.

Im Rückblick betrachtet sehe ich folgende Chancen und Gefahren für ein Angebot der Ergotherapie im selben Betrieb.

Gefahren

- Umgang mit Gesundheitsdaten der Mitarbeiter
- Befangenheit bei Problemen (zwischen Klinik als Auftraggeber und Bedürfnissen der Mitarbeiter)

Chancen

- Kostengünstig (Wissen kann in der Fortbildungszeit der Mitarbeiter erworben werden)
- Multiplikatorinnen, die langfristig Wissen in der Klinik halten können
- Know-how-Erwerb der Mitarbeiter in der Ergotherapie
- Hemmschwelle des Nachfragens seitens der Sekretärinnen bei kleinen Problemen ist niedrig.

Ich sehe das Programm als eine kostengünstige Möglichkeit, Ergonomie im Rahmen des eigenen Betriebes unter Berücksichtigung der Gefahren anzusiedeln. Wichtig dabei wäre, dass es nur als eine von vielen Maßnahmen des betrieblichen Gesundheitsförderungskonzepts besteht.

Vernetzung

Die Interventionen wurden mit der Unterstützung des Managements und der betriebsinternen Gruppe Arbeitssicherheit sowie der aktiven Partizipation der involvierten Mitarbeiter ausgeführt (Wahlström 2005). Der Leiter des Personaldienstes ist als Mitglied der Klinikleitung sowie der beratenden Gruppe Arbeitssicherheit und Gesundheitsschutz die Schlüsselperson und wurde als Projektverantwortlicher in das Projekt miteingebunden. Die Teamleiterin des Sekretariats ist verantwortlich für die Einführung aller neuen Mitarbeiter und ist dadurch eine Multiplikatorin. Der Fokus der Klinik liegt im Moment weiterhin bei der Arbeitssicherheit, die gesetzlich vorgeschrieben ist, und noch nicht so stark bei der betrieblichen Gesundheitsförderung.

Evaluation und kontinuierliche Verbesserung

Methoden der Evaluation

Es wurden bewusst verschiedene Methoden (Checkliste, zweimalige Inspektion der Arbeitsplätze, Fragebögen, Wissenstest) für die Evaluation ausgewählt. Einerseits wurde der praktische Teil des Projekts durch die Teilnehmer, aber auch durch das Projektteam evaluiert. Um einen möglichst großen Überblick zu bekommen, wurde nicht nur schriftliche Evaluation, sondern auch eine Inspektion eingeplant. Die Erhebungen wurden zu vier verschiedenen Zeitpunkten erhoben, um einen Verlauf zu dokumentieren, bei dem man die Möglichkeit zum Einschreiten hatte.

Alle Mittel wurden von der Autorin entwickelt, es wurden keine standardisierten Tests eingesetzt.

Zwei Beispiele

Das körperliche Wohlbefinden (kWB) wurde auf einer 10er-Skala individuell von jeder Teilnehmerin vor dem Workshop und drei Monate nachher eingeschätzt (0 = schlechtes WB, 10 = sehr gutes WB). Diese Einteilung wird in der Ergotherapie zur Erfassung von Schmerzen (Visual Analog Scale) benutzt.

Die körperlichen Beschwerden wurden anhand eines Körperschemas erfasst. Die Sekretärinnen zeichneten darauf ein, wie es mit der Lokalisation und dem Schweregrad der Beschwerden steht. Rot (mehrmals pro Woche Beschwerden oder Schmerzen), Orange (zwei- bis dreimal im Monat Beschwerden), Grün (keine Beschwerden).

Evaluation

Ziele

- Die Sekretärinnen passen ihren Arbeitsplatz nach ergonomischen Richtlinien an und 90% der erwünschten Anpassungen sind nach drei Monaten erfolgt. Der Indikator von 90% der umgesetzten Anpassungen wurde nicht erreicht. Die Gründe dafür waren u.a., dass in der Pilotgruppe die Hälfte der Mitarbeiterinnen nicht der Normgröße entsprach und man so bei der Anpassung des Mobiliars an Grenzen stieß. Mittlerweile wurden die fehlenden Hilfsmittel wie z.B. Fußstützen bestellt. Der zuständige Mitarbeiter für den Einkauf bekam gegen Ende des Projekts eine Liste mit den empfohlenen Hilfsmitteln, die in den Mobiliarpool aufgenommen werden könnten.
- 70% der Sekretärinnen führen drei Monate die gemeinsam ausgearbeiteten gesundheitsfördernden Maßnahmen durch. Der Indikator von 70% der Mitarbeiterinnen wurde erreicht. 100% führten die individuellen gesundheitsfördernden Ziele durch, sieben von neun Mitarbeiterinnen erreichten ihr gesetztes Ziel. Das gesundheitsfördernde Teamziel wurde mit nur 45%, weniger als der Hälfte, als nicht erreicht eingeschätzt. Die Mehrheit des Teams zeigte kein Interesse, ein neues Teamziel zu formulieren.
- Bei 50% der Sekretärinnen steigert sich das Wohlbefinden am Arbeitsplatz innerhalb von drei Monaten. Diese Frage muss unterteilt werden in einerseits das körperliche Wohlbefinden, das individuell mit nur drei Personen sich nicht um die erwarteten 50% verbessert hat. Interessant ist jedoch der Vergleich zu den Beschwerden, die sich deutlich verminderten. Es ist zu vermuten, dass die Fragestellung des körperlichen Wohlbefindens auf die aktuelle Tagesform bezogen wurde, während die Beschwerden, welche auf eine längere Zeit (z.B. zwei- bis dreimal im Monat Beschwerden) bezogen wurden.
- Die Klinikleitung gibt ein Nachfolgeprojekt für weitere Mitarbeiter in Auftrag. Eine Sitzung mit allen Schlüsselpersonen fand statt. Bisher fand noch keine Verankerung in eine etablierte Schulung des Sekretariats statt, da die Ressourcen zuerst gewährleistet sein müssen. Aktive Bestrebungen verfolgen das Ziel, das Angebot als Teil der Ergotherapie zur betrieblichen Gesundheitsförderung zu verankern.

Lernerfahrungen

Aus dem Projekt habe ich gelernt, dass es sehr wichtig ist, der Vernetzung und Verankerung mehr Rechnung zu tragen, damit sich der große Aufwand bei der Ausarbeitung eines Pilotprojekts bezahlt macht. Mithilfe der Tools von Quint-Essenz, eines Projektsteuerungshilfsmittels der Gesundheitsförderung Schweiz, wurde die für mich neue Projektarbeit erleichtert.

Beim nächsten Mal würde ich für die Evaluation standardisierte Tests benutzen, um auch einen Vergleich mit anderen Projekten und eine Reliabilität zu gewährleisten.

Ich bin weiterhin davon überzeugt, dass eine aktive Involvierung der Klienten bei der Schulung sowie bei der Suche nach Lösungen – sei es zum Thema Verhalten oder Verhältnis – wichtig ist, um Nachhaltigkeit zu erreichen.

Ein Teamziel zu formulieren hat sich bei meinem Projekt nicht bewährt, es spielen dabei viele gruppendynamische Prozesse mit. Ich kann mir vorstellen, dass dies bei einer anderen Gruppe besser wirkt. Die individuellen Ziele haben sich jedoch bewährt und werden selbst ein Jahr danach (aktuelle Evaluation) aktiv und erfolgreich weiterverfolgt.

Literatur

Berner K, Jacobs K. The gap between exposure and implementation of computer workstation ergonomics in the workplace. Work; 2002

Transtheoretisches Modell der Verhaltensaufklärung www.bzga.de abgerufen am 10.11.09

Hignett S, Wilson JR, Morris W. Finding ergonomic solutions – participatory approaches. Occupational Medicine; 2005

Wahlström J. Ergonomics. In: Depth Review, Musculoskeletal disorders and computer work. Occupational Medicine; 2005

www.suva.ch, Zugriff am 15.08.2009

3.4 Angebote für Senioren

3.4.1 Ergotherapeutische Optionen in Prävention und Gesundheitsförderung für Senioren

Konstanze Löffler

Dieser Beitrag ordnet ergotherapeutische Leistungen den sechs nationalen Präventions- und Gesundheitszielen für die zweite Lebenshälfte zu

(Bundesvereinigung Prävention und Gesundheitsförderung BVPG 2008). Mit Bezug auf das politische Rahmenwerk der WHO (2002) zum aktiven Altern wird ein siebtes Ziel im Bereich der Betätigungspartizipation vorgeschlagen. Grundlage des Beitrages ist eine Masterarbeit (Löffler 2008).

Die „Präventionsziele für die zweite Lebenshälfte" der BVPG stellen ältere Menschen in den Mittelpunkt präventiver und gesundheitsfördernder Betrachtungen. Die BVPG ist Mitglied in der unabhängigen „Beratenden Kommission der Spitzenverbände der Krankenkassen für Primärprävention und betriebliche Gesundheitsförderung". Die Kommission unterstützt die Spitzenverbände der Krankenkassen z. B. bei der Weiterentwicklung und der Neuaufnahme von Handlungsfeldern und der Weitergabe wissenschaftlicher Erkenntnisse. Neben anderen Gesundheitsverbänden ist der Deutsche Verband der Ergotherapeuten Mitglied in der BVPG.

Das Dokument „Präventionsziele für die zweite Lebenshälfte" differenziert sechs Zielbereiche. Im Folgenden werden ergotherapeutische Optionen für diese und einen weiteren neu vorgeschlagenen Zielbereich ausgeführt.

Bewegung und körperliche Aktivität im Alter fördern

Dieses Ziel priorisiert die Gesundheitsförderung. Das betätigungsbasierte Lifestyle-Redesign®-Programm für selbstständig lebende Senioren zeigte in einer randomisiert-kontrollierten Studie mittlere Effekte auf die körperliche Aktivität und Vitalität (Effektstärken: d = 0,4 und 0,5, Clark et al. 1997).

Die körperliche Aktivität wird in diesem Programm nicht separat behandelt, sondern in Verbindung gebracht mit für den Senior bedeutsamen alltäglichen Betätigungen, dem Lebensstil sowie mit geistiger Aktivität. Betätigungen des Alltags werden nach ihren Bewegungselementen sowie geistigen Anforderungen (z. B. Kochen) untersucht und gemeinsam mit den Senioren wird nach Möglichkeiten gesucht, wie der Alltag bewegter (z. B. Treppesteigen statt Rolltreppe) und welche alltäglichen Gewohnheiten bewegungsförderlicher gestaltet werden können. Eng daran geknüpft wurden die Themen Entspannung und Stressmanagement. Des Weiteren wird im Lifestyle-Redesign®-Programm individuell betätigungsbiografisch vorgegangen: Früher mit Freude durchgeführte Bewegungsaktivitäten des Seniors werden gemeinsam aufgedeckt, nach entsprechenden Alternativen oder Adaptationen für diese Aktivität gesucht und bei ihrer (Wieder-)Anbahnung begleitet. Dabei werden Barrieren und Unterstützungspotenziale der Kommune beachtet (Mandel et al. 1999).

Auch Ergebnisse medizinischer Studien zeigen das Potenzial betätigungsbasierter Interventionen auf. Alltägliche produktive und soziale Aktivität senkt das Mortalitätsrisiko (Glass et al.1999, Manini et al. 2006), eine Kombination aus körperlicher und sozialer Aktivität gewährleistet eine länger anhaltende Funktionsfähigkeit (Hendrie et al. 2006) und eine Kombination aus Gedächtnistraining und Psychomotoriktraining zeigt stabile Effekte auf den Erhalt der Selbstständigkeit und die Alltagskompetenz (Ackermann 2007). Ein alleiniges Psychomotoriktraining zeigte keine positiven Effekte auf die Alltagskompetenz der Senioren (ebd.).

Mobilität und Selbstständigkeit erhalten – Stürzen vorbeugen

Dieses Ziel fokussiert ausschließlich die Sturzprävention. Hierfür konnte eine hohe Evidenz ergotherapeutischer Angebote für Senioren allgemein (Clemens et al. 2004, Gitlin et al. 2006) sowie für sehbeeinträchtigte Senioren im Speziellen (Eklund et al. 2007, Campell et al. 2005) gefunden werden. Durch ergotherapeutische Intervention konnte die Sturzhäufigkeit um bis zu 41 % reduziert und die Alltagskompetenz verbessert werden.

Möglichkeiten zur Erhaltung und Anbahnung einer größtmöglichen Selbstständigkeit bei Alltagsaktivitäten werden in diesem Zielbereich bislang nicht aufgezeigt, obgleich der Titel des Zieles dies erwarten lässt. Aktuelle gesundheitspolitische Bestrebungen der Pflegediskussion weisen stark in diese Richtung. Ergotherapeuten können für diesen Zielbereich ihre langjährige Expertise aus dem Bereich der Kuration bzw. Tertiärprävention in Bezug auf die Anbahnung und den Erhalt einer größtmöglich selbstständigen Betätigungsdurchführung nutzen und sind aufgefordert, zeitnah Maßnahmen für die Primär- und Sekundärprävention zu entwickeln, durchzuführen und zu evaluieren. Hervorzuhebendes Beispiel stellt das niederländische ambulante Ergotherapieprogramm für Demenzerkrankte und ihre Angehörigen von Graff et al. (2006) dar. Hier konnten 12 Wochen nach Interventionsende bei allen Zielgrößen noch hohe Effekte aufgezeigt werden (z. B. bei motorischen und prozesshaften Fähigkeiten: d = 2,7, Alltagskompetenz: d = 2,4).

Bedarfsgerechte Ernährungsversorgung – Fehlernährung vermeiden

Der Schwerpunkt dieses Zieles liegt auf dem Mangel der Ernährungs- und Flüssigkeitsversorgung bei der Altersgruppe der über 75-Jährigen, insbesondere bei pflege- und hilfebedürftigen Menschen. Die Ergotherapie hält für diesen Zielbereich insgesamt eine mittlere Evidenz vor. In der Rehabilitation und Kuration ist Ergotherapie schon seit Langem obligatorischer Bestandteil des therapeutischen Angebotes. Bei pflegebedürftigen Menschen bzw. Menschen mit Demenz tritt häufig eine Schluckproblematik auf. Bei dieser Basisaktivität des Ess- und Trinkvorganges setzen Ergotherapeuten mit Therapie und Beratung an. Die favorisierten Behandlungsmethoden sind die Therapie des fazio-oralen Traktes (F.O.T.T.) und das Affolter-Konzept, wofür zusätzliche Qualifizierungen erforderlich sind. Zur F.O.T.T. liegen Empfehlungen zum einheitlichen Vorgehen sowie erste positive Wirksamkeitsstudien vor, die zukünftig ausgebaut werden sollten (FOrmaTT 2008). In Bezug auf die Evidenzbasierung des Affolter-Behandlungskonzeptes wurden Experten befragt. Diese berichteten von ersten Fallkontrollstudien von Affolter und Bischhofberger (1998). Weiterhin laufe derzeit am Therapiezentrum Burgau eine Evaluierung der Methode, zu der jedoch noch keine Ergebnisse vorliegen (Information in einer E-Mail von Brigitte Pastewka vom Zentrum für Wahrnehmungsstörungen (ZWS) in St. Gallen, Schweiz, an die Verfasserin vorliegender Masterarbeit am 02.02.09). Das Konzept ragt derzeit besonders durch seine praktischen Erfolge hervor.

Die aufgezeigte therapeutische Expertise kann auf die Versorgungsbereiche der Primär- und Sekundärprävention übertragen werden. Des Weiteren kann Ergotherapie in diesem Zielbereich eine selbstständige Essenszubereitung und/oder ein eigenständiges Einkaufen (wieder) anbahnen. Dies gelingt durch die Anpassung der Umwelt an das Fähigkeitsniveau des Seniors, den Einsatz von Hilfsmitteln und/oder durch die Veränderung der Art und Weise der Betätigungsdurchführung. Neben dem direkten Kontakt mit dem Senior kann ein weiteres Aufgabengebiet der Ergotherapie sein, Angehörige wie auch professionell Pflegende auf benannten Gebieten zu schulen. Nach praktischer Erfahrung der Autorin kann von einem diesbezüglichen Bedarf für Laien wie auch professionell Pflegende ausgegangen werden.

Das auf die Altersgruppe der 50- bis 74-jährigen Senioren eher zutreffende Thema Adipositas wurde bereits im „Nationalen Aktionsplan zur Prävention von Fehlernährung, Bewegungsmangel und Übergewicht" vom Bundesministerium für Ernährung, Landwirtschaft und Versorgung sowie vom Bundesministerium für Gesundheit behandelt. Für das Präventionsthema Übergewicht bei Senioren ließen sich im deutschsprachigen wie auch im internationalen Raum noch keine durch die Ergotherapie erbrachten Wirksamkeitsbelege finden.

Für den Versorgungssektor der Gesundheitsförderung können für den Zielbereich drei das evidenzbasierte Lifestyle-Redesign®-Programm von Mandel et al. (1999) und die dazugehörige Studie von Clark et al. (1997) genannt werden. Im Rahmen dieses ergotherapiespezifischen Gesundheitsprogramms stellt das Thema Speisen als Betätigung einen der Themenschwerpunkte dar. Hierbei geht es um die Bewusstmachung der Wichtigkeit dieser Betätigung und der damit einhergehenden Aktivität. Thematisiert wurden Gewohnheiten und Vorlieben der einzelnen Programmteilnehmer wie auch die sozialen und rituellen Aspekte der gemeinsamen Essenszubereitung und des gemeinschaftlichen Speisens. Eingebettet in Kochveranstaltungen wurden Themen wie gesunde Nahrungsmittel und Lebensmittelkennzeichnung angesprochen und eine Ernährungswissenschaftlerin eingeladen. Clark et al. (1997) weisen explizit darauf hin, dass das Thema Ernährung nie isoliert, sondern immer mit der Tätigkeit des Speisens gekoppelt werden sollte. Die positiven Effekte der Studie zeigen auf, dass diese Form der ergotherapeutischen Gesundheitsbildung ältere Menschen anspricht und sie befähigt werden, durch die Veränderung und Ergänzung ihrer Gewohnheiten sowie Interessen einen gesünderen Lebensstil anzubahnen.

Psychische Gesundheit fördern und erhalten

Obwohl die BVPG in diesem Zielbereich zwar Physiotherapeuten, jedoch bislang keine Ergotherapeuten als Akteure benennt, konnte eine hohe Evidenz ergotherapeutischer Maßnahmen nachgewiesen werden. Entsprechende Interventionsstudien liegen für den Bereich der Gesundheitsförderung (Clark et al. 1997) wie auch im Bereich der Primär-, Sekundär- und Tertiärprävention (Yuen et al. 2008, Graff et al. 2006, Dooley et al. 2004, Reuster 2006) vor. Für dieses Ziel ist es bedeutsam zu erwähnen, dass das National Institute for Health and Clinical Excellence (NICE) 2008 im Auftrag des britischen Gesundheitsministeriums evidenzbasierte Public-Health-Leitlinien (public health guidance) für Großbritannien veröffentlichte. Die Leitlinie Nr. 16 trägt den erfreulichen Titel „Occupational therapy interventions and physical activity interventions to promote the mental wellbeing of older people in primary care and residential care". Auf gesundheitspolitischer Ebene wird somit in Großbritannien die gesundheitsförderliche und präventive Wirksamkeit der Ergotherapie auf evidenzbasierter Grundlage für den Versorgungsbereich der psychischen Gesundheit bei älteren Menschen anerkannt und kann bzw. sollte auf deutsche Verhältnisse übertragen werden.

Gesundheit durch soziale Integration und Teilhabe fördern

Dieser Zielbereich will auf (kommunal-)politischer Ebene Mitbestimmung und Einmischung von Senioren ermöglichen. Der Begriff der Teilhabe wird hier im gesundheitsförderlichen Sinne und nicht im auf den Einzelnen gerichteten Begriffsverständnis der Internationalen Klassifikation der Funktionsfähigkeit, Behinderung und Gesundheit (ICF) ausgelegt. Der Fokus liegt auf der Freiwilligenarbeit als sinnstiftendes Element und auf der Beteiligung von Senioren an politischen Entscheidungen. Aktuelle bundespolitische Kampagnen weisen auf die vielfältigen Kenntnisse und Fertigkeiten sowie die Lebenserfahrung und Innovationskraft älterer Menschen hin und sollen ihre stärkere Einbindung animieren (Bundesministerium für Familie, Senioren, Frauen und Jugend 2009). Diese Entwicklung ist erfreulich, spricht jedoch nur selbstständige und aktive Senioren mit einem höheren Bildungsniveau an (BVPG 2007). Aus ergotherapeutischer Perspektive stellt sich die Frage, welche Möglichkeiten es geben kann, pflegende Ehepartner, sozioökonomisch Benachteiligte sowie hochbetagte und körperlich beeinträchtigte Senioren teilhaben zu lassen. Hier öffnet sich eine Lücke, die aus Sicht der Autorin aus dem bisherigen (einseitigen) Verständnis des Teilhabebegriffs des Präventionszielbereiches fünf erwächst. Aus diesem Grund schlägt die Autorin ein siebtes Präventionsziel vor, dass dem individuellen Verständnis des Teilhabebegriffs der ICF sowie ergotherapeutischen Annahmen entspricht und unter „Betätigungspartizipation im Alter fördern" erläutert wird.

Vorerst verbleibend im Teilhabeverständnis des Zielbereiches fünf kann die Ergotherapie Interventionen mit mittlerer Evidenz anbieten. Es fanden sich Studien, in denen Freiwilligenarbeit durch Ergotherapeuten angebahnt wurde, die hilfebedürftige Bewohner selbst für andere durchführten (u.a. Bower et al. 2002, Cipriani et al. 2007). Hervorzuheben ist die US-amerikanische randomisiert-kontrollierte Studie von Yuen et al. (2008) zu einem ergotherapeutischen Programm, das signifikante mittlere Effekte in Bezug auf Depression (d = 0,6) und Lebenszufriedenheit (d = 0,6) bei freiwillig tätigen Heimbewohnern im Vergleich zur Kontrollgruppe bewirkte. Die im Durchschnitt 83-jährigen Pflegeheimbewohner waren als Mentoren für das Fach „englische Konversation" für ausländische erwachsene Sprachstudenten im Einzelkontakt zweimal wöchentlich tätig. Die Sprachstudenten bereiteten die Treffen mit bestimmten Fragestellungen vor und kamen in die Pflegeeinrichtung.

Ressourcenorientierte Früherkennung von Funktionseinbußen

Dieser Zielbereich wurde von der BVPG noch nicht ausformuliert. Er soll voraussichtlich durch das Instrument des präventiven Hausbesuches frühzeitige Pflegebedürftigkeit vermeiden helfen. In entsprechenden ergotherapeutischen Studien finden sich unterschiedliche Angaben zu Dauer und Häufigkeit der Hausbesuche, verschiedene Ergebnisgrößen (u.a. Lebensqualität, Selbstständigkeit, Wohlbefinden, Mortalität, Häufigkeit von Krankenhausaufenthalten, Sturzanzahl) wie auch unterschiedliche und bislang insgesamt eher unzureichende Wirksamkeiten (Liddle et al. 1996, De Craen et al. 2006, Gitlin et al. 2006). Besonders bei Senioren über 85 Jahren erscheint ein präventiver Hausbesuch ohne vorheriges Sturzereignis weniger erfolgreich zu sein als bei jüngeren Senioren (ebd.). Dies deckt sich mit dem Ergebnis der Metaanalyse von Huss et al. (2008), die Studien zusammenfasst, bei denen die Interventionen überwiegend von Pflegekräften und Ärzten durchgeführt worden sind.

Das Thema der Lebensübergänge und hier insbesondere der Übergang eines Seniors von seinem vertrauten häuslichen Umfeld in eine betreute Einrichtung wurde in diesem Zielbereich bislang völlig außer Acht gelassen. Nach Ansicht der Autorin stellt dieser zumeist endgültige Übergang für Senioren ein einschneidendes Lebensereignis dar. Es kann mit dem Abbruch vieler gewohnter Betätigungen und dem Einsetzen von Verwirrtheit,

Desorientierung, depressiver Stimmung und sozialem Rückzug einhergehen (Hocking 1996, Epstein 1992). Der Glaube an eigene Fähig- und Fertigkeiten minimiert sich durch fehlende oder zu wenig auf individuelle Gewohnheiten und Interessen abgestimmte Betätigungsmöglichkeiten. Ein Rückgang der empfundenen Selbstwirksamkeit und ein Verlust von bedeutsamen Betätigungen, die früher Quelle der Freude und Zufriedenheit waren, führen wiederum zu Entmutigung und Hoffnungslosigkeit, die in Depressionen und Unselbstständigkeit münden können (Kielhofner 2008, Lawton 1980). Hier sind Ergotherapeuten aufgefordert – präventiv und im Sinne des Seniors –, individuelle Betätigungsmöglichkeiten zu schaffen bzw. zu erhalten und einem Betätigungsentzug (Wilcock und Townsend 2000) durch überzogenes Risikomanagement und paternalistische Orientierungen der Seniorenheime vorzubeugen.

Betätigungspartizipation im Alter fördern

Kernkonstrukte des politischen Rahmenwerkes der WHO (2002) zum aktiven Altern sind: Bewahrung größtmöglicher Gesundheit und Lebensqualität in Übereinstimmung mit individuellen Präferenzen sowie ein größtmöglicher Grad an Selbstständigkeit, Autonomie, Partizipation, persönlicher Selbstverwirklichung und Menschenwürde bei älteren wie auch hochbetagten und hilfebedürftigen Senioren. Diese Kernkonstrukte sind in den deutschen „Präventionszielen für die zweite Lebenshälfte" nicht explizit verankert. Ergotherapeutische Studien zeigen auf, dass für Menschen über 80 Jahre die Teilhabe am alltäglichen Leben für den Erhalt eines zufriedenen und selbstständigen Lebens im eigenen häuslichen Umfeld entscheidend ist. Dabei spielen neben der sozialen Teilhabe auch die tatsächliche Durchführung alltäglicher Tätigkeiten und die Möglichkeit, sich Betätigungen selbstbestimmt auswählen zu können, eine maßgebliche Rolle (Haak et al. 2008, Johannesen et al. 2004, Andersen et al. 2002).

Der Schwerpunkt des Teilhabebegriffes liegt hier nicht auf der Teilhabe an sozialen Entscheidungsprozessen im Sinne politischer Mitbestimmung, sondern versteht sich gemäß der ICF als das „Einbezogensein in eine Lebenssituation oder einen Lebensbereich" (Schuntermann 2007). In der internationalen ergotherapeutischen Literatur findet sich eine intensive Auseinandersetzung zum ICF-Konstrukt der Teilhabe und ihrem Bezug zur Betätigung (z. B. Haak et al. 2008, Borell et al. 2006, Hemmingsson et al. 2005). Hemmingsson et al. (2005) schlagen drei Aspekte als Ergänzung zum ICF-Begriff der Teilhabe vor: die subjektive Bedeutung einer Betätigung, die subjektive Erfahrung von Autonomie und Selbstbestimmung und der komplexe Zusammenhang zwischen verschiedenen Arten von Betätigung. Ziel der Ergotherapie ist es, die Gesundheit und die Teilhabe am Leben zu fördern, indem der Mensch befähigt wird, persönlich bedeutsame Betätigungen durchführen zu können (Amerikanischer Verband der Ergotherapeuten, AOTA 2008). Im Sinne des ergotherapeutischen „Modells der menschlichen Betätigung (MOHO)" besteht die Teilhabe an Betätigungen aus einzelnen Betätigungsdurchführungen (Kielhofner 2008). Verbindet man diese Überlegungen, kann von einem ergotherapiespezifischen Teilhabebegriff, der Betätigungspartizipation, gesprochen werden. Diese Betätigungspartizipation umfasst die drei von Hemmingsson et al. (2005) vorgeschlagenen Aspekte und Betätigungsdurchführungen (Kielhofner 2008). Um Gesundheit bei älteren Menschen anzubahnen und zu unterstützen, ist es im ergotherapeutischen Sinne wichtig, diese vier Punkte zu beachten. Sie spiegeln sich im politischen Rahmenwerk der WHO (2002) zum aktiven Altern in der Forderung nach Berücksichtigung individueller Präferenzen und Bedürfnisse sowie der Autonomie älterer Menschen wider.

Vier Aspekte der Teilhabe

1. Die subjektive Bedeutung einer Betätigung zu beachten und zu erheben ist selbstverständlicher Bestandteil einer Klient-Ergotherapeut-Beziehung. Sie findet ihre Begründung in ergotherapeutischen Grundannahmen und drückt sich u. a. im Prinzip der Klientenzentrierung aus. Zur Erhebung stehen valide Assessmentverfahren zur Verfügung (Law et al. 2005, Kielhofner et al. 2008).
2. Ein autonomes und selbstbestimmtes Leben zu führen, bedeutet, eine Wahl zu haben, wann, wo, mit wem man welcher Betätigung nachgeht (Andresen et al. 2002, Tollèn et al. 2008, Borell 2008). Auch das politische Rahmenwerk der WHO (2002) zum aktiven Altern weist darauf hin, dass die Lebensqualität im Alter stark von der Fähigkeit abhängt, Autonomie und Selbstständigkeit zu erhalten. Autonomie kann auch dann noch ermöglicht werden, wenn die Selbstständigkeit bereits stark reduziert ist. So kann die soziale Umwelt einem hilfebedürftigen Menschen möglicherweise ein Gefühl der Autonomie geben, indem ihm, auch bei noch so

alltäglichen Dingen, eine Wahl ermöglicht wird (z.B. hilfebedürftiger Senior entscheidet selbst, welcher Pullover ihm angezogen werden soll).

3. Ein erhöhter Umfang an verschiedenen Betätigungen (Law et al. 1999) sowie die Kombination von körperlichen und sozialen Aktivitäten kann die Gesundheit von Senioren positiv beeinflussen (Hakansson et al. 2008, Hendrie et al. 2006, Glass et al. 1999). Eindimensionale Betätigungen können in einem Betätigungsungleichgewicht münden, das als für die Gesundheit weniger zuträglich beschrieben wird (Townsend 2007, Wilcock et al. 2000).
4. Die Forderung der WHO, ältere Menschen auf der größtmöglichen Stufe ihrer Selbstständigkeit zu fördern, setzt die Fähigkeit voraus, die Betätigungsdurchführung zu erheben wie auch die Barrieren und Potenziale der Umwelt wahrnehmen und entsprechend verändern zu können. Darin sind Ergotherapeuten Experten und können entsprechend valide Assessments vorhalten (Fisher 2001, Bottari et al. 2009, Schochat et al. 2002).

Diese vier genannten Aspekte erweitern das bisherige Teilhabe-Verständnis der ICF wie auch das der „Präventionsziele für die zweite Lebenshälfte" der BVPG. Für alle vier Aspekte lassen sich erste ergotherapeutische Studien wie auch entsprechende Assessments zur Erhebung der Zielaspekte finden. Daher schlägt die Autorin ein siebtes Präventionsziel vor, das den folgenden Titel trägt: „Gesundheit fördern durch den Erhalt und die Anbahnung einer größtmöglichen Betätigungspartizipation". Die Ergotherapie sollte zukünftig Angebote und Studien zu diesem Bereich wie auch zu den anderen sechs Präventionszielen durchführen, um die Evidenzen ergotherapeutischer Leistungen aufzuzeigen und auszubauen. Somit kann ein bedeutsamer Beitrag geleistet werden, Ergotherapeuten als wichtige Akteure eines interdisziplinären Teams für seniorenbezogene Prävention und Gesundheitsförderung zu etablieren. Ein Beispiel aus den Niederlanden zeigt nachfolgend auf, wie ein ergotherapeutisches Programm in der Praxis implementiert werden kann (Kap. 3.4.2).

Literatur

Ackermann A. Erhalt und Förderung der kognitiven und funktionellen Leistungsfähigkeit bei älteren Menschen. Grundlagen und wesentliche Ergebnisse der SimA-Langzeitstudie. Ergotherapie & Rehabilitation. 2007; 4: 6–11

American Occupational Therapy Association (AOTA). Occupational Therapy Practice Framework: Domain and Process. 2nd edition. American Journal of Occupational Therapy. 2008; 62(6): 625–683

Andresen M. Runge U. Co-housing for seniors experienced as an occupational generative environment. Scandinavian Journal of Occupational Therapy. 2002; 9: 156–166

Borell L, Asaba E, Rosenberg L, Schult ML, Townsend E. Exploring perspectives of "participation" among individuals with chronic pain. Scandinavian Journal of Occupational Therapy. 2006; 13; 76–85

Borell L. Occupational therapy for older adults: Investments in progress. British Journal of Occupational Therapy. 2008; 71(11): 482–486

Bottari C, Dassa C, Rainville C, Dutil E. The factorial validity and internal consistency of the Instrumental Activities of Daily Living Profile in individuals with a traumatic brain injury. Neuropsychol Rehabil. 2009; 19(2): 177–207

Bower F, McCullough C, Pille B. Synthesis of research findings regarding Alzheimer's disease: Part IV, education of family and staff caregivers. The Online journal of Knowledge Synthesis for Nursing. 2002; 9(6): 1–14

Bundesvereinigung Prävention & Gesundheitsförderung. Empfehlungen der BVPG e.V. Präventionsziele für die zweite Lebenshälfte. 2008. www.bv-praevention.de/bvpg/images//Positionen/praev-zielegesamt_BVPG.pdf, Zugriff am 28.08.2008)

Campbell A, Robertson C, Grow S, Kerse N, Sanderson G, Jacobs R, Sharp D, Hale L. Randomized controlled trial of prevention of falls in people aged ≥75 with severe visual impairment: the VIP trial. BMJ, Online First. 2005; 1–8

Cipriani J. Altruistic activities of older adults living in long term care facilities: A literature review. Physical and Occupational Therapy in Geriatrics. 2007; 26(1): 19–28

Clark F, Azen S, Zemke R, Jackson J, Carlson M, Mandel D, Hay J, Josephson K, Cherry B, Hessel C, Palmer J, Lipson L. Occupational therapy for independent-living older adults: A randomized controlled trail. JAMA. 1997; 278(16), October 22/29: 1321–1336

Clemens L, Cumming R, Kendi H, Swann M, Heard R, Taylor K. The effectiveness of a community-based program for reducing the incidence of falls in the elderly: a randomized trial. JAGS. 2004; 52(9): 1487–1494.

De Craen A, Gussekloo J, Blauw G, Willems C, Westendorp R. Randomised controlled trial of unsolicited occupational therapy in community-dwelling elderly people: The LOTIS Trial. 2006. www.plosclinicaltrials.org, Zugriff am 11.11.2008

Dooley N, Hinojosa J. Improving Quality of Life for persons with Alzheimer's Disease and their family care givers: Brief occupational therapy intervention. American Journal of Occupational Therapy. 2004; 58(5): 561–569

Eklund K, Sjöstrand J, Dahlin-Ivanoff. A randomized controlled trial of a health-promotion programme and its effect on ADL dependence and self-reported health problems for the elderly visually impaired. Scandinavian Journal of Occupational Therapy. 2008; 15: 68–74

Epstein C. A systems consultation approach in long-term care. In: Jaffe E, Epstein C, eds. Occupational therapy consultation: Theory, principles, and practice. St. Louis: Mosby Year Book; 1992

Fisher A. Assessment of motor and process skills: Volume 2. User manual. Fort Collin, CO: Three Star press; 2001

FOrmaTT. Fazio-Orale-Tract-Therapie International Special Interest Group (S.I.G.). 2008. www.formatt.org, Zugriff am 30.01.2009

Gitlin L, Hauck W, Winter L, Dennis M, Schulz R. Effect of an In-home occupational and physical therapy intervention on reducing mortality in functionally vulnerable older people: preliminary findings. Journal of American Geriatrics Society. 2006; 54(6): 950–955

Glass T, de Leon M, Marottoli R, Berkman L. Population based study of social and productive activities as predictors of survival among elderly Americans. BMJ. 1999; 319: 478–483

Graff M, Vernooij-Dassen M, Dekker J, Thijssen M, Hoefnagels W, Olde Rikkert M. Community based occupational therapy for patients with dementia and their caregivers: randomized controlled trial. BMJ. 2006; 333: 1196

Haak M, Fänge A, Horstmann V, Iwarsson S. Two dimensions of participation in very old age and their relations to home and neighborhood environments. American Journal of Occupational Therapy. 2008; 62: 77–86

Hemmingsson H, Borell L, Gustavsson A. Participation in school – School assistant creating opportunities and obstacles. Occupational Therapy Journal of Research: Occupation, Participation and Health. 2003; 23(3): 88–98

Hemmingsson H, Jonsson H. An Occupational Perspective on the Concept of Participation in the ICF – Some critical remarks. AJOT. 2005; 59(5): 569–576

Hocking C. Promoting Occupational Performance for entering residents in long term care. Physical and Occupational Therapy in Geriatrics. 1996; 14(4): 61–73

Huss A, Stuck AE, Rubenstein LZ, Egger M, Clough-Gorr KM. Multidimensional preventive home visit programs for community-dwelling older adults: a systematic review and meta-analysis of randomized controlled trials. Journals of Gerontology Series A – Biological Sciences and Medical Sciences. 2008; 63(3): 298–307

Johannesen A, Petersen J, Avlund K. Satisfaction in everyday life for frail 85-year-old adults: a Danish population study. Scandinavian Journal of occupational therapy. 2004; 11(1): 3–11

Kielhofner G. Model of Human Occupation: Theory and Application. 4th edition. Baltimore: Lippincott Williams & Willkins; 2008

Law M, Baptiste S, Carswell A, McColl M, Polatajko N, Pollock N. Canadian Occupational performance measure. COPM. 2005. www.caot.ca/copm, Zugriff am 15.08.2009

Law M, Stewart D, Letts L, Pollock N, Westmorland M, Bosch J, Philipot A. Effectiveness of activity programmes for older persons with dementia. A critical review of literature by the Occupational Therapy Evidence-based Practice Research Group, McMaster University, Hamilton, Ontario; 1999. Online verfügbar unter www.caot.ca/

Lawton M. Environment and ageing. Monterey: Brooks & Cole Pub; 1986

Liddle J, March L, Carfrae B, Finnegann T, Druce J, Schwarz J, Brooks P. Can occupational therapy intervention play a part in maintaining independence an quality of life in older people? A randomised controlled trial. Australian and New Zealand Journal of Public Health. 1996; 20(6): 574–578

Löffler K. Betätigung als Handlungsfeld seniorenbezogener Prävention und Gesundheitsförderung. Eine Positionierung der Ergotherapie in den „Präventionszielen für die zweite Lebenshälfte“ der Bundesvereinigung Prävention & Gesundheitsförderung e. V. anhand eines systematischen Reviews. Unveröffentlicht, Hochschule Hildesheim; 2009

Mandel D, Jackson J, Zemke R, Nelson L, Clark F. Lifestyle Redesign. Implementing the well elderly program. Bethesda: AOTA; 1999

Manini T, Everhart J, Patel K, Schoeller D, Colbert L, Visser M, Tylavsky F, Bauer D, Goodpaster B, Harris T. Daily activity energy expenditure and mortality among older adults. JAMA. 2006; 296(2): 171–177

National Institute for Health and Clinical Excellence (NICE). Occupational therapy interventions and physical activity interventions to promote the mental wellbeing of older people in primary care and residential care. 2008. Auf www.nice.org.uk/Guidance/PH16/NiceGuidance/pdf/English, Zugriff am 11.01.2009

Reuster T. Effektivität der Ergotherapie im psychiatrischen Krankenhaus. Mit einer Synopse zu Geschichte, Stand und aktueller Entwicklung der psychiatrischen Ergotherapie. Darmstadt: Steinkopff; 2006

Schochat T, Voigt-Radloff S, Heiss HW. Psychometrische Analysen des Ergotherapeutischen Assessments. Das Gesundheitswesen. 2002; 64: 343–354

Schuntermann M. Einführung in die ICF. Grundkurs – Übungen – offene Fragen. Landsberg: ecomed MEDIZIN; 2007

Tollèn A, Fredriksson C, Kamwendo K. Elderly persons with disabilities in Sweden: their experience of everyday life. Occupational Therapy International. 2008; 15(3): 133–149

Townsend E, Polatajko N. Enabling Occupation II: Advancing an occupational therapy vision for health, well-being & justice through occupation. Ottawa/Ontario: CAOT Publications ACE; 2007

WHO. Active Ageing – A Policy Framework: World Health Organization. In: WHO. qlibdoc.who.int/hq/2002/WHO_ NMH_NPH_02.8pdf

Wilcock A, Townsend E. Occupational terminology interactive dialogue: Occupational justice. Journal of Occupational Science. 2000; 7(2): 84–86

Yuen H, Huang P, Burik J, Smith T. Impact of Participating in Volunteer activities for residents living in long-term-care facilities. American Journal of Occupational Therapy. 2008; 62(1): 71–76

3.4.2 Gesund und aktiv älter werden – ein ergotherapeutisches Gesundheitsförderungsprogramm aus den Niederlanden

Chris Kuiper, Netta van 't Leven, Fenna van Nes und Ramon Daniëls

Dieses Kapitel beschreibt ein Präventivprogramm für ältere Menschen in den Niederlanden. Die Intervention „Gesund und aktiv älter werden", ein tätigkeitsbasiertes Programm zur Gesundheitsförderung, ist in den Niederlanden entwickelt worden. Es beruht auf den nachgewiesen effektiven Programmen aus den USA und Großbritannien *Lifestyle Redesign* (Clark et al. 1997, Mandel et al. 1999, Hay et al. 2002 und das Programm *Lifestyle Matters* (Mountain 2006).

Betätigungsorientierte Konzeption

Das Ziel des Programms besteht darin, die Gesundheit und das Wohlbefinden älterer Menschen zu erhalten. Ältere Menschen werden befähigt länger selbstständig in ihrem eigenen Zuhause leben zu können und weniger Pflegedienste in Anspruch nehmen zu müssen. Im Rahmen des Programms lernen ältere Menschen, ihr derzeitiges Betätigungsmuster zu analysieren und Entscheidungen zu treffen, um ihre Gesundheit und ihr Wohlbefinden zu verbessern (Daniels 2008).

Hintergrund

In den Niederlanden wie in anderen europäischen Ländern hat die zunehmende Vergreisung der Bevölkerung zur Einführung einer Präventionsrichtlinie für ältere Menschen auf nationaler und lokaler Ebene geführt. Diese Präventionsrichtlinie unterstützt die Entwicklung eines tätigkeitsbasierten Gesundheitsförderungsprogramms.

Obwohl die Effizienz des US-Programms in den USA nachgewiesen wurde, garantierte dies keine Effektivität des Programmes in einem anderen Kontext. Von 2005 bis 2008 war die EU-weite Projektgruppe „Occupation in Older Age" (Betätigung im Alter), unterstützt von ENOTHE (European Network of Occupational Therapists in Higher Education), involviert, um die praktische Ausführbarkeit und Implementierung einer kulturell angemessenen, tätigkeitsbasierten Gesundheitsförderungsintervention für das Zusammenleben älterer Menschen in sechs EU-Ländern zu untersuchen. Bedeutende Arbeit wurde verrichtet, um landesspezifische Handbücher für Gesundheitsförderungsprogramme zu entwickeln (Daniels 2009).

Die niederländische ENOTHE-Arbeitsgruppe, welche Lehrkräfte und Studenten aus drei Studienprogrammen für Ergotherapie umfasst, hat untersucht, ob ein Bedarf für die Einführung eines derartigen tätigkeitsbasierten Gesundheitsförderungsprogramms besteht. Falls dem so sei, sollte festgestellt werden, ob das Programm auf die niederländischen Verhältnisse übertragbar ist. Einige Bereiche, die besonders sorgfältig untersucht wurden, waren die Umsetzung in die jeweilige Kultur und die Validierung einer niederländischen Version einschließlich eines Handbuchs in niederländischer Sprache.

Ausgangspunkte für „Gesund und aktiv älter werden"

Den Kern des Programms bildet die Annahme, dass das Eingebundensein in sozial und persönlich sinnvolle Betätigungen ein gesünderes Leben zur Folge hat. Das Programm erleichtert die Reflexion der derzeit verwendeten Betätigungsmuster (Daniels 2008). Die Perspektiven in Bezug auf den Vorgang des Älterwerdens basieren auf Theorien für erfolgreiches Altern und der Betätigungswissenschaft (Occupational Science). Basierend auf diesen Theorien erzeugt das Alter auch sehr viel positive Energie und ist ein sozialer Wertzuwachs im Hinblick auf Erfahrung, Wissen und Lebenskunst. Diese Theorien widersprechen somit einem einseitigen Ansatz nachdem das Alter von Verlusten und Unzulänglichtkeit begleitet wird. Modelle, die für einzelne Aspekte des erfolgreichen Alterns stehen, wie das Person-Environment-Fit-Modell (Lawton 1982) und die selektive Optimierung durch Kompensation (Baltes 1990), können hervorragend mit ergotherapeutischen Praxismodellen und Theorien wie der Flow-Theorie (Csikszentmihalyi 1999) verknüpft werden.

Die Möglichkeiten für ein niederländisches Programm „Gesund und aktiv älter werden" wurden in einigen Studienabschlussarbeiten (Hanssen 2006, Leven 2006) untersucht. Einige Erfahrungen wurden bereits mit einer verkürzten Version des Programms zusammengefasst. In zwei Pflegeorganisationen wurde das Anwerben/Akquisieren von Teilnehmern, die Finanzierung sowie die Einführung und Durchführung des Programms betrachtet (Bruin et al. 2007). Das Ergebnis aller Untersuchungen der Arbeitsgruppe war die Einigung auf das folgende Programm (Admiraal 2006).

Das Programm

Das Programm „Gesund und aktiv älter werden" besteht aus einem Handbuch das ein flexibles Programm beeinhaltet. Während des Programms unterstützen Ergotherapeuten die Teilnehmer bei ihrem Lernprozess, mit dem Ziel ihre Selbstständigkeit, Gesundheit und Lebensqualität zu verbessern oder zu stabilisieren. Die Teilnehmer beteiligen sich mithilfe der ihnen zur Verfügung stehenden Informationen an Aktivitäten und Diskussionen. Hierbei steht die Reflektion auf ihren Lebensstil zentral. Darüber hinaus tauschen die Teilnehmer Erfahrungen in Bezug auf ihre täglichen Betätigungen aus und beginnen damit, über wünschenswerte Änderungen nachzudenken. Während der folgenden Treffen werden sie dazu aufgerufen, Rückmeldungen über ihre Erfahrungen zu berichten.

Das Programm wird in den Wohnorten der Teilnehmer angeboten, was etwaige Transportprobleme vermeidet und überdies den sozialen Zusammenhalt stärkt. Jede Gruppe besteht aus 10–14 Personen. In den Niederlanden wird das Programm über einen Zeitraum von sechs Monaten bestehen. Die Treffen finden wöchentlich statt und werden ca. zweieinhalb Stunden einschließlich Pause dauern. Zudem bekommt jeder Teilnehmer fünf individuelle Sitzungen. Ein zusätzliches Treffen findet nach Abschluss des sechsmonatigen Programms statt.

Das Programm ist in eine Reihe von Themenbereichen unterteilt. Zu Beginn des Programms wird ein persönliches Gespräch mit jedem Teilnehmer stattfinden. Gemäß der Erwartungen und Bedürfnissen der Teilnehmer wählt die Ergotherapeutin eine Anzahl von Fachgebieten innerhalb jedes Themenbereichs. Dies bedeutet, dass der Inhalt der Themenbereiche von Gruppe zu Gruppe variieren kann. Folgende Themenbereiche werden im Rahmen des Programms behandelt.

Themenbereiche

- Lebensgeschichten und Betätigung
- physische und mentale Fitness
- moderne Technik und Automatisierung der Wohnumgebung
- soziale Kontakte
- besondere Ereignisse (Rituale und Ausflüge)
- Freizeit und ehrenamtliche Tätigkeiten
- Einsatz der im Umfeld vorhandenen Ressourcen
- Sicherheit innerhalb und außerhalb der Wohnung
- Mobilität und Transport

Zielgruppe

Das niederländische Programm richtet sich auf selbstständig lebende ältere Personen die sich in einer Übergangsphase befinden. Ältere Menschen durchleben verschiedene Übergangsphasen, die das unmittelbare Ergebnis des Alterungsprozesses sind. Diese Übergangsphasen ergeben sich aus Ereignissen wie dem Verlust des Partners oder eines Freundes, aus Mobilitätsproblemen, kognitiven Schwächen oder dem Verlust der bewährten und vertrauten Umgebung. Altersbedingte Übergänge erfordern eine erneute Auseinandersetzung mit Aufgabe alter Gewohnheiten, Fertigkeiten und Hobbys sowie den adäquaten Umgang mit Verlusten. Dies kann Möglichkeiten und Vorteile eröffnen. Dabei geht es inbesondere um jene Menschen, die sich selbst an einem Wendepunkt in ihrem Leben sehen. Obwohl dieser Übergang nicht an ein bestimmtes Alter gekoppelt ist, wird davon ausgegangen, dass das Programm besonders ansprechend für Menschen im Alter von über 70 Jahren ist.

Klientenzentriertheit

Selbstmanagementprogramme sind spezielle Kurse für eine bestimmte Zielgruppe. Sie sind in der Regel unabhängig von der klinischen Patientenbetreuung, werden jedoch häufig in Zusammenarbeit mit Fachkräften aus dem Gesundheitsbereich durchgeführt. Die Relation zu einem Ansatz, der kollaborativ und klientenzentriert ist und geteilte Entscheidungsfindung beinhaltet, ist offensichtlich. Sowohl das Selbstmanagement als auch die klientenzentrierte Praxis teilen die Vision des Empowerments, wobei Fachkräfte aus dem Gesundheitswesen Strategien einsetzen, die den Teilnehmer hierbei unterstützen.

Dieses Gesundheitsförderungsprogramm zielt auf die Neustrukturierung des Lebensstils älterer Menschen ab, sodass diese ihre empfundene Selbstständigkeit, Gesundheit und Wohlbefinden verbessern und stabilisieren können.

Die Lebensgeschichten älterer Menschen sind ein wichtiger Ausgangspunkt, um die Bedeutung ihres Handelns reflektieren zu können. Sie reflektieren ihre eigenen Handlungsmuster und die Entscheidungen, die sie in der Vergangenheit getroffen haben.

Gemeinschaftlich werden individuelle Ziele formuliert. Die Ergotherapeutin unterstützt die Teilnehmer anschließend bei einem Prozess, in dem sie die eigenen Ziele zur Änderung ihrer täglichen Routine erreichen sollen. Davon ausgehend, dass die jeweiligen Aktivitäten für jeden eine eigene kulturelle und persönliche Bedeutung haben, ist es sehr wichtig, dass die Durchführung der Aktivitäten als ein persönliches Merkmal gesehen wird. In diesem Kontext ist die beteiligte Person der erfahrene Experte.

Die Evaluation, eine wichtige Phase bei der Klientenzentriertheit, zeigt, dass Teilnehmer des Programms sich begeistert zeigten und regelmäßig an den Treffen teilnahmen. Sie sind der Ansicht, dass es gut ist, nicht immer nur zu reden, sondern auch selbst aktiv zu werden: „Es ist eine gute Idee, meine eigene tägliche Routine zu betrachten. Natürlich ist es schön, jede Menge Theorie zur Hand zu haben, aber letztlich kommt es doch darauf an, was im täglichen Leben wirklich passiert."

Die Menschen schätzen am Programm, dass es verschiedene Aspekte des Älterwerdens berücksichtigt: „Ja, in den Gemeinde- und Nachbarschaftszentren werden alle möglichen Dinge veranstaltet, aber dieses Programm bringt viele verschiedene Sachen zusammen, und darum ist es auch so attraktiv."

Im Rahmen der Evaluation sechs Monate nach dem Programm erklärten viele ältere Teilnehmer, dass sie regelmäßig in den Informationsbroschüren nachlesen würden, die sie bekommen haben (Kleingeld 2008).

Innovation und Nachhaltigkeit

Bietet die Philosophie von „Gesund und aktiv älter werden" Innovation? Eine Umfrage unter Experten in den Niederlanden, die mit Prävention und älteren Menschen arbeiten, zeigte, dass das Lifestyle Redesign Program Elemente beinhalte, die nicht in anderen für ältere Menschen konzipierten Programmen enthalten seien.

Auf der Grundlage der Untersuchungen und der Erfahrung mit Betätigungen im Alter folgern wir, dass das Erlernen der Steuerung von Betätigungen in Bezug auf Gesundheit und Lebensqualität eine neuartige Perspektive der Selbstmanagementfähigkeiten eröffnet. Elemente, die in dieser Zusammenstellung in keinem anderen Programm zu finden sind:

- sinnvolle Betätigung als Kern des Programms, die die verschiedenen Themenbereiche verbindet
- eine Bedarfsanalyse als Basis für die Inhalte
- ein flexibles Programm, das die Übertragung von Verantwortung an die Teilnehmer anregt
- die Betonung von Aktivität und
- eine Mischung von Gruppen- und Einzelsitzungen

Vernetzung

Die niederländische Initiative hat eine Verbindung zur ENOTHE-Initiative Betätigung im Alter, die Kontakte mit Initiativen im Ausland, beispielsweise in Großbritannien (Gail Mountain und Claire Craig, Mountain et al. 2006) und Norwegen, sichergestellt. Selbstverständlich existiert auch ein direkter Kontakt zu Jackson und Clark in den USA. Ein Netzwerk für die weitere Implementierung von „Gesund und aktiv älter werden" wurde gebildet und umfasst Organisationen für ältere Menschen, Forschungsuniversitäten, Fachhochschulen und die Niederländische Vereinigung für Ergotherapie. Der nationale Verband betrachtet dieses Projekt als Beispiel einer positiven Initiative für ältere Menschen. Dies bedeutet, dass das Projekt auch eine herausragende Position einnimmt; es wird zu einem vorgeschriebenen Teil des Studiums werden, um die Zulassung des Berufsverbandes zu behalten.

Evaluation und kontinuierliche Verbesserung

Das Lifestyle Redesign Programm erwies sich als wirkungsvoll: Ältere Menschen sprachen positiv auf die Themen Gesundheit und Lebensqualität an und nahmen die Angebote des Gesundheitswesens weniger häufig in Anspruch.

Im Juli 2008 wurde ein Zuschuss für eine anwendungsbezogene Forschungsstudie gewährt, die sich mit folgender Fragestellung beschäftigt: Ist es möglich, Präventionsprogramme für selbstständig ältere Menschen mit dem Ziel des Erhalts von Gesundheit und Wohlbefinden zu entwickeln, sodass diese länger selbstständig leben können? Das Programm sollte nach verschiedenen spezifischen Zusammenhängen unter Berücksichtigung der bereits von den verschiedenen Partnern gemachten Erfahrungen für die Regionen Rotterdam, Limburg und Amsterdam bewertet werden.

Die Untersuchung umfasst folgende Zielsetzungen:

- Umsetzung des Programms in sieben unterschiedlichen Kontexten für verschiedene Gruppen älterer Menschen
- Entwicklung einer Wissensbasis für Präventionsinterventionen für einen spezifischen Kontext und eine spezifische Zielgruppe, die Organisation (Anwerbung, finanzielle Garantien, Ort) das Angebot (und welche Fachkräfte einbezogen werden müssen) sowie die Evaluation
- Realisierung einer nachhaltigen Zusammenarbeit auf dem Gebiet der Prävention für gefährdete Gruppen älterer Menschen

Im Rahmen der Aktionsforschung werden sowohl die Senioren als auch Fachkräfte und Managementebene in die Entwicklung präventiver Interventionen eingebunden. Basierend auf die für die Teilnehmer relevanten Fragestellungen ermöglicht eine spezifische Methode allen Beteiligten, Maßnahmen durchzuführen, die klar auf Verbesserung ausgerichtet sind. Das in diesem Bereich gewonnene Wissen wird dann auf seine Anwendbarkeit in der Praxis geprüft.

Ein maßgeschneidertes Programm für Untergruppen

Es bestehen große Unterschiede bei älteren Menschen in der Übergangsphase. Durch die anwendungsbezogene Forschungsstudie möchten wir Erkenntnisse gewinnen, ob dieses Programm für verschiedene Gruppierungen älterer Menschen in Übergangsphasen, die selbstständig zu Hause leben, geeignet ist. Um dies zu verdeutlichen, werden wir die Art der von uns betrachteten Gruppen näher beleuchten (Kuiper 2008).

- Eine relativ selbstständig lebende Gruppe älterer Menschen in einer Übergangsphase sind die Menschen, die an eine häusliche Pflege angeschlossen sind. Sie haben sich aktiv für dieses Programm entschieden, weil sie sich selbst als potenzielle Teilnehmer einstufen. Das Programm wird von der jeweiligen Organisation bezahlt (in den Niederlanden: Thuiszorg).
- Ein wohnortnaher Ansatz konzentriert sich auf die Menschen, die einem Gemeindezentrum angeschlossen sind, also einem Treffpunkt, der von Bewohnern einer Wohngegend eingerichtet worden ist. Das Gemeindezentrum ist ein Angebot für alle Bürger einer Wohngegend, wobei älteren Mitbürgern besondere Aufmerksamkeit gewidmet wird. Das Programm wird vom Social Support Act (in den Niederlanden: Wet maatschappelijke ondersteuning: WMO) getragen.
- Etwas stärker gefährdete ältere Menschen, die an eine spezielle Beratungsklinik für Senioren überwiesen werden. Diese Kliniken untersuchen nicht nur Gesundheitsprobleme, sondern auch das jeweilige Sturzrisiko sowie Gedächtnis, Einsamkeit, Depressionen und Ängste und weitere relevante Sachverhalte. Lebensstil, Wohlbefinden und Vorbeugung von übermäßigem Druck auf nichtprofessionelle Helfer sind ebenfalls Bereiche, mit denen man sich auseinandersetzt. Die Kosten des Programms werden von der Krankenversicherung getragen. Diese Option erfordert eine individuelle Überweisung an die Klinik zur wohnortbasierten Ergotherapie.
- Eine weitere Bezugsquelle ist die Nachsorge für ältere Menschen, die von einem Aufenthalt in einem Pflegehotel nach Hause zurückkehren. Ein Pflegehotel bietet Pflegeleistungen für Patienten, die keiner spezielle Pflege mehr bedürfen, aber noch nicht aus dem Krankenhaus entlassen werden können, weil dies unverantwortlich wäre. Diese Menschen sind noch nicht ausreichend bei Gesundheit, um nach Hause entlassen wer-

den zu können. Es besteht die Möglichkeit, dass die Kosten des Programms als wohnortbasierte Ergotherapie oder als Teil einer Kombination aus Diagnose und Behandlung (Diagnosis and Treatment Combination – DTC) übernommen werden.

- Die am stärksten gefährdeten älteren Menschen, die Teil dieser Untersuchung waren, sind diejenigen, die in eine reguläre Station oder eine Entlassungsstation aufgenommen wurden. Die hier behandelten Patienten haben einen kurzfristigen somatischen Pflegebedarf und erfüllen zumindest eine der drei D-Kriterien, wobei die drei D für Demenz, Delirium und Depression stehen. Sobald diese gefährdeten Senioren die Entlassungsstation verlassen, sind sie wieder in der Lage, selbständig zu leben. Ihnen kann anschließend „Gesund und aktiv älter werden" als Intervention angeboten werden.

Lernerfahrungen

Während des Entwicklungsprozesses des niederländischen Programms „Gesund und aktiv älter werden" taten sich regelmäßig neue Fragen auf. Einerseits war das Streben, sich so eng wie möglich an das amerikanische Programm zu halten – schließlich hat es sich als wirkungsvoll erwiesen. Andererseits musste sich das Programm an die Realität in den Niederlanden anpassen. Wie Don Quijote schon 1605 sagte: The proof of pudding is in the eating (was so viel heißt wie: probieren geht über studieren). Als wie wertvoll die Intervention sich letztlich erweist, kann nur die tägliche Praxis zeigen.

Die ersten Erfahrungen mit diesem Programm haben zu Fragen zu folgenden vier Themen geführt:

- Entwicklung
- Organisation
- Versorgung und
- Evaluation

Entwicklung

Inwiefern kann dieses Programm flexibel gestaltet werden? Welche Teile passen zu einem spezifischen Kontext und einer spezifischen Zielgruppe oder einem Teil einer Zielgruppe? In den Niederlanden muss das Programm kontext- und zielgruppenspezifisch entwickelt werden, weil Pflegeangebote bedarfsgesteuert sind. Die Zielgruppe wurde als ältere Menschen in Übergangsphasen definiert. Die genaue Art der Übergänge, der Grad an Gefährdung und der Kontext, in dem das Programm angeboten wird, sind jedoch völlig unterschiedlich. An diesen Aspekten muss sich das Programm anpassen lassen.

Organisation

Welche Anwerbungs- und Finanzierungsverfahren passen am besten zum Kontext und zur Zielgruppe? Für viele Präventionsprogramme ist es schwer, die gewünschte Zielgruppe zu erreichen. Durchsetzungsfähige und aktive Menschen haben keine Hemmungen, sich zu melden, aber isoliert lebende, scheue Menschen mit wenigen sozialen Kontakten sind nur schwer zu erreichen. Aus praktischen Aufgaben von Studenten, die in Pflegeorganisationen arbeiten, wissen wir, dass Anwerbung und Marketing sehr viel Aufmerksamkeit benötigen. Klienten werden direkt angeschrieben, über Anzeigen sowie durch Hausbesuche gefunden.

Darüber hinaus sind auch die Fragen der Finanzierung eines Programms sowie dessen Standort von entscheidender Wichtigkeit für dessen Erfolg.

Versorgung

Wer wird das Präventionsprogramm innerhalb eines angemessenen Kontextes und einer Zielgruppe implementieren? Die Frage ist, welche Fachkräfte in den Niederlanden werden unter welchen Bedingungen zur Verfügung stehen. Und welche Klienten sind zur Bereitstellung eines auf die Änderung von Lebensstilen ausgerichteten Präventionsprogramms geeignet.

Evaluation

Wie kann die Wirkung eines Programms bewertet werden? Sowohl die lokalen Behörden als auch die Pflegeeinrichtungen möchten geeignete und wirkungsvolle Interventionen anbieten. Wie können Eignung und Wirkung jedoch gemessen werden? Eine quantitative Bewertung wird auf verschiedenen Ebenen stattfinden müssen: bei den Senioren, den Fachkräften und dem Management. Für diesen Zweck können verschiedene Bewertungsinstrumente eingesetzt werden (Hamm-Leeds et al. 2008). Im Allgemeinen sind diese Instrumente gleichwertig mit den ursprünglichen Bewertungsinstrumenten. Parallel zu qualitativen Befragungen werden auch Bewertungsinstrumente wie das Canadian Occupational Performance Measure (COPM) (Law 1998; Eyssen 2005), die gekürzte

Version der Health Insurance Study (RAND-36) (Ware 1992, Van der Zee 1993) sowie die Center of Epidemiologic Studies Depression Scale (CES-D) (Bouma et al. 1995, Radloff 1977) eingesetzt werden.

Literatur

Admiraal EE, Boer de MML, Krikke SG. Gezond actief ouder worden. Theoretische onderbouwing voor een toekomstig Nederlands interventieplan bij ouderen. Afstudeerrapport Hogeschool van Amsterdam; 2006

Baltes PB, Baltes MM. Psychological perspectives on successful aging: The model of selective optimization with compensation. In: Baltes PB, Baltes MM, eds. Successful aging: Perspectives from the behavioral sciences. New York: Cambridge University Press; 1990: 1–34.

Bouma J, Ranchor AV, Sanderman R, Van Sonderen FLP. Het meten van symptomen van depressie met de CES-D. Een handleiding. Groningen: Noordelijk Centrum voor Gezondheidsvraagstukken, Rijksuniversiteit Groningen; 1995

Bruin L de, Hooijdonk L van, Sloover K, Witter R. Leven zonder Zorg, opzet en evaluatie van het preventief ergotherapeutisch programma bij Laurens, De Prinsenhof, en De Stromen Op Maat. Afstudeerscriptie Opleiding Ergotherapie, Hogeschool Rotterdam, Kenniskring Participatie, Arbeid en Gezondheid; 2007

Clark F, Azen SP, Zemke R, Jackson J, Carlson M, Mandel D, et al. Occupational Therapy for Independent Living Older Adults. A Randomized Controlled Trial. JAMA 1997; 278/16: 1321–1326

Csikszentmihalyi M. Flow: psychologie van de optimale ervaring. vert. [uit het Engels] Henk Moerdijk. Amsterdam: Boom; 1999

Daniels R, Leven N van 't, Nes F van. Gezond Actief ouder worden NTVE. 2008; 6: 24–28

Daniels R, Mountain G, De Vriendt P, Martins S, Jakobsen K. Developing a health promoting occupational therapy program for community living older people: Experiences from a European project group. Amsterdam: ENOTHE; 2009

Daniels R, Van Overbeek R. Zelfmanagement bij ouderen. In: Leven N van 't, Van Herwaarde. Paramedische zorgverlening aan ouderen. Den Haag: Lemma; 2008

Eyssen IC et al. The reproducability of the Canadian Occupational Performance Measure. Clin Rehabil 2005; 19(8): 888–894

Hamm-Leeds L, Prieto E. Gezond Actief Ouder Worden, implemenmtatiemodel en meetinstrumenten voor het GAOW-programma. Afstudeerscriptie Opleiding Ergotherapie, Hogeschool Rotterdam, Kenniskring Participatie, Arbeid en Gezondheid; 2008

Hanssen I, Meeuwen M.van, Daniels R. Behoefte aan het Lifestyle Redesign programma. De mening van experts. NTET. 2006; 6: 255–257

Hay J, Labree L, Luo R, Clark F, Carlson M, Mandel D, et al. Cost-Effectiveness of Preventive Occupational Therapy for Independent Living Older Adults. J Am Geriatr Soc 2002; 50: 1381–1388

Kleingeld T, Verhoeff G. Effectbeschrijving programma "Leven zonder zorg". Laurens, De Prinsenhof. Afstudeerscriptie Opleiding Ergotherapie, Hogeschool Rotterdam, Kenniskring Participatie. Arbeid en Gezondheid; 2008

Kuiper C. Gezond actief ouder worden. Aanvraag RAAK-Publiek. Rotterdam: Hogeschool Rotterdam; 2008

Law M, Baptiste S, Carswell A, McColl M, Polatajko H, Pollock N. Canadian Occupational Performance Measure; CAOT. Ottawa: ACE publications; 1998

Lawton P, Windley PG, Byerts TO. Aging and the environment: Theoretical approaches. New York: Springer; 1982

Leven N van 't, Klaassen D, Kramer M. Behoefte aan het Lifestyle Redesign programma. De mening van ouderen. NTET. 2006; 6: 257–258

Mandel R, Jackson M, Zemke R, Nelson L, Clark F, Lifestyle Redesign: Implementing the Well Elderly Program. Bethesda, MD: The American Occupational Therapy Association (AOTA); 1999

Mountain G, Craig C, Mozley C, Ball L. Lifestyle Matters: An occupational approach towards health and well-being in later life. Final Research report. Sheffield Hallam University and York NHS Trust R&D Directorate; 2006

Radloff LS. The CES-D Scale: a self-report depression scale for research in the general population. Applied Psychological Measurement. 1977; 1: 385–401

Van der Zee KI, Sanderman R. Het meten van de algemene gezondheidstoestand met de RAND-36: een handleiding. Groningen: Noordelijk Centrum voor Gezondheidsvraagstukken; 1993

Ware JE, Sherbourne CD. The MOS 36-item short-form health survey (SF-36). Conceptual framework and item selection. Med Care 1992; 30: 473–483

4

Prävention und Gesundheitsförderung als Markt – Chancen und Herausforderungen

4.1 Akteure in Prävention und Gesundheitsförderung 132

4.2 Prävention – steuerrechtliche Rahmenbedingungen aus Sicht der Ergotherapie 137

Prävention und Gesundheitsförderung als Markt – Chancen und Herausforderungen

4.1 Akteure in Prävention und Gesundheitsförderung

Beate Robertz-Grossmann, Uwe Prümel-Philippsen

Gesund sein, bleiben und werden – das wünschen sich die meisten. Prävention und Gesundheitsförderung können dazu viel beitragen. Die WHO hat das in die griffige Formulierung gebracht, dem Leben nicht nur Jahre, sondern den Jahren mehr Leben – sprich Lebensqualität – zu geben.

Und mit dem Anstieg der durchschnittlichen Lebenserwartung steigen auch die Anforderungen an die Qualität des längeren Lebens.

Dieser Trend geht einher mit wachsendem Interesse an präventiven und gesundheitsfördernden Angeboten, die nicht nur dazu beitragen, Krankheit zu vermeiden oder das Leben zu verlängern, sondern vor allem die Lebensqualität zu erhalten oder zu verbessern.

Längst reicht der Leistungskatalog der gesetzlichen Krankenkassen nicht mehr aus, diesen

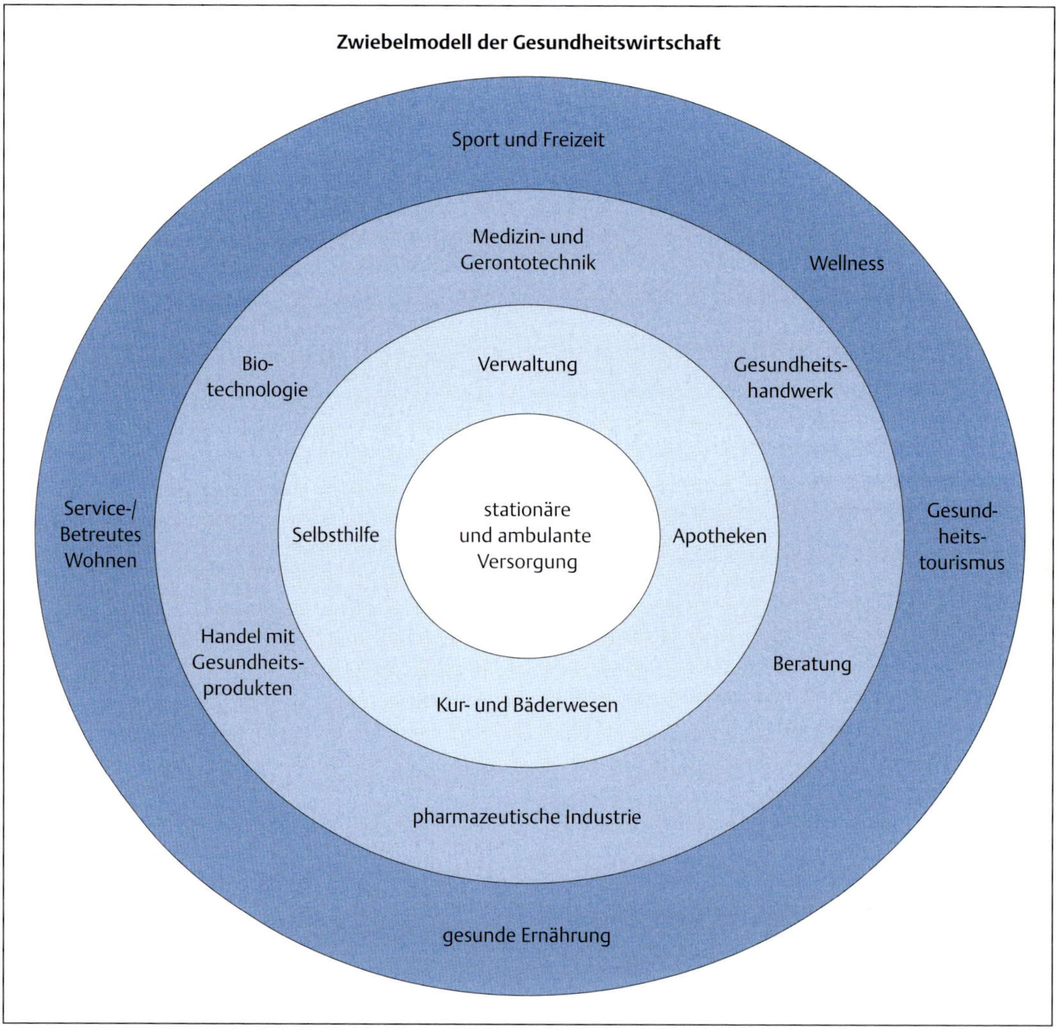

Abb. 4.1 Grafik nach dem sogenannten „Zwiebelmodell der Gesundheitswirtschaft" von Hilbert et al. 2002

Wunsch zu erfüllen – ein weiterer, sogenannter zweiter Gesundheitsmarkt mit neuen, vor allem privat finanzierten Angeboten entwickelt sich, um den sich permanent wandelnden und steigenden Bedürfnissen entgegenzukommen.

Noch ist „der Gesundheitsmarkt" ein nicht ganz genau erfass- und beschreibbares gesellschaftliches und wirtschaftliches System. Weder besteht Übereinstimmung darin, ob das durch sozialgesetzgeberische Regelungen charakterisierte und durch solidarisch aufgebrachte Beiträge finanzierte Gesundheitswesen zum Gesundheitsmarkt oder zur Gesundheitswirtschaft dazugehört bzw. ob es dann sogar den Kern, den sogenannten ersten Gesundheitsmarkt ausmacht, noch ist die Grundsatzfrage geklärt, ob eine stärkere Ökonomisierung des Gesundheitssystems überhaupt gesellschaftlich und politisch wünschenswert ist. Die derzeit in der Literatur vertretene Sichtweise des Gesundheitsmarktes betont seine wachstumsfördernden Aspekte und seine starke Verflechtung mit anderen Branchen der Volkswirtschaft. Dennoch ist es noch nicht zur Aufhebung der Dualität des – vor allem in Kostendimensionen gedachten und deshalb ständig zu regulierenden – Systems der überwiegend über Zwangsbeiträge finanzierten gesetzlichen Sozialversicherung einerseits und des Gesundheitsmarkts als Wirtschaftsbranche andererseits gekommen (Preusker 2008, S. 6 f.).

Wir entscheiden uns deshalb hier für eine pragmatische Herangehensweise und schließen uns der umfassenden Definition der 1. Nationalen Branchenkonferenz Gesundheitswirtschaft aus dem Jahr 2005 an: „Gesundheitswirtschaft umfasst die Erstellung und Vermarktung von Gütern und Dienstleistungen, die der Bewahrung und Wiederherstellung von Gesundheit dienen" (http://de.wikipedia.org/wiki/Gesundheitswirtschaft).

Die Bereiche dieses so verstandenen Gesundheitsmarktes (Preusker 2008, S. 11) zeigt die **Abb. 4.1** auf Seite 132.

Welche Chancen und Herausforderungen für welche Akteure in Prävention und Gesundheitsförderung ergeben sich nun daraus, dass Definition und Realität der gesundheitlichen Versorgung eine offensichtliche Ausweitung bzw. Diversifizierung erfahren haben?

Schauen wir uns zunächst den ersten Gesundheitsmarkt an, das „Gesundheitswesen" oder „Gesundheitssystem" im engeren Sinne. Hier beeindruckt zunächst einmal seine volkswirtschaftliche Bedeutung. Insgesamt 4,4 Millionen Menschen arbeiten im „klassischen" Gesundheitswesen (Destatis). Damit ist mehr als jeder zehnte Arbeitsplatz in Deutschland in diesem Bereich angesiedelt. Dieser Anteil wächst. Die Gesundheitsausgaben über alle Ausgabenträger betrugen im Jahr 2007 (aktuellste verfügbare statistische Angabe) laut Statistischem Bundesamt Deutschland 252,8 Milliarden Euro – das entspricht einem Anteil von fast 11 % am Bruttoinlandsprodukt. Allein der Ausgabenanteil der gesetzlichen Sozialversicherungsträger beläuft sich hierbei auf ca. 165,4 Milliarden Euro, derjenige der Privaten Krankenversicherung auf 22,4 Milliarden Euro – private Haushalte und private Organisationen (ohne Erwerbszweck) sind ebenfalls mit immerhin 33,3 Milliarden Euro maßgeblich an diesen Gesamtausgaben beteiligt.

Nur: „Prävention und Gesundheitsförderung" spielen bisher, zumindest finanziell gesehen, eigentlich überhaupt keine Rolle. Neben den ärztlichen Leistungen (66,4 Milliarden Euro) (Destatis), den pflegerischen/therapeutischen Leistungen (58,8 Milliarden Euro), den diversen Waren wie Arzneimitteln, Hilfsmitteln, Zahnersatz etc. (65,8 Milliarden Euro) und immerhin noch einem Anteil von „Verwaltungsleistungen" mit 13 Milliarden Euro nimmt sich die in der Ausgabenkategorie „Prävention/Gesundheitsschutz" aufgeführte Größe von 9,3 Milliarden Euro vergleichsweise bescheiden aus.

Bereinigt um die Subkategorien „allgemeiner Gesundheitsschutz", „Früherkennung von Krankheiten" sowie „Gutachten und Koordination" verbleiben der uns interessierenden Subkategorie „Gesundheitsförderung" schließlich nur noch 4,9 Milliarden Euro – also nicht mehr als ca. 2 % aller Gesundheitsausgaben p. a.!

Und alle Versuche, diesen Anteil wesentlich zu erweitern, sind bisher gescheitert. Vor diesem Hintergrund von „Prävention und Gesundheitsförderung" als „vierter Säule des Gesundheitswesens" zu sprechen, wie dies seit Jahren eine beliebte (und durchaus öffentlichkeitswirksame) Übung einiger Gesundheitspolitikerinnen und Gesundheitspolitiker ist, ähnelt mehr dem Pfeifen in der Dunkelheit denn einer „belastbaren" Zustandsbeschreibung.

Auch sonst hat der Bereich „Prävention und Gesundheitsförderung" – innerhalb des Systems der gesetzlichen Sozialversicherung, aber auch innerhalb des Systems des öffentlichen Gesundheitsdienstes – neben den schon benannten unzureichenden finanziellen Ressourcen noch einige andere Herausforderungen zu meistern:

- eine insgesamt immer noch unzureichende Ziel- und Zielgruppenorientierung,
- eine erst in Anfängen bestehende „Kultur" von Qualitätssicherung und Evidenzbasierung,

- auf allen Ebenen fehlende Routinen und Ressourcen bzgl. Vernetzung und Koordination.

Die historischen und strukturellen Ursachen für diese Herausforderungen können an dieser Stelle im Einzelnen nicht näher ausgeführt werden – die nachfolgende Grafik **(Abb. 4.2)** zur Verteilung der unterschiedlichen Verantwortlichkeiten für die Gemeinschaftsaufgabe „Prävention" im föderalen System der Bundesrepublik Deutschland vermag jedoch einen ersten Eindruck davon zu vermitteln, dass (auch) „Prävention und Gesundheitsförderung" nicht nur eine komplexe, vielfältige *Fach*aufgabe, sondern ebenso eine ziemlich komplizierte *Steuerungs*aufgabe darstellt.

Die aus **Abb. 4.2** erkennbare „bunte Mischung" von Verantwortlichkeiten und Kompetenzen – zum Teil sind hier nur Beispiele aufgeführt, die Anzahl der tatsächlich beteiligten Akteure ließe sich ausweiten – führt bei der Umsetzung von Maßnahmen zu einem häufig nicht abgestimmten Neben-, manchmal sogar Gegeneinander. Gefordert ist deshalb eine bessere Integration der erwähnten Träger und ihrer Konzepte, Programme, Kampagnen, Maßnahmen und/oder Projekte in einen Gesamtrahmen.

Dies kann – wie mit den nunmehr über zwei Legislaturperioden (bislang leider ergebnislos) versuchten Anläufen zu einem „Präventionsgesetz" demonstriert – mithilfe gesetzlicher Initiativen in Angriff genommen werden; eine Alternative dazu sind z.B. nationale Gesundheitsprogramme, die mit zumindest „halbverpflichtendem" Charakter für eine auf Zeit gestellte konzertierte Ausrichtung von Aktivitäten der unterschiedlichen Ebenen und Sektoren zu sorgen versuchen.

Aktuelle Beispiele hierfür sind z.B.:

- das Programm „Für ein kindergerechtes Deutschland" des Bundesministeriums für Familie, Senioren, Frauen und Jugend (BMFSFJ),
- der „Nationale Aktionsplan zur Prävention von Fehlernährung, Bewegungsmangel, Übergewicht und damit zusammenhängenden Krankheiten" (IN FORM) von BMG und BMELV sowie,
- das Bund-Länder-Programm „Soziale Stadt".

In Bezug auf den ersten Gesundheitsmarkt oder das Gesundheitswesen im engeren Sinne und vor dem hierzu skizzierten Hintergrund kristallisieren sich damit die folgenden Chancen und Herausforderungen heraus:

- Für die operative Ebene der Leistungserbringer und Kostenträger ergibt sich zum einen die Aufgabe kontinuierlicher und für die Öffentlichkeit auch sichtbarer fachlich-inhaltlicher Weiterentwicklung von Prävention und Gesundheitsförderung. Hierin sind Qualitätssicherung, Evaluation und Wirksamkeitsstudien eingeschlossen.
- Insbesondere die diversen Leistungserbringer sollten sich zukünftig der Tatsache stärker bewusst werden, dass sie genuine *Gestaltungskompetenz* haben – und diese sollte nicht erst und nur dann zum Einsatz kommen, wenn öffentliche oder private Fördergelder hierfür zur Verfügung gestellt werden (wenngleich natürlich jedes nationale oder regionale Aktionsprogramm hierfür durchaus genutzt werden sollte).
- Zum anderen sollten die verantwortlich Beteiligten des Arbeitsbereichs „Prävention und Gesundheitsförderung" in ihrem politischen Lobbying selbstbewusster und fordernder als bisher zum Ausdruck bringen, dass der Präventionssektor ordnungspolitisch denselben Unterstützungsbedarf einzuklagen gedenkt wie seinerzeit (und andauernd) die Sektoren der akuten und rehabilitativen medizinischen Versorgung einschließlich der Pflege: Prävention und Gesundheitsförderung sind in der zukünftigen Diskussion, in Bezug auf den und im Einklang mit dem konzeptionellen Ansatz der WHO seit 1986, nicht nur als *Säule*, sondern als *Fundament* oder Querschnittsaufgabe des Gesundheitswesens zu begreifen.
- Da diesem Selbstverständnis bislang noch „belastbare" Ergebnisse aus Evaluations- und insbesondere aus Wirksamkeitsstudien fehlen, sollten die Anstrengungen auf diesem Bereich ab sofort massiv verstärkt werden.

Wie sich die Situation auf dem zweiten Gesundheitsmarkt darstellt, lässt sich derzeit noch nicht genau abschätzen. Von einigen Autoren, u.a. von Matthias Horx (2008), wird Gesundheit als der „Mega-Markt der Zukunft" beschrieben – und zwar dann, „wenn wir den Gesundheitsmarkt als Metapher verstehen ... für eine neue, auf die mentalen und metaphysischen Nachfragen der Wissensgesellschaft ausgerichtete Lebensqualität" (Horx 2008, S. 365). Er prognostiziert, dass die so verstandene Gesundheit in allen Marktsegmenten bestimmend wird und dass „neue Kontextmärkte ... rund um die Gesundheitsfrage ... den eigentlichen Kernsektor" (Horx 2008, S. 365), also das Gesundheitswesen im engeren Sinne, sprengen.

Als solche neuen Kontextmärkte (Horx 2008, S. 365–368) identifiziert er:

- Longevity Markets – Märkte für Lebensverlängerung und Altersfitness,

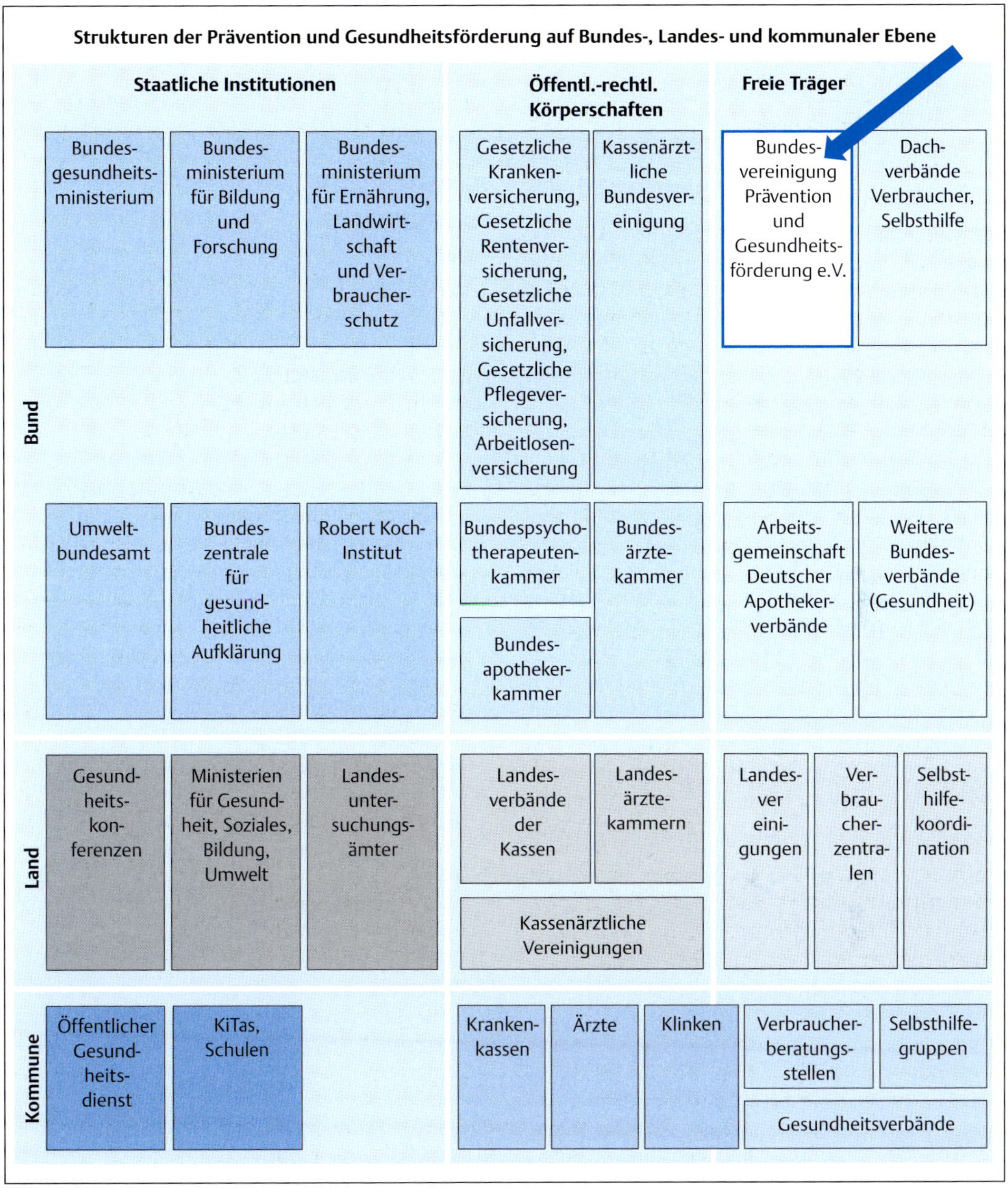

Abb. 4.2 Strukturen der Prävention und Gesundheitsförderung auf Bundes-, Landes- und kommunaler Ebene

- Relax Markets – Märkte für Stille, Kontemplation und Lessness,
- Companion Markets – Märkte für Freundschaft, Liebe und Begleitung,
- Beauty Markets – Märkte für Schönheit und erotische Attraktivität,
- Transition Markets – Märkte für Transformationen, Transitionen und Abschiede.

Welche von diesen Märkten bereits in welchem Umfang existieren – darüber gibt es kaum aktuelle und vor allem keine repräsentativen Daten.

Mit einiger Sicherheit lässt sich sagen, dass derzeit die Zielgruppe der „Älteren" in den Mittelpunkt der Aufmerksamkeit rückt.

Hierfür spricht nicht nur der Faktor „demografische Entwicklung", sondern vor allem die Tatsache, dass die jetzige Generation der Senioren finanziell besser gestellt ist als vorangegangene. Die wirtschaftlichen Ressourcen der Älteren werden von Experten als die wichtigste wirtschaftliche Triebkraft der kommenden Jahre eingeschätzt. Nach Abzug der festen Lebenshaltungskosten stehen den ab 50-Jährigen jährlich über 116 Milliarden Euro, den ab 60-Jährigen immer noch fast 100 Milliarden Euro zur Verfügung. In der Altersklasse der (von den gesetzlichen Krankenkassen bisher) besonders umworbenen 14–29-Jährigen sind es dagegen nur rund 45 Milliarden Euro (Scharfenort, S. 15).

Mit der zahlenmäßigen Neuverteilung der Masse der Konsumenten verschiebt sich der Mittelpunkt des Marketings damit über kurz oder lang auf die über 50-Jährigen. Das öffnet neuen Anbietern den Zugang zum „Markt" für Gesundheit. Dazu gehören u. a. die Freizeitindustrie, Bildungsanbieter, Kulturbetriebe, Sportstudios und -vereine, Tourismus und Wellness. So gehen selbst konservative Schätzungen von einem Umsatz von 50 Milliarden Euro allein im Wellnessmarkt aus (Eichholz-Klein, S. 5) – mit Aussichten auf weiteres Wachstum. Denn schon jetzt werden die Angebote überproportional häufig von den sogenannten Best Agers genutzt, also einer gebildeten, kaufkräftigen Mittelschicht, die in Gesundheit, Fitness und gutes Aussehen investiert (Eichholz-Klein, Schätzung aus 2004).

Allerdings sagt das natürlich noch nichts darüber aus, wie präventive bzw. gesundheitsbezogene Angebote überhaupt positioniert sein müssen bzw. tatsächlich angenommen werden und/oder welche Akteure hier besonders gefragt sind.

Fest steht aber:

- Jenseits der (bzw. neben den) gesetzlichen Regelungen rückt hier ersichtlicherweise der (marktwirtschaftliche) Aspekt von „Angebot und Nachfrage" stärker in den Vordergrund – damit aber auch eine besondere Klientel von (kaufkräftigen) „Nutzern" gesundheitlicher Dienstleistungen.
- Prinzipiell liegt hier damit das künftige Potenzial für Innovation – mit Chancen und Herausforderungen vor allem für Nutzer und direkte Leistungsanbieter.
- Aus der Sicht der Bürgerinnen und Bürger bringt eine Ausweitung gesundheitsbezogener und nutzerorientierter Angebote im Gesundheitssystem oder auf dem Gesundheitsmarkt mehr Optionen für den Einzelnen und ermöglicht es, dass nicht nur der „objektive Bedarf", sondern auch die individuellen Bedürfnisse und Bedingungen besser berücksichtigt werden können – und damit letztlich jeder Einzelne, theoretisch betrachtet, einen leichteren und/oder schnelleren Zugewinn an Gesundheit und/oder Lebensqualität erreichen kann. Angebotsvielfalt und uneingeschränkte Wählbarkeit der Angebote unterstützen darüber hinaus die Eigenverantwortung.

Gute Aussichten also für den aktiven, kritischen und kundigen Nutzer, der kompetent entscheiden kann und aus der Vielfalt der Angebote das für ihn „Richtige" auswählt.

Andererseits muss kritisch hinterfragt werden, wie es denn tatsächlich um den kompetenten Nutzer bestellt ist. Gemeinhin wird zwar in modernen Gesellschaften davon ausgegangen, dass es diesen kundigen „Kunden" gibt, also denjenigen, der bereits Gesundheitswissen oder die Fähigkeit hat, „Gesundheitsinformationen zu finden, zu verstehen und in Handeln umzusetzen" (Böcken 2008, S. 12). Aber spiegelt dies die Realität? Sind die unterstellten Gestaltungs- und Entscheidungsfähigkeiten in breitem Maße vorhanden oder können sie zumindest durch die Nutzung der Massenmedien, des Internets oder professioneller Beratung erworben werden?

Wenn wir den aktuellen Ergebnissen des Bertelsmann-Gesundheitsmonitors 2008 folgen, wird diesen Annahmen ein deutlicher Dämpfer verpasst: Es gibt immer noch viele Gesundheitsirrtümer und diese „bestehen trotz ... einer Flut von Gesundheitsinformationen" weiter. Es besteht also, so die Schlussfolgerung der Studie, „ein markanter Unterschied zwischen den vorhandenen und den ‚geforderten' Kompetenzen" (Böcken 2008, S. 25). Selbstverständlich könnte der Nutzer hier selbst tätig werden und sich die notwendigen Kompetenzen verschaffen. Doch dieses Vorhaben stößt an Grenzen: „Eine individuelle ‚Weiterbildung' in medizinischen und gesundheitlichen Fragen erscheint – auch unabhängig vom Bildungsniveau der Nutzer – zumindest dann, wenn sie überwiegend oder allein über die populären Printmedien, über Radio- und TV-Sendungen erfolgt, eher problematisch" (Böcken 2008, S. 20 f.). Sie „führt eher zu einer Verfestigung von Irrtümern und Fehleinschätzungen als zu einem fundierten Gesundheitswissen. Offensichtlich ist das gesundheitliche ‚Bildungsangebot' dieser Medien überaus defizitär und nicht geeignet, Verbraucher und Patienten bei ihren Entscheidungen im Alltag zu unterstützen" (Böcken 2008, S. 25).

Hieraus wird deutlich, dass die vielbeschworene „Eigenverantwortung" durchaus gesellschaftlicher

Vorleistungen bedarf – und man darf formulieren, dass die „Gesundheitskompetenz" der Bürgerinnen und Bürger offensichtlich eine in der Praxis überschätzte und folglich nachzubessernde gesundheitspolitische Aufgabe darstellt.

Auf der Anbieterseite, also bei den professionellen Akteuren wie z. B. den Gesundheitsberufen, wachsen mit der Ausdehnung des Gesundheitsmarktes oder mit dem Entstehen eines zweiten Sektors desselben naturgemäß die Optionen für das eigene Angebot – sowohl in Richtung eines möglicherweise völlig neuen, zusätzlichen „Kunden"-Kreises wie auch bzgl. der notwendigen Diversifizierung des eigenen Leistungsspektrums gemäß der jeweiligen Nachfrage.

Gewissermaßen als Kehrseite dieser Entwicklung ergeben sich für das Fachsystem neue, unter Umständen verschärfte Konkurrenzsituationen und, wegen der zu erwartenden stärkeren Individualisierung der Nachfrage, ein insgesamt höherer Qualifizierungsdruck.

Anders als bei „Dienstleistungen auf Krankenschein" werden auf der Seite der Anbieter somit die Aspekte „Kommunikationskompetenz", „Kenntnis der Kundenmärkte" und „Marketing" an Bedeutung gewinnen, um eine erfolgreiche zielgruppenspezifische Ansprache der neuen oder gegebenenfalls auch der bereits vorhandenen Klientel vornehmen zu können.

In einer Gesellschaft des langen Lebens heißt das vor allem, die vielfach noch unausgeschöpften Potenziale älterer Menschen besser zu fördern und zu nutzen – auch unter dem bereits weiter oben genannten Aspekt, dass insbesondere die jetzige Altengeneration finanziell „gut aufgestellt" ist.

Der zweite Gesundheitsmarkt wird ohnehin neue Rollenzuweisungen bzw. ein neues Rollenverständnis der Dienstleister mit sich bringen: Im Vordergrund hier steht das umfassende Gesundheitsmanagement des Einzelnen mit Berücksichtigung seiner individuellen Bedürfnisse und Potenziale.

Die Chance für qualifizierte Gesundheitsberufe liegt mithin darin, bei diesem bereits in Gang gesetzten, lang andauernden Prozess des Wandels des Gesundheitswesens den Nutzern, Klienten, Patienten als kompetente Partner und Berater zur Seite zu stehen.

Allerdings kann auch der Staat nicht aus der Verantwortung entlassen werden. Seine Regelungs- und Schutzfunktion wird dann aber weniger in Form sozialpolitischer Regulierung als vielmehr im Sinne des Verbraucherschutzes gefordert sein.

Literatur

Böcken J, Braun B, Amhof R, Hrsg. Gesundheitsmonitor 2008. Gesundheitsversorgung und Gestaltungsoptionen aus der Perspektive der Bevölkerung. Gütersloh: Verlag Bertelsmann Stiftung; 2008

Eichholz-Klein S. Wellnessmarkt für wen? Impulse, Nr. 51, 2006

Hilbert J, Fretscher R, Dülberg A.: Rahmenbedingungen und Herausforderungen der Gesundheitswirtschaft. Magdeburg: Hochschule Magdeburg-Stendal 2002

Horx M. Healthstyle 2025. In: Merz F, Hrsg. Wachstumsmotor Gesundheit. Die Zukunft unseres Gesundheitswesens. München: Hanser 2008, 351–373

http://de.wikipedia.org/

http://www.destatis.de/jetspeed/portal/cms/

Preusker UK. Das deutsche Gesundheitswesen verstehen. Strukturen und Funktionen im Wandel. Heidelberg: Economica; 2008

Scharfenort K. Senioren- und Gesundheitswirtschaft – Chancen des demographischen Wandels. www.fes-online-akademie.de, eingestellt November 2005

4.2 Prävention – steuerrechtliche Rahmenbedingungen aus Sicht der Ergotherapie

Simone Dieckow

Untersuchungen zu Entwicklungen in der Gesundheitsbranche zeigen ein klares Ergebnis: Patienten wollen nicht nur gesund werden, sondern auch gesund bleiben. Gesundheit und Wohlbefinden sollen möglichst lange bis in das hohe Alter erhalten bleiben. Es ist daher konsequent, dass auch von Ergotherapeuten in immer stärkerem Maße Präventionsleistungen angeboten werden.

Bei der Umsetzung dieser Maßnahmen stellt sich die Frage nach der steuerlichen Behandlung der Zusatzangebote. Dabei ist sowohl die Gewerbe- als auch die Umsatzsteuer zu prüfen. Beides sind Steuerarten, mit denen ein Ergotherapeut nicht zwangsläufig im Rahmen seiner Praxis in Berührung kommt.

4.2.1 Präventionsleistungen und Gewerbesteuer

Die Tätigkeit des Ergotherapeuten ist in der Regel als so genannter Katalogberuf eine freiberufliche Tätigkeit im Sinne des §18 Abs.1 Nr. 1 EStG. Für die berufsbildtypische Tätigkeit besteht somit keine Gewerbesteuerpflicht. Dies gilt z.B. für Leistungen, die der Ergotherapeut nach Verordnung eines Arztes erbringt. Diese Leistungen werden auf bestimmten Teilgebieten der Heilkunde erbracht, erfordern die Berufszulassung und unterliegen gesundheitsbehördlicher Aufsicht.

Aus der Sicht des Finanzamtes werden diese Kriterien nicht erfüllt, wenn reine Präventionsleistungen erbracht werden. Die Abgrenzung dieser zu therapeutischen Leistungen kann im Einzelfall durchaus problematisch sein. Aus Sicht der Finanzverwaltung liegt eine Präventionsleistung dann vor, wenn:

- keine ärztliche Verordnung vorliegt und/oder
- keine konkrete/akute Erkrankung gegeben ist und/oder
- der Ergotherapeut mit diesem Zusatzangebot in Wettbewerb zu gewerblichen Anbietern tritt

Insbesondere die Tatsache, dass ein Ergotherapeut mit der einzelnen Leistung in Wettbewerb zu gewerblichen Anbietern tritt, ist ein starkes Indiz für die Gewerblichkeit, da in diesen Fällen eben offensichtlich keine besonderen Voraussetzungen an die Berufsausübung geknüpft werden, wie dies für freie Berufe sonst kennzeichnend ist.

Wenn einzelne Leistungen einer Ergotherapiepraxis der Gewerbesteuer unterliegen, sind die weiteren Folgen davon abhängig, ob es sich dabei um eine Einzelpraxis oder eine Gemeinschaftspraxis handelt.

Einzelpraxis

Wenn in einer Einzelpraxis gewerbliche und freiberufliche Einkünfte erzielt werden, sind diese grundsätzlich getrennt zu ermitteln, d.h., es wird ein gewerbesteuerfreies Ergebnis aus der typischen ergotherapeutischen Tätigkeit ermittelt und ein gewerbesteuerpflichtiges Ergebnis aus der Präventionstätigkeit. Die getrennte Ermittlung der Teilergebnisse setzt eine entsprechende getrennte Erfassung in der Buchführung voraus.

Nur wenn beide Einkommensbereiche untrennbar miteinander verbunden sind, werden diese einheitlich als freiberufliche oder gewerbliche Einkünfte behandelt, je nachdem welcher Tätigkeitsbereich dem Gesamtgefüge das „Gepräge" gibt. Eine insgesamt als gewerblich einzustufende Tätigkeit liegt z.B. dann vor, wenn der eigentlich freiberufliche Teil nur deshalb unterhalten wird, um die gewerbliche Leistung anzubieten.

Eine faktische Belastung mit Gewerbesteuer tritt allerdings erst dann ein, soweit der Freibetrag in Höhe von 24500 Euro überschritten wird.

Gemeinschaftspraxis

Wenn die Ergotherapiepraxis durch mehrere Berufsträger als Gemeinschaftspraxis betrieben wird, führen gewerbliche Teilleistungen zu komplett anderen Konsequenzen. Bei Gemeinschaftspraxen führt das Vorhandensein auch nur geringfügiger gewerblicher Einnahmen dazu, dass grundsätzlich sämtliche, d.h. auch die originär nicht gewerblichen aus ergotherapeutischer Tätigkeit resultierenden Einnahmen, gewerbesteuerpflichtig werden. Es liegt dann ein Fall der so genannten Abfärbung der gewerblichen auf die freiberuflichen Einnahmen vor. Von einer solchen Abfärbung geht die Finanzverwaltung allerdings erst dann aus, wenn die gewerblichen Einnahmen mehr als 1,25% des Gesamtumsatzes betragen.

In der Praxis sollte man sich allerdings nicht auf diesen Wert verlassen, da er einerseits im Laufe eines Jahres geschätzt werden müsste und dieser Wert andererseits nicht gesetzlich kodifiziert ist, sondern lediglich aus Rechtsprechungen resultiert.

Hier empfiehlt sich vielmehr die Ausgliederung der gewerblichen Tätigkeit auf eine zweite Gesellschaft. Diese kann die gleichen Gesellschafter haben, wie die Gemeinschaftspraxis, erbringt sodann die gewerblichen Präventionsleistungen und nur in dieser Gesellschaft fällt Gewerbesteuer an, die freiberuflichen Leistungen in der Gemeinschaftspraxis bleiben dagegen unberührt. Dazu ist es allerdings notwendig, dass die ausgegliederte Gesellschaft organisatorisch und finanziell von der Gemeinschaftspraxis getrennt ist. Erforderlich sind

- getrennte Bezeichnungen
- getrennte Gesellschaftszwecke
- getrennte Vermögenssphären (Bankkonten)
- getrennte Buchführung und Gewinnermittlung

Eine gewerbliche Abfärbung tritt in diesen Fällen nicht ein.

Die tatsächliche finanzielle Belastung durch die Gewerbesteuer wird jedoch durch steuerliche Erleichterungen relativiert. Insbesondere durch die Möglichkeit der ab 2008 erhöhten Anrechnung der Gewerbesteuer auf die Einkommensteuer wird die Belastung deutlich gemildert.

4.2.2 Präventionsleistungen und Umsatzsteuer

Die Leistungen eines Ergotherapeuten sind grundsätzlich gemäß §4 Nr. 14 UStG von der Umsatzsteuer befreit. Für die Inanspruchnahme dieser Steuerbefreiung muss es sich um Heilbehandlungen handeln, die von Personen erbracht werden, die über die erforderlichen beruflichen Qualifikationen verfügen.

Der Begriff der Heilbehandlung wird von der Finanzverwaltung sehr eng ausgelegt und umfasst nur Maßnahmen, die der Vorbeugung, Diagnose, Behandlung (Therapie) und – soweit möglich – der Heilung von Krankheiten dienen. Die Leistungen müssen danach einen unmittelbaren therapeutischen Bezug haben.

Bei reinen Präventionsangeboten ist dieser unmittelbare therapeutische Bezug in der Regel nicht gegeben, sodass diese Leistungen der Umsatzsteuer unterliegen.

Solche Präventionsleistungen, die bei einem Patienten eine ganz bestimmte Krankheit verhindern sollen – z. B. wenn eine entsprechende Disposition bereits gegeben ist –, sollten dagegen unter die Steuerbefreiung fallen. Diese Aussage ist bewusst vorsichtig formuliert, da der entsprechende Nachweis der medizinischen Indikation durch den Ergotherapeuten in der Praxis nur selten einwandfrei geführt werden kann. Eine ärztliche Verordnung oder die Übernahme der Behandlungskosten durch die Krankenkassen können allerdings weitere Indizien für die medizinische Notwendigkeit und damit für den geforderten Therapiebezug einer Prävention sein.

In Zweifelsfällen sollten die Präventionsangebote als umsatzsteuerpflichtige Leistungen behandelt werden. Die Umsatzsteuer ist dann auf der Rechnung gesondert auszuweisen und an das Finanzamt abzuführen. Folge der Umsatzsteuerpflicht ist jedoch auch die Möglichkeit des Vorsteuerabzugs. Bezogene Leistungen werden damit entsprechend günstiger.

Durch die Umsatzsteuerpflicht einzelner Leistungen ergibt sich im Übrigen keine Umsatzsteuerpflicht für andere Leistungen, d. h., eine Abfärbewirkung besteht im Bereich der Umsatzsteuer nicht.

Die Umsatzsteuerpflicht ist darüber hinaus nicht Folge einer möglichen Einstufung einer Behandlung als gewerbliche Leistung. Diesen Standpunkt hat die Rechtsprechung aufgegeben – allerdings ist dies noch nicht überall in der Finanzverwaltung angekommen.

Aus Vereinfachungsgründen kann auf den Ausweis der Umsatzsteuer verzichtet werden, wenn die gesamten umsatzsteuerpflichtigen Leistungen inklusive der Umsatzsteuer im Vorjahr unter 17 500 Euro lagen und im laufenden Jahr voraussichtlich weniger als 50 000 Euro betragen.

In der Praxis empfiehlt sich zur Klärung der Besteuerung von Präventionsleistungen immer ein Gespräch mit dem Steuerberater, da die Lösungen individuell gefunden werden müssen. Auch die Einholung einer sogenannten verbindlichen Auskunft vom zuständigen Finanzamt ist zu erwägen. Mit einer solchen Auskunft bindet sich die Finanzverwaltung verbindlich an eine bestimmte zugesagte Besteuerung der Leistungen. Böse Überraschungen bei Betriebsprüfungen können so weitestgehend verhindert werden!

5

Angebote mit sinnvoll erlebter Betätigung entwickeln

5.1	Vorstellung des DACHS-Projekts	142
5.2	Leitfragen und Projektskizzen für gute Angebote – Phasen der Entwicklung eines Angebots	147
5.3	Durchführung von Evaluationsstudien	157
5.4	Beispiele für Programmentwicklungen	162
5.5	Kompetenzen zur Durchführung von Präventionsangeboten erwerben	177

Angebote mit sinnvoll erlebter Betätigung entwickeln

5.1 Vorstellung des DACHS-Projekts

Ursula Costa, Carola Habermann, Sabine George

Die *ergotherapeutischen Berufsverbände der Schweiz, Österreichs und Deutschlands* initiierten 2004 das Projekt „Ergotherapie 2010 – Weiterentwicklung des Berufes und der Ausbildung im Bereich der Ergotherapie insbesondere in Bezug auf Gesundheitsförderung und Prävention unter Berücksichtigung von Arbeitsmarkt und Berufsbefähigung („Employability")", kurz: DACHS-Projekt (Abkürzung für Deutschland, Austria, Confoederatio Helvetica und Südtirol). Im Zeitraum Dezember 2005 bis Juni 2007 wurde es als Projekt des Europäischen Sozialfonds (ESF) gemeinsam mit der Fachhochschule Claudiana Südtirol durchgeführt.

Ziel des DACHS-Projekts war es, die im Berufsbild angelegten Potenziale der Ergotherapie in Gesundheitsförderung und Primärprävention unter Berücksichtigung aktueller soziodemografischer und gesundheitspolitischer Veränderungen zu definieren und für Klienten und Kooperationspartner transparent darzustellen. Ergänzend dazu wurde erarbeitet, wo noch Handlungsbedarf in Ausbildung, Weiterbildung und Forschung besteht, um die Ergotherapie als wichtigen Leistungserbringer in Gesundheitsförderung und Primärprävention zu verankern.

Wesentliche Produkte des DACHS-Projekts sind: deutschsprachige Konsensusdefinitionen hinsichtlich Berufsbild Ergotherapie (s. Definition), Kernbegriffe (**Tab. 5.1** s. S. 145), ergotherapeutischer Prozess, ergotherapeutisches Kerngeschäft, ergotherapeutische Kernkompetenzen in Gesundheitsförderung und Prävention und ein Leistungskonzept (Kap. 5.1.1). Die Potenziale ergotherapeutischer Gesundheitsförderung und Prävention wurden u. a. in der Broschüre „Ergotherapie – Was bietet sie heute und in Zukunft?" (Claudiana 2007), auf der DACHS-Homepage (www.dachs.it) und durch weitere nationale und internationale Präsentationen und Publikationen der DACHS-Mitarbeiterinnen und -Mitarbeiter veröffentlicht.

> Die deutschsprachige Konsensusdefinition der Ergotherapie:
> Die Ergotherapie – abgeleitet vom Griechischen „ergein" (handeln, tätig sein) – geht davon aus, dass „tätig sein" ein menschliches Grundbedürfnis ist und dass gezielt eingesetzte Tätigkeit gesundheitsfördernde und therapeutische Wirkung hat. Deshalb unterstützt und begleitet Ergotherapie Menschen jeden Alters, die in ihrer Handlungsfähigkeit eingeschränkt oder von Einschränkung bedroht sind und/oder ihre Handlungsfähigkeit erweitern möchten.
> Ziel der Ergotherapie ist es, Menschen bei der Durchführung von für sie bedeutungsvollen Betätigungen in den Bereichen Selbstversorgung, Produktivität und Freizeit/Erholung in ihrer Umwelt zu stärken.
> In der Ergotherapie werden spezifische Aktivitäten, Umweltanpassung und Beratung gezielt und ressourcenorientiert eingesetzt. Dies erlaubt dem Klienten, seine Handlungsfähigkeit im Alltag, seine gesellschaftliche Teilhabe (Partizipation) und seine Lebensqualität und -zufriedenheit zu verbessern (**Abb. 5.1**).
> (DACHS-Broschüre 2007, S. 6)

5.1.1 Ergotherapeutisches Leistungsangebot – Gesundheitsförderung und Prävention

Das im Rahmen des DACHS-Projekts erstellte ergotherapeutische Leistungskonzept für Gesundheitsförderung und Prävention umfasst alle Lebensphasen. Es beinhaltet sowohl bereits etablierte als auch neue Angebote.

Angebote für Kinder und Jugendliche

Beratung

Ergotherapeuten sind kompetente Ansprechpartner in der Planung und Adaptierung entwicklungsfördernder, kindgerechter Gestaltung von Kindergärten und schulischen Einrichtungen, z. B. bezüglich Reizumgebung, Materialauswahl und Sitzmöbel, zur Vorbeugung von Haltungsschäden und Entwicklungsstörungen.

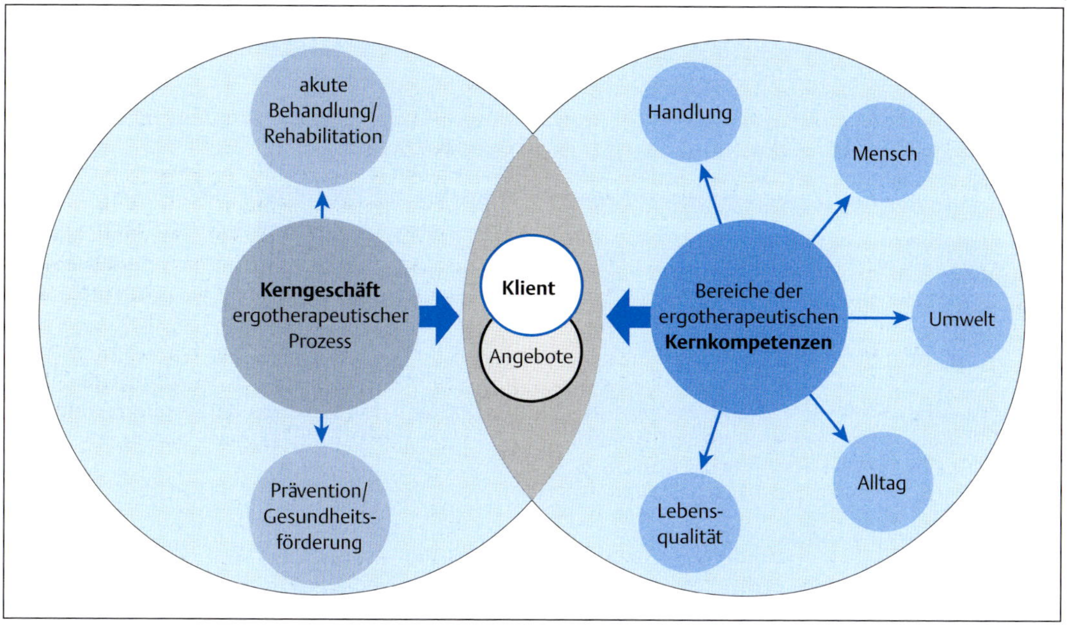

Abb. 5.1 Kernbegriffe

Ergotherapeuten beraten Bezugs- und Betreuungspersonen von Säuglingen und Kleinkindern bezüglich wahrnehmungs- und entwicklungsfördernder Handhabung beim Baden, Wechseln von Kleidung, Anbieten von Nahrung, Gestaltung des Alltags.

Eltern und andere Interessierte erhalten Beratung zur entwicklungsfördernden Freizeitgestaltung von Kindern in Bezug auf Erholung und spielerische Entwicklung aller Sinne zu Hause und in der Natur.

Maßnahmen

Ergotherapeuten führen mit Säuglingen, Kindern und Jugendlichen einzeln oder in Gruppen Maßnahmen zur Stärkung der körperlichen, kognitiven, emotionalen und sozialen Fähigkeiten durch. Damit beugen sie möglichen Problemstellungen wie Schulproblemen oder psychosomatischen Begleitstörungen vor.

Ergotherapeuten bieten in pädagogischen Einrichtungen Aktivitäten zur Unterstützung der Entwicklung eines gesunden Betätigungs- und Bewegungsverhaltens für Kinder aller Altersstufen an und beugen so Haltungsschäden und Übergewicht vor.

Durch Angebote zur sinnvollen Freizeitbetätigung für Jugendliche tragen Ergotherapeuten zur Vorbeugung von sozialer Deprivation und Straftaten bei.

Angebote für Menschen im Erwerbsalter

Beratung

Ergotherapeuten beraten:

- Firmen bei der Optimierung von Arbeitsabläufen bezüglich körperlicher (z.B. Ergonomie), psychischer (z.B. Arbeitsrhythmus), kognitiver (z.B. Arbeitstempo, Komplexität) und sozialer (z.B. Konfliktmanagement) Anforderungen. Dabei wird insbesondere die Generation „50+" berücksichtigt, die künftig länger im Arbeitsmarkt bleiben wird.
- Gemeinden und/oder Architekten bezüglich der barrierefreien Gestaltung von öffentlichen Gebäuden und Plätzen.
- Bauherren bezüglich barrierefreien Wohnungsbaus oder Klienten zwecks ergonomischer Einrichtung des Wohnraums.
- Arbeitgeber, Institutionen und Privatpersonen in ergonomischen Fragen, z.B. pflegende Angehörige über den optimalen Umgang mit ihrem erkrankten Familienmitglied.
- Manager bezüglich der Balance von Ressourcen und Anforderungen, um Stresssymptome oder Burn-out zu vermeiden.

Ergotherapeuten klären für Reiseveranstalter ab, ob die Reisebedingungen an einer bestimmten De-

Tab. 5.1 Liste der Kompetenzen für Ergotherapie in der Gesundheitsförderung und Prävention (aus dem Originalarbeitspapier der DACHS-Projektgruppe, April 2007).

Grundlagen	
1	Die Ergotherapeutin weiß, dass sich Betätigung gesundheitsfördernd auswirkt.
2	Die Ergotherapeutin nutzt die aktuellen Erkenntnisse aus der Gesundheitswissenschaft und ist in der Lage, Handlungsfelder und Aufgaben im Zuge des gesellschaftlichen Wandels zu erkennen und ihre Aktivitäten dementsprechend weiterzuentwickeln.
Ergotherapeutische Diagnostik	
3	Die Ergotherapeutin analysiert die Umgebung/Umwelt in allen Lebensbereichen mit Berücksichtigung des kulturellen Hintergrundes ihrer Klienten und dokumentiert die Ergebnisse der Analyse.
4	Die Ergotherapeutin analysiert die Arbeitsfähigkeit/Produktivität aller Altersgruppen (Ressourcen und Problemstellungen in Kindergarten, Schule, Haushalt, am Arbeitsplatz, unbezahlte Tätigkeiten usw.) und dokumentiert die Ergebnisse der Analyse.
5	Die Ergotherapeutin analysiert den Bereich der Selbstversorgung ihrer Klienten und dokumentiert die Ergebnisse der Analyse.
6	Die Ergotherapeutin analysiert die Bedürfnisse des Klienten bezüglich seiner Freizeit und dokumentiert die Ergebnisse der Analyse.
7	Die Ergotherapeutin führt die ergonomische Abklärung in allen Lebensbereichen (von Kindergarten über Schule, Arbeitsplatz bis Altenheim) entsprechend der jeweiligen Zielgruppe durch.
8	Die Ergotherapeutin verwendet Erfassungsinstrumente, die auf die altersentsprechende kindliche Entwicklung sowie auf Handlungen des Alltags, Lebensbereiche und jeweilige Rollen abgestimmt sind, unter Berücksichtigung der verschiedenen Lebensphasen.
9	Die Ergotherapeutin setzt Screenings ein zur frühzeitigen Erkennung von besonderen Entwicklungsherausforderungen für alle Altersgruppen und Aufgaben, für besondere Belastungen am Arbeitsplatz (Schule und Betrieb) oder Wohnsituationen/Wohnumgebung.
Ergotherapeutische Intervention	
10	Die Ergotherapeutin entwickelt Konzepte, Projekte und Maßnahmen zur Gesundheitsförderung und Primärprävention für alle Lebensphasen und Rollen und führt diese durch. Sie berücksichtigt dabei kulturelle Unterschiede und Bedürfnisse.
11	Die Ergotherapeutin führt Angebote durch z. B. zur Förderung der gesunden Entwicklung der Motorik, Wahrnehmung, Kognition, psychosozialen Fähigkeit und Selbstständigkeit von *Kindern und Jugendlichen*.
12	Die Ergotherapeutin führt Angebote durch z. B. zur Wiedereingliederung von arbeitslosen Menschen, zur Stressbewältigung für *Menschen im erwerbsfähigen Alter.*
13	Die Ergotherapeutin führt Angebote durch z. B. zum Erhalt der kognitiven und motorischen Fähigkeiten, zur Bewältigung von Veränderungen in der Lebenssituation (Partner stirbt, Einzug ins Altenheim etc.) *für ältere und alte Menschen.*
14	Die Ergotherapeutin berät Mitarbeiter in Einrichtungen (wie z. B. Kindergärten, Schulen, Altersheimen, Kliniken) zur optimalen ergonomischen Anpassung von Abläufen und Umweltgestaltung, entsprechend der Zielgruppe.
15	Die Ergotherapeutin berät Arbeitgeber und Führungskräfte zur optimalen ergonomischen Anpassung von Abläufen und Umweltgestaltung, entsprechend der Zielgruppe.
16	Die Ergotherapeutin wirkt mit bei der Entwicklung von Hilfsmitteln Möbeln etc. Sie berät Architekten und Städteplaner bei der Entwicklung von entsprechenden Wohnangeboten.
17	Die Ergotherapeutin wirkt mit bei der Beratung und Gestaltung von Freizeitaktivitäten als Ausgleich zu Alltagsbelastungen für Menschen in allen Lebensphasen.

stination für körperbehinderte Menschen geeignet sind.

Ergotherapeuten führen Reihenuntersuchungen durch zur Früherkennung und Prophylaxe von Risikofaktoren für Einschränkungen der Handlungsfähigkeit und Krankheiten, z. B. bezüglich Gelenkschmerzen oder Rheuma für Menschen mit gefährdenden Tätigkeiten (z. B. Hausfrauen, Landwirte) bzw. deren Arbeitgeber.

Maßnahmen

Ergotherapeuten führen für alle Interessierten Kurse und Beratung zum Thema „Gesunder Alltag durch Betätigung" durch.

Um Migranten eine optimale Integration in die Kultur des Einwanderungslandes zu ermöglichen, entwickeln Ergotherapeuten spezifische Beratungs- und Schulungsangebote (z. B. über die im Alltag bedeutsamen Handlungen).

Um Betätigungsmangel mit seinen negativen Auswirkungen zu verhindern, bieten Ergotherapeuten z. B. speziell für Menschen am Übergang zur Rente oder bei (drohender) Erwerbslosigkeit Beratung an: Sie erfassen deren Interessen und Fähigkeiten und unterstützen sie darin, geeignete tagesstrukturierende Betätigungen aufzubauen.

Ergotherapeuten überprüfen die Fahrtauglichkeit bei Verdacht auf Einschränkungen. Sie beraten z. B. Menschen mit Körperbehinderung bezüglich geeigneter Adaptationen des Fahrzeugs und trainieren – eventuell in Kooperation mit Fahrlehrern – dessen eigenständige Handhabung.

Ergotherapeuten bieten im Strafvollzug die Gestaltung und Strukturierung von Tages- und Wochenabläufen an, z. B. um einem Mangel an Betätigung vorzubeugen und Wiedereingliederung vorzubereiten.

Angebote für ältere und alte Menschen

Beratung

Ergotherapeuten erstellen:

- Fähigkeits-, Ressourcen- und Anforderungsanalysen für Senioren, die gesellschaftliche Aufgaben übernehmen möchten, damit sie ihre Kompetenzen bestmöglich einsetzen und aktiv bleiben können (z. B. im Rahmen von ehrenamtlicher Nachbarschaftshilfe, Talentbörse, Kinderbetreuung, Gartenpflege, Mithilfe im Altenheim, Expertentätigkeit).
- Gutachten in Bezug auf die Selbstständigkeit bzw. den Betreuungsbedarf älterer Menschen, die in eine betreute oder teilbetreute Wohnstruktur ziehen möchten (z. B. bei der Haushaltsarbeit, Kochen, Geld- und Zeitmanagement).

Ergotherapeuten beraten:

- ältere Menschen beim Austritt aus dem Erwerbsleben im Hinblick auf eine zufriedenstellende Gestaltung ihrer neuen Rolle.
- Einzelpersonen und sensibilisieren Seniorengruppen zu unterschiedlichen Themen wie: „Sicheres Wohnen im Alter", „Sturzprävention", „Haushalt leicht gemacht".

Ergotherapeuten klären für Reiseveranstalter ab, ob die Reisebedingungen an einer bestimmten Destination für ältere/alte Menschen geeignet sind bzw. welches Anforderungsprofil erforderlich ist.

Maßnahmen

Ergotherapeutische Angebote, z. B.:

- Training für ältere und alte Menschen zur Stärkung von körperlichen, kognitiven, emotionalen und sozialen Fähigkeiten. Durch eine frühzeitige ergotherapeutische Intervention kann sekundären Problemstellungen (wie z. B. orthopädische Folgeschäden, psychische Störungen) vorgebeugt werden.
- Workshops für ältere und alte Menschen zu unterschiedlichen Themen, die gesundes Tätigsein z. B. beim Kochen, im Haushalt, bei handwerklichen Tätigkeiten fördern. Beispiele: „Sicheres Wohnen im Alter" – Gefahrenquellen erkennen, individuelle Lösungsmöglichkeiten finden; „Sturzprävention" – Bewegung, Gefahrenquellen und Hilfsmittel; „Haushalt leicht gemacht" – eigene Kräfte und Fähigkeiten einschätzen lernen und optimal nutzen.
- Gruppen- und Einzelaktivitäten für jene Senioren, die aufgrund ihrer individuellen Situation nicht den „üblichen Seniorenangeboten" teilnehmen können. Individuelle Neigungen und Vorlieben für Freizeit- Beschäftigung/Betätigung und Erholung werden aufgegriffen und gezielte Angebote erstellt/gesucht.

Weitere altersunabhängige, gesellschaftlich relevante ergotherapeutische Angebote

Ergotherapeuten beraten Bauherren, Architekten, Gemeinden und Institutionen in Bezug auf eine Gestaltung von Gebäuden, Verkehrsmitteln und der Umgebung, die Gesundheit, Handlungsfähigkeit, Teilhabe (Partizipation) und Lebensqualität fördert. So machen sie z. B. Vorschläge für die Gestaltung der Wohnumgebung, in der für Inländer und Migranten gleichermaßen attraktive Handlungsmöglichkeiten bestehen, die zur gemeinsamen Nutzung einladen und dadurch interkulturelle Aktivitäten fördern.

Ergotherapeuten arbeiten

- an der (Weiter-)Entwicklung von ergonomischen Gebrauchsgegenständen wie Werkzeugen, Mobiliar usw.
- in der Herstellungs- und Verarbeitungsindustrie an der (Weiter-)Entwicklung von Hilfsmitteln, z. B. von Rollstühlen oder Umweltkontrollsystemen.
- mit obdachlosen Menschen, indem sie diese beim (Wieder-)Aufbau von Grundlagen der Selbstversorgung (Ernähren, Kleiden, Wohnen) und/oder bei der Wiederentdeckung und -gewinnung der Produktivität durch das Arrangement ressourcenorientierter niederschwelliger Arbeitsmöglichkeiten unterstützen.

Ergotherapeuten erstellen

- Gutachten für Versicherungen. Sie beurteilen, ob und inwieweit eine Person nach einem Unfall sich selbstständig versorgen kann (z. B. bei der beruflichen Tätigkeit, Haushaltsarbeit, Kochen, Geld- und Zeitmanagement).
- und pflegen für Gemeinden Register von barrierefreien Wohn- und Arbeitsplätzen und vermitteln diese an Menschen, die solche suchen.

In einem gemeindenahen Zentrum (z. B. „Zentrum für unabhängiges Leben" als Station für mobile Dienste) bieten Ergotherapeuten beispielsweise Hilfsmittelberatung und -versorgung sowie Schienenversorgung an. Dazu arbeiten sie mit geeigneten Firmen und Dienstleistern (z. B. Orthopädietechnikern) zusammen.

Ergotherapeuten kreieren oder betreuen in Wohn- oder Lebensgemeinschaften Angebote zur Förderung subjektiv bedeutsamer und wertvoller Betätigungen. Beispielsweise können Kinder und ältere Menschen in Seniorenheimen mit integriertem Ganztagskindergarten unter Begleitung der Ergotherapeutin an gemeinsamen Projekten arbeiten (z. B. Tiere, Garten, kreatives Gestalten, Kochen). So profitieren die Kinder von den Erfahrungen der älteren Menschen, die Eltern eventuell von einem reduzierten Betreuungsaufwand und die älteren Menschen von sinnvollen Betätigungsmöglichkeiten.

Ergotherapeuten informieren die Öffentlichkeit über gesundheitsförderliches Betätigungsverhalten oder bestimmte Erkrankungen und ihre Auswirkungen auf den Alltag. Dies erfolgt zum Zweck der Gesundheitsförderung und Prävention, der Förderung der Selbsthilfe bei bereits bestehenden Beeinträchtigungen sowie zur Reduktion von Stigmatisierungen.

Im Rahmen des alltags- und handlungsorientierten Ansatzes der Ergotherapie sind vielfältige weitere Angebote denkbar und im individuellen Arbeitskontext von Ergotherapeuten zu entwickeln.

5.1.2 Kompetenzen der Ergotherapie in Gesundheitsförderung und Prävention

Die Definition der Kernkompetenzen, die Ergotherapeuten benötigen, um in den Arbeitsfeldern Gesundheitsförderung und Primärprävention erfolgreich zu sein, wurde für die deutschsprachige Ergotherapie-Ausbildung auf Basis der Tuning-Kompetenzen (ENOTHE, 2004) und des österreichischen Ergotherapie-Curriculums (ÖBIG, 2005) erarbeitet. Die Kompetenzenliste **(Tab. 5.1)** sollte in alle Curricula ergotherapeutischer Grundausbildung aufgenommen und kann ebenso in Fort- und Weiterbildung genutzt werden.

Auch in den Bereichen Gesundheitsförderung und Prävention ist es dringend notwendig, die Wirksamkeit ergotherapeutischer Interventionen zu dokumentieren, zu erforschen und nachzuweisen, um den Wert ergotherapeutischer Maßnahmen eindeutig darstellen zu können. Dies trägt dazu bei, Ergotherapie entsprechend den aktuellen soziodemografischen und gesundheitspolitischen Veränderungen zu positionieren.

Das DACHS-Projekt kann als wichtiger Meilenstein für die Etablierung der Ergotherapie als Leistungserbringer in Gesundheitsförderung und Prävention im deutschsprachigen Raum gewertet werden.

Literatur

Claudiana. Ergotherapie – Was bietet sie heute und in Zukunft?" www.dachs.it 2007

DACHS. Ergotherapie – Was bietet sie heute und in Zukunft? Broschüre des ESF-Projekts Ergotherapie 2010. Fasz.-Nr.: 3/134/2005 vom Juni 2007

(erhältlich über die beteiligten Berufsverbände; solange der Vorrat reicht)

DACHS. Original-Arbeitspapiere aus dem ESF-Projekt Ergotherapie 2010. Fasz.-Nr.: 3/134/2005. Unveröffentlichte Arbeiten; 2005–2007

ENOTHE (European Network of Occupational Therapy in Higher Education). Occupational Therapy in Europe: Approaches to Teaching and Learning. Practical Occupational Therapy Skills; 2004

ENOTHE (European Network of Occupational Therapy in Higher Education. Terminology Project. 2005–2008 http://pedit.hio.no/~brian/enothe/terminology/

ÖBIG (Österreichisches Bundesinstitut für Gesundheitswesen). Curricula MTD – Ergotherapeutischer Dienst. Grundlage und Leitlinie für den theoretischen Unterricht. 2005

WHO (World Health Organization). Internationale Klassifikation der Funktionsfähigkeit, Behinderung und Gesundheit. Endfassung der deutschsprachigen Übersetzung. www.dimdi.de, Zugriff am17.01.2009

Internet

http://www.dachs.it

http://pedit.hio.no/~brian/enothe/terminology, Stand März 2009

www.claudiana.bz.it/de/projekte/esf_projekt_ergotherapie_2010_dachs_projekt/dachs_schlussbericht.html, Stand März 2009

Mitarbeiterinnen und Mitarbeiter des DACHS-Projekts

Lenkungsgruppe

André Bürki (CH), Reinhild Ferber (D), Brigitte Fleitz (S), Claudia Galli (CH), Ursula Jegge-Müller (CH), Maria Miesen (D), Gabriele Schwarze (A)

Projektgruppe

Ursula Costa (A), Brigitte Eggenberger (CH), Christl Egger (S), Sabine George (D), Carola Habermann (D), Judith Marti (CH), Lisa Mauroner (S), Beate Romero-Schiller (A)

5.2 Leitfragen und Projektskizzen für gute Angebote – Phasen der Entwicklung eines Angebots

Ute Koglin und Franz Petermann

Gesundheitsförderung und Prävention haben in den letzten Jahren einen zunehmend größeren Stellenwert in der medizinischen und psychosozialen Versorgung erhalten. Dabei spielen nicht nur ethische Aspekte der Verhinderung und Reduktion von Krankheit und Leid eine Rolle, sondern auch Vorteile durch verminderte Ausgaben für Therapie und Rehabilitation. Durch Prävention und Gesundheitsförderung können jedoch nicht gänzlich alle Fehlentwicklungen verhindert werden. Eine realistische Einschätzung der Wirksamkeit der Maßnahmen ist wichtig, um zu einer angemessenen Qualitätssicherung und Kosten-Nutzen-Rechnung zu gelangen. Gefordert sind Maßnahmen mit einer hohen Qualität, d.h. die eine Programmtheorie aufweisen, Angaben zur Wirkungsweise machen, deren Wirksamkeit empirisch nachgewiesen ist und deren Nutzen die Kosten übersteigt. Maßnahmen dieser Art sind vornehmlich dadurch zu erreichen, wenn bereits bei der Entwicklung die Qualitätssicherung mit sozialwissenschaftlichen Methoden eingebunden wird. Hohes persönliches Engagement einzelner Personen oder Gruppen von Personen und die Bereitstellung von Mitteln allein garantieren keinen Erfolg. Zudem können auch mit den besten Vorsätzen bei einer rein idealistischen und auf persönlicher Einstellung beruhenden Präventionsvorstellung unerwünschte Nebenwirkungen auftreten. Diese können mit einem wissenschaftlich orientierten Vorgehen nicht gänzlich ausgeschlossen werden, dennoch reduziert sich damit das Risiko oder diese werden durch eine entsprechende Evaluation zumindest sichtbar. Die Programmentwicklung sollte daher zumindest folgende Schritte beinhalten:

- Bedarfs- und Marktanalyse
- Planung und Konzeption
- Pilotstudie und Hauptstudie
- Präsentation und Weitergabe an andere Fachkräfte

5.2.1 Bedarfs- und Marktanalyse

Die Idee, eine Gesundheitsförderung oder Präventionsmaßnahme anzubieten, kann aufgrund verschiedener Konstellationen entstehen. Oftmals geht dem die Feststellung eines Problems voraus (z.B. zu viele Jugendliche, die rauchen) durch aktuelle Ereignisse (z.B. die Beobachtung, dass vor einer Einrichtung viele Jugendliche stehen und rauchen) oder Anfragen von Personen mit dem Wunsch nach einer entsprechenden Förderung (Eltern oder Lehrer, die nach Präventionsangeboten fragen).

Um die Idee einer Maßnahme zur Gesundheitsförderung oder Prävention zu konkretisieren, ist es empfehlenswert, die subjektive Problemwahrnehmung durch zusätzliche Informationen in eine *objektivere Problembestimmung* zu überführen. Dazu gehört eine fundierte Sichtung aktueller wissenschaftlicher Literatur zu einem Problembereich (z.B. Rauchen bei Jugendlichen), die Aufschluss gibt über die Prävalenz, Erklärungsmodelle, Risiko- und Schutzfaktoren sowie über Entwicklungsmodelle. Es wird spezifiziert, was genau das Problem und wie verbreitet es ist.

Es empfiehlt sich an dieser Stelle, den Programmbedarf möglichst genau zu ermitteln, beispielsweise durch eine Erfassung der Problemhäufigkeit durch eine Befragung von Jugendlichen mit wissenschaftlichen Methoden (z.B. mittels valider und reliabler Fragebogenverfahren oder Interviews).

Nach Biglan et al. (2003) sollte sich die Planung und Konzeption einer Prävention an empirischen Ergebnissen orientieren:

- zu Inzidenz und Prävalenz von Gesundheitsstörungen
- zu Risiko- und Schutzfaktoren, die den Entwicklungsverlauf beeinflussen
- zu den Folgen von Gesundheitsstörungen auf der individuellen Ebene und
- zu den Folgen für die Gesellschaft

Durch diese Informationen ist es möglich, gezielt Ressourcen zur Verfügung zu stellen, die eine größtmögliche Wirksamkeit entfalten. Angaben zur Inzidenz und zur Prävalenz spezifischer Gesundheitsstörungen ermöglichen es Institutionen, ihre Zielgruppe danach zu beurteilen, welche Gesundheitsstörungen seltener oder öfter vorliegen, und daraus den Bedarf exakter zu ermitteln. Die Problembestimmung führt zu einer realistischen Einschätzung und das Ergebnis kann dazu genutzt werden, Kooperationspartner oder Geldgeber zu gewinnen.

Nach der Problembestimmung schließt sich ein *Vorplanungsprozess* an. In dieser Phase wird geklärt, welche Personen bei der Planung der Prävention einbezogen werden können, welche Ressourcen benötigt werden und welche Planungsphasen notwendig sind. Interne und externe Ressourcen müssen in die Überlegung einbezogen werden, ebenfalls dazu gehören die Einstellungen der Beteiligten, politische Einflüsse, zur Verfügung stehendes Wissen, Zeit, Raum, Geld und Passung mit den Zielen der Organisation.

Dieser Planungsprozess kann in der *Entscheidung* resultieren, dass eine Maßnahme zur Gesundheitsförderung oder Prävention angeboten werden soll. Dafür liegen die Zustimmung der Beteiligten, wie z.B. des Trägers einer Einrichtung oder der Mitarbeiter, sowie eine finanzielle Sicherung des Vorhabens vor. Es wird ein Team zusammengestellt, das mit der Realisierung des Vorhabens vertraut wird.

Vor der Planung und Konzeption einer neuen Maßnahme steht die *Sichtung bereits existierender Programme*. Diese sollten über einschlägige Fachliteratur sowie Datenbanken ermittelt und hinsichtlich Vor- und Nachteilen bewertet werden. Entsprechen die Ziele dem eigenen Vorhaben, sind die Inhalte mit den Zielsetzungen der Institution oder Einstellungen vereinbar und liegen Wirksamkeitsnachweise vor, sollte reflektiert werden, warum die Entwicklung einer neuen Maßnahme sinnvoll ist. Zumal bei bereits vorliegenden Maßnahmen mit einer guten Qualitätssicherung in der Regel Fortbildungen zur Durchführung angeboten werden, eine Supervision und manchmal durch die Programmentwickler Hilfe oder Unterstützung bei der Evaluation gegeben wird. Gleichzeitig dient die Wahl einer bereits vorliegenden Maßnahme dazu, sie weiter zu überprüfen und somit einen höheren Qualitätsstandard zu erreichen.

5.2.2 Planung und Konzeption

Führt die Bedarfs- und Marktanalyse zu dem Ergebnis, dass eine neue Maßnahme zur Gesundheitsförderung und Prävention entwickelt werden soll, folgt die Planungs- und Konzeptionsphase. Ihr können folgende Schritte zugeordnet werden:

- Zielbestimmung
- Auswahl der Zielgruppe
- Entwicklung einer Programmtheorie und Explikation der Programmwirkung
- Bestimmung handlungsorientierender Ziele
- Festlegung des Interventionsrahmens (wie Anzahl, Dauer und Durchführungsfrequenz der Einheiten, Programmebenen) und
- Manualisierung des Programms

Zielbestimmung

Mit den Informationen der Problembestimmung lässt sich auch die Zielbestimmung *bedarfsorientiert* und mit angemessenen Erwartungen hinsichtlich der Wirkung durchführen. Es können Ziele angeführt werden, die die Reduktion von Problemverhalten um spezifizierte Prozentpunkte quantifizieren. Möglich ist auch die Formulierung von Zielen, die einen Zuwachs von Lebenskompetenzen der Teilnehmer beinhalten. Ein längerfristiges Ziel stellt die Verringerung der Neuauftretensrate von psychischen Störungen oder Krankheiten durch ein Programm dar. Dieses Ziel ist allerdings in einer nachfolgenden Evaluation nur schwer zu erreichen, weil eine sehr große Anzahl von Personen untersucht werden müsste, um eine Veränderung der Inzidenzrate aufzeigen zu können (Heinrichs, Döpfner, Petermann 2008).

Mit der Zieldefinition wird somit auch eine grundsätzliche Entscheidung über die Orientierung an einen *pathogenetischen* oder einen *salutogenetischen Ansatz* getroffen. Pathogenetische Ansätze zielen darauf ab, die Entwicklung von psychischen Störungen oder Entwicklungsdefiziten zu verhindern oder abzumildern. Sie sind darauf gerichtet, damit in Verbindung stehende bekannte Risikofaktoren abzubauen, um so die Wahrscheinlichkeit für negative Entwicklungsverläufe zu reduzieren. Dies würde einer Maßnahme entsprechen, die beispielsweise durch Rollenspiele den Ausdruck von Emotionen mit Kindern einübt, da Defizite in der Emotionserkennung bei anderen ein Risikofaktor für externalisierende Verhaltensstörungen darstellen.

Salutogenetische Ansätze zielen hingegen auf den Aufbau von Kompetenzen und Ressourcen ab, die die Widerstandsfähigkeit stärken. Im Vordergrund stehen damit nicht Risikofaktoren für psychische Störungen oder für Entwicklungsdefizite, sondern individuelle oder umfeldbezogene Schutzfaktoren. Dies wäre beispielsweise ein Programm, das darauf abzielt, soziale Kompetenzen oder vorbereitende Lese-Rechtschreib-Kompetenzen (z. B. phonologische Bewusstheit) bei Kindern aufzubauen, um ihnen den Übergang in die Schule zu erleichtern. Die Orientierung einer Maßnahme an der pathogenetischen oder salutogenetischen Perspektive beeinflusst damit die Ziele, die Methoden zur Zielerreichung, die Maße zur Wirksamkeitsüberprüfung und die Instrumente, mit denen diese erhoben werden.

Nach dem Institute of Medicine wird damit die Gesundheitsförderung von der Prävention abgegrenzt (Mrazek und Haggerty 1994). Präventive Maßnahmen beziehen sich darauf, das Auftreten psychischer oder körperlicher Störungen zu vermindern. Gesundheitsförderung orientiert sich hingegen nicht an Störungen und Krankheit, sondern an Gesundheit; sie zielt ab auf die Steigerung von allgemeinen Kompetenzen, Selbstwirksamkeit und Wohlbefinden. Dabei wird Gesundheit nicht als Abwesenheit von Krankheit definiert, sondern über objektives und subjektives Wohlbefinden (Jerusalem 2006).

Zuletzt kann noch zwischen der Verhaltens- und der Verhältnisprävention unterschieden werden. Verhaltensprävention zielt darauf ab, das Verhalten und dem zugrunde liegende Einstellungen oder Denkprozesse von Personen zu verändern. Verhältnisprävention bezweckt hingegen, durch eine Veränderung des Lebensumfeldes das Verhalten zu verändern, beispielsweise indem der Alkoholkonsum durch eine Erhöhung des Preises reduziert werden soll.

Bestimmung der Zielgruppe

Bei der Planung eines Angebotes ist die Bestimmung der Zielgruppe ein wesentliches Element. Die Zielgruppe lässt sich durch die *Ziele der Institution* und die *Ziele der Intervention* bestimmen.

Die Ziele einer Institution nehmen Einfluss auf die Zielgruppe, da durch sie oftmals ein Kontakt zu einem bestimmten Personenkreis besteht. Im Rahmen der Ergotherapie sind dies beispielsweise überwiegend Kinder, die von ihren Eltern vorgestellt werden, weil sie eine entsprechende Empfehlung vom Kinderarzt, von den Erzieherinnen oder anderen Fachkräften erhalten haben oder die Eltern selbst Unterstützung für ihr Kind wünschen. In der Regel handelt es sich daher um Kinder, bei denen ein erhöhtes Risiko für Fehlentwicklungen vorliegt, erste Anzeichen sichtbar sind oder bereits eine Entwicklungsabweichung besteht. Besteht das Ziel einer solchen Institution darin, ein weiteres Angebot für ihre Klientel anzubieten, bieten sich entsprechend gezielte Präventionsmaßnahmen an (s. Abschnitt Zielbestimmung). Ist es erwünscht, das Angebot zu erweitern und beispielsweise ein Angebot für alle Kinder eines bestimmten Alters anzubieten, kann eine universelle Prävention geplant werden. Hierbei ist es jedoch notwendig, den Zugang zu dieser neuen Zielgruppe herzustellen.

Kategorisierung der präventiven Maßnahmen

Es folgt nun die Kategorisierung von präventiven Maßnahmen nach dem Institute of Medicine (Mrazek und Haggerty 1994).

Universelle Prävention
Richtet sich an eine Personengruppe, unabhängig von deren Risikobelastung.

Selektive Prävention
Richtet sich an eine Gruppe, mit einem erhöhten Risiko für Fehlentwicklungen (z. B. Kinder depressiver Mütter).

Indizierte Prävention
Richtet sich an eine Gruppe von Menschen, bei denen bereits erste Symptome einer Fehlentwicklung vorliegen.

Die Zielformulierung spezifiziert ebenfalls die Zielgruppe. Geht es darum, erstes aggressives Verhalten von Kindern zu reduzieren, um das Auftreten einer Störung des Sozialverhaltens zu verhindern, wird eine indizierte Prävention durchgeführt. Die Zielgruppe kann sich somit aus den Kindern mit ersten Anzeichen einer Störung des Sozialverhaltens und ihren Eltern zusammensetzen.

Die Zielgruppenauswahl sollte ebenfalls Ergebnisse der Entwicklungspsychologie und -psychopathologie berücksichtigen. In Bezug auf das Alter der Kinder, zu dem präventive Maßnahmen implementiert werden sollten, kann aus den Entwicklungsmodellen wie z. B. dem von Moffitt (1993) gefolgert werden, dass zur Verhinderung oder Veränderung massiver Formen aggressiv-dissozialen Verhaltens bereits früh, d. h. schon im Kleinkind- oder Kindergartenalter angesetzt werden sollte. Hier besteht die Erwartung, dass sich in dieser Altersspanne die wechselseitig miteinander in Beziehung stehenden Risikofaktoren noch nicht drastisch „aufgeschaukelt" haben (Webster-Stratton und Taylor 2001).

Ebenfalls günstig erscheint die Durchführung präventiver Maßnahmen in Phasen mit höheren Belastungen und spezifischen Entwicklungsrisiken. So bietet es sich an, Kinder und Jugendliche zu bestimmten Entwicklungsübergängen (wie beispielsweise in der Schuleingangsphase oder beim Schulabschluss) zu unterstützen. So können Risikofaktoren reduziert werden, die eine angemessene Bewältigung von alterstypischen Entwicklungsaufgaben gefährden (Koglin und Petermann 2008). Beispielsweise wird das „Verhaltenstraining im Kindergarten" (Koglin, und Petermann 2006) im Kindergarten zur Förderung der sozialen und emotionalen Kompetenz eingesetzt und das „Verhaltenstraining für Schulanfänger" in der Schuleingangsphase, um den Übergang in die Grundschule zu erleichtern und ein positives Klassenklima zu unterstützen (Petermann et al. 2006, s. 5.2.2.2).

Das Verhaltenstraining für Schulanfänger

Das Verhaltenstraining für Schulanfänger von Petermann et al. (2006) richtet sich an Kinder der ersten und zweiten Schulstufe mit dem Ziel, emotionale und soziale Kompetenzen der Kinder zu fördern. Es greift dabei auf Befunde zurück, die aufzeigen, dass Kinder mit Verhaltensproblemen in diesen Entwicklungsbereichen oftmals Defizite aufweisen. So sind die Kinder weniger in der Lage, bei sich und bei anderen Gefühle zu erkennen und zu benennen (Cooley und Triemer 2002, Denham et al. 2002). Bei der sozialen Informationsverarbeitung tendieren aggressive Kinder beispielsweise dazu, anderen eher absichtliches und feindseliges Verhalten zu unterstellen, und sie suchen weniger nach Handlungsalternativen (Crick und Dodge 1994).

Die 26 Sitzungen werden von dem Klassenlehrer der Kinder durchgeführt. Alle Sitzungen sind im Rahmen einer Geschichte „der Schatzsuche" integriert, die von einer Handpuppe (das Chamäleon „Ferdi") als Identifikationsmodell begleitet wird. „Ferdi" bittet die Schüler, ihm und seinen Freunden bei der Schatzsuche zu helfen **(Abb. 5.2)**. Inhaltlich gliedert sich der Aufbau des Programms in vier Stufen:

- *Stufe 1:* Vermittlung der Trainingsgrundlagen (wie motorische Ruhe und Entspannung, Motivationsaufbau, Einführung der Geschichte)
- *Stufe 2:* Übungen zur Steigerung der visuellen und auditiven Aufmerksamkeit (z. B. durch Selbstinstruktion)
- *Stufe 3:* Förderung der Selbst- und Fremdwahrnehmung emotionaler Grundkategorien (die basalen Gefühle Ärger, Freude, Trauer und Angst werden besprochen, Übungen zur Empathie)
- *Stufe 4:* Förderung sozialer Fertigkeiten und sozial-kognitiver Fähigkeiten (soziale Situationen differenziert wahrnehmen, Konsequenzen eigener Handlungen generieren, Übungen zur Selbstkontrolle und zur Selbstbehauptung)

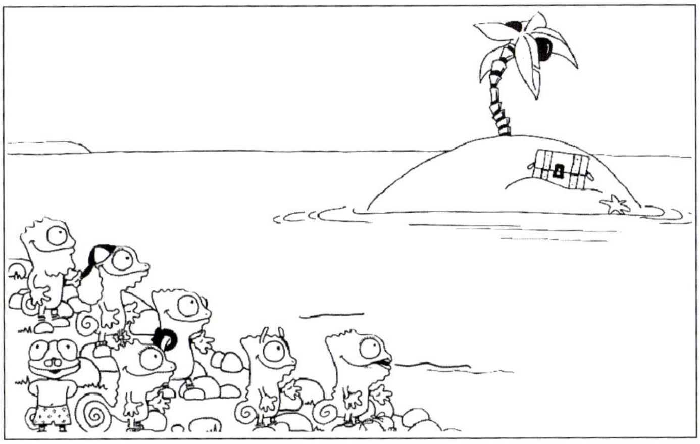

Abb. 5.2 Ferdi. Schatzsuche (Petermann et al. 2006, mit freundlicher Genehmigung des Hogrefe Verlags)

Entwicklung einer Programmtheorie

Die Programmtheorie erklärt, wie die angestrebten Ziele erreicht werden. Sie stellt die zu reduzierenden Risikofaktoren und aufzubauenden Ressourcen in einem Zusammenhang mit dem geplanten Ziel. Des Weiteren wird spezifiziert, wie die Wirkung erreicht wird (Cicchetti und Hinshaw 2002).

Aufgrund theoretischer Modelle und der Analyse empirischer Studien können Faktoren identifiziert werden, die mit einem erhöhten Risiko für Fehlentwicklungen einhergehen oder die vor negativen Entwicklungen schützen, und es wird das Zusammenspiel dieser Faktoren spezifiziert. Diese theoretischen Modelle und empirischen Ergebnisse sollten für die Programmplanung genutzt werden, weil damit die Faktoren angesprochen werden können, die auch tatsächlich mit dem angestrebten Ergebnis im Zusammenhang stehen. Sich nicht an dem aktuellen Forschungsstand zu orientieren bedeutet im günstigsten Fall, auf Menschen in unbekannter Weise einzuwirken, Zeit und Ressourcen einzusetzen und damit nichts zu erreichen. Im ungünstigen Fall können jedoch auch negative Auswirkungen auf die Entwicklung von Kindern angenommen werden, indem beispielsweise erstes Problemverhalten verstärkt wird oder Kinder dadurch zukünftig weniger motiviert sind, an Programmen teilzunehmen. Mittag (2006) fasst deswegen zusammen, dass bei der Programmplanung gleichfalls eine Programmtheorie erarbeitet und expliziert werden sollte. Diese sollte im Rahmen einer Ergebnisorientierung aufzeigen, welche Ergebnisse durch die Maßnahme erwartet werden. Handlungsorientiert sollte zudem dargelegt werden, durch welche konkreten Maßnahmen diese Ergebnisse erreicht werden können. Zuletzt sollte die Programmtheorie eine Interventionsorientierung aufweisen und aufzeigen, „welche Wirkmechanismen und -prozesse unter welchen Kontext- oder Rahmenbedingungen zu den gewünschten und erwarteten Ergebnissen führen" (Mittag 2006, S. 94).

Einschränkend bleibt jedoch anzumerken, dass aktuell zwar für viele psychische Störungen und Fehlentwicklungen einschlägige Risikofaktoren bekannt sind, diese in der Regel dennoch unspezifisch wirken. Risikofaktoren stehen immer nur mit einer erhöhten Wahrscheinlichkeit für eine Fehlentwicklung im Zusammenhang, d. h., dass der exakte Entwicklungspfad zu einer bestimmten Störung nicht bekannt ist (Heinrichs et al. 2008). Ein zuverlässigerer Prädiktor für Fehlentwicklungen ist dagegen die Kumulation von Risikofaktoren; je mehr Risiken vorliegen, desto wahrscheinlicher ist eine Fehlentwicklung (Koglin, Janke, Petermann 2009). In der Isle-of-Wight-Studie konnten Rutter et al. (1976) aufzeigen, dass sich das Risiko für psychische Störungen im Kindesalter bei einem Risikofaktor nicht erhöht, jedoch beim Vorliegen von zwei Risiken vervierfacht und bei vier Risiken verzehnfacht.

Bestimmung handlungsorientierender Ziele

Nachdem durch die Bedarfs- oder Marktanalyse die Problemstellung und die Ziele einer Maßnahme konkretisiert wurden, ist ein nächster Schritt, die Ziele in *handlungsleitende* oder *spezifische Ziele* umzuformulieren. Dies beinhaltet gleichzeitig eine erste Konkretisierung der Interventionsmethoden.

Das Ziel, Übergewicht bei Kindern zu verhindern, kann mit unterschiedlichen Mitteln und damit verbundenden Teilzielen erreicht werden. Infrage kommen Programmelemente, die über Essverhalten aufklären, Bewegungs- und Sportelemente und Übungen zur besseren Köperwahrnehmung. Entsprechend lassen sich auch Teilziele formulieren, wie einen Zugewinn des Wissens über gesundheitsförderliche Ernährung.

Für die Planung ist es wichtig, dabei nicht zu sehr die Bedürfnisse der Organisation oder der Präventionsplaner in den Vordergrund zu stellen, sondern die der Zielgruppe. Es kann daher sinnvoll sein, aus ihr einige Personen für die Programmplanung zu gewinnen. Beispielsweise können Eltern eingeladen werden, um von ihnen zu erfahren, welche Erziehungsschwierigkeiten am häufigsten auftreten oder sie am meisten belasten.

Durchführungsrahmen des Programms

Die Planung des Durchführungsrahmens wird durch die Ergebnisse der vorhergehenden Schritte mitbestimmt. Es sollten dabei folgende Fragen geklärt werden:

- Besteht das Programm aus einer, mehreren und verschiedenen variabel einsetzbaren Programmkomponenten?
- Über welchen Zeitraum soll das Programm durchgeführt werden?
- In welcher Frequenz soll das Programm durchgeführt werden?
- Handelt es sich um ein Gruppenprogramm, Einzelprogramm oder beides?
- Soll es flächendeckend eingesetzt werden oder nur begrenzt?
- Wie viel Zeit nimmt eine Einheit in Anspruch?
- Wer kann das Programm durchführen?

Programme zur Gesundheitsförderung und Prävention können aus einer Maßnahme bestehen, die sich an eine Gruppe (z.B. Kinder, Eltern oder andere pädagogische Fachkräfte) richtet. In den letzten Jahren hat sich jedoch ein Trend zu *Multikomponentenprogrammen* gezeigt. Diese Programme kombinieren beispielsweise ein Programm zur Förderung der sozialen Kompetenz von Kindern im Kindergarten mit einem elternorientierten Programm zur Förderung des Erziehungsverhaltens. Damit werden unterschiedliche Lebensbereiche eines Kindes angesprochen und damit Risikofaktoren, die sich wechselseitig beeinflussen. Kinder werden zudem dadurch unterstützt, einen Transfer des Erlernten vom Kindergarten in den häuslichen Alltag zu leisten.

Multikomponentenprogramme können zudem in einem trichterförmigen Ansatz mit den verschiedenen Präventionsebenen kombiniert werden. Dabei werden universelle Angebote an alle Kinder einer Einrichtung angeboten und darüber hinaus noch bedarfsorientiert gezielte Programme für Kinder mit erhöhtem Risiko, die auch die Eltern mit einschließen können. Ein Beispiel für einen solchen Ansatz ist das Seattle Social Development Project für Kinder der ersten bis sechsten Klasse (Lonczak et al. 2002). Das Programm enthält Fortbildungen für Lehrer, Eltern und schulbasierte Trainings zur Stärkung der sozialen Kompetenz für Schüler. Im Ergebnis zeigten die Schüler nach Abschluss des Programms seltener gewalttätiges Verhalten, konsumierten weniger Alkohol, zeigten bessere Schulleistungen und positivere Schulbindungen (Hawkins et al. 1999). Eine weitere Überprüfung der Effekte neun Jahre nach Abschluss des Programm bestätigte die positive Entwicklung der Schüler, wobei die positiven Effekte bei den Schülern umso ausgeprägter waren, je umfassender sie an dem Gesamtprogramm teilgenommen hatten. Bei Schülern, die lediglich in der fünften und sechsten Klasse teilgenommen hatten, zeigten sich weniger starke Effekte.

Metaanalysen zur Wirksamkeit von Präventionsprogrammen weisen auf, dass eher mit langfristigen und entwicklungsorientierten Maßnahmen solide Erfolge erzielt werden (Nelson 2003). Es können unmittelbar nach der Teilnahme an einem Programm erwünschte Ergebnisse auftreten, die sich jedoch über die Zeit nicht stabilisieren lassen. Daher werden „Auffrischungseinheiten" zum Programm oder weitere Programmelemente zu einem späteren Zeitpunkt empfohlen (Petermann und Natzke 2008).

Manualisierung des Programms

Die abschließende *Manualisierung des Programms* dient der standardisierten Durchführung durch verschiedene Personen oder Institutionen (Fields und McNamara 2003). Es wird auch festgelegt, welche beruflichen und persönlichen Voraussetzungen ein Programmdurchführer aufweisen muss, um das Programm im Sinne der Entwickler durchführen zu können.

5.2.3 Pilot- und Hauptstudie

Die Durchführung einer Pilotstudie und einer Hauptstudie schließt sich an die Entwicklung des Programms an.

Pilotstudie
Hat einen explorativen Charakter. Sie dient dazu, inhaltliche Fragen, Aspekte der Implementation oder der Evaluation zu überprüfen. Es kann geklärt werden, ob die ausgewählten Methoden und Inhalte des Programms zur Zielgruppe passen oder ob sie zeitlich und vom Materialbedarf durchführbar sind. Hinsichtlich der für die Hauptstudie ausgewählten Instrumente kann die Eignung für das Vorhaben überprüft werden. Es besteht die Möglichkeit, das Programm aufgrund der Pilotstudie zu optimieren.

Hauptstudie
Im Rahmen der Hauptstudie steht hingegen die Programmwirksamkeit im Vordergrund. Im Sinne einer sozialwissenschaftlichen Evaluation ist es notwendig, hierzu Verfahren der Interferenzstatistik anzuwenden. Es sollte jedoch auch in der Hauptstudie eine Evaluation des Implementationsprozesses durchgeführt werden. Allgemein zielt eine Evaluation ab auf eine Bewertung von Präventions- oder Gesundheitsförderungsprogrammen, wobei sie ein ziel- und zweckorientierter Prozess ist, der von der Entwicklung, der Implementation bis zur Auswertung der Wirksamkeit reicht. Die Evaluationsforschung verwendet dazu wissenschaftliche Methoden.

Evaluation

Zur Evaluation einer Maßnahme sollten folgende Ebenen beachtet werden (Mittag 2006):

- Effektivität einer Maßnahme
- Effizienz
- inhaltliche Konzeption und ihre theoretische und empirische Fundierung und
- Überwachung und Steuerung der Programmdurchführung

Es kann die formative von der summativen Evaluation unterschieden werden.

Die formative Evaluation
Bezieht sich beispielsweise auf die Durchführbarkeit der Methoden, der Praxistauglichkeit oder der Passung der Inhalte zur Zielgruppe. Damit werden wesentliche Informationen zusammengetragen, die zur Verbesserung einer Maßnahme genutzt werden können. Die Informationen werden in der Regel von den Programmdurchführenden erhoben, die z.B. im Anschluss nach einer Einheit bewerten, wie gut sich die Inhalte umsetzen ließen, ob genügend Zeit dafür war o.a. Die Teilnehmer selbst können ebenfalls befragt werden. Kinder können angeben, wie viel Spaß ihnen ein Spiel gemacht hat oder Jugendliche, ob sie die Informationen oder Übungen als für sich nützlich bewerten.

Die summative Evaluation
Zielt auf die Feststellung der Programmwirksamkeit und -wirkung ab. Eine Unterscheidung von Programmwirksamkeit und Programmwirkung ist empfehlenswert (Mittag 2006). Dabei ist mit Programmwirksamkeit die Überprüfung der Zielerreichung gemeint und mit der Wirkung eine Überprüfung der Art und Weise, wie die Wirkung erreicht wurde. Letzteres leistet einen Beitrag dazu, die Qualität einer Maßnahme weiter zu verbessern. Kann aufgezeigt werden, dass durch eine Maßnahme zur Prävention aggressiven Verhaltens bei Kindern besonders das Erziehungsverhalten der Eltern einen Effekt auf das Verhalten hat, nicht aber eine kindorientierte Maßnahme zum Einüben von kooperativen Verhalten in der Gruppe, dann kann die nichtwirksame Maßnahme neu konzipiert oder durch eine andere ersetzt werden.

Die Überprüfung der Programmwirkung kann zudem einen weiteren Beitrag zur Entwicklung der Programmtheorie und auch zum wissenschaftlichen Forschungsstand beitragen. Durch eine solche Rückkoppelung der Ergebnisse kann eine qualitative Verbesserung von Maßnahmen zur Gesundheitsförderung und Prävention erreicht werden.

Der Evaluationsstudie sollte ein Kontrollgruppendesign zugrunde gelegt sein, wobei optimalerweise eine Randomisierung der Gruppen durchgeführt wurde. Oftmals lässt sich die Randomisierung in der Praxis schwer realisieren, weil es beispielsweise bedeuten würde, Kinder aus einer Gruppe (Kindergarten oder Schulklasse) zu trennen. Daher wird oft ein quasiexperimentelles Design verwendet, in dem diese natürlichen Gruppen belassen werden. Das experimentelle Design ermöglicht es abzubilden, ob Teilnehmer einer Maßnahme gegenüber vergleichbaren Nichtteilnehmern profitiert haben. Besonders bei Kindern und Jugendlichen können bereits nach kürzester Zeit deutliche Entwicklungsveränderungen auftreten. Fehlt eine Kontrollgruppe, ist es nicht möglich, diesen Entwicklungsaspekt zu berücksichtigen, sodass fälschlicherweise Veränderungen einem Programm zugeschrieben werden. Zunehmend wird eingefordert, dass zu den Ergebnissen Effektstärken angegeben werden, um die Effektivität verschiedener Maßnahmen vergleichen zu können. Die Ergebnisse müssen aufzeigen, dass sie wesentliche Risikofaktoren reduzieren oder/und Schutzfaktoren aufbauen.

Biglan und Kollegen (2003) stellten ein *Stufenmodell zur Qualitätsbewertung* von Programmen zur Gesundheitsförderung und Prävention vor, das besonders den Fokus auf die Evaluation legt **(Tab. 5.2.2)**. Sie empfehlen die Verbreitung einer Maßnahme, wenn die Qualität des Wirksamkeitsnachweises die Stufe 2 erreicht hat. Dies ist aufgrund der Forschungsarbeit im internationalen Raum durchaus möglich. Für den deutschsprachigen Raum liegen aktuell jedoch keine Präventionsmaßnahmen zur Förderung sozialer Kompetenzen oder Reduktion von externalisierenden oder internalisierenden Störungen im Kindesalter vor, die der Stufe 1 oder 2 entsprechen. Dasselbe ist zutreffend für Programme zur Förderung der sprachlichen Entwicklung im Kindesalter oder andere Symptome aus dem Kreis umschriebener Entwicklungsstörungen. Die Stufe 3 und 4 ist ebenfalls schwer zu erreichen, da diese eine zufällige Zuordnung der Kinder zu einer Interventions- und einer Kontrollgruppe erfordert, die in der Praxis nicht einfach zu erreichen ist. Daher finden sich überwiegend Studien, die ein quasi-experimentelles Design verwendeten (Stufe 5), in dem beispielsweise statt der Kinder Kindergruppen einer Einrichtung der Interventions- oder der Kontrollgruppe zugeteilt wurden.

Die Übertragung entwickelter und evaluierter Maßnahmen in die Praxis (Stufe 1) ist eine weitere große Herausforderung. So hat sich gezeigt, dass die von Forschern durchgeführten Studien eine größere Effektivität aufzeigen als die im Alltag von geschultem Personal. In der Regel zeigen sich hier Probleme in der Umsetzung durch eine ungenügende Passung zur Zielgruppe, aufgrund von Zeitmangel oder ungenügender Unterstützung der durchführenden Fachkraft. Zukünftig ist zur Verbesserung der Qualität präventiver Maßnahmen eine engere Kooperation von praktisch tätigen Fachkräften mit Forschergruppen notwendig, um Fortschritte zu erzielen und einen Anschluss an den internationalen Qualitätsstandard zu finden.

Tab. 5.2.2 Qualität von Wirksamkeitsnachweisen bei der Evaluation präventiver Interventionen (Biglan et al. 2003, S. 436)

Stufe	Anforderung an das Evaluationsdesign
1	Wirksamkeitsstufe 2 ist erfüllt. Darüber hinaus liegt ein Nachweis der Effektivität der Intervention vor, wenn sie im vorgesehenen Setting (z. B. in der Schule durch die Lehrkräfte) durchgeführt wird, wobei die Implementation und die Ergebnisse betreut werden.
2	Es werden Ergebnisse von mehreren experimentellen Studien (mit randomisierter Interventions- und Kontrollgruppe) berichtet oder von mehreren unterbrochenen Zeitreihenstudien, die von zwei oder mehr unabhängigen Forschern durchgeführt wurden.
3	Es werden Ergebnisse von mehreren experimentellen Studien (mit randomisierter Interventions- und Kontrollgruppe) berichtet oder von mehreren unterbrochenen Zeitreihenstudien, die von einer Forschergruppe durchgeführt wurden.
4	Es werden Ergebnisse aus einer experimentellen Studie mit einer Kontroll- und einer Interventionsstudie und randomisierter Zuweisung vorgestellt oder aus einer Studie mit unterbrochenen Zeitreihen-Design berichtet (d. h. wiederholte Messungen derselben Variablen, die in regelmäßigen zeitlichen Abständen wiederholt durchgeführt wird), das über drei Fälle repliziert wurde.
5	Es wird ein Vergleich zwischen einer Interventions- und einer Kontrollgruppe vorgestellt, deren Mitglieder nicht randomisiert zugeweisen wurden (quasiexperimentelles Design).
6	Anhand einer Interventionsgruppe werden Prätest-Postest-Veränderungen berichtet oder es werden wiederholte Messungen im Rahmen einer Katamnesestudie vorgestellt.
7	Die Wirksamkeit wird aufgrund klinischer Erfahrung von Fachpersonal berichtet, das Programm wird beschrieben und es werden Fälle dargestellt.

5.2.4 Präsentation der Ergebnisse und Weitergabe an Fachkräfte

Ergebnisse aus der Programmevaluation sind anderen Fachkräften zugänglich zu machen, d. h., sie sollten über entsprechende Zeitschriften, Bücher oder Tagungen *veröffentlicht* werden. Letztlich spielt es dabei keine Rolle, ob die Wirksamkeitsüberprüfung tatsächlich zu einem für das Programm positiven Ergebnis führte. Die Darstellung des Programms, seiner Implementation und Evaluation trägt zum Wissensstand der Fachrichtung bei. Somit können andere Fachkräfte von dem Programm oder den Erfahrungen mit dem Programm ebenfalls profitieren, das Programm für sich übernehmen oder bei einer Neuentwicklung aufgezeigte Schwächen vermeiden.

Es ist die Aufgabe der Programmentwickler, eine positiv evaluierte Maßnahme dem Fachpublikum zugänglich zu machen und eine Verbreitung zu unterstützen. Oftmals werden dazu Fortbildungen und Supervision zum Programm angeboten. Über das Programm kann auch im Internet berichtet werden. Bei der Konzeption der Maßnahme sollte daher dieser Planungsschritt bereits bedacht werden. Die *Qualitätssicherung* nimmt hier wiederum einen wichtigen Stellenwert ein. Ergebnisse aus der Evaluationsforschung zeigen auf, dass positiv evaluierte Programme bei der Ausbreitung an Wirksamkeit verlieren (Dodge 2009). Ein besonderes Problem wird dabei in der Abweichung von den Programminhalten, den Methoden oder der Durchführung angenommen. Dies kann durch unterschiedliche Faktoren begünstigt werden, beispielsweise, weil Teile des Programms von einer Einrichtung des Programms abgelehnt werden oder sie aus Sicht der Durchführenden nicht zur Zielgruppe passen. Eine mangelnde Kompetenz bei der Anwendung der Methoden und Materialen ist ebenfalls vorstellbar. Um diesen Problemen entgegenzuwirken, müssen Programmentwickler auch für die Verbreitung Maßnahmen zur Qualitätssicherung anbieten. Dazu können Fortbildungen und Supervision bei der Programmdurchführung angeboten werden. Teilnehmer sollten dazu motiviert werden, dass die Implementierung evaluiert wird. Sinnvoll erscheint dazu, dass Programmentwickler dazu Instrumente zur formativen Evaluation bereit stellen. Bestenfalls bilden diese einen regulären Bestandteil eines Programms und befinden sich im Programmmanual. Ähnlich kann hinsichtlich der Wirksamkeitsprüfung vorgegangen werden, wobei diese in der Regel kostenintensiver ist. Mit den Teilnehmern einer Fortbildung sollte daher über Möglichkeiten diskutiert werden, wie auch eine summative Evaluation erreicht werden kann. Die Rückkoppelung an die Programmentwickler ist auch an dieser Stellen empfehlenswert. Aus den Ergebnisse kann abgleitet werden, ob ein Programm im Praxiseinsatz noch optimiert werden kann. Zudem sind diese Rückkoppelungen notwendig, um die Qualität der Wirksamkeitsnachweise zu erhöhen.

5.2.5 Ausblick

Die Inzidenzraten lassen sich vermutlich für eine Reihe psychischer Störungen durch Maßnahmen der Prävention und Gesundheitsförderung reduzieren. Nach Cuijpers et al. (2005) kann geschätzt werden, dass in etwa 12 bis 19% neue Fälle verhindert werden können. Eine wesentliche Aufgabe im Bereich der Prävention und Gesundheitsförderung muss sein, die Qualität bereits vorliegender oder neuer Maßnahmen zu verbessern, um einen Anschluss an den internationalen Stand voranzutreiben. Dazu gehört unabdingbar eine sorgfältige Planung, die sich an dem aktuellen wissenschaftlichen Stand orientiert und sich sozialwissenschaftlicher Methoden zur Evaluation bedient. Die Publikation von Maßnahmen und die Berichterstattung über Ergebnisse gehören dazu ebenso wie Schritte zur Verbreitung der Maßnahme unter Berücksichtigung der Qualitätssicherung.

Die Effektivität universeller Angebote wird derzeit kontrovers diskutiert, da sich für eine Reihe dieser Maßnahmen teilweise nur geringe Effektstärken aufweisen lassen. Daher sprechen sich einige Forscher für den Einsatz gezielter Maßnahmen aus, da sie speziell auf Risikogruppen ausgerichtet werden. Heinrichs et al. (2008) weisen in dieser Diskussion darauf hin, dass vermutlich eine Vernetzung verschiedener Präventionsebenen eine gelungene Strategie zur Reduktion psychischer Störungen darstellen kann. Dies entspricht den vorgestellten Multikomponentenprogrammen mit einem trichterförmigen Zugang zu den Zielgruppen.

Literatur

Abraham C, Michie S. A taxonomy of behavior change techniques used in interventions. Health Psychology. 2008; 27: 379–387

Biglan A, Mrazek PJ, Carnine D, Flay BR. The integration of research and practice in the prevention of youth problem behaviors. American Psychologist. 2003; 58: 433–440

Cicchetti D, Hinshaw SP. Editorial: Prevention and intervention science: Contributions to developmental theory. Development and Psychopathology. 2002; 14: 667–671

Cooley EL, Triemer DM. Classroom behavior and the ability to decode nonverbal cues in boys with severe emotional disturbance. Journal of Science Psychology. 2002; 142: 741–751

Crick NR, Dodge KA. A review and reformulation of social information-processing mechanisms in children's social adjustment. Psychological Bulletin. 1994; 115: 74–101

Cuijpers P, Van Straten A, Smit F. Preventing the incidence of new cases of mental disorders. A meta-analytic review. The Journal of Nervous and Mental Disease. 2005; 193: 119–125

Denham S, Caverly A, Schmidt S, Blair M, DeMulder K, Caal S. Preschool understanding of emotions: Contributions to classroom anger and aggression. Journal of Child Psychology and Psychiatry. 2002; 43: 901–916

Dodge AK. Community intervention and public policy in the prevention of antisocial behavior. Journal of Child Psychology and Psychiatry. 2009; 50: 194–200

Fields SA, McNamara JR. The prevention of child and adolescent violence: A review. Aggression and Violent Behavior. 2003; 8: 61–91

Greenberg MT, Weissberg RP, O'Brien MU, Zins JE, Fredericks L, Resnik H. Enhancing school-based prevention and youth development through coordinated social, emotional, and academic learning. American Psychologist. 2003; 58: 466–474

Hawkins JD, Catalano RF, Kosterman R, Abbott R, Hill KG. Preventing adolescent health-risk behaviors by strengthening protection during childhood. Archives of Pediatric and Adolescent Medicine. 1999; 153: 226–234

Heinrichs N, Döpfner M, Petermann F. Prävention psychischer Störungen. In: Petermann F, Hrsg. Lehrbuch der Klinischen Kinderpsychologie. 6. völlig veränd. Aufl. Göttingen: Hogrefe; 2008; 643–660

Jerusalem M. Theoretische Konzeptionen der Gesundheitsförderung im Kindes- und Jugendalter. In : Lohaus A, Jerusalem M, Klein-Heßling J, Hrsg. Gesundheitsförderung im Kindes- und Jugendalter, Göttingen: Hogrefe; 2006; 31–57

Johnson SB, Millstein SG. Prevention opportunities in health care settings. American Psychologist. 2003; 58: 475–481

Koglin U, Janke N, Petermann F. Werden IQ-Veränderungen vom Kindergarten- zum Schulalter durch psychosoziale Risikofaktoren beeinflusst? Zeitschrift für Entwicklungspsychologie und Pädagogische Psychologie. 2009 (in Druck)

Koglin U, Petermann F. Kindergarten- und Grundschulalter: Entwicklungsrisiken und Entwicklungsabweichungen. In: Petermann F, Hrsg. Lehrbuch der Klinischen Kinderpsychologie. 6. völlig veränd. Aufl. Göttingen: Hogrefe; 2008; 81–98

Koglin U, Petermann F. Verhaltenstraining im Kindergarten. Ein Programm zur Förderung der sozial-emotionalen Kompetenz. Göttingen: Hogrefe; 2006

Kumpfer KL, Alvarado R. Family-strengthening approaches for the prevention of youth problem behaviors. American Psychologist. 2003; 58: 457–465

Lonczak HS, Abbott RD, Hawkins JD, Kosterman R, Catalano RF. Effects of the Seattle Social Development Project on sexual behavior, pregnancy, birth, and sexually transmitted disease outcomes by age 21 years. Archives of Pediatrics & Adolescent Medicine. 2002; 156(5): 438–447

Mittag W. Evaluation von Gesundheitsförderungsmaßnahmen. In: Lohaus A, Jerusalem M, Klein-Heßling J, Hrsg. Gesundheitsförderung im Kindes- und Jugendalter. Göttingen: Hogrefe; 2006; 87–122

Moffitt TE. The neuropsychology of conduct disorder. Development and Psychopathology. 1993; 5: 135–151

Mrazek PJ, Haggerty RJ, eds. Reducing risks for mental disorders: Frontiers for preventive intervention research. Washington/DC: National Academy Press; 1994

Nation M, Crusto C, Wandersman A, Kumpfer KL, Seybolt D, Morrissey-Kane E, et al. What works in prevention: Principles of effective prevention programs. American Psychologist. 2003; 58: 449–456

Nelson G, Westhues A, McLeod J. A meta-analysis of longitudinal research on preschool prevention programs for children. Prevention and Treatment. 2003

Petermann F, Natzke H. Preliminary results of a comprehensive approach to prevent antisocial behaviour in preschool and primary school. School Psychology International. 2008; 29: 606–626

Petermann F, Natzke H, Gerken N, Walter H-J. Verhaltenstraining für Schulanfänger. 2. veränderte und erweiterte Aufl. Göttingen: Hogrefe; 2006

Rutter M, Tizard J, Yule W, Graham P, Whitmore K. Research report: Isle of Wight studies. Psychological Medicine. 1976; 6: 313–332

Wandersman A, Florin P. Community interventions and effective prevention. American Psychologist. 2003; 58: 441–448

Webster-Stratton C, Taylor T. Nipping early risk factors in the bud: Preventing substance abuse, delinquency, and violence in adolescence through interventions targeted at young children (0–8 years). Prevention Science. 2001; 2: 165–192

Weissberg RP, Kumpfer KL, Seligman MEP. Prevention that works for children and youth: An introduction. American Psychologist. 2003; 58: 425–432

5.3 Durchführung von Evaluationsstudien

Ute Latza

Während es in der kurativen Medizin eine Vielzahl systematischer Studien mit einem Spektrum etablierter Studientypen zum Nachweis von Wirksamkeit, Angemessenheit, Verträglichkeit, Akzeptanz und Kosten-Nutzen-Relation gibt (Hurrelmann et al. 2004, S. 59), werden standardisierte Evaluationen als Erfolgskontrolle von präventiven und gesundheitsfördernden Maßnahmen in Deutschland noch relativ selten durchgeführt. Neben der Wirksamkeit sollte analog auch die Unbedenklichkeit der Maßnahme (d. h. die Frage, ob mögliche unerwünschte Nebenwirkungen auftreten) untersucht werden (Haisch et al. 2006, S. 245).

5.3.1 Begriffsdefinition

Im wissenschaftlichen Kontext verstehen wir unter Evaluation die systematische Anwendung empirischer Forschungsmethoden zur Bewertung (Bortz und Döring 2002, S. 102) von Strukturen, Prozessen und Ergebnissen von (Interventions-) Programmen, Projekten, Produkten, Maßnahmen, (Versorgungs-)Leistungen, Politik, Technologien oder Studiengängen (Komrey 2001). Bezüglich der konzeptionellen Einordnung ist anzumerken, dass Evaluation ein Querschnittsfach und kein ausgewiesenes Berufsfeld ist.

Trotz Überschneidungen ist Evaluation abzugrenzen vom Qualitätsmanagement und Grundlagenforschung zum Wirksamkeitsnachweis von Intervention. Das Ziel von Qualitätsmanagement ist die kontinuierliche Optimierung von Qualität, während es bei der Evaluation um die (ein- oder mehrmalige) Bewertung von Maßnahmen geht. Obwohl Evaluation wissenschaftliche Forschungsmethoden und biostatistische Verfahren anwendet, unterscheidet sich die Zielsetzung von der der Grundlagenforschung. In den wissenschaftlichen Studien zum Wirksamkeitsnachweis werden die Programme theoretisch begründet und ihre Effektivität meist unter kontrollierten klinischen Bedingungen (efficacy) – seltener unter realen Alltagsbedingungen (effectiveness) – sowie ihre Effizienz (efficiency) untersucht (Rosenbrock und Gerlinger 2006, S. 23, Becker 2006). Evaluationsforschung, die in der Regel Auftragsforschung ist, hat das primäre Ziel, den Auftraggebern bzw. Projektträgern eine verständliche und nützliche Entscheidungsgrundlage zu verschaffen, welche Programme angeboten werden sollten und wie man diese verbessern kann (Bortz und Döring 2002, S. 102). Evaluationen werden auch im Rahmen von Versorgungsforschung durchgeführt.

5.3.2 Vorgehen

Prinzipiell umfasst Evaluation drei Schritte: Erstens sinnvolle Fragen zu stellen, zweitens diese Fragen zu beantworten und drittens Konsequenzen aus den Antworten zu ziehen. **Tab. 5.3** zeigt einen Evaluationsplan für ergotherapeutische Maßnahmen nach dem Settingansatz.

Dieses Kapitel fokussiert auf den zweiten Schritt der Evaluation. Der Schwerpunkt liegt auf der Ergebnisevaluation mithilfe von quantitativen Forschungsmethoden. Hierzu werden Aspekte der Auswahl eines geeigneten Evaluationsdesigns einschließlich Messungen, Datenquellen, Stichprobenauswahl und Datenerhebung sowie der Beurteilung der Güte von Evaluationen ausgeführt. Bezüglich der Datenauswertung verweise ich auf Lehrbücher der Epidemiologie (Bonita et al. 2008, Kreienbrock und Schach 2005, Gordis 2001), Biostatistik (Ostermann und Wolf-Ostermann 2005) sowie der empirisch-wissenschaftlichen Forschung (Bortz und Döring 2002).

Nicht erst bei der Auswahl der analytischen und biostatistischen Forschungsmethoden, sondern bereits bei der Planung einer Präventions- oder Gesundheitsförderungsmaßnahme, d. h. bereits bei der Formulierung der Evaluationsfragen, sollten Experten aus der Biostatistik, Epidemiologie oder Evaluationsforschung einbezogen werden, um aussagekräftige Ergebnisse zu erzielen und diese sachgemäß zu interpretieren (Brownson 2001, S. 116). Bei der Formulierung der Evaluationsfragen sind vor allem die Messbarkeit, die direkte Beeinflussbarkeit der zu messenden Größe und die Messbarkeit des Effekts zu beachten. Auch in der finanziellen Ausstattung einer Maßnahme

Tab. 5.3 Evaluationsplan für ergotherapeutische Maßnahmen nach dem Settingsansatz (in Anlehnung an Brownson 2001, S. 113) unter Einbeziehung aller Beteiligten und Betroffenen (vor allem die potenziell Begünstigten, die Träger, die Sponsoren und die Präventionsakteure)

Schritte	Evaluationsplan
1	Bestimmung, wer die Datenerhebung koordiniert und auswertet
2	Auflistung der Strategien, Methoden und Materialien für die Evaluation (z. B. die Evaluationsfragen) sowie die erwarteten Ergebnisse basierend auf den Zielen
3	Konstruktion von „Dummy"-Tabellen oder Abbildungen zur Visualisierung, wie die gesammelten Informationen strukturiert und zusammengefasst werden können, um die Ergebnisse zu zeigen
4	Erstellen einer Liste mit allen benötigten Informationen
5	Erstellen eines Zeitplans für die verbleibenden Schritte (6–11)
6	Identifikation aller Datenerhebungsmethoden für die benötigten Informationen, die angemessen und machbar sind (z. B. Assessment, Fragebogen, Beobachtung, Test oder Interview)
7	Identifikation vorhandener möglicher Datenquellen bzw. Verfahren und Instrumente zur Datenerhebung sowie der Instrumente, die entwickelt werden müssen
8	Entwicklung und Testung der Instrumente
9	Ausarbeitung eines Datenerbungsplans, der beinhaltet, was gesammelt wird, wann und von wem (dies sollte im Zeitplan des Projekts enthalten sein)
10	Ausarbeitung eines Analyseplans, einschließlich Zeitplan und Verantwortlichkeiten
11	Entwicklung eines Plans zur Verbreitung der Ergebnisse (Präsentationen, Berichte und Publikationen)

müssen die Kosten für deren Evaluation einkalkuliert werden (ca. 10 % der Projektkosten).

5.3.3 Methodik

Dem bzw. der Evaluierenden bietet sich ein breites Spektrum quantitativer und qualitativer Methoden. Die Kriterien für gute empirische Forschungsarbeiten gelten auch für die Evaluationsforschung (Hoffmann et al. 2005). Für die Qualitätssicherung von Evaluationen hat die Deutsche Gesellschaft für Evaluation (2004) fächerübergreifend Standards verabschiedet, in denen vier grundlegende Eigenschaften von Evaluationen ausgeführt werden. Das umfasst deren Nützlichkeit (u. a. durch Identifikation von Beteiligten und Betroffenen und Orientierung an konkreten Fragen der Adressaten der Evaluierung), Durchführbarkeit, Fairness (u. a. durch formale Vereinbarungen, Schutz individueller Rechte, Unparteilichkeit und Offenlegung der Ergebnisse) und Genauigkeit (u. a. in der Beschreibung des Evaluationsgegenstands, des Vorgehens und der Informationsquellen sowie der Nutzung valider und reliabler Informationen, systematischer Fehlerprüfung und begründeter Schlussfolgerungen).

Die Feststellung der Wirksamkeit primärpräventiver und gesundheitsfördernder Maßnahmen ist schwieriger als der Wirksamkeitsnachweis klinischer Interventionen (Rosenbrock 2004). Bei Maßnahmen nach dem Settingansatz kommen Probleme der Standardisierung hinzu, die anspruchvollere quantitative Forschungsdesigns erschweren. Dies gilt insbesondere für partizipative Ansätze. Hier besteht Entwicklungsbedarf bezüglich der Methoden, Instrumente und Verfahren zur Evaluation bevölkerungs- und settingsbezogener Interventionen hinsichtlich der Ausdehnung des Methodenrepertoires z. B. auf qualitative Verfahren (Rosenbrock 2004, Kolip 2008).

Evaluationsdesign

Tab. 5.4 führt ausgewählte Designs für Evaluationen auf. Den aussagekräftigsten Effektivitätsnachweis von Interventionen liefert ein Experiment mit dem Goldstandard der randomisiert-kontrollierten Studie, in der die Studienteilnehmer nach dem Zu-

Tab. 5.4 Auswahl von Evaluationsdesigns (in Anlehnung an Fink 1993, S. 55)

I. Experimente*
Evaluationen mit zeitgleichen Kontrollen mit randomisierter Zuordnung zur Experimental- und Kontrollgruppe (echte Experimente: randomisiert-kontrollierte Studien)
Evaluationen mit zeitgleichen Kontrollen ohne randomisierte Zuordnung zur Experimental- bzw. Kontrollgruppe (quasiexperimentelles Design)
Evaluationen mit Wiederholungsmessung in der Interventionsgruppe ohne Kontrollgruppe: Prä-post-Design, Zeitreihe – Analyse von Trends, longitudinale Evaluationen (Längsschnitt)
Evaluationen mit historischen Kontrollen (unter Verwendung von Daten von Teilnehmern anderer Evaluationen oder wissenschaftlicher Studien)
II. Beobachtungsstudien
Surveys oder Querschnittstudien
Kohortenstudien**
III. Kombinations- und Integrationsmodelle

* In der evidenzbasierten Medizin wird der Begriff Experiment enger gefasst und bezieht sich nur auf randomisierte kontrollierte Studien (Seidler und Latza 2009). Gemeint sind hier Interventionen.

** Gemeint sind hier v. a. weitergehende prospektive Studien zur Evaluation der Nachhaltigkeit von Interventionen.

fallsprinzip entweder die präventive bzw. gesundheitsfördernde Maßnahme oder eine Kontrollmaßnahme (häufig die Standardversorgung) erhalten. Die Durchführbarkeit eines Experiments in der Praxis ist logistisch und finanziell aufwendig (und manchmal aus ethischen oder gesetzlichen Gründen nicht möglich). Leichter durchführbar sind quasiexperimentelle Designs und Wiederholungsmessungen (Prä-post-Design; syn. Vorher-nachher-Vergleich) mit oder ohne Kontrollgruppe. Ein Pretest-Posttest-Verfahren wurde z. B. für die Evaluation eines ergotherapeutischen Bewegungsförderungsprogramms in Schweizer Vorschulen gewählt (Nacke et al. 2006). Daneben gibt es deskriptive und qualitative Designs sowie Kombinationsmodelle.

Für gesundheitsökonomische Evaluationen gibt es Spezialdesigns wie Kosten-Nutzen-, Kosten-Effektivitäts- und Kosten-Nutzwert-Analysen.

Messungen

Die Auswirkung von Prävention und Gesundheitsförderung können gesundheitlicher, sozialpolitischer und ökonomischer Art sein. Hierfür sind präzise Messung der unabhängigen Variablen (d. h. der gesundheitsfördernden oder präventiven Intervention) und eine Operationalisierung des Erfolgs sowie unbeabsichtigter Folgen der Maßnahme notwendig. Der Nachweis der Wirksamkeit primärer Präventionen und gesundheitsfördernder Maßnahmen bereitet besondere Probleme, da die Belastungs/Ressourcen-Bilanz – und damit die Gesundheit – meist von viel stärkeren Faktoren als von der Intervention abhängt, die unter Umständen schwer messbar sind. Dazu kommt erschwerend hinzu, dass das Ziel dieser Maßnahmen letztlich ein langes Leben ohne – über den normalen Alterungsprozess hinausgehende – gesundheitliche Einschränkungen ist (Rosenbrock 2004). Da die Operationalisierung und Messung dieser Zielgröße logistisch und messtechnisch aufwendig ist, werden intermediäre Parameter gemessen, z. B. Akzeptanz der Zielgruppe, Zufriedenheit der Zielgruppe mit der Intervention, Veränderung von Kompetenzen und Verhaltensparametern, Steigerung der Handlungsressourcen und Partizipationschancen, Veränderungen in Wissen, Einstellungen und Fähigkeiten sowie Prozesse und Strukturen (Netzwerkbildung, Kooperation) (Hurrelmann et al. 2004, S. 374). Die Validität dieser intermediären Parameter bedarf überzeugender Plausibilität (Rosenbrock 2004). So wurden z. B. für die Evaluation des ergotherapeutischen Bewegungsförderungsprogramms in Schweizer Vorschulen (s. o.) aufgrund theoretischer Grundlagen verschiedene Tests der motorischen Kompetenzen der Kinder standardisiert bewertet (Nacke et al. 2006).

Bezüglich der gesundheitlichen Auswirkungen können die Verminderung der Häufigkeit von Tod, Krankheit oder krankheitsrelevanten Zuständen (Inzidenz bzw. Prävalenz), die Vermeidung von Einschränkungen, Behinderungen oder der Inanspruchnahme von Versorgungsleistungen sowie der Zugewinn an Lebensjahren, die Steigerung der Lebensqualität sowie Veränderung von subjektiver Einschätzung der Gesundheit und von Gesundheitsparametern bewertet werden. Komplexe Interventionen können als „Black Box" behandelt oder mehrere interessierende Endpunkte untersucht werden (Bödecker 2007). Neben der Frage, welche quantitativen und qualitativen Indikatoren gemessen werden sollen, muss festgelegt werden, wie oft und zu welchem Zeitpunkt die die Messungen erfolgen sollen (z.B. Erhebung von Basisdaten zum Zustand vor der Maßnahme).

Datenquellen

Die Art der Datenerhebung hängt von den Eigenschaften der Zielgruppe, vorhandenen Ressourcen und dem Einbezug der Zielgruppe ab. Wir unterscheiden einerseits Daten, die direkt von Studienteilnehmern gesammelt werden (Primärdaten), und andererseits bereits existierende Daten (Sekundärdaten). Zu den Primärdaten zählen z.B. Beobachtungen, Befragungen mittels persönlicher Interviews, Telefoninterviews oder schriftlicher Fragebögen, Tests oder physiologische Untersuchungen sowie qualitative Methoden (z.B. Fokusgruppen). Mögliche sekundäre Datenquellen sind Krankenakten, amtliche Statistiken oder Prozessdaten (z.B. Routinedaten der Unfallversicherungsträger, die im zeitlichen Verlauf dargestellt werden können (Latza et al. 2005).

Hinsichtlich der Vor- und Nachteile der verschiedenen Datenquellen verweise ich auf einschlägige Lehrbücher (Bonita et al. 2008, Das Messen von Gesundheit und Krankheit, S.48–50 und S.59–60; Kreienbrock und Schach 2005, Datenquellen für epidemiologische Häufigkeitszahlen, S.21–27; Kurth und Ziese 2006, Bortz und Döring 2002, Datenquellen, S.369–371), Brownson 2001, S.102–105, Tabelle 6-2).

Stichprobenauswahl

Die Evaluationsstichprobe umfasst alle Personen, die an der präventiven oder gesundheitsfördernden Maßnahme teilnehmen (Bortz und Döring 2004, S.130). Der Stichprobenumfang wird vor allem von statischen Erwägungen und Machbarkeit bestimmt. In der Wissenschaft ist die Teilnahme an einer Studie, d.h. an der präventiven oder gesundheitsfördernden Maßnahme und deren Evaluation, freiwillig. Hier sind ethische Grundsätze zu beachten.

Datenanalyse

Schon vor der Analyse muss man sich im Klaren darüber sein, welche Auswirkung die Merkmalsausprägung der zu messenden Variablen auf die zur Verfügung stehenden Analysemöglichkeiten hat. Die von Brownson (2001) vorgeschlagene Konstruktion von „Dummy"-Tabellen oder Abbildungen zur Visualisierung, wie die gesammelten Informationen strukturiert und zusammengefasst werden können, um die Ergebnisse zu zeigen, kann bei diesem Prozess hilfreich sein **(Tab. 5.3)**.

5.3.4 Güte

Wenn eine Intervention nicht so erfolgreich wie erwartet ist, stellt sich die Frage, ob dies am gesamten Ansatz (z.B. fehlende Ausbildung in Design und Implementierung von Gesundheitsförderung), Mängeln der Umsetzung (z.B. zu knappe Ressourcen) oder methodischen Problemen des Studiendesigns und der Evaluation liegt (Hurrelmann et al. 2004, S.311).

Art und Zweck des Studiendesigns bestimmen, ob von einem Kausalzusammenhang zwischen Maßnahme und beobachtetem Effekt ausgegangen werden kann. Ein Experiment ist generell valider als ein quasiexperimentelles Design und dies ist wiederum aussagekräftiger als ein deskriptives Design. Die Repräsentativität der untersuchten Personen bestimmt das Ausmaß, in dem die Ergebnisse der Evaluation auf andere Personen übertragbar sind. Aufgrund der meist rigiden Ein- und Ausschlusskriterien einer randomisiert-kontrollierten Studie kann die Übertragbarkeit der Ergebnisse auf die Alltagsbedingungen Probleme bereiten (geringe externe Validität). Innerhalb eines Designs gibt es weitere Gütekriterien.

Zur Beurteilung der Validität einer Evaluation ist eine systematische Fehlerprüfung nötig. Unter interner Validität verstehen wir das Ausmaß, mit dem die Ergebnisse der Evaluation auf die beobachtete Personengruppe zutreffen. Fehlerquellen sind systematische Verzerrungen (Bias) durch Messfehler (Informationsbias) oder Stichprobenfehler (Selektionsbias) sowie mangelnde Kontrolle von Störvariablen (Confounder) und Fehler in der statistischen Analyse. Auch hier verweise ich auf einschlägige Lehrbücher (einfache deutschsprachige Einführungen in die Epidemiologie bieten Bonita et al. 2008, Kreienbrock und Schach 2005, Gordis 2001).

Da die Teilnahme an einer Studie freiwillig ist, nehmen nicht immer alle angesprochenen Personen an der Evaluation teil. Wenn die Studienteilnehmer nicht durch eine doppelt verblindete Randomisierung der präventiven/gesundheitsfördernden Maßnahme zugewiesen werden, ist eine Selbstselektion möglich, d.h., die Teilnehmer der Maßnahme unterscheiden sich von den Menschen, die nicht teilnehmen. Ein bekanntes Problem ist, dass Präventionsprogramme vor allem von sozial besser gestellten Bevölkerungsgruppen in Anspruch genommen werden, die ein günstigeres Belastungs-Ressourcen-Profil aufweisen als Menschen in schwierigen sozialen Lagen (Hurrelmann 2003, S.29–31). Die Folge ist, dass die Evaluation einen scheinbar positiven Effekt der Maßnahme zeigt, der jedoch nur eine Folge des Selektionsbias ist.

Wichtige Voraussetzungen für die Datenvalidität sind Objektivität und Reliabilität der Messung. Zur Bestimmung der Reliabilität, d.h. der Zuverlässigkeit, mit dem ein Messinstrument ein Merkmal misst, kann die Messung wiederholt werden. Wenn z.B. bei metrischen Daten die erste und zweite Messung im Koordinatensystem aufgetragen werden, sollten die Messwerte auf einer Ursprungsgeraden liegen. Fehlende Akzeptanz und Inanspruchnahme der Angebote sowie Implementierungsschwächen können zu Informationsbias führen. Aufgrund dieser Verzerrungen werden mögliche Effekte der Maßnahme unter Umständen nicht mehr erkannt. Die gut dokumentierte Evaluation des ergotherapeutischen Bewegungsförderungsprogramms zeigte eine Implementierungsschwäche aufgrund von Krankheit, die dazu führte, dass das Programm in zwei Kindergartengruppen von ungeschulten Lehrpersonen durchgeführt werden musste (Nacke et al. 2006). Die Autoren führen deshalb eine Subanalyse unter Ausschluss der Kinder, die von ungeschulten Lehrpersonen angeleitet wurden: Die Ergebnisse entsprachen dann den Erwartungen; aufgrund der geringen Stichprobengröße können zufällige Effekte aber nicht ausgeschlossen werden.

Häufige Störvariablen sind Alter, Geschlecht, Sozialschicht, konkurrierende zeitgeschichtliche Effekte während der Evaluation und Reifungsprozesse der Probanden. So konnten z.B. bei der Evaluation der bundesweiten Kampagne zur Reduktion von Latexallergien im Gesundheitsdienst (Latza et al. 2005) die Effekte der bundesweiten Intervention der Berufsgenossenschaft nicht von den Effekten konkurrierender zeitgleicher regionaler Kampagnen staatlicher Stellen unterschieden werden. Wenn möglich sollten die Störvariablen gemessen (s.o.) und ggf. kontrolliert werden.

Bei der Evaluation von Maßnahmen zur Lebensstiländerung kommt erschwerend hinzu, dass die Beobachtungszeit in der Regel nicht lange genug ist und die Zielgruppe wieder in ihre alten Verhaltensweisen zurückfällt, wenn keine kontinuierliche Stabilisierung der neuen Verhaltensweisen erfolgt (Hurrelmann et al. 2004, S.373).

Neben Kompetenzen zur Planung und Implementierung von präventiven und gesundheitsfördernden Maßnahmen (Borgetto 2006) sollten Kompetenzen zu deren Evaluation in der akademischen Ausbildung von Ergotherapeutinnen und -therapeuten vermittelt werden.

Literatur

Arbeitskreis Versorgungsforschung beim wissenschaftlichen Beirat der Bundesärztekammer 2004. www.bundesaerztekammer.de/page.asp?his=0.6.3289.3293.3294&all=true, 23.3.2009

Becker H. Gesund Lernen in Kindertagesstätten und Schulen. Ergoscience. 2006; 1: 38–40

Bödecker W. Evidenzbasierung in der Gesundheitsförderung und Prävention. Prävention Zeitschrift für Gesundheitsförderung extra. 2007; 3: 21

Bonita R, Beaglehole R, Kjellström T. Einführung in die Epidemiologie. Göttingen: Hans Huber; 2008

Borgetto B. Prävention und Gesundheitsförderung in der Ergotherapie – Bedarf, Ansätze und Chancen. Ergotherapie, Zeitschrift für angewandte Wissenschaft. 2006; 2: 80

Bortz J, Döring N. Besonderheiten von Evaluationsforschung. In: Forschungsmethoden und Evaluation für Human- und Sozialwissenschaftler. Berlin, Heidelberg: Springer; 2002, S.101–136

Bortz J, Döring N. Forschungsmethoden und Evaluation. Berlin: Springer; 1995

Brownson CA. Program development for community health: planning, implementation and evaluation strategies. In: Scaffa ME, ed. Occupational therapy in community-based practice settings. Philadelphia: F.A. Davis; 2001, S.95–118

Der Brockhaus in fünf Bänden. Leipzig: Brockhaus GmbH; 2004

Deutsche Gesellschaft für Evaluation e.V. Standards für Evaluation. Köln: 2004. www.degeval.de, Stand: 05.01.2009

Duden Das große Fremdwörterbuch: Herkunft und Bedeutung der Fremdwörter. Mannheim: Dudenverlag; 2003

Fink A. Evaluation fundamentals: insights into the outcomes, effectiveness, and quality of health programs. Newbury Park, London, New Dehli: SAGE Publications; 1993

Gordis L. Epidemiologie. Marburg: Kilian; 2001

Haisch J, Hurrelmann K, Klotz T. Medizinische Prävention und Gesundheitsförderung. Bern: Hans Huber; 2006

Hoffmann W, Latza U, Terschüren C. Leitlinien und Empfehlungen zur Sicherung von Guter Epidemiologischer Praxis (GEP) – überarbeitete Fassung nach Evaluation. Gesundheitswesen. 2005; 67: 217–225

Hurrelmann K, Klotz T, Haisch J. Lehrbuch Prävention und Gesundheitsförderung. Bern: Hans Huber; 2004

Hurrelmann K. Gesundheitssoziologie: eine Einführung in sozialwissenschaftliche Theorien von Krankheitsprävention und Gesundheitsförderung. Weinheim, München: Juventa; 2003

Kolip P (2008). Evaluation und Evidenzbasierung von Prävention und Gesundheitsförderung. Bremen: Institut für Public Health und Pflegeforschung. IPP-Info 2008; 06: 2. www.public-health-uni-bremen.de/pages/info/ippinfo, Stand 23.10.2009

Komrey H. Evaluation – ein vielschichtiges Konzept. Begriff und Methodik von Evaluierung und Evaluationsforschung. Empfehlungen für die Praxis. Sozialwissenschaften und Berufspraxis. 2001; 24: 105–131

Kreienbrock L, Schach S. Epidemiologische Methoden. Berlin, Heidelberg: Spektrum Akademischer Verlag Springer; 2005

Kurth B-M, Ziese T. Die Epidemiologie von Gesundheit und Krankheit. In: Hurrelmann K, Laaser U, Razum O, Hrsg. Handbuch Gesundheitswissenschaften. Weinheim, München: Juventa; 2006, 483–510

Last JM. A Dictionary of Epidemiology: New York: Oxford University Press; 1988

Latza U, Haamann F, Baur X. Effectiveness of a nationwide interdisciplinary preventive programme for latex allergy. Int Arch Occup Environ Health. 2005; 78: 394–402

Nacke A, Diezi-Duplain P, Luder R. Prävention in der Vorschule – Ein ergotherapeutisches Bewegungsförderungsprogramm auf dem Prüfstand. Ergoscience. 2006; 1: 14–25

Neugebauer EAM, Pfaff H, Schrappe M, Glaeske G. Versorgungsforschung – Konzept, Methoden und Herausforderungen. In: Kirch W, Badura B, Pfaff H, Hrsg. Prävention und Versorgungsforschung. Heidelberg: Springer; 2008, 81–94

Ostermann R, Wolf-Osterman K. Statistik in Sozialer Arbeit und Pflege. München, Wien: Oldenbourg; 2005

Pschyrembel Sozialmedizin. Berlin: Walter de Gryuter; 2007

Rosenbrock R, Gerlinger T. Interventionsebenen, Interventionstypen und Entscheidungsregeln in der Gesundheitspolitik. In: Gesundheitspolitik. Eine systematische Einführung. Bern: Hans Huber; 2006

Rosenbrock R. Evidenzbasierung und Qualitätssicherung in der gesundheitsbezogenen Primärprävention. Zeitschrift für Evaluation. 2004; 1: 71–80

Schwarzer R, Jerusalem M, Weber W. Gesundheitspsychogie von A bis Z. Ein Handwörterbuch. Göttingen: Hogrefe; 2002, 466

Seidler A, Latza U. Editorial – Arbeitsmedizin trifft Evidenz-basierte Medizin. Zbl Arbeitsmed 2009; 59: 290–292

5.4 Beispiele für Programmentwicklungen

5.4.1 Therapeutisch-pädagogische Interventionen in kindlichen Bildungsumwelten – Förderung des Schreibens

Andreas Fischer

Die Weltgesundheitsorganisation (WHO) und die Sozialpolitik fordern, dass Menschen mit eingeschränkter Leistungsfähigkeit die Teilhabe am normalen gesellschaftlichen Leben ermöglicht wird. Gesundheit heißt aus Sicht der WHO nicht nur körperliche Integrität und Leistungsfähigkeit, sondern auch dass Menschen in den von ihnen gewünschten Lebensumwelten aktiv werden und Dinge tun können, die typischerweise auch Menschen ohne Leistungseinschränkungen tun (DIMDI 2005). Diese stärkere Lebenswelt- und Lebensbereichsorientierung hat auch Konsequenzen für die Sicht der Gesundheits- und Sozialberufe auf ihre Klienten. Die Integration von Menschen in ihre Lebensumwelten und Lebensbereiche (Performanzbereiche) ist von besonders großer sozialpolitischer Relevanz.

Um diese Umorientierung zu fördern, wurden verschiedene Projekte durchgeführt, die das Ziel haben, Bedarf und Möglichkeiten zur lebensweltnahen Gesundheitsförderung von Menschen zu erkunden und Konzepte zur Integration von Menschen mit besonderen Bedürfnissen in die von ihnen gewünschten Lebensumwelten zu entwickeln **(Tab. 5.5)**.

Tab. 5.5 Lebensumwelten in verschiedenen Lebensabschnitten und sozialpolitisch besonders relevante Bereiche (in Rot)

Lebensabschnitt	Lebensbereiche			
	Spiel, Freizeit und soziales Leben	Formelle Bildung	Arbeit	Aktivitäten des täglichen Lebens
Frühe Kindheit	Elternhaushalt nahes kommunales Umfeld			Elternhaushalt
Bildungsphase	Elternhaushalt, variable Orte	Kindergarten Schule Vorschule Berufs- und weiterführende Schulen	Elternhaushalt	Elternhaushalt
Eigenständigkeit	Variable Orte	Weiterbildungen	Arbeitsplatz	Eigener Haushalt
Ruhestand	Variable Orte			Eigener Haushalt

Lebensbereichs- und betätigungsorientierte Förderung der Integration in Bildungsumwelten

Aus Sicht der Ergotherapie bedeutet Lebensweltorientierung die Ermöglichung der Ausführung (Performanz) von individuell bedeutsamen, sinnstiftenden und bedeutsamen Handlungsmustern in den Lebensbereichen. Diese Handlungsmuster werden Betätigungen oder Tätigkeiten genannt. Durch die Ausführung von Betätigungen wird das individuelle Gefühl der Teilhabe und Lebensqualität erreicht.

Um betätigungs- und lebensweltorientierte Maßnahmen der Gesundheitsförderung systematisch zu planen und umzusetzen, wird ein geeigneter theoretischer Rahmen benötigt. Im ersten Schritt wurde dieser theoretische Rahmen entwickelt, der für die Planung lebensweltbezogener therapeutischer und gesundheitsfördernder Interventionen sowie zur weiteren Konzeptentwicklung verwendet werden konnte. Hierzu wurde das Modell funktionaler Gesundheit durch Betätigung (MfGdB) entwickelt. Das Modell eignet sich als Rahmenkonzept zur Planung gesundheitsfördernder Maßnahmen in den Lebensumwelten sowie zur Förderung der Integration in wichtige Tätigkeiten in den Lebensumwelten (Fischer 2005a, auch Kap. 1.5). Weiter wurden ein Therapieprozessmodell sowie ein Befunderhebungskonzept für die Ergotherapie entwickelt, das das Modell funktionaler Gesundheit durch Betätigung als Grundlage nutzt (Fischer 2005a). Das Modell kann somit nicht nur zur lebensweltbezogenen Projektentwicklung dienen, sondern bildet ein vollständiges ergotherapeutisches Praxismodell, das einen Bezugsrahmen für eine lebenswelt- und betätigungsorientierte Diagnostik und Intervention bildet.

Aufbauend auf dem Modell wurden verschiedene Konzepte für die Umsetzung von neuartigen pädagogischen und therapeutischen Interventionsformen zu Prävention, Rehabilitation und Integration in wichtigen Lebensumwelten entwickelt. Die Arbeitsgruppe „Therapeutisch-pädagogische Hilfen für Kinder in Bildungsumwelten" (AG TheraPäd) befasst sich mit der Übertragung der erarbeiteten Grundlagen auf Bildungsumwelten. Es werden zurzeit Konzepte entwickelt, die der Verbesserung der Handlungsfähigkeit von Kindern bzw. der verbesserten Integration kindlicher Aufgaben und Tätigkeiten in der Schule dienen.

Im weiteren Verlauf wurde durch Recherchen, Befragungen und Begehungen das Arbeitsfeld von Ergotherapeuten im angelsächsischen Raum untersucht (Kanada, Mack 2005), bzw. durch Mitarbeit in Forschungsprojekten zur schulbasierten Ergotherapie die Wissensgrundlage verbreitert (Australien, Mack 2006).

Auf dieser Grundlage wurde eine Tätigkeitsbeschreibung für Therapeuten in Bildungsumwelten (Kindertagesstätten und Schulen) entwickelt, das einen Theorierahmen, eine Handlungsanleitung sowie ein Kompetenzprofil für pädagogisch-therapeutische Dienstleister in der Lebenswelt Schule bietet (Fischer 2005b, 2008a, 2008b). Diese Tätigkeitsbeschreibung wurde validiert, indem sie als Grundlage zur Weiterentwicklung des

Kompetenzprofils für pädagogischen Therapeuten in Korea angewendet wurde (Kim 2006).

Begleitet und vorbereitet wurde das Projekt durch verschiedene Felderschließungsstudien zum Unterstützungsbedarf aus Lehrer- und Erziehersicht sowie zu Problemen von Kindern in der Vorschule (Hermanns 2006, Morlock 2007, Dödtmann 2008, Utzinger 2008) und in der Schule (Schalaster 2004, Flaschel 2005, Lietmeyer 2006, Mainzinger 2007, Kallabis 2008, Lübbersmann 2008) sowie zu Kommunikations-, Interaktions- und Informationsbedürfnissen von Lehrern, Erziehern und Eltern (Spuling 2008, Köpke 2008).

Ein besonderer Schwerpunkt wurde bei den Felderschließungsstudien auf die mögliche Rolle der Ergotherapie im Rahmen der neuen Schuleingangsphase gelegt. Aus diesen Untersuchungen leiteten sich Rahmenempfehlungen für die individuelle und lebensweltorientierte Förderung von Kindern in der neuen Schuleingangsphase ab (Lietmeyer 2006, Mainzinger 2007, Kallabis 2008, Flottmann 2008).

Aus den Arbeiten zur Tätigkeitsbeschreibung sowie den Felderschließungsstudien und Bedarfsuntersuchungen konnten die Handlungsbereiche definiert werden, in denen Lehre und Erzieher Unterstützungsbedarf sehen, der durch Ergotherapeuten abgedeckt werden kann. Die primären Handlungsbereiche sind (Fischer 2008b):

- Förderung des Erwerbs der Schriftsprache und Förderung der Grafomotorik, insbesondere bei Kindern mit Störungen der Fein- und Grafomotorik unterschiedlicher Ursache
- Förderung bei Lese-Rechtschreib- oder Rechenschwäche
- Förderung der unterrichtsbezogenen Handlungsorganisation und Handlungskompetenz, insbesondere bei Kindern mit Aufmerksamkeitsproblematiken, hyperaktiven und sozioemotionalen Auffälligkeiten, die zum Teil durch systemische (soziale und familiäre) Faktoren in ihrer Dynamik beeinflusst sein können
- Förderung der nicht primär unterrichtsbezogenen Handlungsorganisation und Handlungskompetenz (Pausenverhalten, Wege zur Schule, Förderung persönlicher Ressourcen und Bewältigungsstrategien, Essverhalten)
- Förderung sozioemotionaler und interaktiver Kompetenzen, insbesondere bei Kindern mit und sozioemotionalen Auffälligkeiten, die zum Teil durch systemische (soziale und familiäre) Faktoren in ihrer Dynamik beeinflusst sein können

Aus den Felderschließungsstudien und den Bedarfsanalysen ergaben sich weiterhin die Rahmenbedingungen für die zu entwickelnden Förderprogramme und mögliche Formen der Angebote (Einzelinterventionen in der Gruppe, spezielle Fördergruppen, Angehörigen- und Lehrerberatung).

Aktuell werden verschiedene Beratungsangebote für Erzieher und Lehrer sowie Programmbausteine für Förderangebote für Kinder und Gruppen von Kindern mit besonderen Bedürfnissen bzw. Risiken entwickelt, die als Fördermaßnahmen direkt im Kindergarten und in der Grundschule angeboten werden. Schwerpunkte der bisherigen Arbeit der AG TheraPäd sind die Bereiche Handlungsorganisation und Förderung des Erwerbs von Schreibkompetenz. Die Programme und die Evaluation der Programme zur Förderung der Handlungskompetenz werden an anderer Stelle dargestellt.

Integration der Prinzipien der Aktionsforschung und der evidenzbasierten Praxis in die Projektentwicklung

Um eine möglichst hohe Praxisrelevanz der entwickelten Programme sicherzustellen, werden die Prinzipien der Aktionsforschung angewendet. Aktionsforschung ist ein zyklischer, dynamischer und kollaborativer Prozess, in dem Menschen soziale Themen bearbeiten, die ihr Leben beeinflussen. In Zyklen der Planung, Aktion, Beobachtung und Reflexion werden die Teilnehmer in einen Änderungsprozess einbezogen, der zu sozialen Verbesserungen führt (Stringer 2004). Aktionsforschung ermöglicht es, die Projektentwicklung und Implementierung in Institutionen möglichst bedarfsgerecht und unter möglichst weitgehender Anwendung wissenschaftlicher Methodik sicherzustellen.

Für die Entwicklung bidungsbezogener Maßnahmen der Gesundheitsförderung bedeutet dies, dass die Projekte in den Settings bzw. Lebenswelten unter Einbeziehung der Erzieher oder Lehrer entwickelt werden, um Ziele innerhalb der Lebenswelten zu unterstützen. Aktionsforschung wendet dabei sowohl qualitative als auch quantitative Methoden an. Die Methodik sowie ihr Stellenwert in der Entwicklung schulbasierter Förderprogramme werden bei Lietmeyer (2008) beschrieben. Aufgrund der Erfahrungen bei der Implementierung der Programme wird bei der Weiterentwicklung darauf geachtet, dass die Programme leicht den individuellen Institutionen angepasst werden können.

Ein wesentliches Prinzip, das bei der Fortentwicklung der Programme eingehalten wird, ist die schrittweise Anhebung der Evidenz. Nachdem zu Anfang primär qualitative explorative Studien zur Felderschließung verwendet wurden, in denen zusätzlich erste Instrumente für die späteren Studien untersucht und entwickelt wurden, finden im nächsten Schritt die Definition der Handlungsfelder und die Entwicklung bzw. Auswahl und Anpassung von Förderprogrammen für die speziellen Lebensumwelten statt. In der Folge werden diese Programme durch Erzieher und Lehrer bewertet und die Anwendbarkeit und das Ergebnis der Anwendung in ersten Einzelfallstudien qualitativ und quantitativ evaluiert. Aus den Einzelfallstudien werden Hinweise für die Optimierung der Programme und die Anwendbarkeit von Untersuchungsinstrumenten erhalten. In der Folge werden erste Gruppenstudien durchgeführt, die zum späteren Zeitpunkt mit Kontrollgruppen (Nichtintervention bzw. alternative Intervention) wiederholt werden. Da aufgrund der Größe der Teilstudien nur kleine Teilnehmerzahlen erreicht werden können, wird darauf geachtet, dass die verwendeten Programme, Studiendesigns und zumindest eines Teils der Untersuchungsinstrumente in einem klar definierten Rahmen zueinander kompatibel sind, um zu einem späteren Zeitpunkt ein Zusammenfassen der Datengruppen aus den verschiedenen Teilstudien zu ermöglichen. Hierdurch soll erreicht werden, dass eine Vielzahl von Kleinstudien unter verschiedensten praxisnahen Settings in Zukunft leicht zu einer Studie mit höheren Fallzahlen (und damit höherer Evidenz) zusammengefasst werden kann.

Zusammenfassend lassen sich folgende zentralen Projektschritte für die Programmentwicklung definieren:

- Bedarfsanalyse in den Lebenswelten bzw. individuellen Institutionen
- Konzeptentwicklung unter Einbeziehung der Stakeholder
- Pilotimplementierung und Evaluation im Fallstudiendesign
- Implementierung in weiteren Institutionen (Prä-post-Studie)
- Kontrollstudie (Kontrolle: Nicht-Intervention, Alternativ-Intervention)
- Datenzusammenfassung über mehrere Studien

Programme zur Förderung bildungsrelevanter Kompetenzen des Malens und des Schreibens

Ein Problembereich von Kindern, in dem Ergotherapeuten besondere Expertise aufweisen, ist die Entwicklung und Förderung des Malens und des Schreibens, eine grundlegende Kompetenz für den schulischen Erfolg. In den folgenden Abschnitten werden die bisherigen Arbeiten zur Entwicklung von Programmen zur Förderung der grafomotorischen und Schreibkompetenzen von Kindergarten- und Schulkindern vorgestellt. Das Merkmal dieser Programme ist die Lebenswelt- und Betätigungsorientierung. Dies bedeutet, dass die Programme in den Kindergärten und Schulen stattfinden, die Ziele der Programme durch die Erzieher oder Lehrer definiert werden und konkret die Förderung der Kompetenz in der Durchführung lebenswelttypischer Aktivitäten zum Ziel hat.

Im Vorfeld wurden die auf dem Markt befindlichen gängigen Programme auf ihre Anwendbarkeit in vorschulischen und schulischen Kontexten hin untersucht. Die in der Ergotherapie am häufigsten zur Anwendung kommenden Programme sind von Schilling (2004a, b, 2005), Oussooren-Voors (2004), Pauli & Kisch (2000, 2004), Schäfer (2001) und Naville und Marbacher (1999). Einzelne Übungen findet man auch bei Rix (1996), Loose et al. (1997) sowie Huber und Giezendanner (2002). Die Programme haben unterschiedliche Schwerpunkte, von denen sich einige besser in der Schule und andere besser im Vorschulbereich einsetzen lassen (Reimann 2007, Voigt 2008, Podella 2008).

Zielgruppe

Die Programme richten sich an Schüler von Kindertagestätten, Grund- und Hauptschulen mit von Lehrern, Erziehern oder im Rahmen von Screeningverfahren identifizierten Schwächen der Schreibkompetenzen, die primär grafomotorische Ursachen haben.

Programmaufbau

Aufgrund der unterschiedlichen Kompetenzniveaus der Teilnehmer, Organisationsstrukturen der Institutionen (Kita und Schuleingangsphase der Grundschule) und der Erwartungen der Lehrer und Erzieher wurden unterschiedliche Programme für die Kita und die Grundschule entwickelt, die den individuellen Settings angepasst werden können. Die Konzeptentwicklung und die Pilotstudie für die Kita finden sich bei Reimann (2007). Bei Voigt (2008) finden sich die Konzeptüberarbeitung und erste Kontrollstudie. Die Konzeptentwicklung und die Pilotstudie für den Bereich Schule werden bei Podella (2008) beschrieben.

Evaluation

Die Programme werden auf verschiedenen Ebenen evaluiert:

- Befragung der Lehrer und Erzieher (Sinnhaftigkeit der Programme, Einpassung in die Institution, Veränderungen bei den Teilnehmern)
- strukturierte und systematische qualitative Bewertung der Bildqualität (von Komplexbildern und Grundformen) der Teilnehmer (mehrere Items). Bildung einer quantitativen Maßzahl aus der Anzahl der beobachteten qualitativen Verbesserungen pro Teilnehmer (Podella 2008, Voigt 2008)
- quantitative Auswertung des Automatisierungsgrades grafomotorischer Leistungen (Komplexbilder und Grundformen) mithilfe eines Grafomotoriktabletts und Auswertungssoftware (Mai und Marquardt 1999a, b). Zu diesem Auswertverfahren liegen Vergleichsdaten zur Anwendung der Methodik bei Grundschülern vor (Mahrhofer 2004, Quenzel, Mai 2000). Die Methodik wurde auf die Anwendbarkeit in der Ergotherapie überprüft (Landwehr 2006)

Ergebnisse

Aus den Studien ist ersichtlich, dass die Erzieher und Lehrer die Zusammenarbeit mit Ergotherapeuten als sehr hilfreich empfinden und bei einem Teil der Kinder Verbesserungen sehen, die sich im Fall des Förderprogramms für Grundschüler auch im Unterricht widerspiegeln.

Die qualitative Auswertung der Komplexbilder zeigt bei einem Großteil der Kinder zum Teil sehr deutliche Verbesserungen, die sich auch in einer deutlichen Veränderung der Summenscores ausdrücken (Podella 2008, Voigt 2008).

Die quantitative Auswertung der Veränderungen des Automatisierungsgrads der grafomotorischen Leistungen zeigt bei einzelnen Items signifikante Veränderungen zwischen Prä- und Postmessungen ($p<0{,}05$).

Lernerfahrungen

Die bisherigen Untersuchungen weisen darauf hin, dass durch Ergotherapeuten durchgeführte Gruppenprogramme zur lebensweltbezogenen Förderung des Schreibens erfolgreich den Bedürfnissen von Kindertagesstätten und Schulen angepasst werden können und zu nachweisbaren Verbesserungen der grafomotorischen Leistungen führen können.

Ein Problem bei den bisherigen Studien war allerdings die Auswahl von Testitems und der Testsituation für die Testung des Automatisierungsgrades der grafomotorischen Leistungen. Es zeigt sich, das viele Kinder im Rahmen der prä-post-Testung Strategiewechsel vollzogen, die zum Teil erhebliche Auswirkungen auf die Bestimmung des Automatisierungsgrades hatten und zu einer Entfernung einer großen Anzahl von Items aus der Testung führten. Trotz allem gibt es bestimmte Items, die über sämtliche Studien hinweg stabile Anwendbarkeit zeigen. Aktuell werden die Testbedingungen für die Untersuchung des Automatisierungsgrades noch einmal überarbeitet, um die Reliabilität und Validität der Testung unter Alltagsbedingungen weiter zu erhöhen. Aktuell scheint die qualitative Bewertung einzelner Items der Komplexbilder mit nachfolgender Bildung von quantitativen Maßzahlen (Anzahl positiver Veränderungen) die verlässlicheren Maßzahlen zu generieren. Auf eine statistische Auswertung der Ergebnisse wurde verzichtet, da bisher nur in zwei Studien (eine Kita, eine Schule) dieses Verfahren eingesetzt wurde. Aufgrund der bisherigen Ergebnisse scheint es aber sinnvoll zu sein, den bisher eingeschlagenen Weg weiterzugehen und nach Optimierung der Testbedingungen das Evidenzniveau schrittweise zu erhöhen.

Sämtliche aufgeführten Arbeiten der AG TheraPäd finden sich im Internet bei Fischer (2009).

Literatur

Deutsches Institut für medizinische Dokumentation und Information (DIMDI), Hrsg. Internationale Klassifikation der Funktionsfähigkeit, Behinderung und Gesundheit (ICF) der Weltgesundheitsorganisation (WHO), deutschsprachige Fassung. 2005. www.dimdi.de, Zugriff 30.04.2006

Dödtmann K. Die Rolle der Ergotherapie bei dem Übergang zwischen heilpädagogischem Kindergarten und Schule bei Kindern mit geistiger Behinderung. Bachelorarbeit. Fakultät Wirtschafts-

und Sozialwissenschaften, Fachhochschule Osnabrück; 2008

Fischer A. Das Modell funktioneller Gesundheit durch Betätigung. 2005a. www.wi.fh-osnabrueck.de

Fischer A. Ergotherapie in Bildungsumwelten. Hauptvortrag auf dem Jahreskongress des Deutschen Verbandes der Ergotherapeuten 2005b. Manuskript auf der Homepage www.wi.fh-osnabrueck.de

Fischer A. Homepage der AG TheraPäd (Leitung Prof. Dr. rer. nat. Andreas Fischer. Fakultät Wirtschafts- und Sozialwissenschaften, Fachhochschule Osnabrück); 2009. www.wiso.fh-osnabrueck.de/fischer.html

Fischer A. Kindliche Betätigungen fördern. In: Ergotherapie in der Pädiatrie. Deutscher Verband der Ergotherapeuten. Karlsbad: 2008a

Fischer, A. Ergotherapie im Kindergarten und in der Schule. In: Ergotherapie in der Pädiatrie. Deutscher Verband der Ergotherapeuten. Karlsbad: 2008b

Flaschel C. Ergotherapie im kommunalen Kontext – eine Bedarfsermittlung. Eine Umfrage unter Entscheidungsträgen der Stadt Magdeburg. Bachelorarbeit. Fakultät Wirtschafts- und Sozialwissenschaften, Fachhochschule Osnabrück; 2005

Flottmann S. Exploration der Lebensumwelt Schule als Arbeitsfeld für Ergotherapeuten – Anforderungen an Grundschüler und kindliche Probleme bei der Adaption an schulische Anforderungen. Bachelorarbeit. Fakultät Wirtschafts- und Sozialwissenschaften, Fachhochschule Osnabrück; 2008

Hermanns F. Ergotherapie in der Vorschule – eine Bedarfsanalyse. Eine Umfrage unter Erziehern. Bachelorarbeit. Bachelorstudiengang Ergotherapie, Logopädie & Physiotherapie. Fakultät Wirtschafts- und Sozialwissenschaften, Fachhochschule Osnabrück; 2006

Huber I, Giezendanner C. „Oh je, die Spitze ist abgebrochen". Dortmund: verlag modernes lernen; 2002

Kallabis D. Evaluation der Schuleingangsdiagnostik „Zoo" aus Sicht der Ergotherapie. Bachelorarbeit. Bachelorstudiengang Ergotherapie, Logopädie & Physiotherapie, Fakultät Wirtschafts- und Sozialwissenschaften, Fachhochschule Osnabrück; 2008

Kim HK. Bedarfsanalyse, Anforderungsprofil und Entwicklung eines Konzeptes für die Arbeit des pädagogischen Therapeuten an koreanischen Grundschulen. Bachelorarbeit. Fakultät Wirtschafts- und Sozialwissenschaften, Fachhochschule Osnabrück; 2006

Köpke D. Zusammenarbeit zwischen Eltern und Ergotherapeuten. Bachelorarbeit. Fakultät Wirtschafts- und Sozialwissenschaften, Fachhochschule Osnabrück; 2008

Landwehr E. Auswirkungen der chronischen Otitis Media mit Erguss (COME) auf die Schreibmotorik von 6–7-jährigen Kindern – Eine quantitative Pilotstudie mittels eines Digitalisierbrettes. Bachelorarbeit. Fakultät Wirtschafts- und Sozialwissenschaften, Fachhochschule Osnabrück; 2006

Lietmeyer J. Exploration der Lebensumwelt Schule als Arbeitsfeld für die Ergotherapie. Bachelorarbeit. Fakultät Wirtschafts- und Sozialwissenschaften, Fachhochschule Osnabrück; 2006

Loose A, Piekert N, Diener G. Grafomotorisches Arbeitsbuch. München: Pflaum; 1997

Lübbersmann K. Förderung von Kindern mit Rechenschwäche in der Schule – eine qualitative Befragung zu Bedarf und Erwartungen von Grundschullehrern. Bachelorarbeit. Fakultät Wirtschafts- und Sozialwissenschaften, Fachhochschule Osnabrück; 2008

Mack C. Ergotherapie in der Schule – in Kanada längst umgesetzt. Vortrag auf dem Jahreskongress des Deutschen Verbandes der Ergotherapeuten. Ergotherapie & Rehabilitation. Kongress-Sonderheft. 2005; 5

Mack C. Evaluation eines schulbasierten Ergotherapie-Programms bei Kindern mit Lernbehinderung in Australien. Bachelorarbeit. Fakultät Wirtschafts- und Sozialwissenschaften, Fachhochschule Osnabrück; 2006

Mahrhofer C. Schreiben lernen mit graphomotorisch vereinfachten Schreibvorgaben. Eine experimentelle Studie zum Erwerb der verbundenen Ausgangsschrift in der ersten und zweiten Jahrgangsstufe. Kempten: Klinkhardt Forschung; 2004

Mainzinger J. Untersuchung des Informationsaustausches zwischen Ergotherapeuten und Lehrern der Neuen Schuleingangsphase. Bachelorarbeit. Fakultät Wirtschafts- und Sozialwissenschaften, Fachhochschule Osnabrück; 2007

Morlock M. Eingliederungshilfe im Kindergarten aus der Sicht der Ergotherapie – Eine qualitative Einzelfallanalyse. Bachelorarbeit. Fakultät Wirtschafts- und Sozialwissenschaften, Fachhochschule Osnabrück; 2007

Naville S, Marbacher P. Vom Strich zur Schrift. 6. Auflage. Dortmund: verlag modernes lernen; 1999

Oussoren-Voors R. Schreibtanz I. Von abstrakten Bewegungen zu konkreten Linien – für 3–8-jährige Kinder. 5. Auflage. Dortmund: verlag modernes lernen; 2004

Pauli S, Kisch A. Feinmotorische Übungen für Kinder mit spielerischer Form. 7. Auflage. Dortmund: verlag modernes lernen; 2000

Pauli S, Kisch A. Geschickte Hände zeichnen, Zeichenprogramm für Kinder von 5–7 Jahren. Dortmund: verlag modernes lernen; 2004

Podella I. Evaluation eines Gruppenprogramms zur Grafomotorischen Förderung von Grundschulkindern. Bachelorarbeit. Fakultät Wirtschafts- und Sozialwissenschaften, Fachhochschule Osnabrück; 2008

Quenzel I, Mai N. Kinematische Analyse von Schreibbewegungen im Erstschreibunterricht. Unterrichtswissenschaft – Zeitschrift für Lernforschung. 2000; 28/4: 290–303

Reimann T. Evaluation eines Programms zur graphomotorischen Förderung im Kindergarten – Eine Pilotstudie. Fakultät Wirtschafts- und Sozialwissenschaften, Fachhochschule Osnabrück; 2007

Rix A. Den Stift im Griff. Horneburg: Persen; 2004

Schäfer I. Graphomotorik für Grundschüler. Praktische Übungen zum Schreibenlernen. Dortmund: Borgmann; 2001

Schalaster V. Ergotherapie in Schulen – Exploration eines neuen Arbeitsfeldes. Eine Umfrage unter Lehrern in Niedersachsen zum Zusammenarbeitsbedarf mit Ergotherapeuten Bachelorarbeit. Fakultät Wirtschafts- und Sozialwissenschaften, Fachhochschule Osnabrück; 2004

Schilling F. Marburger graphomotorische Übungen. Teil 2. Dortmund: verlag modernes lernen; 2004b

Schilling F. Spielen, Malen, Schreiben; Marburger graphomotorische Übungen. Teil 1. 12. Auflage. Dortmund: verlag modernes lernen; 2004a

Spuling C. Informationsstand von Spätaussiedlern hinsichtlich der Einschulung von Kindern. Bachelorarbeit. Fakultät Wirtschafts- und Sozialwissenschaften, Fachhochschule Osnabrück; 2008

Stringer E. Action Research in Education. Upper Saddle River/New Jersey: Pearson Merrill Prentice Hall; 2004

Utzinger T. Kindliche Betätigungen und Probleme in einer Kindertagesstätte. Bachelorarbeit. Fakultät Wirtschafts- und Sozialwissenschaften, Fachhochschule Osnabrück; 2008

Voigt V. Evaluation eines grafomotorischen Förderprogramms in der Kindertagesstätte – eine Kontrollstudie. Bachelorarbeit. Fakultät Wirtschafts- und Sozialwissenschaften, Fachhochschule Osnabrück; 2008

5.4.2 Entwicklung eines Angebots zu Gesundheitsförderung und Prävention für pflegende Angehörige (AGepA)

Konstanze Löffler, Bernhard Borgetto

Das beschriebene Präventionsprogramm für pflegende Angehörige wurde von der Praxis für Prävention, Beratung & Ergotherapie Lippa-Jobmann in Hannover seit Ende 2007 entwickelt. Im Einzelnen waren daran Elke Lippa-Jobmann, Astrid Wiese, Nele Hinzmann, Angelika Jakob sowie Konstanze Löffler beteiligt. Ende 2008 wurde in Zusammenarbeit mit der FH Hildesheim unter der Leitung von Prof. Bernhard Borgetto ein Antrag auf Forschungsmittel für die Untersuchung der Effektivität des Programms formuliert und im Rahmen der Förderlinie „Forschung an Fachhochschulen" beim Bundesministerium für Bildung und Forschung (BMBF) eingereicht.

Zielgruppe des AGepA-Programms

Bei der Zielgruppe des Projektvorhabens – den pflegenden Angehörigen – kommt es oftmals zur Veränderung ihrer bisherigen alltäglichen Betätigungen und des gewohnten Lebensrhythmus, da sich die gesamte Alltagsorganisation an den zu Pflegenden ausrichten muss. Hogan et al. (2003) identifizierten sechs wesentliche Prozesse bzw. Zustände, die mit einer Betätigungsveränderung einhergehen und denen sich pflegende Angehörige von Menschen mit einer Alzheimer-Erkrankung häufig ausgesetzt sehen:

- Schuldgefühle, wenn der Angehörige verlassen werden würde
- Rollenwechsel der Partner in Bezug auf Betätigungsbereiche
- Anpassungsdruck an die Pflegesituation und die damit einhergehenden, vom Pflegealltag bestimmten Betätigungen
- bedrückendes Gefühl, durch Pflegetätigkeiten und Haushaltsmanagement permanent beschäftigt zu sein
- Rückzug des sozialen Umfeldes
- Vernachlässigung der eigenen Gesundheit.

Es wird deutlich, dass pflegende Angehörige tief greifenden und zumeist negativen Veränderungen in Bezug auf ihre sozialen Beziehungen, ihre Teilhabe an Freizeittätigkeiten und die eigene Gesundheit ausgesetzt sind. Die Balance verschiedener Betätigungen, die eigenen Bedürfnissen gerecht wird und das Wohlbefinden aufrecht erhält, gerät ins Ungleichgewicht und kann zu Gefühlen der Überlastung führen. Hält dieses Gefühl der Überlastung langfristig an, kann es zu einer pathogenen Wirkung auf die Gesundheit des Pflegenden (Christiansen 1996, Doble und Santha 2008) sowie zur Auf- und Abgabe der häuslichen Pflegetätigkeit kommen. Pflegende Angehörige von demenziell Erkrankten stellen somit aus ergotherapeutischer Sicht eine Personengruppe dar, deren Gesundheit gefährdet ist.

Ziele und evidenzbasierter Hintergrund des AGepA-Programms

Das Ziel des vorgestellten Programms besteht darin, die aufgrund des demografischen Wandels steigenden Kosten für die Heimunterbringung von pflegebedürftigen Menschen zu reduzieren. Dies kann durch eine möglichst hohe Qualität und lange Dauer der häuslichen Pflege durch Angehörige gelingen und entspricht häufig auch den Wünschen des Gepflegten sowie seiner Angehörigen. Das Gesamtziel des Vorhabens ist es, einen Beitrag zur Verbesserung der Qualität der Lebenssituation von pflegenden Angehörigen sowie der von ihnen zu Hause gepflegten Demenzerkrankten zu leisten.

Dem Programm wurden internationale Studienergebnisse zugrunde gelegt, die aufzeigen, dass die empfundene Belastung sowie die Lebensqualität pflegender Angehöriger eng mit der Lebensqualität der an Demenz Erkrankten verknüpft ist (Dunkin und Anderson-Hanley 1998). Deren Lebensqualität wird wiederum von ihrer Fähigkeit beeinflusst, an alltäglichen Betätigungen, wie selbstversorgende und Freizeitaktivitäten, erfolgreich teilzunehmen, sowie positive Affekte, wie Freude und Interesse ausdrücken zu können (Albert et al. 1998, Lawton 1997).

Das Ziel bisheriger ergotherapeutischer Interventionen ist es, beim Demenzerkrankten eine größtmögliche Selbstständigkeit bei der Ausführung von Alltagsaktivitäten so lange wie möglich zu erhalten. Für den Erkrankten bedeutsame Aktivitäten werden ausgewählt und z.B. durch Umweltanpassung an sein jeweiliges, noch vorhandenes Fähigkeitsniveau adaptiert. Dadurch wird im Sinne des Erkrankten *kurativ* interveniert. Gleichzeitig lenkt eine zeitgemäße Ergotherapie ihren Blick auf das soziale Umfeld, also zumeist auf den pflegenden Ehepartner oder die Kinder des an Demenz Erkrankten. An diesem Punkt erweitert sich die ergotherapeutische Kompetenz und trägt zusätzlich *präventiven* Charakter: Dem Angehörigen wird vermittelt, wie er den Erkrankten in der eigenständigen Ausführung von Alltagsaktivitäten zielgenau und dosiert unterstützen kann, ohne ihm die jeweilige Aktivität gänzlich abzunehmen. Des Weiteren erlernt der Angehörige, welche Form der Ansprache und Kommunikation hilfreich sein kann, um Blockaden und Irritationen auf beiden Seiten zu vermeiden.

Dadurch wird zum einen das Empfinden eigener Handlungskompetenz beim Erkrankten wie auch seine Lebenszufriedenheit gestärkt. Zum anderen erlebt sich der Angehörige in der Begleitung des Erkrankten als erfolgreich. Seine Pflegekompetenz wird ausgebaut und ein mögliches Gefühl des Stresses und der Überforderung abgebaut. Dies führt zu einer (wieder) ansteigenden Lebenszufriedenheit, was seiner eigenen Gesundheit zuträglich ist und Erschöpfungszustände und Depressionen vorbeugt. Seine Pflegebereitschaft sowie -motivation bleiben somit länger erhalten.

Bisherige ergotherapiefremde Angebote zur Unterstützung von pflegenden Angehörigen beziehen sich zumeist auf den Bereich der Grundpflege, d.h. die Versorgung der Grundbedürfnisse des zu Pflegenden, sowie auf administrative Belange (z.B. Pflegegeldbeantragung). Im Vordergrund steht dabei häufig die Vermeidung von Schädigungen auf der Körperfunktionsebene.

Der innovative Beitrag des vorgestellten Programms besteht darin, dass wissenschaftliche Erkenntnisse der Occupational Science und der Ergotherapie zugrunde gelegt werden. Dadurch gerät in den Blick, dass Gesundheit und Lebenszufriedenheit eines Menschen davon abhängen, ob und in welchem Umfang er durch eine selbstbestimmte Auswahl und Organisation seiner Betätigungen ein dynamisches Betätigungsgleichgewicht, ein hohes Betätigungswohlbefinden und eine Befriedigung seiner Betätigungsbedürfnisse erreichen kann **(Abb. 5.2)**.

Das Betätigungswohlbefinden pflegender Angehöriger stellt für das Projektvorhaben daher eine wichtige Zielgröße dar. Menschen erleben ein verbessertes Betätigungswohlbefinden, wenn sie Betätigungen selbstbestimmt auswählen, durchführen und ihre Betätigungen so organisieren können, dass sie eigenen Betätigungsbedürfnissen gerecht werden (Doble und Santha 2008). Betätigungsbedürfnisse sind ein mehrdimensionales Konstrukt. Doble et al. (2008) beschreiben folgende Betätigungsbedürfnisse nach:

- Bewältigung einer Aufgabe
- Bestätigung/Wertschätzung

- Wirksamkeit
- Gemeinschaft
- Freude und Zufriedenheit
- Erneuerung und Entspannung

Die Einbindung dieses ergotherapeutischen Konstrukts in das Salutogenesemodell (Antonovsky, 1997) wird angestrebt.

Ergotherapeutische Ansatzpunkte und Interventionen des Programms

Das AGepA-Programm orientiert sich auf der Ebene der Lebenswelten der Pflegenden sowie der Pflegebedürftigen und verfolgt die vier nachstehenden Ansatzpunkte **(Abb. 5.3)**:

- *Veränderung der Einstellungen* des Pflegenden in Bezug auf das Wahrnehmen und Beachten eigener, der Gesundheit zuträglicher Betätigungsbedürfnisse sowie denen des zu Pflegenden und die Anpassung des tatsächlichen Alltagsverhaltens durch Information, Beratung und Workshops.
- *Erweiterung der Methodenkompetenz* der pflegenden Angehörigen auf den Ebenen der Alltagsbegleitung und des Kommunikationsverhaltens durch Information, Beratung, Schulungen und Trainings.
- *Vermittlung von Strategien in Bezug auf Umfeldanpassung und Wohnraumgestaltung*, um zum einen die Selbstständigkeit des zu Pflegenden zu erhöhen, sodass er seinen Betätigungsbedürfnissen begegnen kann. Zum anderen, um dem Pflegenden Möglichkeiten zu schaffen, z. B. seinem Bedürfnis nach Entspannung/Regenerierung besser begegnen zu können. Weiterhin können dadurch früher gemeinsam durchgeführte Aktivitäten, die Freude, Gemeinschaftsgefühl und Entspannung hervorbrachten und der Gesundheit zuträglich waren, wiederaufgenommen und genossen werden.
- *Anbahnung von externer Unterstützung durch Netzwerkbildung*, um dem Pflegenden ausgleichende Betätigungen wie z. B. sportliche und soziale Aktivitäten (wieder) zu ermöglichen.

Geplante Finanzierung des Projekts

Das AGepA-Programm zielt neben einer Angebotsergänzung ebenso eine Vernetzung von einschlä-

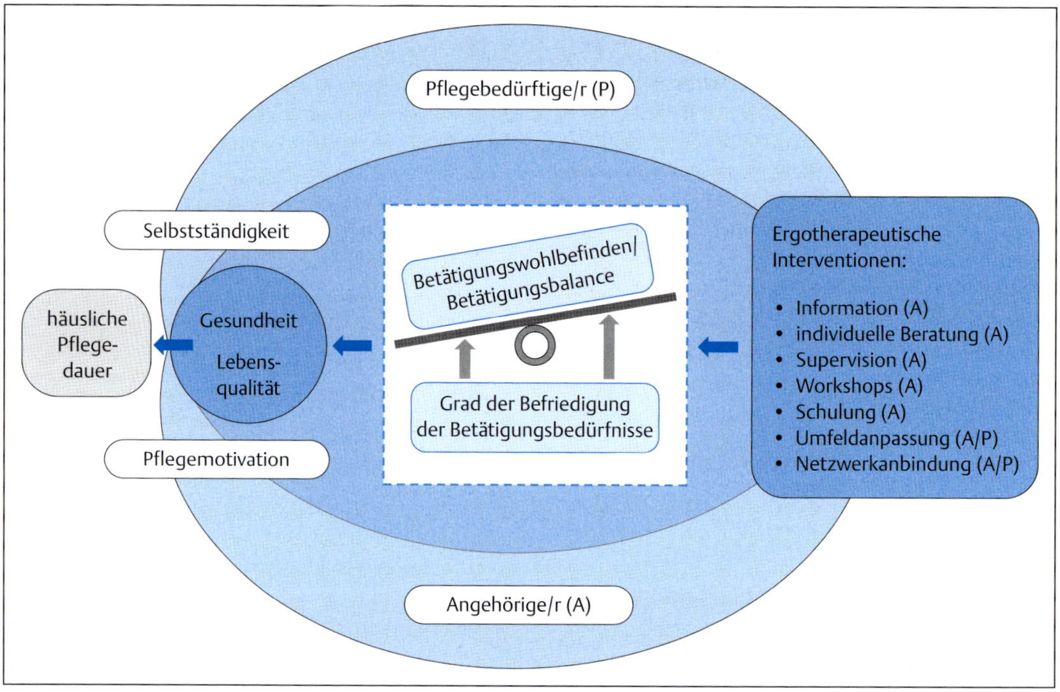

Abb. 5.3 Struktur- und Wirkungsmodell des AGepA-Programms (Angebot zu Gesundheitsförderung und Prävention für pflegende Angehörige)

gigen Akteuren im Bereich der Unterstützung von pflegenden Angehörigen an.

Das AGepA-Programm soll zunächst für Selbstzahler angeboten werden. Gleichzeitig wird davon ausgegangen, dass sich im Falle positiver Evaluationsergebnisse auch Kostenersparnisse für Pflege- und Krankenkassen erzielen lassen, sodass das AGepA-Programm ebenso Teil ihres Leistungsspektrums werden kann. Eine Übernahme des AGepA-Programms in den Leistungskatalog der Kranken- und Pflegekassen wäre insbesondere deshalb zu befürworten, weil so ein Beitrag zum Abbau der sozialen Ungleichheit im Alter geleistet werden könnte.

Umsetzungsverantwortlichkeiten und Meilensteine des Programms

Für die erfolgreiche Umsetzung des Programms wurden die durchzuführenden Arbeiten in einzelne Arbeitsschritte bzw. Meilensteine unterteilt. Neben der Durchführung des Programms ist u.a. eine prozessbegleitende Evaluation geplant, um die Ergebnisse erster Maßnahmen an das Projekt zurückzumelden und dieses in jeder Phase ggf. anzupassen.

Die Umsetzung des Programms soll von der Inhaberin der „Praxis für Prävention, Beratung und Ergotherapie" geleitet sowie supervidiert und von einer wissenschaftlich ausgebildeten sowie praxiserfahrenen Mitarbeiterin (MSc) unterstützt werden. Die Informationsveranstaltungen und die Workshops sollen in geringem Umfang zusätzlich von zwei praxiserfahrenen Mitarbeiterinnen der HAWK (Ergotherapeutinnen, BSc) begleitet werden. Davon organisatorisch und personell getrennt soll von der HAWK die Baseline-Erhebung, die formative und die summative Evaluation durchgeführt werden.

Zu den inhaltlichen Meilensteinen des AGepA-Programms gehören u.a.

- die detaillierte Programmbeschreibung und seine Weiterentwicklung
- die Bildung, Stabilisierung und Erweiterung eines regionalen Netzwerks
- die Akquirierung von Programm- bzw. Studienteilnehmern
- die individuelle Beratung, Bedarfsermittlung und Zielvereinbarung mit den Teilnehmern
- die Umsetzung der individuell vereinbarten Unterstützungspakete, Evaluation und Berichterstattung

Gegenwärtiger Stand und Umsetzungshindernisse des AGepA-Programms

Die Erstfinanzierung des Projekts sollte durch die beantragten Fördermittel in Höhe von ca. 80 000 Euro für eine Laufzeit von 2½ Jahren durch das Bundesministerium für Bildung und Forschung (BMBF) erfolgen. Leider wurde dieser Antrag im April 2009 abgelehnt, wodurch zum jetzigen Zeitpunkt noch nicht mit der Umsetzung des Projekts begonnen werden konnte. Da eine Vorfinanzierung des Projekts durch die Praxis für Ergotherapie allein nicht möglich ist, müssen vor Beginn der Realisierungsphase andere Finanziers gefunden werden. In diesem Jahr ist eine erneute Beantragung von Fördermitteln geplant.

Kritikpunkte, die zur Ablehnung des Antrages auf Fördergelder führten, waren u.a. die geplante alleinige Förderung durch das BMBF. Es wurde empfohlen, weitere finanzkräftige Projektpartner zu akquirieren. Dafür bedarf es zusätzlicher Potenziale, da diese Initiative neben dem alltäglichen Praxisbetrieb erfolgen muss. Weiterer Kritikpunkt stellte die zwar in den Meilensteinen geplante, aber in der Konzeptionierung noch wenig vorhandene Interdisziplinarität dar.

Ausblick

Bei erfolgreicher Projektpartnersuche soll das AGepA in seine Realisierungsphase übergehen. Derzeit laufen im Rahmen der „Leuchtturmprojekte" des Bundesministeriums für Gesundheit bis zum Jahr 2010 die Studien „ERGODEM" und „WHEDA", die erstmalig in Deutschland die Wirksamkeit ergotherapeutischer Interventionen für die Zielgruppe der an Demenz Erkrankten und ihrer Angehörigen untersuchen. Es bleibt zu hoffen, dass diese Studien eindeutige positive Effekte einer ergotherapiespezifischen Begleitung von demenziell Erkrankten und ihren Angehörigen aufzeigen werden. Die Akzeptanz und die Förderwürdigkeit ähnlicher Programme könnten damit erhöht werden.

Literatur

Albert S, Castillo-Castanda C, Sano M, Jacobs D, Marder K, Bell K. Quality of life in patients with Alzheimer's disease as reported by patients proxies. Journal of the American Geriatrics Society. 1998; 44: 1342–1347

Antonovsky A. Salutogenese. Zur Entmystifizierung der Gesundheit. Band 36. Tübingen: dgvt; 1997

Borgetto B, Lippa-Jobmann E, Löffler K. AGepA – Entwicklung und Untersuchung der Effektivität von Angeboten zur Gesundheitsförderung und Prävention für pflegende Angehörige. Unveröffentlichte Vorhabensbeschreibung zur Beantragung von Fördermitteln an das BMBF. Fachhochschule Hildesheim, Fakultät Soziale Arbeit und Gesundheit. 2008

Doble S, Santha J. Occupational well-being: Rethinking occupational therapy outcomes. Canadian Journal of Occupational Therapy. 2008; 75(3): 184–190

Dooley N, Hinojosa J. Improving Quality of Life for Persons with Alzheimer's Disease and their Family Care Givers: Brief occupational therapy intervention. American Journal of Occupational Therapy. 2004; 58 (5): 561–569

Dunkin J, Anderson-Hanley C. Dementia caregiver burden: A review of the literature and guidelines for assessment and intervention. Neurology. 1998; 51(1): 53–60

ERGODEM. Effektivität einer optimierten Ergotherapie bei Demenz im häuslichen Setting. Leuchtturmprojekt Demenz. 2008. In: www.psychiatrische-versorgungsforschung-tu-dresden.de/.../ergo-dem-effektivitaet-einer-optimierten-ergotherapie-bei-de. Zugriff am 24.11.2008

Gesundheitsberichterstattung des Bundes. Gesundheit in Deutschland. Pflegebedürftigkeit. Berlin: 2006; www.gbe-bund.de, Zugriff am 22.11.2008

Graff M, Vernooij-Dassen M, Dekker J, Thijssen M, Hoefnagels W, Olde-Rikkert M. Community occupational therapy for older patients with dementia and their care givers: cost effectiveness study. BMJ. 2008; 336: 134–138

Graff M, Vernooij-Dassen M, Thijssen M, Dekker J, Hoefnagels W, Olde-Rikkert M. Effects of community occupational therapy on quality of life, mood, and health status in dementia patients and their caregivers: a randomized controlled trial. Journals of Gerontology: Series A: Biological Sciences and Medical Sciences. 2007; 62(9): 1002–1009

Hinzmann N, Jacob A, Lippa-Jobmann E, Löffler K, Wiese A. Angebot zur Gesundheitsförderung und Prävention für pflegende Angehörige. Unveröffentlichtes Manuskript. 2008. Kontakt: info@ergo-praxis-hannover.de

Hogan V, Lisy E, Savannah R, Henry L, Kuo F, Fisher G. Role change experienced by family caregivers of adults with Alzheimer's disease: implications for occupational therapy. Physical and Occupational Therapy in Geriatrics. 2003; 1(22): 21–43

Lawton M. Assessing quality of life in Alzheimer's disease research. Alzheimer Disease and Associated Disorders. 1997; 11(6): 91–99

WHEDA. Wirksamkeit häuslicher Ergotherapie bei Demenzerkrankten und ihren Angehörigen. In: www.uniklinik-freiburg.de/zggf/live/Forschung-Lehre/Forschung/WHEDA.html, Zugriff am 25.06.2009

5.4.3 Ermutigende Lernerfahrungen aus einem anfänglichen Misserfolg – ein Leitfaden zum erfolgreichen Projekt präventiver Hausbesuche

Gabriele Schwarze

Persönlicher Zugang

Als Ergotherapeutin, die 1983 ihren Abschluss gemacht hat, war ich geprägt von der biomechanischen Denkweise der Medizin. Nach einer längeren Pause sah ich mich bei meinem Wiedereinstieg in den Beruf mit einer neuen und meinen Vorstellungen entgegenkommenden Sichtweise des Berufs konfrontiert. Die Übernahme der Stelle als Vorsitzende des Berufsverbandes in Österreich erforderte von mir eine rasche Auseinandersetzung mit den Veränderungen innerhalb des Berufs.

„Zielgerichtete Aktivität hat gesundheitsfördernde Wirkung." Dieser Satz war für mich eine Art Offenbarung und ich wusste, dass ich mich in meiner Masterthesis (Schwarze 2003a) zum Abschluss des Universitätslehrganges: Aufbaustudium Sozialmanagement an der Sozial- und Wirtschaftswissenschaftlichen Fakultät der Johannes Kepler Universität Linz, 2001–2004, mit dessen Bedeutung und einem entsprechenden Projekt auseinandersetzen möchte.

Zielgerichtete Aktivität als Teil der Gesundheitsförderung durch Ergotherapie

Alter ist keine Krankheit, aber durch die physiologischen Veränderungen, die mit dem Alterungsprozess einhergehen, erleben aktive Menschen einen Rückgang ihrer Teilhabe an ihrem persönlichen Leben. Diese Veränderungen sind verschiedenster Natur und werden unterschiedlich stark erlebt. Viele Menschen können sich anpassen, für andere wiederum ist es der Beginn einer Regression, die in der Folge krank macht. Studien belegen den Zusammenhang von aktiv sein können und medizinisch messbaren Parametern.

Hier setzt nun die ergotherapeutische Beratung an. Als Vorbild dienen die in Dänemark bereits üblichen „Home visits", präventive Hausbesuche bei selbstständig zu Hause lebenden Menschen ab 70, durch Ergotherapeuten auf freiwilliger Basis. Ziel ist es, zusammen mit der jeweiligen Klientin die Einschränkungen in der Alltagsbewältigung und der Freizeit zu klären und gemeinsam entsprechende Lösungen zu erarbeiten. Diese können bei jedem Konstrukt des Occupational Performance Model (OPM) (Chapparo und Ranka 1997, Arbeitskreis Modelle und Theorien Wien 2004) ansetzen, das als Grundlage für die Theorienbildung diente. Der Beratungsprozess selbst orientiert sich an den 7 Schritten des Occupational Performance Process des CAOT (Hagedorn 2000). Ein weiterer wichtiger Punkt sind die Einbeziehung der wohnortnahen Umgebung und die Entstehung von Netzwerken, woraus sich neue Synergien bilden können (Beispiel 1).

Beispiel 1
Eine Klientin hat einen Obstgarten und zu ihren persönlichen Lieblingsaktivitäten zählt das Verwerten des Obstes zu Marmelade und Saft. Nun sind seit Längerem die Kinder außer Haus und es findet sich kein Abnehmer für diese Produkte. Das Obst wird nicht mehr oder nur teilweise verwertet, es verfault am Boden. Die Marmelade könnte am Bauernmarkt der Ortsbäuerinnen oder beim Basar der Pfarrgemeinde zu günstigen Preisen verkauft werden. Damit erhält die Tätigkeit „Einkochen" wieder Sinn. Ein Motor für die Gartenpflege und Obstverwertung ist gefunden. Durch den Verkauf erhält diese Tätigkeit noch eine zusätzliche Aufwertung. Eine andere Möglichkeit wäre, den Kontakt zum Obstbauverein herzustellen und Abnehmer für das Obst zu finden.

Die Masterthesis enthält ferner eine ausführliche Projektbeschreibung für die Umsetzung des Beratungsprozesses, zugeschnitten auf die Gegebenheiten in meiner Heimatgemeinde sowie die Voraussetzungen für ein konkretes Pilotprojekt.

Persönliches Ziel war es, ausreichend finanzielle und organisatorische Unterstützung für ein Pilotprojekt zu bekommen. Trotz viel Anerkennung seitens höchster Entscheidungsträger im Land Tirol war es nicht möglich, als Privatperson gefördert zu werden. Sowohl das Land Tirol als auch „Der Fond Gesundes Österreich" fördern nur Organisationen, keine Einzelpersonen.

Unterstützung kann nur einem Verein gewährt werden. Keiner der als Partner infrage kommenden Vereine war bereit, ein zusätzliches Angebot aufzunehmen. Alle hatten bereits bei laufenden Projekten mit der Finanzierung zu kämpfen. Damit war eine Weiterverfolgung meines Projekts nicht mehr zielführend.

Erfolgreiche Planung und Umsetzung

Wie das Beispiel zeigt, ist eine gute Idee noch keine ausreichende Grundlage für ein innovatives Projekt und dessen erfolgreiche Umsetzung. Aus der Erfahrung des Scheiterns entwickelte ich einen Leitfaden, der Kollegen bei der Planung und Umsetzung von künftigen Projekten hilfreich sein soll.

Er wurde erstmals präsentiert in einem Workshop beim COTEC-Kongress 2008 in Hamburg mit dem Thema: Gesundheitsförderung und Primärprävention in der Ergotherapie – muss ich das auch noch machen? Macht es Sinn jeder „Modeströmung" zu folgen? (Schwarze G, Costa U 2008)

Grundsätzlich ist es sinnvoll, bei der Konzeptierung sowie Implementierung eines neuen Leistungsangebotes nach der Struktur des Projektmanagements vorzugehen. Besonderes Augenmerk ist dabei auf die Planungsphase zu legen. Im Handel gibt es eine Vielzahl an kompakter und hilfreicher Literatur zur Planung von Projekten.

Bedarf- und Bedürfniserhebung

Im Vorfeld eines konkreten Projektes muss der Bedarf für ein bestimmtes Angebot erhoben werden. Dies erfolgt durch das Sammeln objektiver Daten über die

- Zielgruppe
- räumlichen und geografischen Möglichkeiten
- Finanzierung

Ergänzend erfolgt eine Bedürfniserhebung bei der Zielgruppe und möglicher Kooperationspartner. Eine mit therapeutischem Wissen begründbare gute Idee muss noch lange nicht den Bedürfnissen und Interessen der Zielgruppe entsprechen. Fragebögen sind nicht ausreichend, weil besonders Eigenschaftswörter in einer schriftlichen Abfrage von jeder Person anders interpretiert werden. Mithilfe von strukturierten bzw. halbstrukturierten Interviews kann erhoben werden, was die Klientin braucht, was ihr hilft oder geholfen hätte oder was ihr fehlt (Unterstützung, konkrete Angebote).

Eine Bedürfniserhebung erfolgt dort, wo die Zielgruppe gut erreichbar ist (Stammtisch, Kindergartenabend, Frauentreff, Seniorengruppe, etc.).

Bedarfs- wie auch Bedürfniserhebung werden einer Bewertung unterzogen (Beispiel 2).

Beispiel 2

Bei dem eingangs beschriebenen Projekt erfolgte nur eine Bedarfserhebung. In einem eigens erstellten Fragebogen wurde nach bereits erlebten Einschränkungen gefragt, ob eine Beratung in Anspruch genommen werden würde oder die Bereitschaft einer Bezahlung vorliegt und ob Sturzprophylaxe ein interessantes Thema wäre. Mit keinem Satz wurde auf die Bedürfnisse und Ideen der älteren Bewohner eingegangen. Eine Wiederaufnahme der Kontakte mit der Zielgruppe im Winter 2008 hat gezeigt, dass das vordringliche Problem die Angst vor Stürzen ist. Bedarf und Bedürfnis nach Beratung dazu sind hoch. Sturzprophylaxe ist kein innovatives Projekt, aber im gegebenen Fall mein Zugang zur Zielgruppe. Mit den bereits vorhandenen Einschränkungen der persönlichen Handlungskompetenz kommen die befragten Senioren noch zurecht und sehen derzeit keinen Beratungsbedarf. Hier muss sicherlich das Bedürfnis nach Lebensqualität und vermehrter Autonomie geweckt werden.

Eine kritische Beurteilung der Lage setzt voraus, dass der Blickwinkel des Gegenübers eingenommen wird, sowohl der Klientin als auch von Partnern, Konkurrenten, Politik und Geldgebern. Überlegungen über den jeweiligen Nutzen und mögliche Nachteile für jeden Einzelnen der Beteiligten ist notwendig. So kann im Vorfeld eine professionelle Argumentationslinie aufgebaut und „Killerphrasen“ entgegengewirkt werden. Das Bedürfnis nach Reputation und Bekanntheit politischer Entscheidungsträger kann genützt werden. Betriebswirtschaftlich denkende oder prestigeorientierte Menschen erkennen rascher den Mehrwert eines Produkts, eines Projekts. Ein anderer Blickwinkel kann die Sicht auf neue Kooperationsmöglichkeiten freigeben. Aus Konkurrenten können so ergänzende Partner in einem Netzwerk werden. Gesundheitsförderung soll auch innerhalb der Projektarbeit alle vorhandenen Möglichkeiten positiv nutzen! (Diesen eindringlichen Appell habe ich von Prof. Dr. R. Perner im Rahmen eines Seminars zu „Präventionsmanagement“, 2008, mitgenommen.)

Ergotherapie ist häufig ein schwer verkäufliches Produkt. „Tätig sein“ entspricht oft dem negativ besetzten Begriff der Arbeit oder einem Ablenken von Langeweile. „Aktiv sein“ wird wiederum gleichgesetzt mit Sport und Fitness. Es sind die vielen Aufgaben des Alltags, deren tagtägliche erfolgreiche Bewältigung zu den vielen – oft kleinen, positiven Erlebnissen führt.

Wie das folgende Fallbeispiel zeigt, kann informelle Beratungstätigkeit im privaten Bereich beginnen:

Fallbeispiel

Nach dem Tod ihres Partners fiel für Frau X die Versorgung eines bereits kranken Mannes weg. Ihr zweiter wichtiger Aufgabenbereich, der Garten, ruht aufgrund der Winterzeit. Nach Anregung und Ermutigung durch die Schwiegertochter begann sie wieder zu stricken. Als sie begeistert von dem entstehenden Schal erzählt, bemerkt ihr Sohn: „Meine Mutter braucht nicht mehr zu stricken, sie hat genug in ihrem Leben gearbeitet.“

Aussagen wie diese hören wir immer wieder. Sie stehen im Widerspruch zur Bedeutung eines aktiven Lebens, von Partizipation und Lebensqualität.

Persönliches Resumee

Aus der Auseinandersetzung mit dem Thema haben sich folgende Punkte für zukünftiges Vorgehen ergeben:

- gesamtes Projekt anhand des Leitfadens überarbeiten und erneut nach einer Trägerorganisation suchen
- Bedürfnisse der Zielgruppe erheben und darauf zugeschnittene Angebote entwickeln
- als Einstieg und zur Sammlung von Erfahrung im Umgang mit der Projektidee – unentgeltliche Beratung für Teilnehmern des Seniorennachmittages in unserem Dorf anbieten
- auf den Wunsch nach Sturzprophylaxe mit Vorträgen, individueller Beratung und konkreten Übungen und Angeboten eingehen
- persönlichen Kontakt zu Seniorenvertretern im Dorf vermehrt nutzen
- politisch Verantwortliche auf Gemeindeebene informieren und einbeziehen
- Daten über Zielgruppe, Annahme der Beratung, Beratungsintensität sowie deren Ergebnisse (Verbesserungen/Veränderungen) sammeln
- weitere validierte Assessmentinstrumente suchen und einsetzen, die auch in der Gesundheitsförderung eingesetzt werden können, z. B. „Quality of Life Profile“ (Gruber 2008) oder

AMPS (Fisher: Assessment of Motor and Process Skills, www. ampsintl.com, Zugriff am 15.08.2009)
- vorhandene Netzwerke im Dorf für Informationen über Projekt und als Multiplikatoren nutzen
- Fördermöglichkeiten in Österreich intensiv abklären

Leitfaden für die Entwicklung eines Gesundheitsförderungs- oder Primärpräventionsprojekts

Persönliche Standortbestimmung

Mithilfe folgender Fragen und Antworten kann der persönliche Standort bestimmt werden:
- Wie ist die eigene Tätigkeit charakterisiert?
  - Bereich der Ergotherapie und therapeutische Schwerpunkte
  - persönliche Interessen in der Weiterbildung, Weiterentwicklung und Fortbildung
- Wie sieht mein Umfeld als Ergotherapeutin aus?
  - Arbeitsstandort
- Sind Gesundheits- und Sozialeinrichtungen in der Umgebung vorhanden?
  - medizinische Einrichtungen
  - soziale Institutionen
  - weitere Praxen von Ergotherapeuten und anderer Gesundheitsberufe
- Was bestimmt das sozio-politische Umfeld? Und auf welche Weise? Was sind die Konsequenzen?
  - Bundesland, Kreis, Gemeinde
  - Art der Gesundheits- und Sozialpolitik
  - Initiativen in Umgebung (zu Gesundheitsförderung und Primärprävention, andere)
  - besonderer Bedarf, besondere Bedürfnisse aus sozialpolitischen, demografischen Gegebenheiten (z. B. Stadtteil/Ort mit hohem Anteil an alten Menschen, Kindern, Asylantenheimen, Migranten, Arbeitslosen usw.)

Aus dieser Standortbestimmung können sich bereits erste Ideen zu einem konkreten Angebot in der Gesundheitsförderung und Primärprävention abzeichnen.

Erstes „Festhalten" der Ideen

Die entstandenen Ideen werden nun aufgelistet und genauer definiert:
- Ziele der Maßnahme
- Welche Ziele werden nicht verfolgt?
- Zielgruppe (bei sehr großer Zielgruppe – weitere Unterteilung sinnvoll)
- Ansatz für die Ergotherapie
- Was ist speziell ergotherapeutisch an der Idee? Was unterscheidet die Ergotherapeutin damit von anderen Berufsgruppen?
- Setting (wo wird die Zielgruppe erreicht? kreative Möglichkeiten mit bedenken, je niederschwelliger, desto zielführender)
- Modetrends nutzen
- Kurzbeschreibung des „neuen" Angebots erstellen
- Ausschlusskriterien (was oder wer soll nicht erreicht werden?) benennen

Lagebeurteilung

Die Lage zu beurteilen bedeutet:
- Die eigene Organisation und das persönliche Umfeld analysieren:
  - Passt das neue Angebot zu den bisherigen Tätigkeiten?
  - Wie umfangreich ist das Angebot?
  - Auf welche Ressourcen kann zurückgriffen werden? (Raum, Material, Erfahrung, Fortbildungen, Fachwissen, Finanzen, Partner, Netzwerk …)
  - „Andockmöglichkeiten" (berufliches Umfeld, eigene Praxis, Gesundheits- und Sozialeinrichtung, laufende Projekte …)
  - Welche Materialen, welche Infrastruktur erfordert das neue Angebot?
- Das externe Umfeld analysieren:
  - politischer Wille der Region (Gesundheit und Soziales betreffend)
  - Mitbewerber, ergänzende Angebote, Konkurrenz
  - vorhandene Netzwerke
  - Bedarf am Angebot
  - Spiegeln sich die erhobenen Bedürfnisse im Angebot?
  - Wer hat zusätzlich zur Zielgruppe ebenfalls ein Interesse am Angebot (Stakeholder):
    - Arbeitgeber der Zielgruppe
    - Institutionen (Kindergarten, Schule, Elternverein, Arbeitsamt, Gemeinde)
    - Politik (besonders Gemeinwesenprojekte müssen von dieser gewollt sein)
    - Kostenträger von Gesundheitsleistungen
- Die Finanzierung überlegen:
  - Wie hoch soll der Eigenanteil der Nutzer sein? („Kost nix – ist nix wert")
  - Wer kommt als Kostenträger infrage? (Krankenversicherung, Rentenversicherung, Arbeitsamt, Unfallversicherung, Gemeinde …)

- Gibt es gesetzliche Grundlagen für eine Finanzierung?
- Gibt es Förderungen (Bund, Land, Gemeinde, Stiftung, Fonds) und was wird gefördert, was nicht?
- Erfordert die Förderung bestimmte Rahmenbedingungen (z. B. Trägerverein)
- Gibt es die Möglichkeit für Sponsoring
  - für Klienten
  - für Therapeuten
- Kosten-Nutzen-Rechnung (was kostet Maßnahme, was kann damit sichtbar gespart werden)

- Evidenzbasierte Praxis berücksichtigen:
  - Recherche in nationalen und internationalen Datenbanken
  - Zusammenarbeit mit Forschungseinrichtungen (Bachelor- und Masterstudiengänge der Fachhochschulen – bes. für Ergotherapie, Universitäten der Bezugswissenschaften)

Konkretes Angebot

Das Angebot wird konkret formuliert mit den Angaben zu:

- Zielen der Maßnahme
- Zielgruppe (Ausschlusskriterien bedenken, wer gehört nicht der Zielgruppe)
- Leistung, Preis, Menge, Ort der Dienstleistung
- Partner, Netzwerk, Multiplikatoren

Umsetzung des Angebots

Die geplante Umsetzung wird beschrieben:

- Umfeld auf das Angebot vorbereiten
- Umfeldgestaltung entsprechend Angebot (Raum, Material) wählen
- Öffentlichkeitsarbeit und Werbemaßnahmen planen
- Weiterbildungsmaßnahmen, Fortbildungen planen

Öffentlichkeitsarbeit und Werbemaßnahmen

Öffentlichkeitsarbeit und Werbemaßnahmen werden geplant:

- Zielgruppe für Werbemaßnahmen kann, aber muss nicht identisch sein mit der Zielgruppe des Angebots
- Welche Form der Gesundheit (körperliche, geistige, seelische oder soziale Gesundheit) wird von der Zielgruppe angenommen?
- Wie lautet die Botschaft der Werbemaßnahme?
- Wo wird wie geworben, z. B. dort, wo auch anfangs die Bedürfnisse erhoben wurden wie Stammtisch, Elternabend, Seniorennachmittag?
- Welche Art der Werbemaßnahme (Werbeträger) ist geeignet:
  - Informationsmaterial: Folder, Plakat, PowerPoint-Präsentationen
  - Vortrag, Informationsveranstaltung
  - Beitrag in Medien bes. Lokalmedien (Gratis-Bezirks-/Kreiszeitungen: redaktioneller Teil mit Werbeeinschaltung verknüpfen), Lokalfernsehen
  - Ein überzeugter Anbieter oder Therapeut ist selbst ein werbewirksames Medium, das mit Zielgruppe kommuniziert
- Unterstützer, Kooperationspartner miteinbeziehen
- Sponsoren für Werbemaßnahmen finden
- Vernetzungen nutzen
- Energie von überzeugten Multiplikatoren nutzen.

Literatur

Arbeitskreis Modelle und Theorien Wien, Hrsg. OPM – Occupational Performance Model (Australia). Idstein: Schulz-Kirchner; 2004

Chapparo C, Ranka J. Occupational Performance Model (Australia), Monograph. Sydney: Occupational Performance Network Australia; 1997

Fisher A. Assessment of Motor and Process Skills. www.ampsintl.com, Zugriff am 15.08.2009

Gruber F. Individuelle Lebensqualität, ein Leben lang: Inhaltliche Relevanz und Anwendbarkeit des „Quality of Life Profile, Senior's Version" im deutschen Sprachraum. ergoscience. 2008; 3: 134–145

Hagedorn R. Ergotherapie – Theorien und Modelle, die Praxis begründen. Stuttgart: Thieme; 2000

Schwarze G. Zielgerichtete Aktivität als Teil der Gesundheitsförderung durch Ergotherapie. Unveröffentlichte Masterthesis. Johannes Kepler Universität Linz; 2003a

Schwarze G. Gesundheitsförderung durch Ergotherapie bei älteren Menschen. Ergotherapie & Rehabilitation. 2003b; 5/06: 12–15

Schwarze G, Costa U. Gesundheitsförderung und Primärprävention in der Ergotherapie – muss ich das auch noch machen? Macht es Sinn jeder Modeströmung zu folgen? Workshop beim COTEC-Kongress 2008 in Hamburg

5.5 Kompetenzen zur Durchführung von Präventionsangeboten erwerben

5.5.1 Planungs-, Durchführungs-, Evaluations- und didaktische Kompetenzen für Ergotherapeuten

Nicola Thapa-Görder

Einführung

Da es in der beruflichen Wirklichkeit der deutschen Ergotherapie derzeit nur ein kleines erkennbares Handlungsfeld „Gesundheitsförderung und Prävention" gibt, müssen neben den gesundheitspolitischen und gesundheitswissenschaftlichen Entwicklungen, dem Beruf selbst mit seiner Geschichte, Ausbildung und bisherigen Arbeitsfeldern auch die Ergotherapeuten selbst mit ihren Kompetenzen in den Blick genommen werden.

In der Geschichte der Ergotherapie war bzw. ist der Ausgangspunkt in allen Tätigkeitsfeldern der kranke Mensch mit seinen Funktionseinbußen.

Der Paradigmenwechsel in der Ergotherapie entstand u.a. durch die Aufnahme von Impulsen aus den angloamerikanischen Ländern, in denen seit den 1980er-Jahren Praxismodelle entwickelt wurden, die sich vom medizinisch-kausalen Denken lösten und, unter Bezug auf sozialwissenschaftliche Erkenntnisse, ein eigenes „professionelles" Selbstverständnis begründeten.

Diese ersten Systematisierungen ergotherapeutischen Wissens und die damit entstandene neue Theorieorientierung trugen dazu bei, den gemeinsamen Gegenstand der Ergotherapie zu diskutieren und in der Folge daraus deutlicher zu bestimmen. Stellvertretend seien hier das „Kanadische Modell der Betätigungsperformanz – CMOP" (Law et al. 2004) und das „Modell der menschlichen Betätigung – MOHO" (Kielhofner 1995) genannt. Hilfreich sind die Modelle mit ihrer Systematik im Hinblick auf den „diagnostischen Blick" (Beyermann 2001, S. 319) und die Bereitstellung von Assessments für diesen „Blick" und zum Zweck der Evaluation.

Im Zentrum der Betrachtung dieser Modelle steht nicht mehr die ergotherapeutische Behandlung, sondern der Mensch und sein Verhalten. Medizinische Pathologie ist nur noch ein (eingeschränkter) Teilaspekt. Vielmehr interessiert das erfolgreiche und sich gegenseitig bedingende Zusammenspiel zwischen Funktion, Rolle, Interessen und sozialer wie physischer Umwelt. Die „bedeutsame Betätigung" und die Lebensbereiche Selbstversorgung, Produktivität und Freizeit rücken in den Mittelpunkt. „Bedeutsame Betätigungen" werden dabei als zielgerichtet und vom Menschen als signifikant, sinnvoll und wertvoll empfunden beschrieben (CAOT 1997).

„Modellübergreifend bestehen Grundannahmen, die den Zusammenhang zwischen menschlicher Betätigung und Gesundheit sowie die therapeutische und gesundheitsfördernde Wirksamkeit von Betätigung, die in der Arbeit mit Patienten eingesetzt wird, betonen" (Walkenhorst 2008, S. 96).

Ein weiteres modellübergreifendes Merkmal ist der „klientenzentrierte Ansatz". Er begründet die partnerschaftliche und respektvolle Haltung gegenüber dem Patienten oder der Patientin und stärkt dessen Rolle im „Aushandlungsprozess" bezüglich der für ihn bzw. sie wichtigen Ziele entscheidend.

Wie oben schon angeführt, treten Medizin und Pathologie deutlich in den Hintergrund. Sozialwissenschaftliche Konzepte sind Kern der ergotherapeutischen Modelle. Gesundheit und Krankheit lassen sich mit diesen Modellen im Sinne einer gesundheitswissenschaftlichen Perspektive als dynamische Prozesse beschreiben, in denen Gesundheit ein gelungenes Zusammenspiel des Systems Funktion, Aktivität und Partizipation ist.

Auch wenn sich feststellen lässt, dass ergotherapeutische Leistungen bislang vorrangig in den Bereichen Kuration und Rehabilitation erbracht werden, lässt sich ein deutlich verstärktes Engagement insbesondere der Berufsverbände in Richtung des Aufgabenfeldes „Primärprävention und Gesundheitsförderung" erkennen. (Becker 2001, DACHS 2007, Ferber und Prümel-Philipsen 2005, Ferber 2006).

Durch die stetig steigende gesundheitspolitische Bedeutung von Gesundheitsförderung und Prävention und damit eine Schwerpunktverlagerung oder Ausweitung gesundheitspolitischer Strategien und Maßnahmen muss sich ein Gesundheitsfachberuf wie die Ergotherapie herausgefordert sehen.

Damit müssen sich Ergotherapeuten mit der Frage auseinandersetzen, ob sie selbst mit ihren Möglichkeiten (theoretisch-begründend und methodisch/strukturierend-durchführend) im Rahmen der derzeitigen gesundheitswissenschaftlichen Theorie und Praxis ihren Platz finden und einen spezifischen Beitrag leisten können.

In der *Theorieperspektive* müssen Ergotherapeuten grundlegende Annahmen und Theorien sowie den Gegenstand und die Mittel der Ergotherapie als Ressource für dieses Arbeitsfeld kennen und darstellen können.

In der *Strukturperspektive* müssen notwendige Kompetenzen entwickelt und vertieft werden, um das Wissen aus Aus- und Fortbildungen zu nutzen, um daraus eigene Konzeptionen und Programme (Maßnahmen) zur Gesundheitsförderung und Prävention zu entwickeln und anzubieten.

Ergotherapeuten sollten die Kompetenzen haben, folgende Maßnahmemöglichkeiten zu unterscheiden und durchzuführen:

- Beratung
- Information
- Aufklärung und
- Schulung

Eine Unterscheidung dieser vier Begriffe ist für die unterschiedliche Form der Intervention/Maßnahme von großer Bedeutung. Die Interventionen unterscheiden sich durch die *Art der Zielsetzung* (Wissenserweiterung versus Problembeseitigung), das *methodische Vorgehen* der Ergotherapeutin sowie die *Wirkungsweise* beim Klienten. Die Angebote für Einzelpersonen und Gruppen bieten verschiedene Interaktionsstrukturen und zeitliche Aspekten wie auch die Unterscheidung von individueller Verhaltensprävention und dem Settingansatz.

Beratung

Beratung stellt erst einmal eine grundlegende Kommunikations- und Interaktionsform dar, die dem Wissenstransfer und dem Erkenntnisgewinn des Klienten dient. Neben der Nutzung im alltagssprachlichen und nichtprofessionellen Rahmen stellt sie eine bedeutsame und traditionsreiche Intervention im professionellen Kontext im Gesundheitswesen dar. Dabei sind verschiedene *Beratungsformen* (z.B. Expertenberatung, Supervision, Coaching, Mediation, kollegiale Beratung), *Beratungsanlässe* (z.B. kognitiv: Wissensdefizit; psychomotorisch: Handlungs- und Fertigkeitsdefizit; emotional: Disharmonie; Psychosozial: Konflikt) und *Interventionsmöglichkeiten* (z.B. Fachberatung, Anleitung, psychoemotionale Begleitung) voneinander zu unterscheiden.

- *Ziel:* Förderung von Handlungskompetenz, durch Kurzzeitintervention in Problemsituationen
- *Aufgabe des Beraters:* gibt Deutungs- und Orientierungshilfen, unterstützt Suche nach Lösungen, hilft bei Umsetzungsplanung
- *Methoden:* Kommunikation, Medien, Information und Wissensvermittlung bezogen auf individuelle Problemsituation, Perspektivenwechsel, Empowerment und Kompetenzförderung, anwaltliche Unterstützung (Schaeffer 2008)
- *Merkmale von Beratung:* problemlösungsorientiert, Freiwilligkeit, Nichtbevormundung, Niederschwelligkeit (zugänglich, gut auffindbar, barrierefrei etc.), Unabhängigkeit und Neutralität (inhaltlich, ideell, finanziell und organisatorisch), nutzerorientiert, fallbezogen, bezieht soziales Umfeld mit ein (Schaeffer 2008).

Information

In vielen Lebens- und Wissenschaftsbereichen wird der Begriff Information (lat. informare: bilden, eine Form geben) verwendet und erhält spezifische Bedeutungen, z.B. in der Informatik, der Informationswissenschaft, den Naturwissenschaften, der Technik, aber auch im Bereich des menschlichen Handelns.

„Sich selbst oder andere informieren" wird verstanden als Beseitigung oder Verkleinerung von Unwissenheit, die durch Auskunft, Aufklärung, Mitteilung von Kenntnissen über Gegenstände oder Phänomene mit Neuigkeitsgehalt. Informationskompetenz wird auch dem Wissensmanagement als Schlüsselqualifikation zugeordnet.

- *Ziel:* Wissenstand verbessern durch Daten, Fakten, Kenntnisse
- *Aufgabe des Informators:* Wissen bereitstellen, Richtigkeit und Evidenz überprüfen
- *Methoden:* verschiedene Medien
- *Wirkung:* Aktualisierung und Erweiterung von individuellem Wissen, kognitiver Lernprozess, informationskompetentes Handeln notwendig. Mögliches Problem: begrenzte Wirkung, da nicht beachtet wird, wie der Empfänger sich das Wissen erschließen kann (finden, selektieren, verstehen und anwenden) (Schaeffer 2008).

Aufklärung

Im medizinisch-therapeutischen Kontext ist mit Aufklärung die Information eines Patienten/Klienten über alle relevanten Umstände seiner Erkrankung und deren drohenden Gefahren sowie ihrer Behandlung (geplante Diagnostik oder Therapiemaßnahmen, deren Nutzen und Risiken sowie alternative Behandlungswege) unter therapeutischen und rechtlichen Gesichtspunkten gemeint. Diese ethische und rechtliche Verpflichtung wird vor allem dem Arzt zuerkannt und ergibt sich aus der ärztlichen Fürsorgepflicht.

Sie resultiert aus dem Bild des selbstbestimmten Patienten, der über die Art der Behandlung mitentscheidet (Selbstbestimmungsaufklärung). Zusätzlich enthält sie Informationen, die über das

Verhalten des Klienten zur Erhaltung seiner Gesundheit erforderlich sind (Sicherungsaufklärung).

Ein Patient kann sinnvolle Entscheidungen nur dann treffen, wenn er über deren Bedeutung und Tragweite hinreichend aufgeklärt worden ist. Der Umfang der Aufklärung richtet sich nach deren Zweck, dem Patienten eine abwägende Wahrnehmung seines Selbstbestimmungsrechts zu ermöglichen. Die Intensität der Aufklärung ist individuell und richtet sich z. B. nach der statistischen Häufigkeit von Komplikationen, der sachlichen und zeitlichen Notwendigkeit des Eingriffs sowie nach dem Erfahrungs- und Bildungsstand des Patienten, (Pschyrembel: Aufklärungspflicht).

- *Ziel:* Einstellungs- und Verhaltensänderungen durch Wissenserweiterung, richtet sich an bestimmte Zielgruppen
- *Aufgabe des „Aufklärers“:* Wissen didaktisch aufbereiten, auf die Zielgruppe auszurichten, an die Zielgruppe herantragen
- *Methoden:* Medien, aber auch Einzelkontakt
- *Wirkung:* begrenzt, da Verarbeitung und Anwendung durch den Betroffenen nicht eingeschlossen sind, nur bei bestimmten Bildungsschichten (Schaeffer 2008)

Schulung

Mit Schulung ist ein Lehrgang oder eine Veranstaltung gemeint, in welcher sich eine begrenzte Gruppe intensiv, theoretisch und auch praktisch, mit einem bestimmten Thema auseinandersetzt. Dabei kann eine Schulung ein- oder mehrteilig sein.

Bei einem mehrteiligen Lehrgang bedeutet das eine planmäßige Aufeinanderfolge von Unterrichts- bzw. Seminareinheiten innerhalb eines Themas (z. B. Gesundheitsförderung durch sinnvoll erlebte Betätigung) mit in sich umfassenden, relativ abgeschlossenen Teilen. Kurze Schulungen z. B. zum Arbeitsschutz oder bei der Hygienesicherheit werden *Unterweisungen* genannt.

Die Ergotherapie steht an der Schnittstelle zwischen Medizin und Sozialwissenschaft. Das in ihr vorherrschende Gesundheitsverständnis und ihre Zielrichtung sind eher salutogenetisch, ihr Fokus phänomenologisch und holistisch. Sie versucht, die Ressourcen der Personen zu entwickeln und Lebenskompetenz auszubauen. Ergotherapeutische Mittel haben Lebensweltbezug und nutzen und sichern dadurch die Aktivitäten des Individuums. Die Bedeutung einer kompletten Handlung steht zentral für den Aufbau von Handlungsfähigkeit. Sie ist geübt in der „personenbezogenen Dienstleistung“ als Aushandlungsprozess und ist in der Lage, Lebensstil und Lebenswelt der Person, in das eigene Arbeitshandeln einzubeziehen (Thapa-Görder und Rottenecker 2008).

Um diese Ressourcen sinnvoll und nachdrücklich einsetzen zu können, braucht die Ergotherapeutin zu ihrem ergotherapeutischen Know-how, dem „neuen Wissen über Prävention und Gesundheitsförderung“, auch Planungs-, Durchführungs- und Evaluationskompetenzen.

Was sind Kompetenzen?

„Das große Ziel der Bildung ist nicht Wissen, sondern Handeln“, sagte Herbert Spencer, ein englischer Philosoph und Sozialwissenschaftler (1820–1903).

In allen Berufen und Ausbildungsgängen ist der Ruf nach Kompetenzorientierung vorherrschend.

Was versteht man nun unter Kompetenzentwicklung?

> Kompetenz wird definiert als „Vermögen, selbstorganisiert handeln zu können“ (nach Erpenbeck und Rosenstiel 2003).

Kompetenzen sind *Fertigkeiten, Fähigkeiten, Eigenschaften* oder *Haltungen*, die es ermöglichen, Anforderungen in komplexen Situationen erfolgreich und effizient zu bewältigen. Darunter versteht man in erster Linie nicht einfach konkrete Verhaltensweisen (z. B. Rechnen oder Sprechen), sondern die Fähigkeit, verfügbare Ressourcen oder Potenziale (z. B. logisches Denken, Wissen, Beurteilen, selbstständiges Handeln usw.) zu einem Ziel zu führen. Eine Person ist also kompetent (bezogen auf einen gewissen Bereich), wenn sie Potenziale kreativ und funktional miteinander kombinieren kann (ebd.).

Verschiedene Kompetenzformulierungen stehen zurzeit gleichberechtigt nebeneinander. Zum einen werden Kompetenzen beschrieben als umfassende Handlungen (vgl. Kompetenzformulierungen von ENOTHE und im DACHS-Projekt (Kap. 1), zum anderen wird von der Kultusministerkonferenz (KMK) eine andere Form der Formulierung empfohlen:

Handlungskompetenz wird dabei von der KMK **(Abb. 5.4)** verstanden als „die Bereitschaft und Fähigkeit des Einzelnen, sich in beruflichen, gesellschaftlichen und privaten Situationen sachgerecht, durchdacht sowie individuell und sozial verantwortlich zu verhalten. Sie umfasst Fach-, Sozial-, Personal- und Methodenkompetenz (KMK 2005, S. 9).

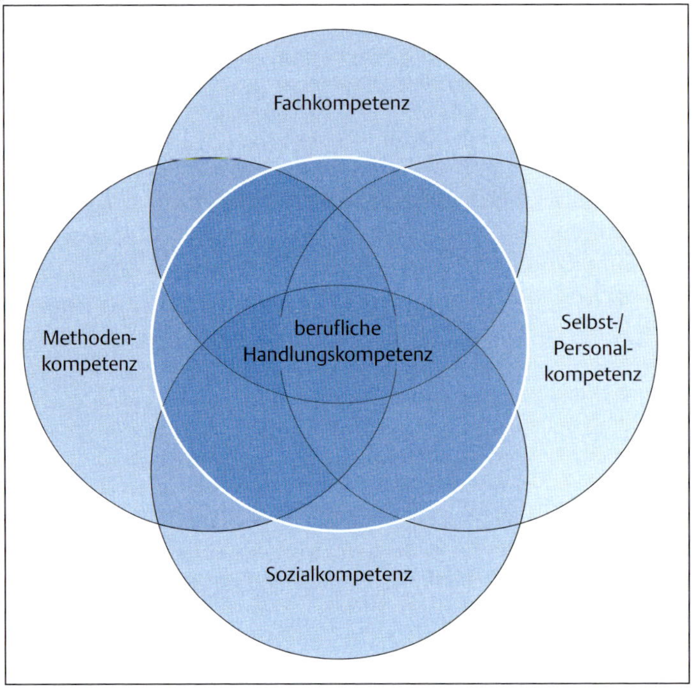

Abb. 5.4 Handlungskompetenz und ihre Teilkompetenzen (KMK)

Der Erwerb von Kompetenzen ist immer an Inhalte gebunden. Durch operationalisierte Verfahren können Kompetenzen eingeübt und durch Wiederholung verinnerlicht werden. Sie können aber auch reflexiv erworben werden.

Um in der Berufspraxis Probleme lösen zu können, brauchen wir verschiedene Kompetenzen, um die vielfältigen Ebenen der beruflichen Handlungskompetenz zu erreichen und zu bewältigen.

Die **Abb. 5.5** konkretisiert die Handlungskompetenz mit ihren Teilkompetenzen.

Besondere Bedingungen des Arbeitsfeldes Primärprävention und Gesundheitsförderung

Von ganz entscheidender Bedeutung für das Arbeitsfeld „Primärprävention und Gesundheitsförderung“ ist, dass es sich bei der Zielgruppe um vorwiegend „gesunde“ Menschen handelt. Damit ist als Erstes die Patientenperspektive zu verlassen und dies auch in einer entsprechenden verbalen Form zu verdeutlichen. Hier bieten sich Bezeichnungen wie Klient oder Teilnehmer an. Dem psychosozialen Bereich vergleichbar ist, dass vor allem mit Gruppen gearbeitet wird, sowohl im Kontext der ET-Praxis als auch als aufsuchende Maßnahme, dem Settingansatz folgend.

Pädagogisch-didaktische Kompetenz

Ein besonderer Fokus fordert die Ergotherapeuten – anders als in den Bereichen Kuration und Rehabilitation – heraus: Die Klienten kommen als aktiv handelnde Individuen. Sie haben sich bewusst für eine präventive Maßnahme entschieden (und knüpfen an ihre bestehenden subjektiven Theorien an, erweitern diese oder formen sie um).

Für die Ergotherapeutin in der Rolle als Gesundheitsförderin und Lehrenden hat dieser Fokus auf das Lernen spezifische Folgen. Sie nimmt die unterschiedlichen Lernvoraussetzungen in den Blick und erkennt deren große Heterogenität.

Dabei sieht sie ihre Klienten mit deren unterschiedlichem Vorwissen, ihren vielfältigen Interessen und ihren individuellen Fähigkeiten.

Die Erkenntnisse der konstruktivistischen Lernforschung haben deutlich gemacht, wie Lernen funktioniert. Beim Lernen werden neue Inhalte mit dem eigenen Vorwissen verbunden, aktiv umstrukturiert und situativ in einen Kontext des Verstehens gebracht.

Für die Ergotherapeutin als Lehrende bedeutet das, weniger zu instruieren – denn reine Instruktion versetzt die Person in eine reaktive Position. Weiterhin bedeutet es, die Durchführung von Maßnahmen, Seminaren oder Beratungen so zu gestalten, dass sich die Klienten mit dem Lerngegenstand „Sinnvoll erlebte Betätigung zur Gesunderhaltung" aktiv geistig auseinandersetzen können.

Dies erfordert von der Ergotherapeutin oder Seminarleiterin eine konsequent am Lernen der Klienten ausgerichtete *Lehrkompetenz* oder auch *didaktische Kompetenz*.

> Didaktik ist die „Theorie und Praxis des Lernens und Lehrens" (Ott 2000, S. 86).

Die Didaktik beantwortet die Frage: *Was* wird *wozu, wie, wann* und *womit* gelernt?

- *Was:* Frage nach den Lerninhalten bzw. Lernzielen
- *Wozu:* Frage nach den Lernintentionen bzw. angestrebten Qualifikationen
- *Wie:* Frage nach den Lernmethoden
- *Wann:* Frage nach den Lernsituationen
- *Womit:* Frage nach den Lernmedien

Nötig dazu sind:

- eine hohe Kompetenz im „Diagnostizieren" von Lernvoraussetzungen (physisch, psychisch-kognitiv und emotional)
- eine hohe didaktische Kompetenz, um eigenständiges Lernen zu begleiten
- eine hohe Fachkompetenz, um die Klienten verstehensorientiert zu unterstützen, und
- eine hohe Sozialkompetenz, um die Gruppe der Klienten so führen zu können, dass ein günstiges Umfeld für die eigenständige aktive Auseinandersetzung mit dem Thema entsteht

Lernerfolge bei Klienten mit ihren unterschiedlichen Lernvoraussetzungen werden nicht einfach durch den Einsatz einer bestimmten didaktischen Methode z. B. Rollenspiel oder Bearbeitung eines Arbeitsblattes erzielt, sondern unterliegen – wie in der Therapie – vielfältigen und komplexen Prozessen.

Um den Blick für die Ergotherapie im Bereich Primärprävention und Gesundheitsförderung mit den beteiligten Kompetenzen zu schärfen, ihre Entwicklungsmöglichkeiten zu umreißen und die resultierenden Effekte abzuschätzen, muss die Ergotherapeutin neben der didaktischen Kompetenz auch Planungs-, Durchführungs- und Evaluationskompetenzen miteinander vereinigen.

Planungskompetenz

Auf der inhaltlichen Ebene muss Planungs- und Handlungswissen differenziert werden.

Planungswissen repräsentiert die Wissensbasis, wie sie als Theorie vermittelt wird, z. B. systematische Planung, Gruppendynamik, Theoriemodell als Basis.

Für die Vorbereitung einer Maßnahme (Individuell oder Gruppe, aufsuchend im Setting oder in den Ergotherapieräumen) ist auf der Grundlage des inhaltlichen Wissens und in Bezug auf das antizipierte Angebot und Seminar *Planungswissen* erforderlich.

Diesem Planungswissen kommt beim seminaristischen Handeln eine handlungssteuernde Funktion zu. Dabei antizipiert das Planungswissen idealtypische Seminarabläufe. Diese werden bei der Seminardurchführung entsprechend der situativen, aktuellen Situation und dem Handlungswissen der Ergotherapeutin bzw. Lehrperson modifiziert, d. h. situationsgebunden angepasst.

Bei der gezielt lern- und verstehensorientierten, gedanklich oder schriftlich festgelegten Seminarvorbereitung kann von *Planungskompetenz* **(Abb. 5.5)** gesprochen werden.

Entsprechend kann das im Seminar verwendete, gezielt lern- und verstehensorientierte Wissen zur situationsbezogenen Anpassung an die aktuellen Lerngegebenheiten als Handlungs- oder Durchführungskompetenz bezeichnet werden.

Laut Erpenbeck und Heyse (2004, S. 483) schließt Planungsverhalten die Analyse, die Vorausschau und das Denken in größeren Zusammenhängen sowie fachlich-methodisches Wissen und Anwendungserfahrung ein. In der Praxis ist es wichtig, dass die Planungsüberlegungen auf einer fundierten Kenntnis der Ausgangssituation aufbauen, die weiträumigen Konsequenzen mit bedacht werden und die Planung den äußeren und inneren Veränderungen mühelos angepasst werden können.

Dabei lassen sich drei Dimensionen des didaktischen Planens unterscheiden:

- eine vorbereitende Planung als Auswahl von *Lernzielen, Inhalten, Materialien und Medien* und *Methoden* in Verbindung mit Lernzeiten, dem Lernort und ggf. Erfolgskontrollen
- die Überlegung möglicher Alternativen und Varianten im Hinblick auf die Vorkenntnisse, Lernstile, Verwendungssituationen, Heterogenität und Größe der Teilnehmergruppe und
- eine mentale Einstellung der Lehrenden auf Überraschungen, d. h. auf ungewöhnliche Deutungen, auf unerwartete Zwischenfragen, auf Teilnehmervorschläge, die dem eigentlichen Konzept widersprechen, auf Teilnehmer, „die aus der Rolle fallen", oder sonstige Zwischenfälle (Siebert 1996 in: Arnold et al. 1999, S. 78).

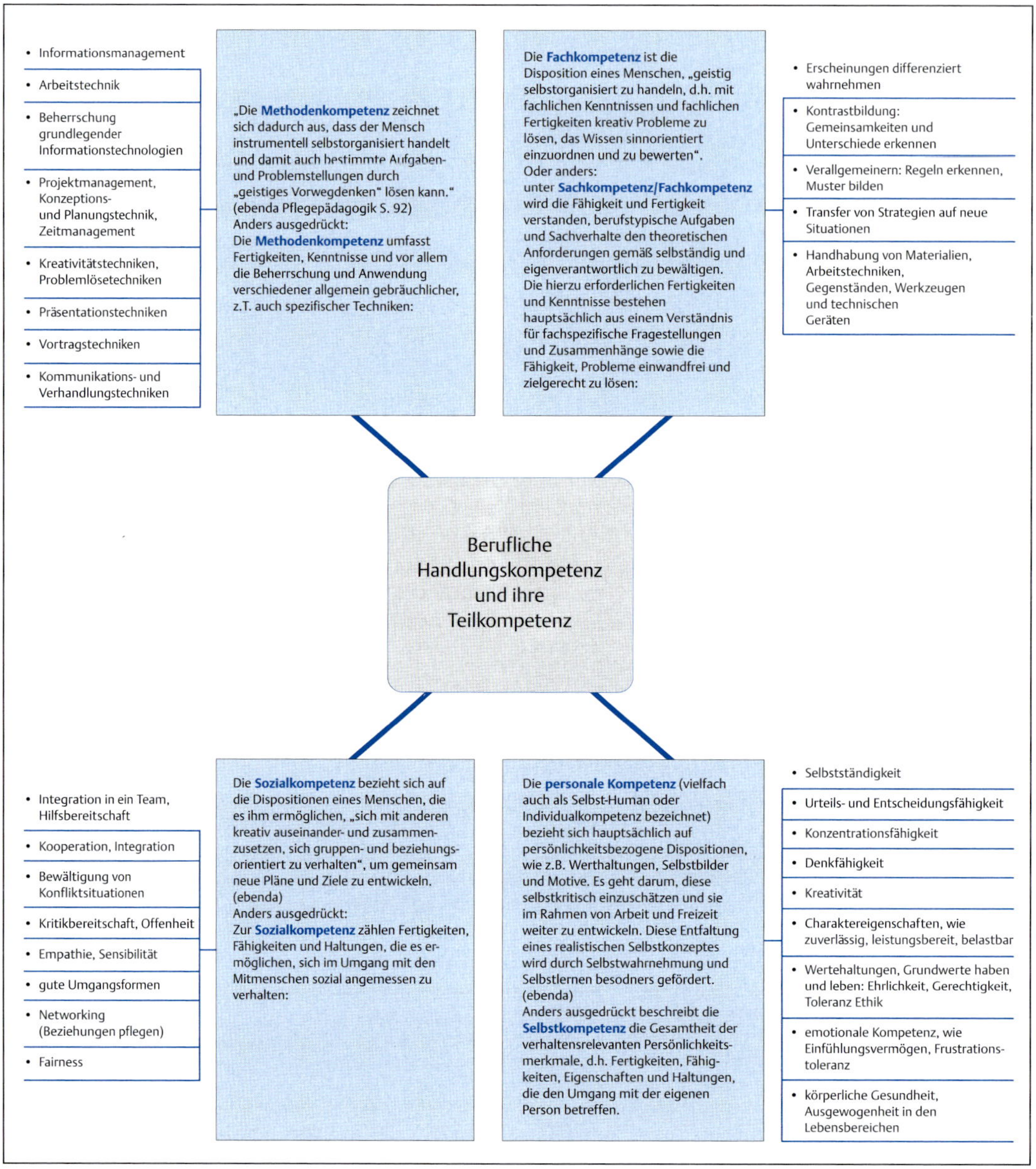

Abb. 5.5 Kompetenzen nach Erpenbeck und Heyse (1999, 157 ff. In: Muster-Wäbs et al. 2005b, S. 62), ergänzt durch Thapa-Görder und Ulrike Ott.

Die Planung der Maßnahme muss sich dabei nach der *Art der Intervention* richten: ob es sich um eine Information, Aufklärung Beratung oder Schulung handelt, da sich daran sowohl die Ziele und die Aufgaben der Ergotherapeutin als auch die Methoden und möglichen Wirkweisen orientieren **(Abb. 5.6)**.

Es reicht also für die Ergotherapeutin nicht, über gesundheitsbezogenes Wissen zu verfügen und das individuelle Gesundheits- und Risikoverhalten einzuschätzen. Gesundheitsförderung als Intervention in sozialen Systemen erfordert ebenso Kenntnisse über Entwicklungsbedingungen derartiger Systeme und auch zusätzliche Fähigkeiten zum Projekt- und Organisationsmanagement.

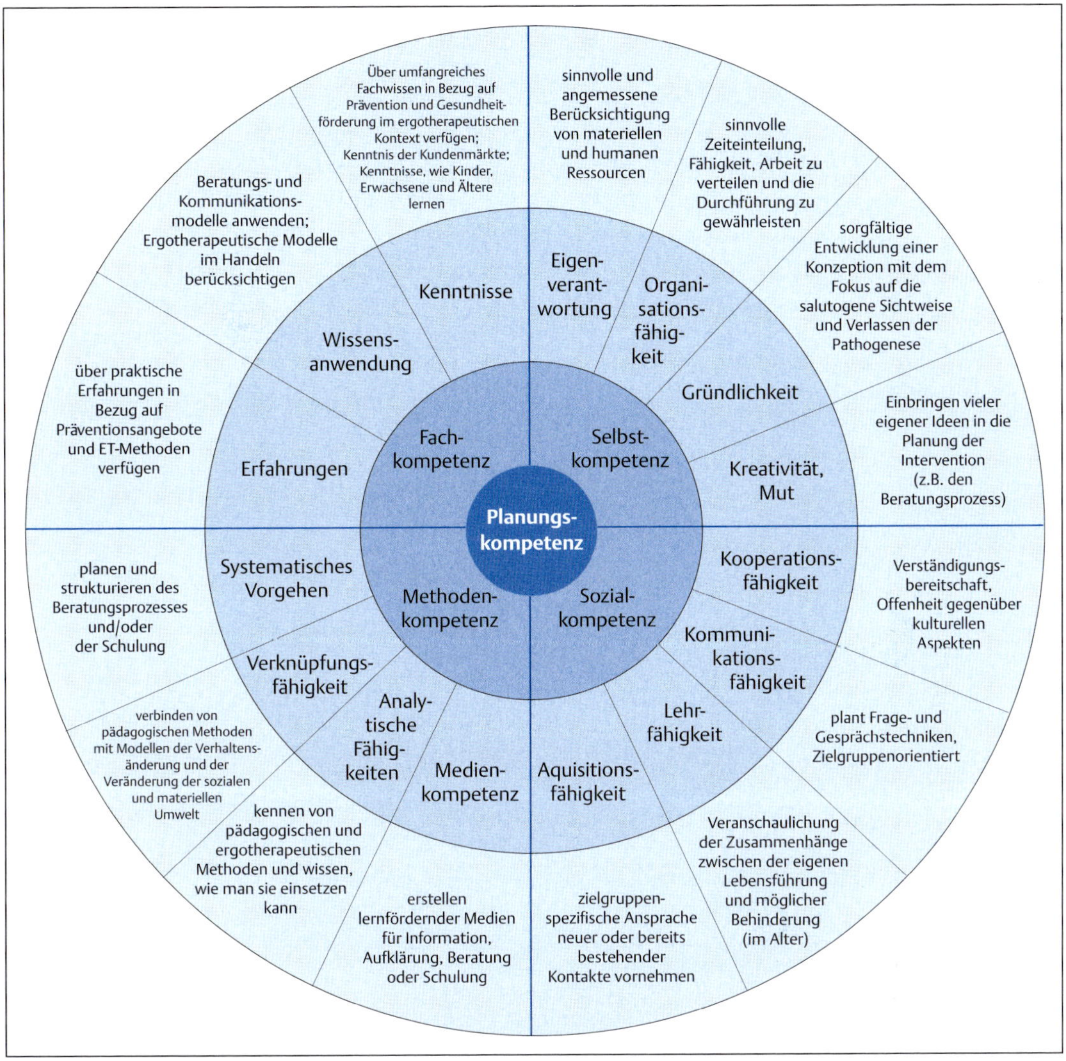

Abb. 5.6 Planungskompetenz

Durchführungskompetenz

Durchführungs- oder auch Handlungskompetenz bedeutet die Befähigung, die geplante Maßnahme oder das Seminar aufgrund der Zielsetzung und zielgruppenorientiert durchzuführen. Dazu gehört die situationsbezogene Anpassung (inkl. Verfolgen und Reagieren auf Veränderungen) an die aktuellen Lerngegebenheiten.

Für die erfolgreiche Durchführung der Maßnahme werden neben dem fachlichen Wissen sowohl methodische als auch persönliche und soziale Kompetenzen benötigt.

Das Wissen um Gesundheit durch sinnvoll erlebte Betätigung ist so zu vermitteln, dass sich die Teilnehmer mit ihren Anforderungen und Ressourcen auseinandersetzen können. Zielgruppengerecht gestaltete Lernsituationen sollen die Potenziale der Teilnehmer aktivieren und individuelle Lernprozesse anstoßen.

Inhalt und Struktur der *Durchführungskompetenz* **(Abb. 5.7)** bei einem Gruppenangebot können sein:

- Einstimmen der Lerngruppe auf das Thema und Motivierung für den Lernprozess
- für Zieltransparenz sorgen
- Organisation des Ablaufs so, dass die Strukturen klar erkennbar sind
- effizientes Einteilen der Zeit hinsichtlich des geplanten Seminarvorhabens

- Formulierung von Aufgaben, Problemstellungen und Arbeitsanweisungen inhaltlich klar sowie sprachlich verständlich und adressatenbezogen
- Förderung einer Zusammenarbeit zwischen den Teilnehmern durch den methodischen Ablauf
- Angebot von Möglichkeiten für die Teilnehmer, zu eigenen Lern- und Lösungswegen und selbst gesteuertem Arbeiten zu kommen
- Initiieren von Lernprozessen durch differenzierte und individualisierte Lernangebote
- zielführender Einsatz von Methoden und Medien
- Unterstützung der Anschaulichkeit mit geeigneten Arbeitsmitteln
- zielorientiertes Auswerten erarbeiteter Zwischen- und Endergebnisse und effiziente Sicherung dieser Ergebnisse
- Anregung der Teilnehmer, ihren eigenen Lernprozess zu reflektieren

Evaluationskompetenz

Um die Qualität des Seminars bzw. der Beratung, der Schulung u. Ä. zu beeinflussen, ist die Reflexion von besonderer Bedeutung. Hier wird auch von Evaluationskompetenz (**Abb. 5.8,** s. S. 186) gesprochen, die sich durch die Reflexion innerhalb der Situation und der Reflexion im Anschluss an die Maßnahme gliedert.

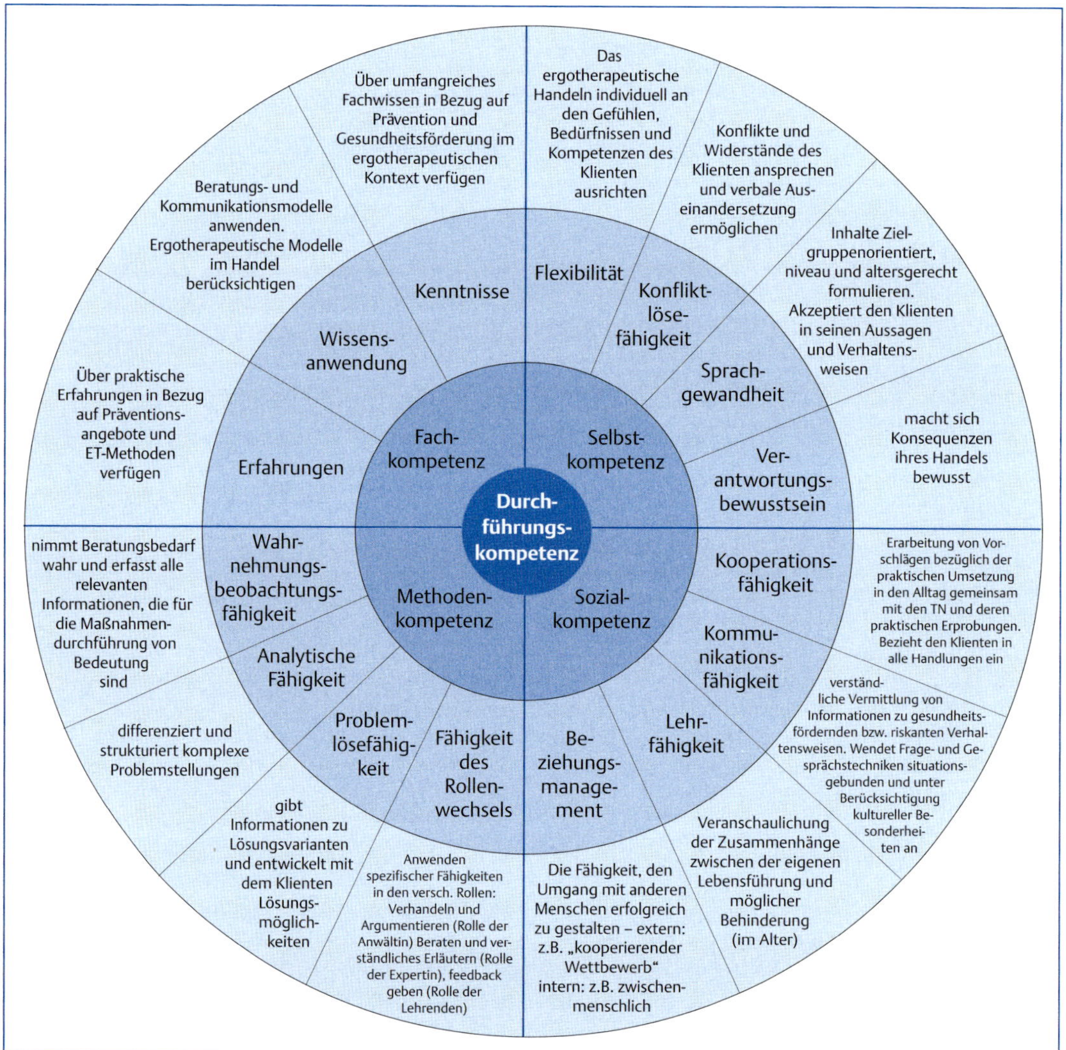

Abb. 5.7 Durchführungskompetenz

Bei der Evaluation sind *fünf Funktionen* zu berücksichtigen:

- *Erkenntnisfunktion:* Werden die Ziele (der Lehr- und Lernprozesse) erreicht? Welche sind die (kurzfristigen) Ergebnisse (Impact) und (längerfristigen) Wirkungen (Outcome)? Wie funktioniert eine Tätigkeit, ein Prozess, eine Einrichtung? Was funktioniert hierbei gut und was funktioniert schlecht? Wie kann etwas (dauerhaft) verbessert werden?
- *Kontrollfunktion:* Das Ausmaß der Zielerreichung bzw. „Zielnichterreichung" sowie die möglichen, wahrscheinlichen oder tatsächlichen Ursachen werden deutlich.
- *Dialogfunktion:* Diese stellt eine große Chance dar, miteinander ins Gespräch zu kommen. Dies gilt für alle Beteiligten: Ergotherapeutin, Klienten, Kollegen, behördliche oder politische Entscheidungsträger.
- *Legitimationsfunktion:* kann nach innen und außen wirksam sein. Gute Lehr- und Lernergebnisse zeigen den unmittelbar Beteiligten, „auf dem richtigen Weg zu sein", oder rechtfertigen eine weitere Finanzierung von Maßnahmen und Projekten. Schlechte Ergebnisse fordern eine Optimierung der Prozesse oder legen weitere Konsequenzen nahe.
- *Veränderungsfunktion:* Hier fließen die vorgenannten Funktionen zusammen und reflektieren den Standard der „Nützlichkeit": Welche Relevanz haben die Erkenntnisse? Stehen Aufwand und Nutzen in einem angemessenen Verhältnis?

Eine verbindliche Form der Evaluation gibt es jedoch nicht. Vielmehr hat sich seit den 1960er-Jahren eine Vielzahl von Modellen und Verfahren zur Evaluation mit einer eigenen wissenschaftlichen Disziplin etabliert. Eine Evaluation beschreibt nicht nur, wie etwas ist, sondern formuliert anhand der gewonnenen Ergebnisse auch realistische Verbesserungsmöglichkeiten (Farhur 2009). Dabei kann sie durch interne Mitarbeiter (*Selbst- oder Peerevaluation*) oder durch *externe Akteure* durchgeführt werden und sollte unter Zuhilfenahme von Standards, die die Transparenz der Evaluation erhöhen, durchgeführt werden. Die Deutsche Gesellschaft für Evaluation (DeGE) formuliert 25 *Einzelstandards*, welchen vier Evaluationsebenen zugeschrieben werden können:

- *Nützlichkeit:* z. B. Sinn und Zweck einer Evaluation, Einbeziehung der Beteiligten und ihrer Wünsche
- *Durchführbarkeit:* z. B. Fragen der Planung, der Systematik und der Kosteneffizienz. Angemessene Verfahren sollen in der Ermittlung von Informationen und Daten und der Durchführung der Evaluation verhältnismäßig sein. Um eine möglichst hohe Akzeptanz zu erhalten, muss das „diplomatische" Vorgehen berücksichtigt werden.
- *Fairness:* Fragen, die die Transparenz und rechtliche Ebene (z. B. Datenschutz, vertragliche Verpflichtungen) betreffen. Eine Evaluation darf nicht nur Schwächen ermitteln, sondern muss auch bestehende Stärken dokumentieren.
- *Genauigkeit:* z. B. Fragen der exakten Dokumentation, der Datenanalyse, der begründeten Schlussfolgerungen (dazu gehören: die dokumentierte Beschreibung des Evaluationsgegenstandes, der Hintergrund, warum die Evaluation durchgeführt wird, die Betrachtung der Gesamtheit der erhobenen, analysierten und präsentierten Daten)

Transparenz, Einbindung und Vollständigkeit spielen bei allen Evaluationsebenen eine Rolle.

Die Qualität von präventiven ergotherapeutischen Maßnahmen und deren Wirksamkeit werden – wie in der herkömmlichen Therapie – entscheidend durch das professionelle Wissen und Können und das Berufsethos der Ergotherapeutin geprägt. Eine anspruchsvolle Evaluation ist somit ein wichtiges Element des auf Qualitätssicherung und -entwicklung ausgerichteten Handelns.

> **!** Unterscheiden kann man dabei die beiden Begriffe Effektivität und Effizienz:
> Effektivität ist, wenn die richtigen Ziele angestrebt und erreicht werden. (Was bzw. welche Ziele?; to do the right things).
> Effizienz ist, wenn die richtigen Mittel eingesetzt werden, um die angestrebten Ziele zu erreichen. (Wie?; to do the things right).

Die notwendigen berufsbezogenen Fähigkeiten (Kompetenzen) umschließen sowohl das professionelle Wissen, Reflexionsvermögen, Urteilsfähigkeit sowie die Erprobung und Einübung eines breiten Handlungsrepertoires gleichermaßen.

Die Evaluation von Maßnahmen und Programmen birgt die Besonderheit, dass die Messbarkeit von „Nichtkranksein und Nichtkrankwerden" keinen Soll-Ist-Vergleich ermöglicht und nur über einen langen Zeitraum hin zu bewerten ist.

Qualitätskriterien für ein gutes Seminar können sein:

- *Herausfordernde Lernsituation*, z. B. Einbettung in einen Sinnzusammenhang, Transparenz hinsichtlich der Bedeutung der Inhalte, Initiierung von Denkprozessen, klare Strukturierung und Setzung relevanter Schwerpunkte (fachlich und/ oder überfachlich)

- *Zielgerichtete Aktivierung* durch z. B. Anknüpfung an das Vorwissen, Gewährleistung eigenaktiver Zeiten, Orientierung über das Ziel, Inhaltlich klare und verständliche Arbeitsanweisungen, Benennung von Alternativen und Perspektiven
- *Individuelle Förderung* durch z. B. Beobachtung und Erfassung des Lernzuwachses, Bereitstellung niveaudifferent angelegter Aufgabenstellungen bzw. gestufter Hilfen
- *Sicherung des Lernerfolges* durch z. B. Reflexion der Lernwege und Lernergebnisse, kontinuierliche Entwicklung von Selbstkontrollmöglichkeiten, Vermittlung von Lernstrategien, Nutzung von vorbereitender oder nachbereitender „Haus"-Aufgaben
- *Lernkultur* z. B. durch gegenseitige Wertschätzung aller Beteiligten, ermutigendes, empathisches und Orientierung gebendes Verhalten, Regeln und Rituale, Entwicklung einer Fehlerkultur

Als *Ziele der Evaluation* sollen Erkenntnisse für die weitere Steuerung der ergotherapeutischen Maßnahme und Aussagen über die Angemessenheit des bisherigen Vorgehens gewonnen werden.

Unterschiedliche *Evaluationsformen* können dabei unterschieden und gegenübergestellt werden:

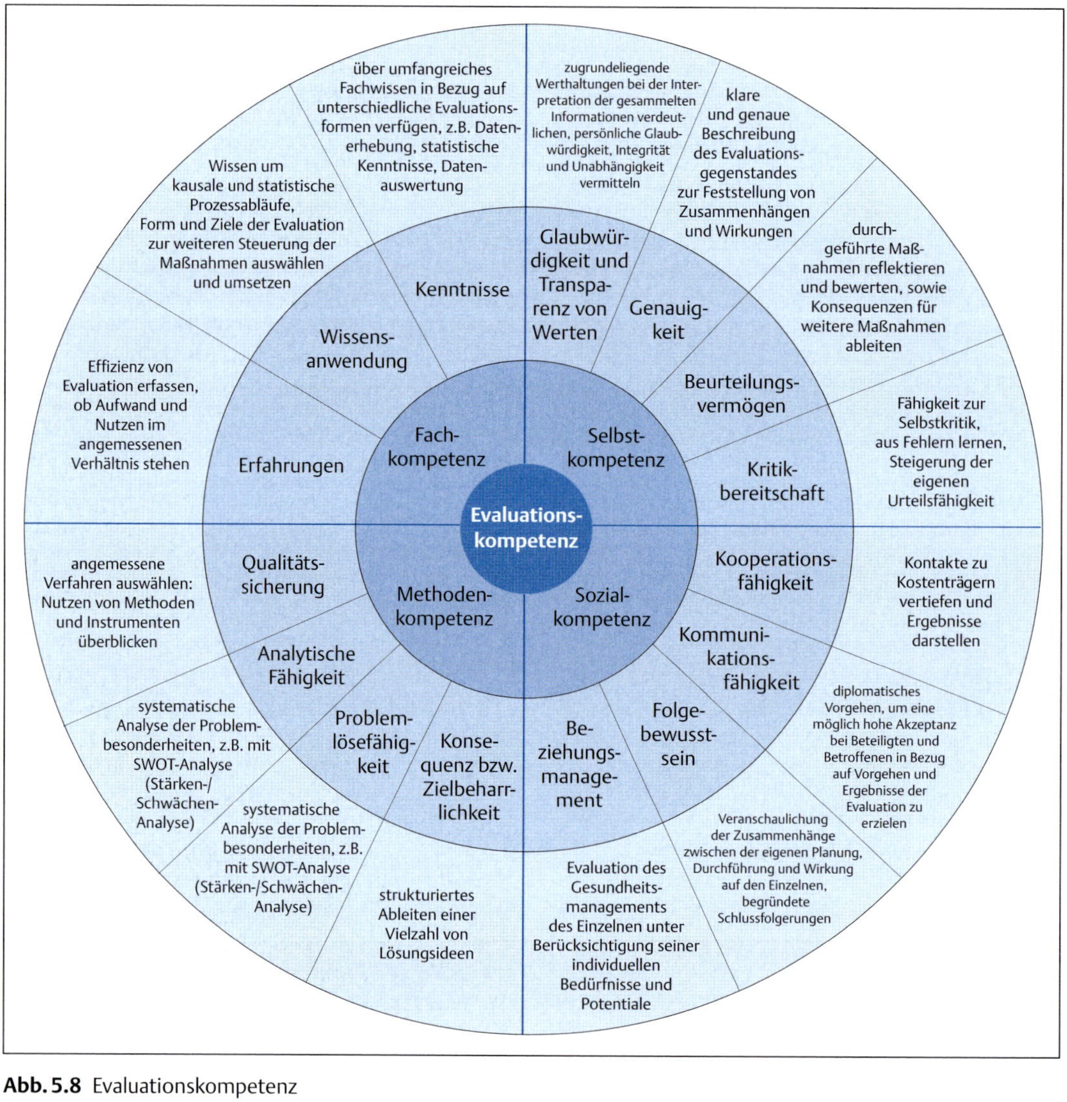

Abb. 5.8 Evaluationskompetenz

- Fremdevaluation – Selbstevaluation
- Abschluss- und Ergebnisevaluation – Prozessevaluation
- qualitative Evaluation – quantitative Evaluation
- Evaluation von Dokumenten – Evaluation mit/am Klienten
- Evaluation von Teilprozessen – Evaluation des Gesamtprozesses (systemische Betrachtung)

Abschluss

Planung, Durchführung und Evaluation von ergotherapeutischen Maßnahmen gehören zum beruflichen Handeln. Neu ist die Nutzung dieser Kompetenzen im Hinblick auf Gesundheitsförderung und Primärprävention. Ebenfalls neu ist die Betrachtung einer didaktischen Kompetenz im Rahmen der Ergotherapie als Tribut an eine veränderte Klientel, die sich aus „gesunden Personen" zusammensetzt. Hier zeigt sich deutlich eine Handlungsperspektive der Ergotherapeuten auf, die in Zukunft weiter ausgebaut werden kann.

5.5.2 Kompetenzerwerb in Ausbildung und Fortbildung

Herausforderungen durch veränderte Anforderungen

Die Ergotherapie im Arbeitsfeld „Gesundheitsförderung und Prävention" ist in der Öffentlichkeit noch nicht wahrnehmbar vertreten und das, obwohl eine zunehmende berufspolitische Offensive des Deutschen Verbandes der Ergotherapeuten (DVE) zu beobachten ist:

- Ein Leitfaden zur Erstellung von Präventionsprogrammen wurde entwickelt (DVE 2006), ein länderübergreifendes Projekt mit Ergotherapeuten aus Deutschland, Österreich, der Schweiz und Südtirol versucht, diese Aktionsfelder in der Berufsgruppe zu erschließen und voranzutreiben (DACHS 2007, Kap. 5.1).
- Die ergotherapeutische Ausbildungs- und Prüfungsverordnung (ErgThAPrV) enthält, im Vergleich mit anderen Heilmittelerbringern, eine höhere Stundenzahl für Inhalte mit Bezug zur Gesundheitsförderung und Prävention (Ferber 2006, 21 ff.).
- Es entwickeln sich auf hochschulischer Ebene verstärkt Aktivitäten, z. B. durch das Entstehen von Studiengängen, Bachelor- und Masterarbeiten zu diesem Thema.

Demgegenüber steht die Praxis der Ausbildung.

In den vorangegangen Beiträgen in diesem Buch wurde aufgezeigt, dass die Ergotherapie einen eigenständigen Beitrag für diese wichtige gesellschafts- und gesundheitspolitische Aufgabe leisten kann und soll.

Die Konsequenz daraus kann daher nur sein, dass die *Ausbildung* und auch die *Fortbildung* viel deutlicher und konkreter auf dieses neue Arbeitsgebiet vorbereiten müssen.

Die Stärkung einer salutogenetischen Perspektive ist ein erster Schritt in diese Richtung. Außerdem erscheint die Einführung eines (deutlich ausgeweiteten) Themengebietes „Gesundheitsförderung und Prävention" analog den ergotherapeutischen Behandlungsverfahren als praxiswirksam und sinnvoll.

Neben der Vermittlung von Kenntnissen und Fertigkeiten müssen auch Kompetenzen auf einem Niveau aufgebaut werden, die es den Schülern, Absolventen und fortbildungsinteressierten Kollegen möglich machen, in dem neuen Feld zu agieren.

Thapa-Görder und Rottenecker (2009) stellten nach der Analyse veröffentlichter Curricula und durch zahlreiche Gespräche mit Kollegen heraus, dass dieses Themen- und Aktionsfeld eine eher geringe Bedeutung in der Ausbildung hat. Vermittelt werden in der Regel gesetzliche Rahmenbedingungen der Prävention und als aktuelle Theorie vor allem das Konzept der Salutogenese. Die Wissensebene wird nicht verlassen. Kompetenzen für die Identifikation des individuellen, vor allem aber des gesellschaftlichen Bedarfs (z. B. Fähigkeiten und Fertigkeiten für die eigenständige Entwicklung von Angeboten) werden nicht fokussiert und dementsprechend auch nicht vermittelt, erprobt und evaluiert. Wenn die Ergotherapie jedoch in diesem Feld Fuß fassen will, dann müssen neue berufliche Handlungskompetenzen schon in der Ausbildung angelegt werden.

Um die Herausforderungen dieser „neuen Handlungskompetenz" aufzunehmen, entwickelten Thapa-Görder und Rottenecker ein eigenes Lernfeld im Rahmen des Berliner Ausbildungskonzeptes, das sich an der Lernfelddidaktik orientiert und durch seinen Modulcharakter und mit Unterstützung eines Modulbuches auch in anderen Unterrichtskonzepte einsetzbar ist.

Veränderte Anforderungen und deren Bedeutung für Auszubildende

Veränderte Arbeitsbedingungen in der Arbeitswelt wie komplexere Aufgaben, flachere Hierarchien, Delegation von Entscheidungen und Verantwortung und damit direkte Kommunikation (Sachverständigenrat 2007) ziehen auch veränderte Anforderungen an die Berufsausbildung nach sich.

Anforderungen an Mitarbeiterinnen und Mitarbeiter liegen in der selbstständigen Formulierung von Zielen, eigenständigem Einholen von Informationen, selbstständiger Planung ihrer Arbeit, Absprachen im Team und der Überprüfung von Arbeitsergebnissen.

Diese veränderten Arbeitsanforderungen verlangen ein Überdenken der Praxis in der Berufsausbildung: Eine Reaktion darauf ist das *Lernfeldkonzept*, das sich auch in der Ergotherapieausbildung in verschiedenen Bundesländern mehr und mehr durchsetzt.

Ein neues Lernfeld: ergotherapeutische Angebote zu Gesundheitsförderung und Prävention entwickeln

Um der Bedeutung des Themas in der Ausbildung Rechnung zu tragen, bietet sich die Implementierung eines Lernfeldes mit dieser Thematik an. Das neue Lernfeld soll die Lernenden darauf vorbereiten, Menschen jeden Alters zu unterstützen, eine zufriedenstellende Lebensqualität und Wohlbefinden durch für sie bedeutungsvolle Betätigung zu erlangen.

Das allgemeine Ziel der Ergotherapie ist die Handlungsfähigkeit in den Bereichen Selbstversorgung, Produktivität und Freizeit. Als Besonderheit im Vergleich zu den traditionellen Behandlungsverfahren geht es in diesem Bereich um die Sicherung und nicht um die Wiederherstellung der Handlungsfähigkeit.

In einem ersten Teil liegt der Fokus dieses Artikels bei den Auszubildenden. Anschließend folgt die Bedeutung für den Bereich der Fortbildung.

Besonderheiten des Handlungsbereiches in Abgrenzung zu den etablierten Behandlungsverfahren

Dieses Lernfeld konfrontiert die Lernenden mit folgenden spezifischen Besonderheiten:

- Der Schwerpunkt der Betrachtung liegt auf der salutogenetischen Sichtweise und verlässt damit den Fokus der Pathogenese. Trotzdem ist es sinnvoll, in der Prävention auch die Krankheit zu fokussieren.
- Die Systematik des therapeutischen Prozesses (Beziehungen aufnehmen, Befund erheben, Behandlungen planen, durchführen und evaluieren) muss mit neuem Wissen verdichtet werden und mit dem besonderen Fokus auf Gesundheitsförderung und Prävention transferiert und modifiziert werden. Das Prinzip der vollständigen Handlung ist dabei nutzbar.
- Risikogruppen müssen selbstständig mit dem Konzept der „Occupational Justice" identifiziert werden. Förderprogramme müssen entwickelt und umgesetzt werden und die gesellschaftliche Sensibilität für derartige Angebote muss geweckt werden.
- Es handelt sich vorrangig um „gesunde" Klienten, die ein Bewusstsein für eine potenzielle Bedrohung ihrer Gesundheit haben oder die im Rahmen des Settingansatzes Kontakt zu gesundheitsfördernden oder präventiven Angeboten erhalten.
- Die Lernenden wenden Kenntnisse aus den ergotherapeutischen Behandlungsverfahren, die sonst bei Störungen und Problemen eingesetzt werden, als präventive und gesundheitsfördernde Mittel an und transferieren diese in die neue Perspektive, nämlich durch angemessene und ausgewogene Betätigung Gesundheit zu fördern und Krankheit nicht entstehen zu lassen.
- Dabei können die ergotherapeutischen Maßnahmen (Beratungsangebote, Interventionen u. a.) sowohl an den Ressourcen als auch an den Risiken und Anforderungen ansetzen.
- Aus der Klientenperspektive werden konkrete Risiken und Ressourcen identifiziert. Im Gespräch können bedeutungsvolle Aktivitäten und gewünschte Partizipation herausgearbeitet und unter Umständen mit den biopsychosozialen Voraussetzungen in Zusammenhang gebracht werden (vgl. ICF). Auch der Lebensstil und die darauf einwirkenden Einflüsse der Umwelt müssen einbezogen werden. Die Interventionen können auf allen diesen Ebenen ansetzen, um Gesundheit zu fördern oder Krankheit zu verhüten.
- Die Evaluation von Maßnahmen und Programmen birgt die Besonderheit, dass die Messbarkeit von „Nichtkranksein und Nichtkrankwerden" keinen Soll-Ist-Vergleich ermöglicht und nur über einen langen Zeitraum hin zu bewerten ist.
- Es reicht damit für die Lernenden nicht, über gesundheitsbezogenes Wissen zu verfügen und das individuelle Gesundheits- und Risikoverhalten zu kennen. Gesundheitsförderung als Intervention in sozialen Systemen erfordert ebenso die Kenntnisse über Entwicklungsbedingungen derartiger Systeme sowie auch zusätzlicher Fähigkeiten zum Projekt- und Organisationsmanagement.

- Leider gibt es zurzeit wenige Möglichkeiten, die Praxis explizit, z. B. in Form eines Praktikums, kennenzulernen. Aus diesem Grund könnten die Lernenden in diesem Handlungsfeld ein Projekt entwickeln, um den Praxisbezug herzustellen und die eigenen Ideen anzuwenden und zu erproben.
- Die Lernenden erkennen systematisch den Bedarf für primärpräventive Angebote und für gesundheitsfördernde Maßnahmen, erfassen und benennen den eigenen Beitrag dazu, entwickeln Angebote, führen sie durch und evaluieren. Sie finden bei Bedarf Projektpartner für die Finanzierung und/oder Evaluation.
- Sie unterstützen Klienten, ihre Anforderungen und Ressourcen zu ermitteln, Risiken zu vermindern oder einen adäquaten Umgang damit zu finden.

Das beinhaltet:

Die Lernenden

- sind für die Bedeutung von Gesundheitsförderung im deutschsprachigen Raum (als neues Handlungsfeld) sensibilisiert,
- sind sich ihres eigenen Verständnisses von Gesundheit und ihres Gesundheitshandelns bewusst und verändern es ggf.,
- beziehen die Lebenswelt und die subjektiv empfundene Lebensqualität der Klienten in den Prozess ein,
- führen einen ergotherapeutischen Befund mit „Gesunden" durch und setzen dabei ergotherapeutische Modelle und Befundinstrumente ein,
- identifizieren gesundheitsfördernde und primärpräventive Betätigungen und führen darauf aufbauend Angebote zur Information, Aufklärung, Beratung und/oder Schulung durch und
- leiten Klienten bei der Bewältigung ihrer Betätigungsprobleme an und motivieren sie zu Veränderungen hinsichtlich eines gesundheitsfördernden Verhaltens.

Der Weg vom Wissen zum Handeln und seine Bedeutung für die Fortbildung

In Seminaren oder Weiterbildungen erweist sich „träges Wissen" als eines der größten Probleme bei der Vermittlung von neuem Wissen. Teilnehmer der Seminare bekommen viele Kenntnisse vermittelt, die sie jedoch nicht unbedingt aktiv in der Praxis umsetzen können.

Der Transfer vom Wissen zum Handeln stellt sich nicht automatisch ein und wird durch die Anhäufung von Wissen nicht erreicht.

Was ist träges Wissen?

Im Laufe unseres Lebens haben wir für bestimmte Situationen bestimmte Handlungsweisen entwickelt, die sich immer wieder als erfolgreich erweisen. Über diese müssen wir nicht mehr nachdenken, sie laufen in der jeweiligen Situation automatisch ab. In einer aktuell zu bewältigenden Situation wäre es fatal, wenn jedes Mal das gesamte zur Verfügung stehende Wissen aktiviert werden müsste, um unter Abwägung der verschiedenen zur Wahl stehenden Handlungsmöglichkeiten eine auszusuchen.

Diese verfestigten Handlungsmuster lassen sich meist nicht durch reine Wissensaufnahme verändern. Das bedeutet jedoch auch, dass neu gelerntes Wissen nur zu einem geringen Prozentsatz verinnerlicht und angewendet werden kann.

Wie kann der Transfer trotzdem gelingen?

Reflexion

Wir müssen zuerst wissen, wie wir in bestimmten Situationen handeln, bevor wir uns Gedanken über andere Möglichkeiten machen können. Der erste Schritt besteht also in dem Bewusstmachen unserer handlungsleitenden Schemata in bestimmten Situationen.

Handlungsalternative

Erst nachdem wir wissen, wie unsere Handlungsschemata aussehen, macht es Sinn, eine alternative Handlungsweise angeboten zu bekommen.

Systematisches „Einbauen" der Handlungsalternativen in das eigene Handeln

Durch Unterstützungssysteme müssen neue Spuren eingeübt werden, damit diese beim „Handeln unter Druck" tatsächlich zur Verfügung stehen.

Tätigkeiten sollen durch Tun erlernt werden

Festigung des Erlernten durch weitere Übung.

Dokumentation und Nachhaltigkeit

Durch eine angemessene Dokumentation und Evaluation (z. B. durch eine Nachbesprechung) wird ein Kompetenzzuwachs der Teilnehmenden und der Maßnahme gesichert und Orientierung für einen weiteren Kompetenzzuwachs gegeben.

Im Rahmen des europaweiten Tuningprozesses hat ENOTHE (2006) wesentliche Kompetenzen beschrieben, die Ergotherapeuten haben (sollen). Sie können auch für den Bereich der Fortbildung von berufserfahrenen Kollegen herangezogen werden, um Seminare und Fortbildungen zielgerichtet zu entwerfen und durchzuführen. Im Bereich der primären Prävention und Gesundheitsförderung sind demnach folgende Kompetenzen von besonderer Bedeutung:

- relevante Belange für Gesundheit und Gesellschaft analysieren und Zusammenhänge erkennen
- die Beziehung zwischen Betätigungsperformanz, Gesundheit und Wohlergehen erklären
- mit Gemeinden zusammenarbeiten, um Gesundheit und Wohlbefinden ihrer Mitglieder durch ihre Teilhabe an Betätigung zu fördern
- behindertengerechte und anpassungsfähige Umgebungen ermöglichen und sich für Betätigungsgerechtigkeit (Occupational Justice) einsetzen
- relevante Wissensbestände aus den Bezugsdisziplinen integrieren und Bezüge herstellen, besonders zu den komplexen Beziehungen zwischen Mensch, Umwelt und Betätigung;
- fordernde und fördernde Betätigungen für den Klienten entsprechend den komplexen gesundheitlichen, sozialen und umweltlichen Bedarfen auswählen
- die Biografie des Klienten in Bezug auf Betätigung in den therapeutischen Prozess einbeziehen
- ein Projekt entwickeln
- Fertigkeiten der selbstständigen Recherche, kritische Untersuchung und Einbindung wissenschaftlicher Literatur sowie anderer relevanter Informationsquellen nachweisen
- geeignete Forschungsdesigns und -methoden zu menschlicher Betätigung unter Berücksichtigung ethischer Aspekte verstehen, auswählen und rechtfertigen (nach ENOTHE 2006)

Der Transfer von ergotherapeutischem Handeln im Bereich der Kuration und Rehabilitation hin zur Primärprävention und Gesundheitsförderung erfordert demnach die Kompetenzen zur Beratung, Entwicklung von Aktionsplänen, Supervision und Evaluation bei deren Umsetzung mit dem Fokus auf den Erhalt und die Verbesserung von Handlungsfähigkeit, Teilhabe und Lebensqualität.

Abschluss

Eine auf künftige Anforderungen vorbereitende Ergotherapieausbildung entlässt kompetente Berufsanfänger, die den Anforderungen des beruflichen Alltags gewachsen sind und gleichzeitig wissen, dass sie ihre professionelle Grundqualifikation in der Auseinandersetzung mit dem beruflichen Alltag und durch Fortbildung weiterentwickeln müssen.

Weiterbildungsangebote müssen deshalb neben fachlichem Input die Möglichkeiten der Reflexion, Entwicklung (neuer) Handlungsalternativen und systematischen Einübung und Umsetzung anbieten und erweitern damit die berufliche Handlungskompetenz der Kursteilnehmer im Arbeitsfeld Primärprävention und Gesundheitsförderung.

Literatur

Arnold R, Krämer-Stürzl A, Siebert H. Dozentenleitfaden, Planung und Unterrichtsvorbereitung in Fortbildung und Erwachsenenbildung. Berlin: Cornelsen; 1999

Becker 2001

Benke I. Tuning Educational Structures in Europe. Abstimmung der Bildungsstrukturen in Deutschland, ergoTHERAPIE. 2006; 2: 22–25

Beyermann 2001

Bönsch M. Variable Lernwege, ein Lehrbuch der Unterrichtsmethoden. Stuttgart: VTB; 2000

Borgetto B. Prävention und Gesundheitsförderung in der Ergotherapie – Bedarf, Ansätze und Chancen. In: Ergotherapie, Zeitschrift für angewandte Wissenschaft. Jg. 7. 2006; 2: 80–87

Bundeszentrale für gesundheitliche Aufklärung (BZgA), Hrsg. Leitbegriffe der Gesundheitsförderung. Glossar zu Konzepten, Strategien und Methoden in der Gesundheitsförderung. Schwabenheim: Peter Sabo; 2006

CAOT 1997

Dachs-Projekt www.dachs.it abgerufen am 11.11.09

Deutscher Verband der Ergotherapeuten (DVE), Hrsg. Prävention und Gesundheitsförderung in der Ergotherapie, Karlsbad: DVE; 2006

European Network of Occupational Therapy in Higher Education (ENOTHE). Occupational Therapy Education in Europe: Curriculum Guidelines. Amsterdam: ENOTHE; 2006

European Network of Occupational Therapy in Higher Education (ENOTHE). Tuning-Prozess. Verlag ENOTHE; 2006. www.enothe.hva.nl/tq/index.html, Zugriff am 10.12.2007

Erpenbeck, Rosenstiel 2003

Erpenbeck J, Heyse V. Die Kompetenzbiographie, Strategien der Kompetenzentwicklung durch selbstorganisiertes Lernen und multimediale Kommunikation. Münster, New York, München, Berlin: Waxmann; 1999

Farhur S. Zum Nutzen Aller. In: PADUA. Stuttgart: Thieme; 2009/2

Ferber R. Prävention und Gesundheitsförderung in der Ergotherapie. In: Ergotherapie und Rehabilitation. 2006; 9: 21–24

Ferber R, Prümel-Philipsen U. Die Ergotherapie und das Präventionsgesetz: neue Möglichkeiten

für bewährte Erkenntnisse. In: Ergotherapie und Rehabilitation. 2005; 7: 5–13
Gudjons H. Handlungsorientiert lehren und lernen. Bad Heilbrunn: Bad Heilbrunn: Klinkhardt; 1997
Gutknecht-Gmeiner M. Evaluation ist unnatürlich. In: PADUA. Stuttgart: Thieme; 2009/2
Heyse V, Erpenbeck J. Kompetenztraining, 64 Informations- und Trainingsprogramme. Stuttgart: Schäffer-Poeschel; 2004
Kielhofner 1995
KMK 2005
Kuckland H, Scherpe M, Schneider K. Beratung in der Pflege – zukunftsorientierte Aufgaben für Pflegefachkräfte. In: Unterricht Pflege. Brake: Prodos; 2008/3
Law et al. 2004
Marotzki U. Zwischen medizinischer Diagnose und Lebensweltorientierung. Eine Studie zum professionellen Arbeiten in der Ergotherapie. Idstein: Schulz-Kirchner; 2004
Miesen M, Hrsg. Berufsprofil Ergotherapie. Idstein: Schulz-Kirchner; 2004
Naidoo J, Wills J. Lehrbuch der Gesundheitsförderung. Köln: BZgA; 2003
Ott B. Grundlagen des beruflichen Lernens und Lehrens. Berlin: Cornelsen; 2000
Raps W. Gesetz über den Beruf der Ergotherapeutin und des Ergotherapeuten und Ausbildungs- und Prüfungsverordnung. Kommentar. Remagen: Reha; 2000
Sachverständigenrat zur Begutachtung der Entwicklung im Gesundheitswesen. Gutachten: Kooperation und Verantwortung, Voraussetzungen einer zielorientierten Gesundheitsversorgung. Bonn: 2007
Schaeffer 2008
Schneider K, Muster-Wäbs H, Bohrer A, Thranberend T. Vom Lernfeld zur Lernsituation – Pflege. Strukturierungshilfe zur Analyse, Planung und Evaluation von Unterricht. Troisdorf: EINS Bildungsverlag; 2004
Siebert 1996
Steinbach H. Gesundheitsförderung – Ein Lehrbuch für Pflege- und Gesundheitsberufe. Wien: Facultas; 2007
Thapa-Görder N, Rottenecker J. Prävention und Gesundheitsförderung in der Ergotherapieausbildung. Eine neue Herausforderung für Lehrende und Lernende. Idstein: Schulz-Kirchner; 2009 (im Druck)
Walkenhorst U. Potenziale der Ergotherapie in der Gesundheits- und Krankenversorgung – Eine handlungsorientierte professionssoziologische Analyse. Idstein: Schulz-Kirchner; 2008

5.5.3 Marketingkompetenzen

Petra Marksteiner-Fuchs

Marketing in der Ergotherapie

Die Ergotherapeutin in ihrer selbstständigen Tätigkeit ist ständig und schnell wechselnden Rahmenbedingungen ausgesetzt, die Konkurrenz nimmt zu. Deshalb ist Eigenmarketing notwendig. Die Frage, die es zu beantworten gilt, lautet: Welchen Nutzen haben Beratungspraxis, Kunden und Geschäftspartner von den Angeboten der Praxis? Ergotherapeuten, die sich spezialisiert haben (Zielgruppe, Arbeitsschwerpunkte), werden von der ständigen Veränderungswelle weniger getroffen. Die Notwendigkeit des Marketings für Ergotherapeuten ergibt sich auch, weil im Vergleich zur kurativen Medizin eher geringe finanzielle Ressourcen für die Prävention und Gesundheitsförderung zur Verfügung stehen und es zu einem Verdrängungswettbewerb innerhalb der Gesundheitsberufe kommt (Physiotherapie, Ergotherapie, Sportwissenschaftler, Gesundheitsmanager, Lifestyleberater usw.) (Schwarz 2003, Savtschenko 2005). Weiter ist Marketing notwendig, da sich die Märkte in den letzten zwei Jahrzehnten in Richtung eines Käufermarktes verändert haben. Im Käufermarkt übersteigt das Güterangebot die Nachfrage und es ist für Unternehmen eine zunehmende Herausforderung, Wünsche potenzieller Kunden zu finden und zu erfüllen (Pfaff 2004).

Die Positionierung am Markt im Verhältnis zur Konkurrenz stellt für die Ergotherapie eine besondere Aufgabe dar. Die Ergotherapie muss ihre Kernaufgaben in der Prävention und Gesundheitsförderung definieren und abgrenzen. Die möglichen Kernaufgaben in diesen Gebieten sind die Anbahnung und Erweiterung der Handlungskompetenz – Handlungsperformanz des Einzelnen z. B. im Sinne des Empowerments in allen gesundheitsförderlichen Settings. Die möglichen praktischen Umsetzungen können betätigungsorientiertes Training, Interventionen im Work-Life-Balance-Bereich und alltagsnahe Beratungen und Schulungen mit ergonomisch-ergotherapeutischen Aspekten sein. Die Kunst der Positionierung besteht darin, sich klar von anderen Anbietern am Markt abzugrenzen mit eigenen Leistungen, die genau zu den Bedürfnissen des Kunden passen und diese optimal erfüllen (beispielsweise die Antwort für den Kunden finden auf die Frage: Warum soll ich ergotherapeutisch-präventive Dienstleistungen kaufen und nicht z. B. Leistungen von Sportwissenschaftlern?). Um dies zu erreichen, ist Wissen über die Mitbewerber am

Markt erforderlich. Besonders aber benötigt man ein klares Bild über sich selbst als Ergotherapeutin in diesem Bereich und muss dieses Bild klar vermitteln und leben.

Rahmenbedingungen

Gesellschaftliche Entwicklungen

Laut Naisbitt sind die Zukunftstrends in Wirtschaft und Gesellschaft der Wandel von der Industrie- zur Informationsgesellschaft, von Wohlfahrt zur Privatisierung und vom Kollektiv zum Triumph des Individuums. Auch die Futurologin Popcorn ermittelte zukünftige Trends:

- den Wunsch nach individuellem Wohlbefinden und nach einem möglichst langen Leben bei guter Gesundheit und
- eine nostalgische Sehnsucht nach unbeschwerter Kindheit

Diese Trends decken sich auch mit jenen vom Zukunftsforscher Nefiodow, der den Gesundheitstrend als riesige neue Wertschöpfungskette und eine veränderte Gesellschaftsstruktur (tief greifende Reorganisationsprozesse) beschreibt. Die größten Herausforderungen in der modernen Wissensgesellschaft liegen in den Bestrebungen zur Verbesserung der menschlichen Kooperation, Kommunikation und Sozialkompetenz, die Unternehmen den entscheidenden Wettbewerbsfaktor verschafft. Die Aspekte der Gesundheit im Unternehmen stehen zukünftig in starker Wechselbeziehung zwischen der Wettbewerbsfähigkeit einerseits und der körperlich-seelischen und sozialen Gesundheit der Mitarbeiter andererseits (Vollert 2004).

Dienstleistungen am Markt

Das moderne Marketing hat seine Anfänge in den USA, es stellt Dienstleistungen, wie z. B. ergotherapeutische Leistungen, vor neue Aufgaben. Dies ist einerseits durch die Immaterialität der Dienstleistung an sich bedingt und andererseits durch die komplizierten Kaufentscheidungsprozesse eines Dienstleistungsnachfragers. Die Kaufunsicherheit für einen potentiellen Kunden von Dienstleistungen ist bei Sachgütern wesentlich niedriger als bei Dienstleistungen. Die Hilflosigkeit, Unsicherheit und die Abhängigkeit vom Dienstleistungsanbieter sind häufig empfundene Faktoren dafür, dass sich der Kunde die Frage stellt, ob denn die nachgefragte Dienstleistung ihr Geld wert ist (Bieberstein 2006).

Die Dienstleistung ist nach Kotler jede Tätigkeit, Nutzenstiftung oder Bedürfnisbefriedigung, die zum Kauf angeboten wird. Sie ist im Wesentlichen nicht greifbar und begründet kein Eigentum an irgendetwas, ihre Erbringung kann, aber muss nicht mit einem realen Produkt verknüpft sein (Handelsblatt 2002). Der Unterschied einer Dienstleistung zu einer Sachleistung zeigt sich durch die Immaterialität des Outputs, Unmöglichkeit der Lagerung, Gleichzeitigkeit von Leistungserstellung und Konsum und der Kundenorientierung und Notwendigkeit der Einbindung des Abnehmers in den Erstellungsprozess. Die Interaktion zwischen Ergotherapeutin und Kunden verkörpert den Produktionsprozess (sehr personenabhängig – von Einsatz und Kompetenz der Person bestimmt), die Produktfehler, die entstehen, sind zumeist auf Verhaltensfehler rückführbar (Reisch et al. 2001). Wichtige Aspekte in den Dienstleistungen sind:

- Analyse des Kundenverhaltens
- Imageforschung, Kundenzufriedenheit
- Standortforschung
- Integrationsverhalten der Beraterin und
- Beschwerdeanalyse

Ein einmal gebildetes Image über die Dienstleistung lässt sich beim Kunden im Lauf der Zeit nur langsam verändern, falls man überhaupt noch eine Chance für eine Veränderung erhält (Mauer 2001). Die Zeichen der Zeit sprechen für eine Dienstleistungsgesellschaft: In Österreich entfielen im Jahr 2000 66 % der Tätigkeiten auf den Dienstleistungssektor, in dem Wahlfreiheit und Kundenerwartungen Meilensteine sind.

Kunden und potenzielle Zuweiser

Die Sichtweise des Marketings empfiehlt die Unterteilung in zwei voneinander unabhängige Zielgruppen:

- Kunden (z. B. Eltern, Kinder, Angehörige, ältere Menschen, Arbeitnehmer) und
- potenzielle Zuweiser (z. B. Ärzte, Personalchefs, Bürgermeister, Lehrer, Abteilungsleiter, Sitzmöbelhersteller, Sitzmöbelgeschäfte, Pensionistenklubleiter)

Ein Schwerpunkt zu Beginn der Aufnahme des ergotherapiespezifischen Marketings muss dass Wissen um die Bedürfnisse der Kunden sein. Anschließend interessiert der potenzielle Zuweiser: Was hat ein Zuweiser davon, wenn er die ergotherapeutische Dienstleistung weiterempfiehlt? Diese Frage muss vor der Marketingaktivität beantwortet werden. Dieses Wissen lässt sich am besten durch Beobachtungen und Gespräche mit der Zielgruppe herausfiltern. Es macht einen großen Unterschied, ob man mit einem Zuweiser (d.h. jemandem, der mir gut gesinnt sein soll und meine Leistungen empfehlen, aber nicht kaufen soll) oder einem Kunden (der die Dienstleistung kaufen soll) kommuniziert, um eine ergotherapeutische Dienstleistung zu verkaufen. Ein gezieltes Angebot an die jeweilige Gruppe auszuformulieren hat sich bewährt, da die Chancen für einen erfolgreichen Abschluss der ergotherapeutischen Dienstleistung erhöht werden. Im Marketing für die Zuweiser sollte darauf geachtet werden, dass man

- ihre Bedürfnisse kennt (z.B. bei Kindergärtnerinnen, ob sie die Gesundheit der Kinder speziell fördern möchten durch kindgerechte ergotherapeutische Rückenschulen)
- in ihrer Sprache kommuniziert und
- die Bandbreite potentieller Zuweiser (z.B. alle Kindergärten in der Gemeinde, Kinderärzte, Gemeinden, Tagsmütter, Kinderspitäler usw.) kennt

Das Marketing für Kunden gestaltet sich ähnlich, wobei auf kundenspezifische Bedürfnisse besondere Rücksicht genommen wird und versucht wird, diese zu erfüllen (z.B. ältere Menschen in der Gemeinde wollen geistig fit bleiben durch ergotherapeutisches Gedächtnistraining).

Die demografischen Veränderungen unserer Gesellschaft sind dramatisch und allumfassend. Die Aufrechterhaltung von Leistungsfähigkeit bzw. die Erhaltung der Gesundheit wird immer mehr für den Einzelnen zum Thema. Es empfiehlt sich für die Beratungsangebote eine Zielgruppenselektion. Die Jugend will größer, schöner und reifer werden. Für Menschen um die 40 Jahre sind der Wunsch des So-bleiben-Wollens und hohe Sensibilität für Altersthemen kennzeichnend. Im Altersbereich von 50 Jahren möchten die Menschen eine gesunde Lebensweise, Sport, Urlaub und gesunde Ernährung umsetzen. Die 60-Jährigen rücken die Gesundheit in den Mittelpunkt und die 70-Jährigen wollen an ihrem Lebensstil festhalten. Im Speziellen ist die Gruppe der 40-Jährigen für Wellness- und Gesundheitsprodukte sehr zugänglich, um die Belastungen der Arbeitswelt auszugleichen. Die Belastbarkeit nimmt ab, es müssen Kompensationsmöglichkeiten geschaffen werden. In einer Gesellschaft, in der Menschen sich am liebsten mit sich selbst beschäftigen, stehen immer wieder neu zu fällende Entscheidungen über den eigenen Körper und eine gesunden Lebensweise an. Frauen haben eine höhere Konsumkompetenz und eine Opinion-Leader-Rolle für gemeinsame Kaufentscheidungen im Gesundheitsbereich. Die heutigen Kunden der Jahrgänge 1960 bis 1980 leben nach den Werten wie Freizeit, Wohlstand, Verschuldungsbereitschaft, Gegenwarts- und Genussorientierung, Individualisierung, Leben in Kleinfamilie oder als Single, Bildung als Selbstverständlichkeit und Ressourcenknappheit (Eberle 2004).

Ergotherapie als Dienstleistung

Die ergotherapeutische Beratung und Intervention ist eine personendominante Dienstleistung, der Mensch dominiert als Produktionsfaktor. Es besteht eine Unterscheidung zwischen körperlichen und geistigen Dienstleistungen. Die Interaktionsprozesse sind bei geistigen Dienstleistungen (z.B. Beratungsgespräch mit einer Mitarbeiterin über die Work-Life-Balance) viel ausgeprägter als bei körperlichen (z.B. praktische Schulung des richtigen Hebens und Tragens). Bei der prozessorientierten Dienstleistung, zu der die ergotherapeutische Beratung und Schulung zählt, steht der Leistungserstellungsprozess im Vordergrund. Das Ergebnis des Prozesses hängt stark von der Integrationsbereitschaft und der Mitwirkung des Kunden ab (Bieberstein 2006).

Bei der Nutzenstiftung personenbezogene Dienstleistungen sind folgende Dimensionen möglich:

- Dienstleistungen mit substanziellem Nutzen (Erhaltung von Fähigkeiten)
- Wiederherstellung (Kur, Behandlung)
- Steigerung (Ausbildung, Beratung, Erhaltung, Schaffung, Wiederherstellung von Eigenschaften z.B. Workshop für ergonomisches Heben und Tragen für Mitarbeiter des Lagerbereichs)

Die Dienstleistung ist nicht autonom plan- und gestaltbar, der externe Faktor (Betrieb, Mensch, Chef, Mitarbeiter…) muss in die Produktionsfaktoren miteinbezogen werden. Als Konsequenzen daraus ergeben sich eine Abhängigkeit von Nachfrageansprüchen, begrenzte Standardisierungsmöglichkeit, hohe Anforderung an die Flexibilität bei Beratungen, Probleme der Qualitätssicherung und Produktionssteigerung sowie Transport und Unterbringung des externen Faktors. Der externe Faktor bedeutet für den Dienstleistungsnachfrager die Einflussmöglichkeiten auf Leistungserstellungsprozess und -ergebnis, jedoch auch eine hohe Unsicherheit bei komplexen Verrichtungen. Die ergotherapeutische Dienstleistung ist eine selbstständige, marktfähige Leistung, die mit der Bereitstellung und dem Einsatz von persönlicher Leistungsfähigkeit verbunden ist (Vollert 2001).

Marketing und Werbung

Werbung als Vermittlung von Information

Die Werbung und ihre Botschaft hat die Aufgabe, den einzigartigen Verkaufsvorteil für den Kunden zu transportieren: Unique Selling Preposition (USP). In der Verbalisierung und Visualisierung der Werbebotschaft gibt es folgende Stufen:

- Nutzenbotschaft (Nutzenversprechen für Produkt)
- Nutzenbegründung (USP wird begründet)
- Umsetzung der Werbung

Die Headline muss die Werbebotschaft transportieren. Die Techniken der Werbebotschaft sind die unterschiedlichen Werbestile z.B. Slice-of-Life-Technik (die den Produktanwender in Alltagssituationen zeigt) oder die Lifestyletechnik (die die Lebensstilelemente betont, die mit dem Produkt in Verbindung gebracht werden) (Broda 2005).

Das Marketing ist keine exakte Wissenschaft; es hat das Ziel, Kunden zu betreuen, damit es ihnen besser geht. Das subjektive Urteil eines Freundes ist dem Kunden meist mehr wert als sonstige Kriterien. Der Beratungsbedarf privater Haushalte wächst wesentlich langsamer als der Beratungsbedarf in Unternehmen. Insbesondere wächst der Bedarf nach fachübergreifender Beratung und nach Gesamtlösungskonzepten (Mauer 2001).

Dienstleistungen werden im Gegensatz zu anderen Produkten einer mehrstufigen Bewertung unterzogen. Der Kauf einer Dienstleistung hängt von der erfolgreichen Bewältigung von 3 Stufen durch den Anbieter zusammen:

- In der ersten Stufe erlebt der Kunde die Dienstleistung (die Zuverlässigkeit, das Service).
- In der zweiten Stufe stehen die vom Kunden vermuteten Eigenschaften einer Dienstleistung im Mittelpunkt.
- In der dritten Stufe versteht und vergleicht der Kunde vor dem Kauf die Qualitätsparameter.

Zusammenfassend sollte eine Antwort auf folgende Frage formuliert werden: Wie sollen die Eckdaten einer ergotherapeutisch-gesundheitsförderlichen Beratung oder Intervention aus Sicht des Kunden definiert werden? Die Determinanten der Kundenerwartungen sind nachfragebezogen (Situation, Bedürfnisse, Erwartungen), anbieterbezogen (Versprechen, Anbietererfahrung) und konkurrenzbezogen (Erwartungen, Erfahrungen mit anderen Anbietern). Weitere Aspekte sind die Annehmlichkeit des physischen Umfelds der Dienstleistung, die Verlässlichkeit, die Reaktionsfähigkeit und die Gewissheit, Kundenprobleme zu lösen (Bieberstein 2006).

Kernkompetenz des Marketings

Unter Kernkompetenz wird die Fähigkeit verstanden, spezifisches Know-how aufzubauen und in Produktleistungen umzuwandeln. Das wird als Wurzel der Wettbewerbsfähigkeit bezeichnet. Die Kriterien für eine Kernkompetenz sind:

- Das Produkt kann nur schwer imitiert oder substituiert werden.
- Es hat unternehmensweite Bedeutung.
- Es schafft einen Produktvorteil.

In den Kernkompetenzstrategien betrachtet man die eigenen Stärken und entwickelt daraus einen Markenkern (Olins 2004). Im nächsten Schritt betrachtet man den Markt, die Verbraucher und ihre Bedürfnisse. Diese Strategie entspricht dem Trend der Individualisierung, da die Zielgruppen nicht mehr greifbar sind und sich die Menschen widersprüchlicher verhalten und permanent verändern (Pfaff 2004, Eberle 2004).

Qualität der Dienstleistung

Die Qualität eines Produktes definiert sich durch Übereinstimmung von Erwartung und tatsächlicher Leistungswahrnehmung. Die Dienstleistung ist untrennbar mit der Person verbunden, die die Leistung erstellt. Basierend auf diesem Aspekt ist es notwendig, durch eine Ausformulierung messbarer Qualitätskriterien für den Kunden die kritischen Punkte für den Kauf einer Dienstleistung zu minimieren. Diese Qualitätskriterien sind die messbaren und objektiv definierbaren Eigenschaften eines Gutes. Es erfordert von einer Beraterin Eigenschaften wie Überzeugungskraft, Leistungskompetenz, Einfühlungsvermögen und Referenzen, um die Qualität ihrer Leistungen für die Kunden nachvollziehbarer und greifbarer darzustellen. Dies bedeutet, dass die Beraterin die Beschaffenheit einer Leistung auf einem bestimmten Anforderungsniveau des Kunden erstellen muss. Kundenzufriedenheit führt zu einer vermehrten Kundenbindung und langfristigem ökonomischem Erfolg. Im Rahmen der Vermarktung von Dienstleistungen sind folgende Punkte empfehlenswert:

- die Einholung von Marktinformationen
- die Zielgruppendefinition
- das Erheben von Kundenanforderungen
- die Implementierung von Qualitätsstandards
- die Positionierung der Dienstleistung und

- die Nutzung aller möglichen Kommunikationswege und Instrumente des Marketings (Bieberstein 2006)

Markt erforschen

Zunächst müssen Informationen über den Markt eingeholt werden. Dabei ist die Kundenzufriedenheitsforschung ein unabdingbares Instrument: Untersuchungen haben gezeigt, dass zufriedene Kunden höhere Ausgaben tätigen, eine höhere Bindungsdauer haben, weniger preissensibel sind, weniger über einen Anbieterwechsel nachdenken sowie häufiger den Dienstleister in Anspruch nehmen und ihn aktiv weiterempfehlen. In einer Analyse von Kundenverlusten bei Dienstleistungen lag es zu 75% am Verhalten des Personals und zu 25% an der Angebotsqualität. In der Regel kostet es mehr, neue Kunden zu finden. Bemerkenswert sind auch die Erfahrungsberichte, dass unzufriedene Kunden zwei- bis viermal mehr Personen erreichen als zufriedene (Mauer 2001). Die Situationsanalyse im Marketing ergotherapeutischer Leistungen ist durch betriebsinterne Quellen (Kunden, Wettbewerbssituation, betriebliche Stärken-Schwächen-Analyse, Chancen, Risken, Markt und Branche) und betriebsexterne Quellen (Markt- und branchenübergreifende Chancen, z.B. Trend zu Gesundheit) gekennzeichnet (Pfaff 2004).

Dienstleistung anbieten

Ein Leistungsversprechen wird dem Kunden auf eine noch zu erbringende Dienstleistung prognostiziert und dann umgesetzt. Dies wird vom Kunden als ein Vertrauensgut bezeichnet und basierend auf einer positiven Bewertung der Vertrauenseigenschaften gekauft. Deshalb ist es wichtig, dem Kunden eigenständige Qualitätsindikatoren darzustellen. Die Unmöglichkeit, die Dienstleistung zu lagern, zwingt zu erhöhten Marketingaktivitäten, weil eine nicht angebotene Dienstleistung unwiederbringlich verloren ist. Die wichtigste marketingpolitische Maßnahme ist daher, im Bewusstsein des Kunden ein positives Leistungs- und Qualitätsimage zu verankern (Bieberstein 2006).

Grundlagen des Marketings

Die typischen Marketingumsetzungen umfassen die vier Ps:

- Produkt
- Preis
- Platzierung und
- Promotion

Diese Begriffe bezeichnen die verkauften Dienstleistungen, die Kosten für den Kunden, die Art und Weise, wie der Kunde das Angebot erhält, sowie die Kommunikationstechniken, die verwendet werden, und die Öffentlichkeitsarbeit (Gerson 2003). Der Vorteil des Dienstleistungsmarketings besteht in seinen großen Innovationsmöglichkeiten bei der Produktkonzeption. Es sollte eine Marktsegmentierung überlegt werden, um ein zielgruppengerechtes Dienstleistungsangebot aufzubauen. Durch ein bedürfnisgerechtes Dienstleistungsangebot ermöglicht es höhere Marktdurchdringung. Es ist dazu erforderlich, den Kunden zu kennen und zu verstehen. Im Rahmen der Preisbildung sollte man Marketingziele mit Zeiträumen definieren (Wie viele Kunden welcher Zielgruppe in wie vielen Jahren?). Bei der Preisbildung müssen Faktoren wie unternehmensspezifische Kosten, Nachfragesituation, Konkurrenzsituation, Zielsetzung und gesetzliche Preisvorschriften (Verbandsempfehlungen für Tarife) beachtet werden. Das Direktmarketing sind der persönliche Verkauf, Öffentlichkeitsarbeit und die Verkaufsförderung (Plakate, Folder etc.). Durch kundenorientiertes Marketing gelingt es Beratern am erfolgreichsten, die Bedürfnisse und Wünsche ihrer Ziele zu kennen und durch Produktgestaltung, Kommunikation, Preisgestaltung und Vertrieb zu erfüllen. In der Analysephase des Marketings empfiehlt sich eine SWOT-Analyse (Stärken, Schwächen, Chancen und Risken) der eigenen Beratungspraxis (Vollert 2004, Matys 2005, Reisch 2001, Schwarz 2003).

Ergotherapiespezifische Werbung

Die Umsetzung von Marketing und Werbung für die Ergotherapie unterliegt den landesspezifischen Beschränkungen. Erlaubt ist die Weitergabe von seriösen und nicht marktschreierischen oder anpreisenden Informationen über die beratende Tätigkeit. Im Gesundheits- und Wellnessbereich gibt es keine objektiven Wahrheiten. Es besteht ein großer Bedarf nach Information und Beratung über Gesundheit und deren Erhaltung. Zugleich besteht in der Gesundheits- und Wellnessbranche eine eingeschränkte Bereitschaft des Nachfragers, für reine Beratungsleistungen notwendige Stundensätze zu bezahlen, oftmals werden Beratungen mit anderen Dienstleistungen kombiniert, z.B. Kauf eines ergonomischen Arbeitssessels mit individueller Beratung am Arbeitsplatz. Angebote werden oftmals nur dann gekauft, wenn eine entsprechende Beratungskompetenz dahintersteht. Im Bereich der Gesundheits- und Wellnessdienstleistungen spielt daher Fachkompetenz die entscheidende Rolle.

Die Kunst in den ergotherapeutischen Beratungen besteht darin, Modeströmungen aufzugreifen und diese permanent weiterzuentwickeln. Gleichzeitig ist aber ein hohes Maß an Kontinuität erforderlich, um sich selbst und seiner Professionalität treu bleiben zu können (Sawtschenko 2005).

Man sollte einen klaren Kompetenzbereich definieren, sich auf eine Zielgruppe fokussieren und auf diese sein Angebot entwickeln. Es erfordert ein klares Selbstbild, um in kurzen, prägnanten Aussagen den Nutzen für potenzielle Kunden zu formulieren. Ein weiterer wichtiger Punkt sind die Netzwerktätigkeit und die Kooperation mit anderen Anbietern im Feld der Gesundheitsförderung. Die Nutzen- und Selbstdarstellung kann kritisch gesehen werden, wenn bei der Analyse der Informationsunterlagen nicht klar ist, was die Kernkompetenz des Beraters ist. Die Empfehlung für Berater geht klar in Richtung Entwicklung eines eindeutigen und unverwechselbaren Image mit einem Alleinstellungsmerkmal, das ihn von der Konkurrenz unterscheidet und die Leistung unmissverständlich ausformuliert (Schwarz 2003, Sawtschenko 2005).

Empowerment in der betrieblichen Gesundheitsförderung

Ein Konzept, das die Ergotherapie in der Beratung umsetzt, ist Empowerment. Es befähigt Menschen, durch ein Mehr an Wissen ihre Tätigkeiten und Fähigkeiten besser zu nutzen (z. B. für ihre Gesundheit). Die wirtschaftliche Sicht von Wissen ist, dass es ein Investitionsgut ist und kein Konsumgut, und zwar in dem Sinne, dass es die Handlungsmöglichkeiten des Empfängers erweitert. Ein Wissensgut ist z. B. eine beratende Dienstleistung. Das Wissensgut wird durch seinen Zweck, z. B. weniger Verspannungen im Schulter-Nacken-Bereich zu verspüren, und nicht durch die erreichten Ergebnisse abgegrenzt. Ein Wissensgut hat die folgenden Kriterien:

- Das Wissensgut ist der Zweck der Wissensübertragung, nicht das Ergebnis.
- Zum Wissensgut soll immer ein Empfänger gehören, ein Wissensträger und ein Empfänger sollen Wissen mittels Kommunikation übertragen.

Wissen ist also ein Investitionsgut, das überprüfbar ist und aus Erkenntnissen besteht, nicht aus Normen. Der Wissensträger in der ergotherapeutischen Beratung ist ein Mensch und wird als Wissensdienstleister bezeichnet. Beim Wissensanbieter (Ergotherapeutin) ist es möglich, dass der Wissensempfänger und der Kunde nicht identisch sind (Personalentwickler – Lagerarbeiter). Der Wert des Wissens ist durch hohe Präferenz- und Komplementaritätsunterschiede sehr empfängerabhängig und hängt stark vom vorhandenen Wissen und von der Koproduktionsproblematik ab. Der Wissensempfänger beeinflusst selbst das Wissen. Dieses ist in der Übertragung sehr zeitaufwendig und ist der Gefahr des opportunistischen Verhaltens ausgesetzt, sodass ein erfolgreicher Leistungsaustausch gefährdet sein kann (Rode 2001).

Neben den Wissensaspekten soll hier auch noch auf konkrete *präventive Produkte* und Dienstleistungen in der Praxis eingegangen werden. Die Möglichkeit für ergotherapiespezifische Dienstleistungen in Prävention und Gesundheitsförderung erscheinen vielfältig. Die klassischen präventiven Dienstleistungen werden sich mit Einzel- und Gruppentrainings für z. B. ergonomisches Verhalten an Arbeitsplätzen beschäftigen. Jedoch sind auch gesetzlich vorgeschriebene Evaluationen im Arbeitnehmerschutz ein weiteres Aufgabengebiet. Rückenschulen, Gedächtnistrainings, Work-Life-Balance Trainings mit allen Altersgruppen könnten ergotherapeutische Dienstleistungen sein. Ergotherapeuten bedürfen in diesem Bereich sicherlich Zusatzqualifikationen, je nach Zielgruppen (z. B. wenn ältere Menschen Zielgruppe sind, spezifische Schulungen bezüglich Konzepten der Gesundheitsförderung Älterer) und Setting (z. B. eine Weiterbildung zum Kinderrückenschulleiter, wenn man mit Kindern arbeitet). Weitere Kompetenzen sollten in der Einzelberatung, Gruppenarbeit, Kommunikation und dem zielgruppenspezifischen Wissen (z. B. der ältere Arbeitnehmer aus Sicht der Arbeitswissenschaften, Arbeitspsychologie usw.) erworben werden, um in diesem Zweig der Ergotherapie erfolgreich zu sein. Die Ergotherapeutin sollte sich bewusst sein, dass sie in diesem Feld der Ergotherapie zu den Pionieren zählt, jedoch es mit sehr gut ausgebildeter Konkurrenz (z. B. Sportwissenschaftlern usw.) zu tun hat. Derjenige sollte auch über eine hohe Frustrationstoleranz, Reflexionsfähigkeit und zumindest grundlegende Verkäufereigenschaften neben den Fähigkeiten eines Beraters (nicht Therapeuten – die Zielgruppe soll nicht geheilt werden!) verfügen. Diese Eigenschaften sind notwendig, da es dem ergotherapeutischen Berufsbild ähnlich geht wie dem Unternehmensberater, die immer wieder die Anwerbung von Kunden versuchen bzw. sich langfristig einen Kundenstock aufbauen möchten. Die Neuakquise von Kunden für ergotherapeutische Leistungen gelingt zumeist durch eine klare Definition der eigenen Arbeit in Beziehung zu den

Bedürfnissen der Kunden, ist jedoch auch sehr zeitaufwendig und kostenintensiv (z. B. unterscheidet sich zielgruppenspezifische Kommunikation durch Folder und Vorträge stark in den verschiedenen Settings).

Ein *österreichisches Beispiel* stellt das Marketing präventiv-gesundheitsförderlicher Leistungen der Beratungspraxis Ergo.at.Worx in Ostösterreich dar. Die Beratungspraxis hat sich auf die Zielgruppe der Arbeitnehmer von Industrie und Büro ab einer Größe von 300 Mitarbeitern spezialisiert. Zu Beginn der Gründung stand eine intensive Recherche der Zielgruppe (Bedürfnisse, Erwartungen, Mitbewerber am Markt). Als Nächstes der intensive, persönliche Kontakt zur Zielgruppe (Geschäftsführer, Abteilungsleiter, Arbeitnehmer) in Verbindung mit Arbeitspsychologen und Arbeitsmedizinern, um die Kommunikation kennenzulernen und die Kommunikationswege herauszufiltern. Danach wurden in Besprechungen und Brainstormings ergotherapeutische Dienstleistungen (z. B. Work-Life-Balance-Schulungen für Führungskräfte) definiert, die in schriftliche Form umgesetzt wurden. Als nächster Schritt wurde der Kontakt zur Zielgruppe bzw. auch zu potenziellen Zuweisern (z. B. Arbeitsmediziner, Abteilungen der betrieblichen Gesundheitsförderung an Krankenkassen) gesucht und die ergotherapeutische Dienstleistung erläutert und angeboten. Eine genaue Statistik wurde geführt, welche Wege (Brief, Präsentation, Folder usw.) der Kommunikation gewählt wurden, um das bestmögliche Ergebnis für die Praxis (Ziel sind nur große Unternehmen ab 300 Mitarbeitern und eine Anstellung als Ergotherapeutin halbtags – der Rest wird durch die Beratungspraxis finanziert) zu erreichen. Nach sechsjährigem Bestehen und intensivem zielgruppenspezifischem Marketing hat sich der Einsatz gelohnt und die Beratungspraxis mehr Nachfrage als Kapazität für ergotherapeutisch-gesundheitsförderliche Dienstleistungen. Die Werbung wurde um zwei Drittel reduziert und es hat sich gezeigt, dass auch die Weiterempfehlung von Unternehmen an Unternehmen einen gewichtigen kostenfreien Marketingaspekt abdeckt.

Marketingmaßnahmen

In diesem Abschnitt geht es um konkrete Hinweise und Empfehlungen wie die ergotherapeutische Marketingumsetzung gelingen kann bzw. welche Voraussetzungen dafür gegeben sein sollten. Eine Unterteilung der praktischen Umsetzung in Texte, Präsentation und erste Kontakte erscheint hilfreich für den Start des Marketings in diesem neuen ergotherapeutischen Arbeitsfeld.

Texte

In der Umsetzung der Kommunikation und Information an die Kunden haben sich klare, kurze, übersichtliche Informationen mit zwei Schriftarten (z. B. Courier, Times New Roman etc.) als bewährt erwiesen. Es empfiehlt sich eine definierte Hausschrift bei allen Drucksorten, um den Wiedererkennungswert zu steigern. Wichtig sind die großen Ws in der Information an den Kunden: Wer, Was, Wann, Wie, Warum. Ein Anbotschreiben in Briefform sollte mit einem Logo (rechts oben) oder einer Abbildung der Dienstleistung gestaltet werden. Essenziell sind auch die Angabe des Datums, einer Headline und einer namentlichen, personalisierten Anrede. Die ersten Sätze im Text sind wichtig, man sollte sofort zum Thema kommen. Auch das Sprachniveau sollte der Zielgruppe angepasst werden (Keep it short and simple – Sprachniveau eines 14-jährigen Kindes). Eine kreative Textgestaltung mit Negativen, Farben, Einrücken, Unterstreichen, Fettdruck und Klammern ist nicht bzw. sehr eingeschränkt zu empfehlen. Die Unterschrift sollte blau gedruckt sein oder händisch gesetzt werden. Kurze Absätze im Text machen Tempo, lange verlangsamen. Weiter sollte ein Absatz mit einem Doppelpunkt enden, aber niemals sollte man mit einem Absatz auf der ersten Seite enden. Das Postskriptum zu Ende weckt Interesse und der Empfänger liest den Brief vollständig. Der Umfang des Textes sollte eher kurz sein, damit er gelesen wird. In Aufbau und Gestaltung gibt es die Empfehlung, dass der Anfangsteil Aufmerksamkeit erregen soll, der Mittelteil das Angebot erläutert und der Endteil die Aufforderung zur Reaktion enthält. Gute Bilder können die Inhalte verdeutlichen. Bei der Textgestaltung gibt es folgende Empfehlungen: kurze Sätze, aktiv und positiv formuliert, Wörter wie „steigern“, „anregen“, Vergleiche, Einfallsreichtum, Verben, Wörter mit Endung -ät, -heit, -ion, -ismus, -keit, -schaft, -um, -ung; Gegensätze, Redensarten, Zitate, Wortspiele, Bildersprache, Vorteil, Nutzen, Wörter der Alltagssprache statt Fremdwörter oder Fachjargon, konkret statt abstrakt. Vermeiden sollte man: Schachtelsätze, passive, negative und indirekte Formulierungen. Es empfiehlt sich, im Brief mit der Person, die angeschrieben wird, einen Dialog zu führen. Die Wir-Floskeln sollten durch ein verbindliches Ich im Text ersetzt werden.

Je genauer die Zielgruppe angeschrieben wird, desto eher wird sich Erfolg einstellen. Grundsätzlich sollte man mit einem Erfolg von 1–3 % rechnen und nach 6–8 Wochen einen Reminder schicken oder anrufen. Um mit Kunden im Gespräch zu bleiben, empfiehlt sich je nach Branche ca. 6-mal jährlich ein Anschreiben der Kunden bzw. der Zielgruppe (Heyd 2008, Holland 2002).

Präsentationen

Bei der Präsentation ist nicht die Vielfalt der Mittel entscheidend, sondern der Wiedererkennungswert, der die Zuhörer zum Handeln bewegen soll. Bei Folien sollte die Präsentation einheitlich sein, nicht mehr als 7 Punkte pro Folie enthalten und jeder Gedanke sollte einen Punkt im Telegrammstil darstellen. Die Folien sollten nicht mit Dekor überladen sein, dem Logo am Rand ausreichend Platz lassen, Hervorhebungen von Wichtigem, nicht mehr als zwei serifenlosen Schriften und eine Schriftgröße von mindestens 24 Punkt haben (Holland 2002).

Erstgespräch und erste Kontakte

Beim Erstkontakt mit dem Unternehmen nach telefonischer Terminvereinbarung steht die Nutzenargumentation des Angebots mit dem Ziel der Kundenbefriedigung im Mittelpunkt. Schon in diesem Gespräch lässt sich die Kundenbindung aktiv forcieren und der Weg für Folgegeschäfte ebnen. Der Gesprächsanteil des Kunden sollte im Idealfall zwei Drittel des Gesamtgesprächs betragen. Eine aktive Einbeziehung des Kunden wird die Identifikation zur Problemlösung sehr erhöhen und die Kundenzufriedenheit steigern. Die wichtigen Inhalte im Erstgespräch sind: Ansprechpartner und Entscheidungsträger, Begrüßungs- und Sympathiephase, Anlass des Kunden zum Gespräch, welche Informationen der Kunde hat, Schaffung einer angenehmen Atmosphäre, Ruhe und Zeit, freundliche Ausstrahlung, Bedarfsermittlung, Probleme, Ursachen und Faktoren des Problems, ob der Kunde aktiv an Bedarfsermittlung mitarbeitet, das Angebot zum Bedarf passt, Nutzenargumentation in Richtung: „Das bedeutet für Sie …", Termin für ein Folgegespräch und Einholung von Feedback nach dem Gespräch (Holland 2002).

Literatur

Bieberstein I. Dienstleistungsmarketing. 4. Auflage. Ludwigshafen: Kiehl; 2006

Broda S. Marketing Praxis – Ziele, Strategien, Instrumentarien. 2. Auflage. Wiesbaden: Gabler; 2005

Eberle B. Wellness und Gesundheit als Marketingimpuls. Frankfurt: REDLINE WIRTSCHAFT; 2004

Gerson R. Der Marketingplan. Wien: Redline Wirtschaft bei Ueberreuter; 2003

Handelsblatt. Die bedeutendsten Management-Vordenker. Frankfurt: Campus; 2002

Heyd G. Gut in Form – Tipps für das Gestalten von Logos, Flyern und Internet-Seiten. Praxis ergotherapie 2008; 21(3): 167–169

Heyd G. Marketing in der Ergotherapie-Praxis. Praxis ergotherapie 2008; 21(3): 29–32

Holland H. Das Mailing, Planung, Gestaltung, Produktion. Wiesbaden: Gabler; 2002

Matys E. Praxishandbuch Produktmanagement. Frankfurt/New York: Campus; 2005

Mauer R, Krämer A. Marketingstrategien für Rechtsanwälte. 2. Auflage. München: C. H. Beck; 2001

Olins W. Marke, Marke, Marke. Frankfurt: Campus; 2004

Pfaff D, Praxishandbuch Marketing, Grundlagen und Instrumente, Frankfurt: Campus; 2004

Reisch B, Loucky-Reisner B, Schwarz G. Marketing in Schulen. Wien: G&G; 2001

Rode N. Wissensmarketing. Wiesbaden: Gabler; 2001

Sawtschenko P. Positionierung – das erfolgreichste Marketing auf unserem Planeten. Offenbach: Gabal; 2005

Schwarz M, Von Eichborn JW. Die Sehnsucht nach dem Meer wecken. Frankfurt: Eichborn; 2003

Vollert K. Grundlagen des strategischen Marketing. 3. Auflage. Bayreuth: PCO; 2004

6

Primärprävention und Gesundheitsförderung – Zukunftsperspektiven für die Ergotherapie

6.1 Krankheit, Gesundheit, Krankheitsprävention und Gesundheitsförderung – begriffliche und konzeptuelle Klärungen 200
6.2 Bedarf 201
6.3 Ansätze und Evidenz 202
6.4 Chancen 202
6.5 Neuorientierung der Ergotherapie im Sinne der Ottawa-Charta 203
6.6 Neue ergotherapiespezifische Tätigkeitsbereiche in Primärprävention und Gesundheitsförderung 203
6.7 Neue Tätigkeitsbereiche in der Gesundheitsförderung 205
6.8 Ergotherapie, Betätigung, Gesundheit und Krankheit – Plausibilitäten oder Kausalitäten? 205
6.9 Kompetenzen für Primärprävention und Gesundheitsförderung 206

Primärprävention und Gesundheitsförderung – Zukunftsperspektiven für die Ergotherapie

Bernhard Borgetto

Die Anforderungen an ein modernes Gesundheitssystem befinden sich in westlichen (post-)modernen Gesellschaften im Wandel. In Deutschland wird zunehmend ein hoher Bedarf an Primärprävention und Gesundheitsförderung anerkannt. Um Primärprävention und Gesundheitsförderung im deutschen Gesundheitssystem zu stärken, ist es nötig, dass auch Ergotherapeuten motiviert sind und über die entsprechenden Kompetenzen verfügen, sich an primärpräventiven und gesundheitsfördernden Aktivitäten zu beteiligen bzw. diese zu initiieren und in ihre alltäglichen therapeutischen Interaktionen zu integrieren. Wie jeder Gesundheitsberuf bietet auch die Ergotherapie spezifische Zugänge zu ihren Patienten und Klienten und kann spezifische fachliche Kompetenzen in größere Projekte einbringen. Gleichzeitig bieten Primärprävention und Gesundheitsförderung neue fachliche Herausforderungen, Arbeitsfelder und damit berufliche Perspektiven für Ergotherapeuten.

In dieser Erörterung der Zukunftsperspektiven werden nach einer Begriffsklärung der auf das heutige gesundheitliche Problempanorama bezogene Bedarf und die Konzepte von Primärprävention und Gesundheitsförderung aufgezeigt und analysiert, wie die Chancen für eine Weiterentwicklung der Ergotherapie in Prävention und Gesundheitsförderung stehen. Daran anschließend wird dargestellt, wie sich die bisherigen Tätigkeitsbereiche der Ergotherapie unter der Perspektive von Prävention und Gesundheitsförderung wandeln, welche neuen Tätigkeitsbereiche sich erschließen und inwieweit Gesundheitsförderung als eigenständiges, eine Weiterqualifikation voraussetzendes Tätigkeitsfeld für Ergotherapeutinnen und Ergotherapeuten infrage kommt. Abschließend wird der Frage nachgegangen, welche Kompetenzen und Kenntnisse für diesen Wandel notwendig sind und wie sie erworben werden können bzw. wie die Ausbildung in diesem Bereich verbessert werden kann.

6.1 Krankheit, Gesundheit, Krankheitsprävention und Gesundheitsförderung – begriffliche und konzeptuelle Klärungen

In der Medizin hat sich über lange Zeit eine differenzierte Krankheitslehre entwickelt, die sich in der International Statistical Classification of Diseases and Related Health Problems (ICD) der World Health Organisation (WHO) widerspiegelt. Demgegenüber existiert derzeit weder in der Medizin noch in den Gesundheitswissenschaften ein Pendant im Sinne einer ausgearbeiteten Gesundheitslehre. Die Frage, ob Gesundheit mit der Abwesenheit von Krankheit gleichzusetzen ist oder ob sie eine eigene Qualität hat, wird kontrovers und mitunter hitzig diskutiert, da sie nicht nur wissenschaftliche, sondern auch (berufs-)politische Bedeutung hat (Hafen 2004). Unter anderen existieren dichotome, bipolare/kontinuierliche und orthogonale Modelle von Gesundheit und Krankheit (Franke 2006). In der Gesundheitsförderung und Prävention ist Antonovskys Konzept eines Kontinuums zwischen Gesundheit und Krankheit populär (Antonovsky 1997). Dessen großes Verdienst ist die Überwindung des an der Frage des Eintritts eines Versicherungsfalls orientierten dichotomischen Denkens zugunsten zweier Pole an den Enden eines Kontinuums, die faktisch nie erreicht werden. Dichotomie, Kontinuum und Bipolarität setzen jedoch gleiche Dimensionen voraus, in denen Gesundheit und Krankheit gedacht werden, und verhindern somit, dass Gesundheit eine eigene, von Krankheit unabhängige positive Qualität zugeschrieben werden kann. Dies gelingt nur in orthogonalen Modellen, die Gesundheit anhand anderer Kriterien konstruieren als Krankheit. Die weitverbreitete und gleichermaßen häufig kritisierte Definition von Gesundheit der WHO kann als Beispiel für eine – mehr oder weniger gelungene – orthogonale Gesundheitsdefinition dienen (WHO 1948). Zusätzliche Differenzierung, aber auch weitere Komplexität bekommt die Debatte, wenn man die Bezugssysteme des Laien, der Medizin und der Gesellschaft unterscheidet (Borgetto 2008a).

Spricht man von *Prävention*, die sich auf Krankheit richtet – und im dichotomischen und bipolaren Denken auch auf Gesundheit, die als Abwesenheit von Krankheit bestimmt wird –, so werden üblicherweise drei Bereiche unterschieden: die primäre, sekundäre und tertiäre Prävention (Borgetto 2008b).

- Primärprävention soll gezielt Krankheiten und gesundheitliche Schäden verhindern, indem sie spezifische Gesundheitsrisiken minimiert, ohne den Eintritt eines bestimmten Risikofaktors oder Frühzeichens einer Krankheit am Individuum zu untersuchen bzw. zu berücksichtigen. Ein Beispiel für Primärprävention sind Schulungsangebote der Krankenkassen im Bereich der Stressbewältigung zur Prävention von Herz-Kreislauf-Erkrankungen, die sich an alle Interessierten wenden.
- Sekundärprävention dient hingegen der Früherkennung und Frühtherapie von Krankheiten. Sie versucht die Idee der Kuration im Krankheitsentstehungsprozess immer weiter nach vorn zu verlegen. Reihenuntersuchungen in Schulen und Kindergärten um Frühsymptome einer Aufmerksamkeitsstörung zu erkennen, wären ein Beispiel für sekundäre Prävention.
- Tertiäre Prävention hat das Ziel, Krankheitsverschlimmerungen und -rückfällen, eventuell auch Folgeerkrankungen vorzubeugen. Bei einer rheumatoiden Arthritis dienen ergotherapeutische Interventionen wie Gelenkschutzmaßnahmen z.B. der Vorbeugung von fortschreitenden Gelenkschäden.

Gesundheitsförderung ist im Kontext dichotomer, kontinuierlicher bzw. bipolarer Modelle nicht von Krankheitsprävention zu unterscheiden. Nur im Sinne orthogonaler Modelle kann Gesundheitsförderung auf Gesundheit zielen, ohne gleichzeitig Krankheitsprävention zu sein. Da es trotz vielfältiger Versuche aber nach wie vor nicht gelungen ist, sich auf eine substanzielle Definition von Gesundheit im Sinne eines orthogonalen Konzepts von Gesundheit und Krankheit zu einigen, wird die Gesundheitsförderung zumeist als krankheitsunspezifische Stärkung personaler und sozialer Ressourcen definiert, also nicht wie Krankheitsprävention über das Ziel, sondern über die Vorgehensweise – es sei denn, man setzt krankheitsunspezifische personale und soziale Ressourcen mit Gesundheit gleich. Ein Beispiel wäre etwa die Unterstützung von Eltern bei der Gestaltung von anregenden Betätigungskontexten für ihre Kinder. Dadurch wird jedoch die Perspektive eines positiven Gehalts von Gesundheit weitgehend aufgegeben.

In einem weiteren Sinne, wie etwa in der Ottawa Charta von 1986 beschrieben, bezieht sich Gesundheitsförderung auf einen Prozess, der allen Menschen ein höheres Maß an Selbstbestimmung über ihre Gesundheit ermöglichen und sie damit zur Stärkung ihrer Gesundheit befähigen soll. In diesem Sinne schließt sie auch die Neuorientierung der Gesundheitsdienste durch eine stärkere Bezugnahme auf Gesundheitsförderung mit ein (WHO 1986).

Einzelne präventive und gesundheitsfördernde Maßnahmen sind nicht immer trennscharf zu unterscheiden, manches kann man je nach Intention bzw. Perspektive auch unterschiedlich zuordnen. Selbst in den Sozialgesetzbüchern ist die Verwendung der Begriffe uneinheitlich und widersprüchlich (Walter 2003). Wichtig ist jedoch vor allem zu erkennen, dass mit den Begriffen Primärprävention und Gesundheitsförderung ein sehr breites Spektrum an Interventionen konzeptuell abgedeckt wird.

6.2 Bedarf

Der Bedarf an Primärprävention und Gesundheitsförderung wird in der Regel über die große und weiter zunehmende Krankheitslast der jeweiligen Länder und Regionen bestimmt, nicht über Gesundheit in orthogonaler Perspektive. Das Krankheitsspektrum moderner Gesellschaften wird durch einen andauernden demografischen und epidemiologischen Wandel bestimmt. Die Prävalenz und die Bedrohlichkeit von Infektionskrankheiten nehmen insgesamt ab, während die Prävalenz von Alterserkrankungen, chronisch-degenerativen Erkrankungen sowie psychischen und Verhaltensstörungen ständig steigt. Das heutige Morbiditätsspektrum bekommt durch seine sozial ungleiche Verteilung eine zusätzliche Brisanz: Sozial Benachteiligte haben die geringsten Gesundheitschancen und tragen die höchsten Krankheitsrisiken (Borgetto 2008b). Die an Heilung und kurzfristiger Beherrschung somatischer Prozesse orientierte Akutmedizin stößt bei diesem gesundheitlichen Problempanorama zunehmend an ihre Grenzen. Der Bedarf an wirksamer Primärprävention und Gesundheitsförderung ist in diesem Sinne also groß. Sind wirksame Primärprävention und Gesundheitsförderung aber auch möglich?

Der Ausbruch vieler Krankheiten könnte verzögert, wenn nicht sogar verhindert werden. Im Kontext der Krankheitsentstehung unterscheidet man in den Gesundheitswissenschaften in der Regel drei Kausalpfade (Badura et al. 2006).

- Der naturwissenschaftlich-somatische Kausalpfad berücksichtigt pathologische Vorgänge im menschlichen Organismus, die entweder endogen (z.B. durch genetische Defekte) oder exogen (z.B. durch chemische, physische oder biologische Einwirkungen) verursacht werden.
- Der sozio-psycho-somatische Kausalpfad unterscheidet (soziale) Situationen, Ereignisse oder Konstellationen, die über psychische Mechanismen physiologische Vorgänge (z.B. Immunschwäche oder Hypertonie) auslösen.
- Der verhaltensbedingte Kausalpfad bezieht sich auf kulturell oder situativ bedingte Verhaltensweisen oder -gewohnheiten (z.B. Alkohol- oder Tabakkonsum, Risikoverhalten), die schädlich für die Gesundheit sein können.

Voraussetzungen für eine bessere Gesundheit in der Bevölkerung wären demnach für viele Menschen eine gesündere natürliche, technische, kulturelle und soziale Umwelt und ein gesünderer Lebensstil. Leider ist die Realisierung dieser Voraussetzungen alles andere als trivial und dementsprechend umstritten (Weitkunat 2004, Bauch und Franzkowiak 2004). Weder der Einzelne noch die gesellschaftlichen Institutionen haben genügend Einfluss auf die Umwelt, um diese ohne Weiteres gesundheitlichen Anforderungen entsprechend zu gestalten. Auch ist ein gesunder Lebensstil nicht einfach nur eine Frage des persönlichen Wollens, sondern auch der Lebensumstände, der Ressourcen und Belastungen, der sozialen Prägung etc. (Borgetto 2008b).

6.3 Ansätze und Evidenz

Moderne Konzepte der Primärprävention und Gesundheitsförderung zeichnen sich dementsprechend durch Aktivierung der Betroffenen, Lebensweltorientierung („Settingansätze") und den Bezug auf Bevölkerungsgruppen aus (Rosenbrock 2002). Sie basieren auf wissenschaftlich fundierten bio-psycho-sozialen Krankheits- bzw. Gesundheitsmodellen und auf komplexen sozialwissenschaftlichen Verhaltens- bzw. Lebensstilmodellen, die die soziale Prägung gesundheitlichen Verhaltens durch Lebenswelt, Milieu, Lebensweisen etc. berücksichtigen (Borgetto 2008a). Wirksame Primärprävention und Gesundheitsförderung scheinen also möglich. Aber: Wenn auch die wissenschaftlichen Grundlagen vorhanden sind, die Evidenzbasierung von Prävention und Gesundheitsförderung steckt noch in den Kinderschuhen. Evaluiert sind vor allem einfachere Maßnahmen, da die Evaluation komplexer Maßnahmen entsprechend aufwendig ist.

Dennoch ist eine Beschränkung der Praxis von Primärprävention und Gesundheitsförderung auf evidenzbasierte Maßnahmen derzeit nicht empfehlenswert. Sie käme einer Beschränkung auf einfache Maßnahmen gleich und würde die Potenziale von komplexen Maßnahmen verschenken. Vielmehr sollte mit der Durchführung von komplexen bzw. noch nicht evaluierten Präventions- und Gesundheitsförderungsmaßnahmen generell eine Evaluation der jeweiligen Maßnahme verbunden werden. Dimensionen und Zielparameter der Evaluation von Prävention und Gesundheitsförderung können der Gesundheitsstatus, gesundheitliche Kompetenzen (Empowerment), Veränderungen in der physikalischen und sozialen Umwelt, die Kosteneffizienz, niedrigschwellige Zugangswege, die Bildung von gesundheitsförderlichen Strukturen und Aspekte des Service bzw. Marketings sein (Walter et al. 2001). Aber nicht nur aus Gründen der Effektivität, sondern auch aus politischen Gründen ist die Evidenzbasierung wichtig. Die bewegte Vergangenheit des §20 SGB V zeigt, dass Primärprävention und Gesundheitsförderung ohne Evaluation, Qualitätssicherung und Wirksamkeitsnachweis auf Dauer keinen Bestand haben (Eberle 2002).

6.4 Chancen

Zwar sind es heute Molekularmedizin und Genetik, die mit neuen „Heilsversprechen" Forschungs- und Finanzressourcen in großem Umfang an sich binden (Siegrist 2002). Gleichwohl sind die Chancen für eine positive Entwicklung von Prävention und Gesundheitsförderung in den letzten Jahren immer besser geworden (Apitz und Winter 2004).

Der §20 scheint nun im SGB V fest verankert zu sein und den gesetzlichen Krankenkassen wurde durch den §65a SGB V die Möglichkeit eingeräumt, ihren Mitgliedern für präventives und gesundheitsförderndes Verhalten einen finanziellen Bonus zu gewähren.

2007 wurden das Deutsche Forum Prävention und Gesundheitsförderung, dessen Aufgabe es ist, relevante Akteure bundesweit zu vernetzen und damit für Koordination und Synergieeffekte zu sorgen, und die Bundesvereinigung für Gesundheit zu einem neuen, schlagkräftigen Akteur, der Bundesvereinigung Prävention und Gesundheitsförderung, zusammengeführt, in der der Deutsche Verband der Ergotherapeuten (DVE) und die Bundesarbeitsgemeinschaft der Heilmittelverbände (BHV) ebenfalls Mitglieder sind.

Im Oktober 2003 wurde vom Bundesministerium für Bildung und Forschung (BMBF) erstmals ein Förderschwerpunkt zur Präventionsforschung mit einem Mittelumfang von 4,65 Millionen Euro ausgeschrieben. Inzwischen läuft die vierte Förderphase mit 14 geförderten Vorhaben und einem Fördervolumen von 6 Millionen Euro. Insgesamt hat das BMBF bis heute über 20 Millionen Euro an Forschungsförderung über entsprechende Förderschwerpunkte in die Präventionsforschung investiert.

Ein Wermutstropfen jedoch ist das vorläufige Scheitern des Präventionsgesetzes. Wenngleich dieses in seinen Intentionen über die Zeit ohnehin reduziert wurde (ursprünglich war ein eigenes Sozialgesetzbuch vorgesehen), so hätte es doch die Finanzierungsbasis von Prävention und Gesundheitsförderung verbreitert und die Orientierung am Settingansatz gestärkt. Das vorläufige Scheitern ist jedoch voraussichtlich mehr als Pause in der Entwicklung denn als Rückschritt anzusehen: Auch der §20 wurde erst nach einigen Rückschlägen fest im SGB V verankert.

6.5 Neuorientierung der Ergotherapie im Sinne der Ottawa-Charta

Die alltägliche Arbeit von Ergotherapeuten ist heute vorwiegend rehabilitativ-therapeutisch geprägt (DACHS o.J., DVE 2006). Befunderhebung und Behandlung erfolgen auf der Grundlage von ärztlicher Diagnose und Verordnung. Moderne Ansätze der Gesundheitsförderung und Primärprävention im oben angesprochen Sinn spielen im therapeutischen Alltag bislang keine große Rolle.

Im Zuge der Professionalisierung ihrer Arbeit versuchen die Ergotherapeuten und ihre Berufsorganisationen in den letzten Jahren von der klinischen Medizin im Allgemeinen und von ärztlichen Weisungen im Besonderen unabhängiger zu werden. Vor diesem Hintergrund sind neuere theoretische und konzeptionelle Bemühungen zu sehen,

- die den Patienten/Klienten auf der Basis eines partnerschaftlichen Verhältnisses in den Mittelpunkt der therapeutischen Interaktion stellen
- die einen Anschluss an bio-psycho-soziale und salutogenetische Denkmodelle suchen
- die forschungsmethodische Kompetenzen als Voraussetzung zur Selbstreflexion und zur Entwicklung präventiver und gesundheitsfördernder Maßnahmen betrachten und
- Kompetenzen zur Erfassung von Ressourcen und Belastungen betonen

So werden z.B. bei der Entwicklung von Berufsmodellen der Ergotherapie in Anlehnung an die Ottawa Charta (Becker 2001) das Abrücken von dem bio-medizinischen Krankheitsbild hin zu einem bio-psycho-sozialen Modell und eine Klientenzentrierung der therapeutischen Beziehung gefordert. Gemeinsam mit dem Klienten sollen Probleme der Betätigungsperformance analysiert und die physische, institutionelle, kulturelle und soziale Umwelt untersucht werden, um Ressourcen und Hindernisse zu erkennen. Ein weiterer Aspekt wird durch die Bezugnahme auf die Professionalisierung der Ergotherapie angesprochen. Diese soll ermöglichen, eigenständige Forschung zu betreiben und damit therapeutische Erfahrungen systematisch zu erfassen, auszuwerten und Schlussfolgerungen daraus zu ziehen. Gemeint ist hier nicht die Evaluation präventiver Maßnahmen, sondern die Entwicklung von Modellen z.B. der Verhinderung und Minimierung von Entwicklungsstörungen bei Kindern.

Die Anzeichen für einen Wandel der bisherigen therapeutischen Interaktion im Sinne der von in der Ottawa Charta eingeforderten Neuorientierung der Gesundheitsdienste durch den Einbezug von Primärprävention und Gesundheitsförderung in der Ergotherapie finden sich in Deutschland bislang nur in konzeptionellen Überlegungen und der Formulierung von Anforderungen an die Praktiker. Fraglich ist aber, in welchem Umfang solche Konzepte bereits in der Praxis realisiert werden. Bislang liegen keine Untersuchungen vor, die hierzu empirische Zahlen liefern könnten.

6.6 Neue ergotherapiespezifische Tätigkeitsbereiche in Primärprävention und Gesundheitsförderung

Jenseits des Wandels der therapeutischen Interaktion entwickeln sich aber auch neue ergotherapiespezifische Tätigkeitsbereiche in Primärprävention und Gesundheitsförderung. Zu unterscheiden sind

Angebote und Maßnahmen, die durch die Sozialversicherung oder die öffentliche Hand finanziert werden können, und solche, die sich an individuelle und institutionelle Selbstzahler richten.

Wichtigster Kostenträger in der Sozialversicherung für Maßnahmen der Gesundheitsförderung und Primärprävention ist die Gesetzliche Krankenversicherung (GKV). Der Dokumentation der Arbeitsgemeinschaft der Spitzenverbände der Krankenkassen und des Medizinischen Dienstes des Spitzenverbandes Bund der Krankenkassen (MDS 2008) nach zu urteilen zeichnet sich der Bereich der Primärprävention nach § 20 SGB V durch ein hohes Wachstum aus. Die Angebote zur vorbeugenden Gesundheitssicherung erreichten im Jahr 2007 ca. 4,2 Millionen Menschen, während es im Jahr 2002, zum Zeitpunkt der ersten Dokumentation, „nur" 1,4 Millionen Menschen waren. Die gesetzlichen Krankenkassen unterscheiden *individuelle Angebote* und *Settingangebote*, wobei Letztere noch einmal nach betrieblichen und nichtbetrieblichen Ansätzen unterschieden werden.

Der Zahl der GKV-Versicherten, die individuelle Kurs- bzw. Seminarangebote in Anspruch nehmen, ist von knapp 353 000 in der Piloterhebung im Jahr 2002 auf über 1,8 Millionen gemeldete Kursteilnehmer im Jahr 2007 gestiegen (MDS 2008). Der Entwicklungsschub insbesondere in den nichtbetrieblichen Settings, der aus der Dokumentation hervorgeht, erscheint auf den ersten Blick enorm. Im Jahr 2007 wurden in 13 596 Einrichtungen Maßnahmen nach dem Settingansatz durchgeführt. Auch in der betrieblichen Gesundheitsförderung ist der Umfang der durchgeführten Maßnahmen 2007 – nach drei Jahren relativ gleichbleibenden Aktivitätsniveaus – wieder angestiegen. Da es sich jedoch um freiwillige Angaben der einzelnen Kassen handelt, ist nicht sicher, in welchem Umfang Veränderungen in der Zahl der Meldungen die tatsächliche Zunahme von Leistungen widerspiegeln oder die Zunahme der „Berichtswilligkeit". Eine größere Berichtswilligkeit spräche aber auch für eine zunehmende Aufgeschlossenheit der Krankenkassen für Prävention und Gesundheitsförderung.

Die vier Handlungsfelder bei primärpräventiven Leistungen der gesetzlichen Krankenkassen sind:

- Bewegungsgewohnheiten
- Ernährung
- Stressbewältigung/Entspannung und
- Suchtmittelkonsum

In der betrieblichen Gesundheitsförderung sind es die Handlungsfelder:

- arbeitsbedingte körperliche Belastungen
- Betriebsverpflegung
- psychosoziale Belastungen (Stress) und
- Suchtmittelkonsum

Im Leitfaden Prävention der Arbeitsgemeinschaft der Spitzenverbände der Krankenkassen sind die Qualifikationen und Berufsgruppen, die in diesen Bereichen mit GKV-Mitteln gefördert werden können, verbindlich festgelegt (Arbeitsgemeinschaft der Spitzenverbände der Krankenkassen 2008). Ergotherapeuten sind für die Handlungsfelder Bewegung, arbeitsbedingte körperliche Belastungen und Stressbewältigung/Entspannung zugelassen. Hier kommen neben den Ergotherapeuten folgende Berufsgruppen als Anbieter/Leistungserbringer infrage: Ärzte, Sportwissenschaftler, Krankengymnasten, Physiotherapeuten, Sport- und Gymnastiklehrer, lizenzierte Übungsleiter aus Turn- und Sportvereinen und Masseure mit Zusatzqualifikationen. Voraussetzung ist eine Schulung im jeweiligen Gesundheitssport-/Bewegungsprogramm bzw. in Entspannungstechniken.

Ergotherapiespezifische Ansätze sind in den genannten Handlungsfeldern nicht zu finden. Damit können Ergotherapeuten zwar in dem von der GKV geförderten Bereich der Gesundheitsförderung und Prävention tätig werden, aber nur auf der Grundlage der Aneignung „angrenzender" Konzepte und letztlich fachfremder Schulungen, nicht aber unter Bezugnahme auf den Zusammenhang zwischen Betätigung und Gesundheit bzw. Krankheit.

Neue Tätigkeitsfelder können auch auf dem „freien Markt" erschlossen werden. Das Bundesministerium für Bildung und Forschung geht in seinem Berufsbildungsbericht von 2002 (BMBF 2002) aufgrund des demografischen Wandels und eines gewachsenen Gesundheitsbewusstseins in der Bevölkerung von einem zukünftig hohen Bedarf an personenbezogenen Dienstleistungen zur Gesundheitsförderung und Rehabilitation im Rahmen der privaten Vorsorge aus. Gleichzeitig könnte auch bei institutionellen Akteuren wie Altenheimen, Schulen oder Kindergärten ein Interesse an ergotherapiespezifischen Angeboten zur Gesundheitsförderung und Primärprävention geweckt werden.

Um die Entwicklung neuer ergotherapiespezifischer Tätigkeitsbereiche zu unterstützen, hat der Deutsche Verband der Ergotherapeuten einen Leitfaden entwickelt, der helfen soll, in Pionierarbeit Angebote zu entwickeln, die sowohl im Kontext der durch die Sozialversicherung geförderten Maßnahmen der Primärprävention als auch im Kontext des freien Marktes einsetzbar sind (DVE 2006).

6.7 Neue Tätigkeitsbereiche in der Gesundheitsförderung

Zudem werden beständig neue hochschulische Qualifikationsangebote im Bereich Gesundheitsförderung auf der Ebene von BA- und MA-Studiengängen, aber auch Diplom-Studiengängen entwickelt (Kälble 2009, Kälble und von Troschke 1998). Diese Studienangebote sind politisch gewollt, sie werden z.B. von der Europäischen Kommission über das Aktionsprogramm „Öffentliche Gesundheit" gefordert und gefördert. Die Kommission will damit ausdrücklich die Professionalisierung und Weiterentwicklung von Aus- und Weiterbildungsstudiengängen im Bereich öffentliche Gesundheit unterstützen. Beispiel hierfür ist der von der EU finanziell unterstützte „Europäische Lehr- und Forschungsverbund im Bereich Gesundheitsförderung", in dem seit 1998 15 Hochschulen aus 15 europäischen Ländern mit dem Ziel der Professionalisierung der Gesundheitsförderung in Europa an einem gemeinsamen Profil und Kerncurriculum für einen „European Master of Health Promotion" (EUMAHP o.J.) arbeiten.

Ausgebildet wird für Berufsfelder, die erst im Entstehen begriffen sind. Anstellungschancen werden in Leitungspositionen in Prävention und Gesundheitsförderung auf internationaler (WHO), europäischer (EU), nationaler und regionaler Ebene im öffentlichen Gesundheitssektor (Gesundheitsämter, öffentlicher Gesundheitsdienst), bei Nichtregierungsorganisationen (Wohlfahrtsverbände, Selbsthilfeorganisationen, Verbände und Organisationen der Gesundheitsberufe, Kammern, Kassenärztliche Vereinigungen, Kranken- und Pflegekassen, Rentenversicherungen), in der Gesundheitsforschung (Hochschulen, private Forschungseinrichtungen, staatliche Einrichtungen) und in der Gesundheitswirtschaft (Wellness, Fitness) gesehen. Die quantitative Entwicklung dieses Berufsfelds ist weitgehend offen, es liegen noch keine empirischen Studien zur Arbeitsmarktsituation und zu den Berufschancen vor. Die Entwicklung dieser Studiengänge ist jedoch gerechtfertigt, denn die Etablierung des Berufsfeldes Gesundheitsförderung wäre ohne gut qualifizierte Studienabsolventen nur schlecht möglich.

Ergotherapeutische Kompetenzen und Qualifikationen spielen in der Praxis einer so verstandenen Gesundheitsförderung keine spezifische Rolle mehr, ein akademischer Abschluss in Ergotherapie wird aber meist Voraussetzung für den Zugang zu diesen Arbeitsfeldern sein. Ergotherapeuten konkurrieren in diesem Bereich direkt mit den Angehörigen anderer Gesundheitsberufe, von den Ärzten über Psychologen und (Medizin-)Soziologen bis hin zu Pflegenden und anderen Therapieberufen, wie Physiotherapeuten und Logopäden. Auch wenn eine Bewertung der Berufschancen aus den oben genannten Gründen derzeit kaum möglich erscheint, stellt diese Konkurrenzsituation einen zu bedenkenden Faktor dar. Allerdings kann man in der Patienten-/Klientenerfahrung der Ergotherapeuten auch einen starken Wettbewerbsvorteil gegenüber Absolventen grundständiger Gesundheitsförderungsstudiengänge sehen. Gleichzeitig wäre es sicherlich förderlich, wenn Betätigung ebenso wie Bewegung, Ernährung, Stressbewältigung und Suchtprävention ein etabliertes Handlungsfeld in der Gesundheitsförderung und Primärprävention etabliert wäre.

6.8 Ergotherapie, Betätigung, Gesundheit und Krankheit – Plausibilitäten oder Kausalitäten?

Dem stehen jedoch derzeit noch die Diffusität des Konzeptes Betätigung und dessen Verbundenheit mit der Alltagssprache bzw. dessen Alltagsbedeutung entgegen.

In den Selbstbeschreibungen der Ergotherapie wird in der Regel ein Zusammenhang zwischen dem zentralen Konzept der Betätigung und Gesundheit bzw. Krankheit hergestellt, wonach sinnvolle Betätigung als Ressource im Sinne der Gesundheitsförderung und Betätigungsungerechtigkeit als Krankheitsrisiko gilt (DVE 2006, Löffler 2009). Begründet wird dieser Zusammenhang in der Regel durch eine anthropologische Argumentation, nach der eine sinnvolle Betätigung zu den menschlichen Konstanten gehört, deren Störung wie bei Bewegung, Ernährung etc. unweigerlich zu gesundheitlichen Störungen führt. Dem ist grundsätzlich zuzustimmen, jedoch bleibt weitgehend im Ungefähren, wann eine Betätigung ungesund wird, ein gesundheitsgefährdendes Betätigungsungleichgewicht droht oder eine Betätigungsdeprivation eintritt. Es fehlt der Betätigung bislang – im Gegensatz zur Bewegung oder Ernährung – noch das Maß, mit dem gesunde Betätigung qualitativ und quantitativ von ungesunder Betätigung abgegrenzt werden kann.

Zudem gibt es ein großes Manko an Studien aus dem deutschsprachigen Raum, die als externe Evidenz zur Begründung der Wirksamkeit ergotherapeutischer Maßnahmen dienen können; auch fehlen deutschsprachige systematische Reviews internationaler Studien, die zeigen, dass bereits jetzt gute wissenschaftliche Belege für die Wirksamkeit der Ergotherapie existieren. Diese Problematik gilt noch stärker für den Kontext der Gesundheitsförderung und Prävention. Dennoch ist es durchaus möglich, die Relevanz der Ergotherapie in diesem Bereich aufzuzeigen (Löffler 2009).

Als Ziel der Gesundheitsförderung gibt der DVE in seiner Broschüre „Prävention und Gesundheitsförderung in der Ergotherapie" an, „dass Menschen ihren Alltag und ihre alltäglichen Betätigungen im Sinne einer gesunden Lebensführung aktiv verändern und sich hierbei als zufrieden und nützlich erleben" (DVE 2006, S.7). Hierbei zeigt sich die Affinität des Betätigungskonzeptes zum Konzept der Lebensstile. Weitere Anschlussmöglichkeiten an Konzepte aus den Gesundheitswissenschaften weisen Formulierungen auf, die z.B. Betätigung als Anpassungsmechanismus des Einzelnen an die Anforderungen der inneren und äußeren Umwelt beschreiben (DVE 2006, S.9). Diese Formulierung ist unmittelbar anschlussfähig an das Konstrukt der produktiven Realitätsverarbeitung im weit verbreiteten Sozialisationsmodell der Gesundheitsentwicklung (Hurrelmann 1989). Die Bezugnahme auf etablierte Konzepte der Gesundheitswissenschaften stellt eine weitere wichtige Zukunftsaufgabe auf dem Weg dar, die Ergotherapie und ihre zentralen Kompetenzen und Konzepte für die Gesundheitsförderung und Primärprävention fruchtbar zu machen.

Wegen der genannten Probleme bzw. ungelösten Aufgaben findet die Betätigung außerhalb des ergotherapeutischen Fachdiskurses weder als personale oder soziale Ressource in der Gesundheitsförderung noch als Handlungsfeld in der auf Krankheitsrisiken bezogenen Primärprävention Beachtung (Hurrelmann und Laaser 2006, Arbeitsgemeinschaft der Spitzenverbände der Krankenkassen 2008).

Stattdessen werden Ergotherapeuten nach spezifischen Fortbildungen im Bereich Bewegung und Stressbewältigung zu primärpräventiven und gesundheitsfördernden Handlungsfeldern zugelassen, in Handlungsfeldern also, die gemeinhin als Domäne von Ärzten, Sportwissenschaftlern und Physiotherapeuten bzw. Ärzten und Psychologen gelten.

Die Empfehlungen, die der DVE (2006) und das DACHS-Projekt (o.J.) zur Entwicklung ergotherapiespezifischer Interventionen gegeben haben sind zwar anregend und inhaltlich weiterführend, laufen aber ohne institutionelle Rückendeckung durch die Sozialversicherungsträger, die Politik oder andere zentrale Akteure in der Gesundheitsförderungs- und Präventionsszene ins Leere bzw. führen „nur" auf den prinzipiell zukunftsträchtigen, aber derzeit noch sehr begrenzten freien Markt von persönlichen und institutionellen Selbstzahlern (auf dem ein Konzept wie Betätigung ungleich schlechtere Chancen hat, wie z.B. das Konzept Bewegung).

6.9 Kompetenzen für Primärprävention und Gesundheitsförderung

Welche Anforderungen an die Aus-, Fort- und Weiterbildung von Gesundheitsfachberufen ergeben sich aus den bisherigen Ausführungen? Zunächst einmal müssen die Voraussetzungen für ein Grundverständnis von Prävention und Gesundheitsförderung sichergestellt sein:

- differenzierte Kenntnisse von bio-psycho-sozialen Krankheits- und Gesundheitsmodellen (Dichotomie, Kontinuum, Orthogonalität) und deren unterschiedlichen Bezugssystemen (Laie, Medizin, Gesellschaft)
- Grundkenntnisse über das gesundheitliche Problempanorama bzw. Krankheitsspektrum und insbesondere dessen soziale und psychische Differenzierung
- Kenntnisse der naturwissenschaftlichen sowie der sozial- und kulturwissenschaftlichen Grundlagen der Erhaltung und Förderung von Gesundheit und der Entstehung und des Verlaufs von Krankheit (Salutogenese und Pathogenese),
- ein Bewusstsein der entsprechenden Grenzen von Medizin und Rehabilitation und des daraus resultierenden Bedarfs an Primärprävention und Gesundheitsförderung und
- Grundkenntnisse der darauf basierenden modernen Ansätze und Konzeptionen von Primärprävention und Gesundheitsförderung (gesundheitsfördernde Perspektiven und Ansätze in der Therapie und Rehabilitation, Verhaltens- und Verhältnisorientierung, Ressourcenförderung und Risikominderung, Settingansatz, Bevölkerungsansätze und politische Arbeit)

Wichtig sind des Weiteren vertiefte Kenntnisse und Kompetenzen in der *patienten-/klientenzentrierten therapeutischen Interaktion* sowie der *indi-*

viduellen Gesundheitsförderung und Primärprävention wichtig. Dazu gehören insbesondere:

- bewusstes Gestalten interpersonaler Beziehungen: die Entwicklung von personalen Kompetenzen, sogenannten „Ich-Kompetenzen", und sozialen Kompetenzen
- individuelles Fallverstehen (Gesundheitsanamnese): das Erkennen von individuellen salutogenen Ressourcen und pathogenen Belastungen in individuellen Lebenswelten und Lebensstilen
- klinisches Empowerment: die Entwicklung von Handlungsoptionen gemeinsam mit den Patienten/Klienten sowie deren Motivation zu und Begleitung bei eigenständigem Gesundheitshandeln (Kliche und Kröger 2008).

Angesichts der absehbaren Richtung, in die sich Gesundheitsförderung und Prävention entwickeln, gehören aber auch vertiefte Kenntnisse und Kompetenzen

- in der Organisationsentwicklung und
- im Projektmanagement

zu einer Grundausbildung in Gesundheitsförderung und Prävention. Denn: Dem sich immer mehr durchsetzenden *Settingansatz* entsprechend werden zukünftig ganzheitliche, Verhaltens- und Verhältnisprävention integrierende Ansätze der salutogenen Beeinflussung von sozialen Systemen wie Betrieben, Vereinen, Bildungseinrichtungen etc. im Vordergrund stehen.

Von zentraler Bedeutung für die Realisierung der Potenziale der Ergotherapie für die Gesundheitsförderung und Primärprävention wird es sein, dass Ergotherapeuten in der Lage sind bzw. befähigt werden, durch theoretische, konzeptionelle, empirische und politische Arbeit die Zusammenhänge zwischen Betätigung und Gesundheit/Krankheit bzw. Gesundheitsförderung und Krankheitsprävention klarer herauszuarbeiten und empirisch zu belegen, sodass einerseits die Bezüge zwischen *gesunder Betätigung* und etablierten Handlungsfeldern (Löffler 2009) und andererseits Betätigung als ein eigenständiges Handlungsfeld in Gesundheitsförderung und Primärprävention begründet und politisch durchgesetzt werden kann.

Um dies umsetzen zu können, aber auch um die eigenen Maßnahmen und Ansätze in der Gesundheitsförderung und Primärprävention untersuchen und evaluieren zu können, sind profunde Kenntnisse und Kompetenzen in den *Methoden der empirischen Gesundheits- und Sozialforschung* vonnöten (Borgetto 2008c).

Aus der Perspektive der Anbieter von Gesundheitsleistungen ist das Handlungsfeld Gesundheit auch ein Markt und die darin tätigen Akteure Unternehmer bzw. abhängig Beschäftigte. Für ein Bestehen auf diesem sich stetig weiterentwickelnden Gesundheitsmarkt sind zudem *betriebswirtschaftliche und gesundheitsökonomische Grundkenntnisse* (Unternehmensführung, Kosten-Nutzen-Rechnungen, Qualitätsmanagement, Marktbeobachtung, Marketing/Werbung, Dienstleistungsorientierung) erforderlich.

Diese Entwicklung kann auf unterschiedlichen Wegen befördert werden:

- Auf der Ebene der *berufsfachschulischen Ausbildung* sollten die zu legenden Grundlagen vereinheitlicht und qualitätsgesichert unterrichtet werden. In der Ausbildungs- und Prüfungsverordnung für Ergotherapeutinnen und Ergotherapeuten spielen Gesundheitsförderung und Prävention eine relativ geringe Rolle, dennoch wäre es wichtig, die für diese Themenbereiche vorgesehenen Unterrichtsstunden zu nutzen und einheitlich zu strukturieren. Derzeit ist noch unklar, was in diesen Bereichen im Einzelnen unterrichtet wird. Als Ziel ist es vorstellbar, einen ersten Überblick und eine erste Orientierung für das Handlungsfeld Gesundheitsförderung und Primärprävention zu geben und im Anschluss an die in der Ausbildung ohnehin zentrale Klientenzentrierung Kompetenzen für individuelle Präventionsangebote zu vermitteln.
- Wichtig sind auch die Anstrengungen seitens der *Berufsverbände* durch die Gründung von einschlägigen Arbeitskreisen und Gremien, die Ausarbeitung von Broschüren und Arbeitshilfen (vgl. DACHS o.J., DVE 2006) und die politische Lobbyarbeit.
- Zudem ist die Akademisierung in diesem Kontext relevant. So könnten in *Bachelor-Studiengängen* die in der Ausbildung derzeit (noch) in unterschiedlichem Ausmaß gelegten Grundlagen in Gesundheitsförderung und Primärprävention verbreitert werden und die Kenntnisse und Kompetenzen für die individuellen Ansätze abgerundet sowie für die Settingansätze so weit vertieft werden, dass die zuarbeitende Handlungsfähigkeit in diesem Arbeitsbereich gestärkt wird. Zudem werden in Bachelor-Studiengängen meist die Grundlagen in den Forschungsmethoden, der Betriebswirtschaftslehre und der Gesundheitsökonomie gelegt.
- Die für leitende Aufgaben in Organisationen und Projekten notwendigen vertieften Kompetenzen und Kenntnisse im Bereich des Settingansatzes und insbesondere im Projektmanagement, der Bevölkerungsorientierung und der politischen

Arbeit im Sinne der Public-Health-Bewegung dürften am besten in *Master-Studiengängen* zu vermitteln sein, ebenso die für die wissenschaftliche Evaluation von Maßnahmen notwendigen Methodenkenntnisse und die für unternehmerisches Denken notwendigen Kenntnisse in der Betriebswirtschaftslehre und Gesundheitsökonomie.

Ein in Deutschland bislang einzigartiger Ansatz besteht in dem Studienschwerpunkt Gesundheitsförderung und Prävention im Rahmen des Master-Studiengangs in der Fachrichtung Ergotherapie, der an der HAWK FH Hildesheim angeboten wird und zum Abschluss eines Masters of Science führt. Hierbei wird die Vertiefung disziplinärer Kompetenzen verknüpft mit einer soliden Ausbildung in naturwissenschaftlichen und sozialwissenschaftlichen Forschungsmethoden und der Vermittlung des relevanten Wissens und der relevanten Kompetenzen in Gesundheitsförderung und Krankheitsprävention entsprechend den oben genannten Kriterien. Gezeigt hat sich hierbei, dass auf den verschiedenen Ebenen (Berufsfachschulen, Fortbildungen, Bachelor-Studiengänge) Kenntnisse und Kompetenzen jeweils auf sehr unterschiedlichem Niveau vermittelt werden, sodass die Master-Ausbildung in diesem Studienschwerpunkt zum Teil bei Grundlagen beginnen muss, die eigentlich auf Bachelor-, wenn nicht Berufsfachschulniveau liegen. Ein Prozess der Vereinheitlichung der zu vermittelnden Inhalte und Fähigkeiten auf den unterschiedlichen Ausbildungsniveaus scheint daher dringend geboten, um das Ziel der Verankerung der Ergotherapie in Gesundheitsförderung und Prävention wie auch der Gesundheitsförderung und Prävention in der Ergotherapie zu erreichen.

Literatur

Antonovsky A. Salutogenese. Zur Entmystifizierung der Gesundheit. Tübingen: dgvt; 1997

Apitz R, Winter S. Potenziale und Ansätze der Prävention. Aktuelle Entwicklungen in Deutschland. In: Der Internist 2004. 45(2): 139–147

Arbeitsgemeinschaft der Spitzenverbände der Krankenkassen. Leitfaden Prävention. Gemeinsame und einheitliche Handlungsfelder und Kriterien der Spitzenverbände der Krankenkassen zur Umsetzung von §§20 und 20a im SGB V vom 21. Juni 2000 in der Fassung vom 2. Juni 2008. Bergisch Gladbach: IKK-Bundesverband, www.aok-bv.de/gesundheit/vorsorge/index.html, Download 10.06.2009

Badura B, Iseringhausen O, Strodtholz P. Soziologische Grundlagen der Gesundheitswissenschaften. In: Hurrelmann K, Laaser U, Hrsg. Handbuch Gesundheitswissenschaften. Weinheim, München: Juventa; 2006

Bauch J, Franzkowiak P. Das Elend der Gesundheitswissenschaften und die Fallstricke des methodologischen Positivismus. In: Prävention 2004. 27(4): 105–108

Becker H. Prävention und Gesundheitsförderung in der Professionalisierung der Ergotherapie. In: Prävention 2001. 24(3): 89–92

BMBF. Berufsbildungsbericht 2002. Berlin: BMBF 2002

Borgetto B. Gesellschaft und Gesundheit – Wechselwirkungen. In: Borgetto B, Siegel A. Gesellschaftliche Rahmenbedingungen der Ergotherapie, Logopädie und Physiotherapie. Eine Einführung in die sozialwissenschaftlichen Grundlagen des beruflichen Handelns (unter Mitarbeit von Schiller S, Reichel K, Scheel K). Bern, Göttingen, Toronto, Seattle: Hans Huber; 2008a, 102–149

Borgetto B. Gesundheitsförderung und Prävention. In: Borgetto B, Siegel A. Gesellschaftliche Rahmenbedingungen der Ergotherapie, Logopädie und Physiotherapie. Eine Einführung in die sozialwissenschaftlichen Grundlagen des beruflichen Handelns (unter Mitarbeit von Schiller S, Reichel K, Scheel K). Bern, Göttingen, Toronto, Seattle: Hans Huber; 2008b, 227–246

Borgetto B. Methoden der empirischen Sozial- und Gesundheitsforschung. In: Borgetto B, Siegel A. Gesellschaftliche Rahmenbedingungen der Ergotherapie, Logopädie und Physiotherapie. Eine Einführung in die sozialwissenschaftlichen Grundlagen des beruflichen Handelns (unter Mitarbeit von Schiller S, Reichel K, Scheel K). Bern, Göttingen, Toronto, Seattle: Hans Huber; 2008c, 49–84

DACHS (o.J.). Ergotherapie – Was bietet sie heute und in Zukunft? Bozen: CLAUDIANA – Landesfachhochschule für Gesundheitsberufe in Bozen/Südtirol

DVE – Deutscher Verband der Ergotherapeuten. Prävention und Gesundheitsförderung in der Ergotherapie. Karlsbad: DVE 2006

Ebere G. Prävention in der Gesetzlichen Krankenversicherung von 1970 bis heute. In: Stöckel S, Walter U, Hrsg. Prävention im 20. Jahrhundert. Weinheim, München: Juventa; 2002

EUMAHP (o. J.): Europäischer Hintergrund. www.sgw.hs-magdeburg.de/eumahp/2.eur-hinterg.html, Zugriff: 25.05.2009

Franke A. Modelle von Gesundheit und Krankheit. Bern: Huber; 2006

Hafen M. Was unterscheidet Prävention von Gesundheitsförderung? In: Prävention 2004. 1/2004, 8–11

Hurrelmann K, Laaser U, Hrsg. Handbuch Gesundheitswissenschaften. Weinheim, München: Juventa; 2006

Hurrelmann K. Human development and health. New York: Springer; 1989

Kälble K, von Troschke J. Studienführer Gesundheitswissenschaften. Band 9 der Schriftenreihe der Deutschen Koordinierungsstelle für Gesundheitswissenschaften. Freiburg 1998

Kälble K. Neue Studiengänge im Gesundheitswesen – Zielgerichtete Entwicklung oder Experimentierfeld? In: G+G Wissenschaft, 2009. 9(2)

Kliche T, Kröger G. Empowerment in Prävention und Gesundheitsförderung – Eine konzeptkritische Bestandsaufnahme von Grundverständnissen, Dimensionen und Erhebungsproblemen. In: Gesundheitswesen 2008, 70(12): 715–720

Löffler K. Betätigung als Handlungsfeld seniorenbezogener Prävention und Gesundheitsförderung. Eine Positionierung der Ergotherapie in den „Präventionszielen für die zweite Lebenshälfte" der Bundesvereinigung Prävention & Gesundheitsförderung e.V. anhand eines systematischen Reviews. Master-Thesis an der HAWK Fachhochschule Hildesheim, Studienschwerpunkt Gesundheitsförderung und Prävention, 2009

MDS – Medizinischer Dienst des Spitzenverbandes Bund der Krankenkassen. Präventionsbericht 2008. Leistungen der gesetzlichen Krankenversicherung in der Primärprävention und der betrieblichen Gesundheitsförderung. Berichtsjahr 2007. Essen: MDS. www.mdk-niedersachsen.de/download/Praeventionsbericht_2008.pdf; Download am 03.06.2009

Rosenbrock R. Die Public Health Perspektive: Krankheit vermeiden – Gesundheit fördern. In: Flick U, Hrsg. Innovation durch Public Health. Göttingen, Bern, Toronto, Seattle: Hogrefe 2002

Siegrist H. Welche Zukunft hat die Medizin-Soziologie im Zeitalter der molekularen Medizin? In: Trojan A, Döhner H, Hrsg. Gesellschaft, Gesundheit, Medizin. Erkundungen, Analysen und Ergebnisse. Frankfurt am Main: Mabuse 2002

Walter U, Schwartz FW, Hoepner-Stamos F. Zielorientiertes Qualitätsmanagement und aktuelle Entwicklungen in der Gesundheitsförderung und Prävention. In: Bundeszentrale für gesundheitliche Aufklärung, Hrsg. Qualitätsmanagement in Gesundheitsförderung und Prävention. Band 15 der Schriftenreihe Forschung und Praxis der Gesundheitsförderung. Köln 2001

Walter, U. (): Babylon im SGB? Eine Analyse der Begriffsvielfalt zur Prävention in den Sozialgesetzbüchern. In: Sozialer Fortschritt 2003, 10: 253–261

Weitkunat R. New Public Health. In: Prävention 2004. 27(4): 99–104

WHO – World Health Organization. Ottawa Charta for Health Promotion. First International Conference on Health Promotion, Ottawa. www.who.int/hpr/docs/ottawa.html, Download am 25.06.2006, dt. Fassung u.a. in: Borgetto B, Siegel A. Gesellschaftliche Rahmenbedingungen der Ergotherapie, Logopädie und Physiotherapie. Eine Einführung in die sozialwissenschaftlichen Grundlagen des beruflichen Handelns (unter Mitarbeit von Schiller S, Reichel K, Scheel K). Bern, Göttingen, Toronto, Seattle: Hans Huber; Anhang 2: 402–407

WHO – World Health Organization. Preamble to the Constitution of the World Health Organization as adopted by the International Health Conference, New York, 19–22 June, 1946; signed on 22 July 1946 by the representatives of 61 States (Official Records of the World Health Organization, no. 2, p. 100 and entered into force on 7 April 1948

Sachverzeichnis

A

Abfärbung, Steuerrecht 138 f
Ablauf, Alltag 38
Adaption *s.* Resilienz
AGepA *s.* Angebot zur Gesundheitsförderung und Prävention für pflegende Angehörige (AGepA)
AG TheraPäd *s.* „Arbeitsgruppe Therapeutisch-pädagogische Hilfen für Kinder in Bildungsumwelten" (AG TheraPäd)
Aidsprävention 23, 27
Aktionsforschung 164 f
Aktivität
- Alltag 118 ff
- Begriffsdefinition 33, 35
- Betätigung 49 f, 52 f
- körperliche
  - -- Prävention 65, 67 f
  - -- Senioren 118 ff
Alkoholmissbrauch, Studien 64
Alltagsaktivitäten 38
- Senioren 118 ff
Altern *s. auch* Senioren
- Betätigung 39 f
Alzheimer-Erkrankung *s.* Demenz
Analyse
- Daten, Evaluation 160
- Programmentwicklung 174 ff
Änderung, Verhalten 24 f
Anforderungen, Gesundheitsförderung und Prävention 187 ff
Angebotsentwicklung, Ergotherapie *s.* Programmentwicklung, Ergotherapie
Angebot zu Gesundheitsförderung und Prävention für pflegende Angehörige (AGepA) 168 ff
Angehörige, pflegende 168 ff
Angst, Studien 64
Anreizsystem, Prävention 19
Arbeit, banale 37
Arbeitsbedingungen, Gesundheitsförderung 21
Arbeitsgruppe „Therapeutisch-pädagogische Hilfen für Kinder in Bildungsumwelten" (AG TheraPäd) 163
Arbeitsplatz
- Ergonomie 113 ff
- Gespräch 106
- Gesundheitsförderung 30, 66, 105 ff, 197
- Leistungsangebot, ergotherapeutisches 143
Arbeitsschritte, AGepA-Programm 171
Armut 10 f
Aufklärung
- Definition 178 f
- Prävention 19
Aufnahmegespräch, Dilemma der Dreißigjährigen 111
Ausbildung, Gesundheitsförderung und Prävention 187 ff, 206 f
Ausdauer, Kinder 95 f
Ausgewogenheit, betätigungsbezogene 39
Ausgrenzung, betätigungsbezogene 41
Autonomie, Senioren 121 f

B

Backpack Day *s.* National Backpack Awareness Day
Balancieren 75
Bedarfsanalyse 147 f, 173 f
Bedeutsamkeit, Betätigung 36 ff, 49, 56, 121 f
Bedürfniserhebung 173 f
BEM *s.* Eingliederungsmanagement, betriebliches (BEM)
Beratung
- Definition 178
- ergotherapeutische 142 ff
- Familien, EKiB 85 ff
- Marketing 191 ff, 195 f
- Prävention 19
Beruf, Dilemma 110
Berufsbild, Ergotherapie 142
Berufsfelder, neue, Gesundheitsförderung 205
Beschäftigung *s.* Betätigung
Best Agers 136 *s. auch* Senioren
Bestrafungssystem, Prävention 19
Betätigung 33 ff
- bedeutungsvolle *s.* Bedeutsamkeit, Betätigung
- Begriffsdefinitionen 35, 50
- Betrachtungsebenen 46
- Determinanten, soziale 41 f
- Entstehung aus Aktivität 49 f, 52 f
- Konzept 205
- Modell funktionaler Gesundheit 45 ff, 52
- Senioren 118 ff, 124 ff
Betätigungsbedürfnisse 169 f
Betätigungsentscheidung 108
Betätigungsidentität 46
Betätigungspartizipation 121 f
Betätigungswohlbefinden 169 f
Betrieb *s.* Arbeitsplatz
Bevölkerung, Prävention 19
Bewegung, Kinder 89 f, 95 ff *s. auch* Motorik, Kinder
Bewegungsförderung
- Programm, Kinder 75 ff
- Senioren 118 ff
Beziehung
- Kinder 85 ff
- bei Stress 105
Bias
- Evaluation 161
- Optimismus 23 f
Bildschirmarbeitsplatz, Ergonomie 113 ff
Bildungsumwelten, Förderungsprogramm 162 ff
Bindung
- Dreißigjährige 110
- Resilienz 11 ff
- soziale 50
Biografie, Dilemma der Dreißigjährigen 111
Biopsychosoziales Modell *s.* Gesundheitsmodell, biopsychosoziales
Bipolarität, Gesundheit und Krankheit 200 f
Buchführung, Einzelpraxis 138
Bundesvereinigung Prävention und Gesundheitsförderung (BVPG) 118, 202 f
Bürostuhl 114
BVPG *s.* Bundesvereinigung Prävention und Gesundheitsförderung (BVPG)

C

Calwer Modell 78 ff
Chancen, Gesundheitsförderung und Prävention 202 f
Chancengleichheit, Gesundheitsförderung 21
Coping 10

D

DACHS-Projekt 142 ff
Daten, Evaluation 160
Datenschutz, EKiB 87
Dehnungsübungen, Starke Muskeln, wacher Geist 97
Demenz 119
- Pflege 169 ff
Deprivation, betätigungsbezogene 40 f
Design, Evaluationsstudien 153 f, 158 f
Determinanten
- Anpassungsprozesse 50 f
- Gesundheitsverhalten 27
- soziale 41 f
Determinismus, reziproker 26
Diagnostik, ergotherapeutische 144
Dichotomie, Gesundheit und Krankheit 200 f
Didaktik 181
Dienstleistung 192 ff
Dilemma der Dreißigjährigen 108 ff
Dummy-Tabellen 158, 160
Durchführungskompetenz, Ergotherapie 183 f *s. auch* Handlungskompetenz

Durchführungsrahmen, Ergotherapieangebot 152

E

Effektivität 185
Effektivitätsstudie, Calwer Modell 83f
Effizienz 185
Ehrenamt *s. auch* Freiwilligenarbeit
- Familienpatenschaft 88
Eigenverantwortung, Gesundheitsmarkt 136
Eingliederungsmanagement, betriebliches (BEM) 106ff
Eingreifen, Lebensverlauf 109
Einkünfte, Ergotherapiepraxis 138
Einschränkungen, Betätigung 37f
Einzelpraxis, Steuerrecht 138
EKiB *s.* Entwicklung von Kindern in Beziehung (EKiB)
Eltern *s. auch* Mütter
- Bewegungsförderungsprogramm 76
- Entwicklung von Kindern in Beziehung (EKiB) 85ff
- Ganz schön stark 100, 102
- Gruppenprogramm, Studie 65
- Packesel, nein danke 91f
Empowerment, Gesundheitsförderung
- betriebliche 196f
- schulische 101
Entscheiden 109ff
Entwicklung
- demografische 135f, 193
- Ergotherapieprogramme 147ff, 162ff
- gesellschaftliche 192
- innere 109
- von Kindern in Beziehung (EKiB) 85ff
Entwicklungstest, Wiener *s.* Wiener Entwicklungstest (WET)
Erfahrung 109
Ergebniserwartung 26
Ergonomie, Bildschirmarbeitsplatz 113ff
Ergotherapie
- Betätigung 36, 38
- Evaluationsplan 158
- Gesundheitsbegriff 8
- Gesundheitsförderung 51, 54ff, 58, 200ff, 205f
- Gutes Praxisbeispiel 72ff
- Kompetenzen 142ff, 177ff
- Konsensusdefinition 142
- Leistungen, Verteilung 81
- Marketing 191ff
- Perspektiven 200ff
- Prävention 67, 200ff
- Praxis, Steuerrecht 138
- Programmentwicklung 147ff, 162ff
- Steuerrecht 137ff
- Tätigkeitsbereiche, neue 203f
Erleben 110
Ernährung, Senioren 119
Erstkontakt, Marketing 198
Erwachsene
- Leistungsangebot, Ergotherapie 143
- Prävention 65, 105ff
Erzieherinnen, Calwer Modell 81f
Essen *s.* Ernährung, Senioren
Europäisches Netzwerk für Betriebliche Gesundheitsförderung 30
Evaluation 153ff, 157ff, 184ff, 202
- Gutes Praxisbeispiel 73f
Evidenz *s. auch* Evaluation
- Gesundheitsförderung und Prävention 202
Experiment, echtes 153f, 158f
Extraversion, Persönlichkeitsmodell 23

F

Fachkompetenz 182ff
Faktoren
- protektive 10ff, 50f *s. auch* Resilienz
- Umwelt *s.* Umweltfaktoren
Familien, EKiB 86f
Fehlentwicklungen 151
Fehlernährung *s.* Ernährung, Senioren
Fehlerprüfung, Evaluation 160f
Feinmotorik, Kinder 75, 78ff
Flüssigkeitsversorgung *s.* Trinken, Senioren
Folien, Präsentation 198
Förderung, Gesundheitsförderung und Prävention 203ff
Forschungsstand, Gesundheitsförderung und Prävention 63ff
Fortbildung
- Gesundheitsförderung und Prävention 189f, 206f
- Starke Muskeln, wacher Geist 99
Fragen, Evaluation 157
Freiberuflichkeit, Ergotherapie 139
Freibetrag, Steuer 138f
Freiheit, Entscheidung 110f
Freiwilligenarbeit 120 *s. auch* Ehrenamt
Freizeit 34
Früherkennung, Funktionseinbußen 120f
Fünf-Faktoren-Modell der Persönlichkeit 23
Funktionieren, Begriffsdefinition 35
Funktionsfähigkeit 45ff
- Einbußen, Früherkennung 120f

G

Gefahrenquellenreduktion, Studie 68
Gemeinde, Gesundheitsförderung 31
Gemeinschaftspraxis, Steuerrecht 138
Gender, Gesundheitsförderung, schulische 101
Gerechtigkeit, betätigungsbezogene 42
Geschenke, EKiB 86
Geschicklichkeitsübungen, Starke Muskeln, wacher Geist 97
Gesetzliche Krankenversicherung (GKV) 204
Gespräch, Arbeitsplatz 106
Gesundheit
- Begriff 2ff, 6f, 34, 200f
- Betätigung 36
- Determinanten, soziale 41f
- funktionale 45ff, 52
- psychische
  - – durch Betätigung 39
  - – Senioren 119f
- psychosoziale, Mütter 64f
Gesundheitsausgaben 133
Gesundheitsdienste, Gesundheitsförderung 22
Gesundheitsförderung 20ff, 149
- AGepA-Programm 168ff
- Arbeitsplatz 66, 105ff, 196f, 197
- Bedarf 201f
- Begriff 17, 201
- Berufsfelder, neue 205
- Ergotherapie 51, 54ff, 58, 205f
- Erwachsene 105ff
- Gemeinde 31
- Gutes Praxisbeispiel 72ff
- Kinder 75ff
- Kompetenzen 206f
- Leistungsangebot, Ergotherapie 142ff
- als Markt 132ff
- Mehrebenenmodell 56
- Programmentwicklung 147ff, 162ff
- Schule 101f
- Senioren 117ff, 124ff
- Tätigkeitsbereiche, neue 203ff
- Wirksamkeitsstudien 62ff
Gesundheitsförderungsprogramm, tätigkeitsbasiertes 124ff
Gesundheitsmanagement
- betriebliches 105ff
- individuelles 137
Gesundheitsmarkt 132ff
Gesundheitsmodell 4f, 200f
- biopsychosoziales 4, 45ff, 206
- ergotherapeutisches, zur Gesundheitsförderung 53, 58f
- funktionale Gesundheit durch Betätigung 45ff, 51ff
- Mehrebenenmodell der Gesundheitsförderung 56
Gesundheitsprogramme 134
Gesundheitssystem 5, 133ff
Gesundheitsverhalten
- Definition 27
- Theorien 22ff
Gesundheitsversorgung, kommunale 31
- Laienhelfer 66f
Gesundheitswesen *s.* Gesundheitssystem
Gesundheitswirtschaft 132f
Gesundheitswissen 136

Gesundheitsziele, Senioren 117 ff
Gesundheitszustand, Verbesserung 27
Gesund und aktiv älter werden 124 ff
Gewaltprävention, Ganz schön stark 99 ff
Gewerbesteuer, Präventionsleistungen 137 ff
Gewerblichkeit, Ergotherapie 139
Gewicht, Schulranzen 92
Gewissenhaftigkeit, Persönlichkeitsmodell 23
Gewohnheit
- Alltag 38
- Entstehung 49
Gleichgewicht, betätigungsbezogenes 39
Gleichheit, soziale 101
Good Practice s. Gutes Praxisbeispiel
Grafomotorik
- Calwer Modell 78 f
- Förderungsprogramm 162 ff
Grobmotorik, Kinder s. Motorik, Kinder
Gruppensupervision, Familienpatenschaft 87
Gruppentraining
- sozialer Kompetenzen (GSK) 29
- Starke Muskeln, wacher Geist 95 f, 98
GSK s. Gruppentraining sozialer Kompetenzen (GSK)
Gütekriterien, Evaluationsdesign 160 f
Gutes Praxisbeispiel 72 ff
GVK s. Gesetzliche Krankenversicherung (GKV)

H

Haltung, Verbesserung 95 ff
Handbuch, Calwer Modell 79
Handeln 110
- gesundheitsförderndes 56, 58
- rationales, Theorie 24
- Transfer vom Wissen 189
- Verhaltensänderung 25
Handlung s. Handeln
Handlungskompetenz 50 f, 56, 183 f s. *auch* Kompetenzen
- berufliche 179 f, 182
- Kinder 98, 102
Handlungsmuster, Entstehung 49
Hauptstudie, Programmentwicklung 153
Hausbesuche
- präventive 172 ff
- Senioren, Studie 68
Health-Belief-Modell 23
Hebetechniken, Prävention 65 f
Heilbehandlung, Begriffsauslegung 139
Hochrisikostrategie, Prävention 19
Home visits s. Hausbesuche, präventive
Humankompetenz s. Selbstkompetenz

I

ICF s. Internationale Klassifikation der Funktionsfähigkeit, Behinderung und Gesundheit (ICF)
Ich-Kompetenz s. Selbstkompetenz
Ideale, Dreißigjährige 110
Identität, Betätigung 39, 46 f
Individualisierung, Gesundheitsmarkt 136 f, 192
Individualismus 111
Individualkompetenz s. Selbstkompetenz
Infektionskrankheiten 17 f
Information, Definition 178
Informationsbias 161
Innovation, Gutes Praxisbeispiel 73
Integration
- Arbeitsplatz s. Eingliederungsmanagement, betriebliches (BEM)
- soziale, Senioren 120
Intention, Gesundheitsverhalten 24
Interaktion, Person-Umwelt 48 f
Interaktionsspiele (IAS) 100
Internationale Klassifikation der Funktionsfähigkeit, Behinderung und Gesundheit (ICF) 7 f, 45
Interpretation 110
Interventionen, ergotherapeutische 57, 143 ff, 178
- Marketing 191 ff
Investitionsgut 196

J

Jugendliche, Studien 63 f

K

Kategorisierung
- Präventionsmaßnahmen 150
- Tätigkeiten 47 f
Kausalpfade, Krankheitsentstehung 202
Kernkompetenzen
- Ergotherapie 142 ff
- Marketing 193
Kid-check-Studie 95
KIGGS-Studie 90, 95
Kinder
- Bewegungsförderungsprogramm 75 ff
- Calwer Modell 78 ff
- Entwicklung von Kindern in Beziehung (EKiB) 85 ff
- Förderungsprogramm, Bildungsumwelt 162 ff
- Ganz schön stark 99 ff
- kleine s. Kleinkinder
- Leistungsangebot, Ergotherapie 142 f
- Netzwerke Gesunde Kinder 85 ff
- Packesel, nein danke 89 ff
- Prävention 63 ff
- Rückenschmerz 89 f
- Schultasche s. Kinder, Packesel, nein danke
- Starke Muskeln, wacher Geist 95 ff
- Verhaltenstraining für Schulanfänger 150 f
- Vorsorgemaßnahmen 85 ff
Kindergarten
- Bewegungsförderungsprogramm 75 ff
- Calwer Modell 78 ff
- Schreibförderungsprogramm 165 f
Kindheitsresilienz 9
Kindheitstrauma 11 ff
Klassifizierungsmodelle, medizinische 7
Kleinkinder
- Bewegungsförderungsprogramm 76
- Gruppenprogramm für Eltern, Studie 65
Klientenzentrierung 57 f
- Gutes Praxisbeispiel 73 f
Kohärenzgefühl 3, 50 f
Kommunikationsfertigkeiten, Training 28
Kompetenzen 179 ff s. *auch* Handlungskompetenz; Lebenskompetenzen
- Definition 179 f
- ergotherapeutische 142 ff, 177 ff, 189 f
- Gesundheitsförderung und Prävention 206 f
- Gesundheitswissen 136
- kognitive, Kinder 78 f
- Marketing 191 ff
- motorische, Kinder 75, 78 f
- persönliche 11 ff, 182 ff
- - Gesundheitsförderung 22
- - Kinder 100, 102
- - Problemlösung 50
- Resilienz 11 ff
- soziale 11, 182 ff
- - Gruppentraining 29
- - Kinder 100, 102
Konkurrenz
- Ergotherapie 191 ff
- Sportspiele 96
Konsensusdefinition, Ergotherapie 142
Kontaktaufnahme, Marketing 198
Kontextfaktoren 7
Kontextmärkte, Gesundheit 134 ff
Kontinuum, Gesundheit und Krankheit 3, 200 f
Kontollüberzeugung 51
Kontrolle, Betätigung 37
Kontrollgruppe, Studiendesign 153 f, 158 f
Kontrollverstärkerplan, Starke Muskeln, wacher Geist 97
Konzentrationsspiele 96
Konzeption
- betätigungsbasierte, Gutes Praxisbeispiel 72 ff
- Ergotherapieangebot 148 ff

Kooperation, EKiB 88
Koordination, Verbesserung 98
Kosten, Gesundheitssystem 133
Kosten-Nutzen-Analyse, Gesundheitsförderung 27
Kraftübungen, Starke Muskeln, wacher Geist 97
Krankenkasse s. Gesetzliche Krankenversicherung (GKV)
Krankheit 2, 200 ff
Krankheitsprävention s. Prävention
Kunden, Marketing 192 f
Kundenzufriedenheit 194 f

L

Lagebeurteilung, Programmentwicklung 175 f
Laienhelfer, Studie 66 f
Lebensabschnitt, Tätigkeiten 47 f
Lebensaufgabe 48 f
Lebensbedingungen, Gesundheitsförderung 21
Lebensbereiche 47 f
Lebenskompetenzen 100, 102 s. *auch* Kompetenzen
Lebensmuster 49 f
Lebensphase, Dreißigjährige 108 ff
Lebensqualität 8, 55, 58 s. *auch* Wohlbefinden
- durch Betätigung 45 f
- Pflege 169
Lebensstil
- Begriffsdefinition 35
- Gesundheit 6
Lebenstauglichkeit 109
Lebensübergang s. Übergangsprozess
Lebensumwelt 163 s. *auch* Umweltfaktoren
- Modell der funktionalen Gesundheit durch Betätigung 46 ff
- Spiel 100 f
Lebensverlauf, Eingreifen 109
Lehrkompetenz, Ergotherapie 180 f
Lehrpersonen
- Bewegungsförderungsprogramm 76
- Calwer Modell 80 f
- Ganz schön stark 100, 101 f
- Packesel, nein danke 92
Leistungen, ergotherapeutische, Verteilung 81
Leistungsangebot, Ergotherapie 142 ff
Leitfaden, Programmentwicklung 174 f
Leitfragenkatalog, Modell der funktionalen Gesundheit durch Betätigung 53
Lernen 100 f, 180
- Stationen- 91
Lernerfahrung
- Gutes Praxisbeispiel 74
- Leitfaden präventive Hausbesuche 172 ff
Lernfeld, Gesundheitsförderung und Prävention 188 ff
Lifestyle-Redesign®-Programm 118 f, 124, 126 f
Lumbalkorsett, Rückenschmerz-Prävention, Studien 65 f

M

Maladaption 10 ff
Malen, Förderung 165
Manualisierung, Ergotherapieangebot 152
Marginalisierung, betätigungsbezogene 41
Marketing, Ergotherapie 191 ff
Marktanalyse 147 f
Markterforschung 195
Maßnahmen, ergotherapeutische s. Interventionen, ergotherapeutische
Mediatoren, Gesundheitsverhalten 27
Mehrebenenmodell der Gesundheitsförderung 56
Meilensteine, AGepA-Programm 171
Menschenrechte, Betätigung 42
Methoden, Evaluation 158 ff
Methodenkompetenz 182 ff
Mitarbeit, häusliche, Starke Muskeln, wacher Geist 96 f
Mobilität, Senioren 118
Modeling 28 f
Modell s. *auch* Gesundheitsmodell
- AGepA-Programm 170
- Calwer 78 ff
- Gesundheit und Krankheit 200 f
- Health-Belief- 23 f
- Persönlichkeit, fünf Faktoren 23
- Stages of Change 24 f
- Stufen-, Qualitätsbewertung 154
- Zwiebel-, Gesundheitswirtschaft 132
MOMO-Studie 95
Morbiditätsspektrum 201
Motorik, Kinder 75, 78 ff, 89 f, 95 ff
Multikomponentenprogramm 152
Muskelstärkung, Kinder 95 ff
Müßiggang s. Freizeit
Muster, Tätigkeit 49 f
Mütter s. *auch* Eltern
- psychosoziale Gesundheit, Studie 64 f

N

Nachhaltigkeit, Gutes Praxisbeispiel 73
National Backpack Awareness Day 90, 92
Netzwerke Gesunde Kinder 85 ff
Neugeborene, EKiB 85 ff
Neurotizismus, Persönlichkeitsmodell 23
Normalitätskonzept 7
Nutzer, kompetenter 136

O

Occupation s. Betätigung
Offenheit, Persönlichkeitsmodell 23
Öffentlichkeitsarbeit, Programmentwicklung 176 s. *auch* Marketing, Ergotherapie
Optimismus-Bias 23 f
Organisation, lernende 73
Orientierung, kognitive 110
Orthogonalität, Gesundheit und Krankheit 200 f
Ottawa Charta zur Gesundheitsförderung 8, 20, 41, 101 f, 203

P

Packen, Schultasche 90
Packesel, nein danke, Projekt 89 ff
Partizipation s. Teilhabe
Pathogenese 2, 149
Patin, EKiB 86 f
Peers 24, 29 f
Performanzbereiche 47 f
Personal s. *auch* Lehrpersonen
- Calwer Modell 80 f
Persönlichkeit
- Förderung, Kinder 100 ff
- Fünf-Faktoren-Modell 23
Person-Umwelt-Interaktion 48 f
Perspektiven, Ergotherapie 200 ff, 203
Pflege, Angehörige 168 ff
Pflegebedürftigkeit 120
Philosophie, Gesundheitsmodell 5
Pilotstudie, Programmentwicklung 153
Planung, Ergotherapieangebot 148 ff
Planungskompetenz, Ergotherapie 181 ff
Pluspunkt BEWEGUNG® 75 ff
Politik, Gesundheitsförderung 21
Prädisposition, biologische und genetische 5 f
Präsentationen, Marketing 198
Prävention 17 ff
- Arbeitsplatz 105 ff
- Bedarf 201 f
- Begriff 201
- Ergotherapie 205 f
- Erwachsene 105 ff
- Hausbesuche 172 ff
- Kategorisierung 150
- Kinder 75 ff
- Kompetenzen 206 f
- Leistungsangebot, Ergotherapie 142 ff
- als Markt 132 ff
- Programmentwicklung 147 ff, 162 ff
- vor Rückfall 28
- Senioren 117 ff
- Steuerrecht 137 ff
- Tätigkeitsbereiche, neue 203 ff
- Wirksamkeitsstudien 62 ff
Präventionsberatung, betriebliche 105 ff
Präventionsziele, Senioren 117 ff
Praxis
- Ergotherapie, Steuerrecht 138
- gute s. Gutes Praxisbeispiel
Preisbildung, Dienstleistung 195
Primärdaten 160

Primärprävention 18, 201
s. *auch* Prävention
Privatleben, Dilemma 110
Problembestimmung, objektive 148
Problemlösung, Arbeitsplatz 106
Produktivität 34
Programmentwicklung
- Ausbildung, ergotherapeutische 187 ff
- Ergotherapie 147 ff, 162 ff
- Leitfaden 175
Programmtheorie, Ergotherapieangebot 151
Programmwirksamkeit 154
Programmwirkung 153
Psychoedukation, Prävention 19
Psychologie, Gesundheitsmodell 5

Q

Qualitätsbewertung, Ergotherapieprogramm 154
Qualitätskriterien
- Dienstleistung, ergotherapeutische 194
- Gesundheitsförderung, betriebliche 30 f
- Seminar 185 f
Qualitätsmanagement 156
- Calwer Modell 82
- Gutes Praxisbeispiel 74
Qualitätssicherung
- Ergotherapieprogramm 153 ff
- Evaluation 155, 158

R

Randomisierung 153 f, 158 f
Ranzen, Kinder 89 ff
Rätselspiele 96
Reflexion 109
Regelmäßigkeit, Alltag 38
Rehabilitation 18 f
Reizkontrolle, Verhaltensänderung 28
Reliabilität, Evaluation 161
Resilienz 9 ff s. *auch* Faktoren, protektive
Ressourcen, soziale 50
Risiken, Übergangsprozess 110 f
Risikofaktoren 10 ff, 151
Rollen, Dreißigjährige 110
Rollenspiele, Kinder 98, 100
Rosi Ranzen 91, 93
Routine, Alltag 38
Rückenschmerzen
- Kinder 90, 95 ff
- Prävention, Studien 65 f
Rückenstärkung, Kinder 89 ff
Rückfall, Verhaltensänderung 28
Rucksack, Kinder 89 ff
Rudi Rucksack 91, 93

S

Sachkompetenz s. Fachkompetenz
Salutogenese 2 ff, 149
- Gesundheitsförderung, schulische 101
Schmerzen, Rücken s. Rückenschmerzen
Schreibförderungsprogramm, Kinder 162 ff
Schule 101 f
- Anfänger, Verhaltenstraining 150 f
- Bewegungsförderungsprogramm 75 ff
- Gesundheitsförderung 29 f, 101 ff
- Packesel, nein danke 89 ff
- Schreibförderungsprogramm 162 ff
Schulranzen 89 ff
- -TÜV 92
Schulung, Definition 179
Schutzfaktoren 10 ff, 50 f
Seattle Social Development Project 152
Sekretariat, Ergonomie am Bildschirmarbeitsplatz 113 ff
Sekundärdaten 160
Sekundärprävention 18, 201
s. *auch* Prävention
Selbstbestimmung 56 ff
Selbstfürsorge 34
Selbstkompetenz 182 ff s. *auch* Kompetenzen, persönliche
Selbstkonzept, Betätigung 46 f
s. *auch* Identität, Betätigung
Selbstmanagement, Senioren 126
Selbstständigkeit, Senioren 118, 121 f, 124 ff
Selbstüberwachung, Verhaltensänderung 28
Selbstwirksamkeit 26
Selektionsbias 161
Senioren
- Betätigung 39 f
- Kaufkraft 135 f
- Leistungsangebot, Ergotherapie 143
- Prävention 67 f, 117 ff
Sensomotorik, Calwer Modell 78 f
Settingansatz, Evaluationsplan 158
Setting, Calwer Modell 80
Sitzen, dynamisches 114
SMART 28
Sozial-kognitive Theorie 25 f
Sozialkompetenz 11, 182 ff
Soziologie, Gesundheitsmodell 5
Speisen 119
Spiel 100 f
- Starke Muskeln, wacher Geist 95 f
Spiritualität 46
- Bedeutsamkeit 38
Sportspiele 95 f
Stages of Change, Modell 24 f
Standortbestimmung, Programmentwicklung 175
Starke Muskeln, wacher Geist 95 ff
Stationenlernen 91
Steuerrecht, Ergotherapiepraxis 137 ff
Stichprobe, Evaluation 160
Störung
- Gesundheit 2
- psychische, Prävention 63 f
Störvariablen, Evaluation 161
Strategien
- AGepA-Programm 170
- Ergonomie am Bildschirmarbeitsplatz 114
- Gesundheitsförderung 20 ff
- Prävention 19
Stress 12 f, 105
- Entscheiden 110
Stressoren 3
Strukturierung, durch Betätigung 38
Strukturmodell, AGepA-Programm 170
Studien
- Calwer Modell 82 ff
- Design 153 f, 158 f
- Kid-check- 95
- KIGGS 90, 95
- Lebenskompetenzförderung 103
- MOMO- 95
- Programmentwicklung, Ergotherapieangebot 153
- randomisiert-kontrollierte 153 f, 158 f
- Senioren 118 ff, 127 f
- Suchtprävention 103
- Wirksamkeit, Primärprävention und Gesundheitsförderung 62 ff
Studium, Gesundheitsförderung und Prävention 205 ff
Stufenmodell, Qualitätsbewertung 154
Sturzprophylaxe 118
- Studien 67 f
Suchtprävention
- Ganz schön stark 99 ff
- Studien 103
Supervision, Familienpatenschaft 87

T

Tangramaufgabe 96 f
Tätigkeit s. *auch* Betätigung
- Bedeutsamkeit 36 ff
Tätigkeitsbereiche, neue, Gesundheitsförderung und Prävention 203 ff
Teilhabe 45 f, 55, 58
- durch Betätigung 121 f
- fehlende 40 f
- Gesundheitsförderung, schulische 101
- Senioren 120 ff
Temperament, Resilienz 11 ff
Tertiärprävention 18 f, 201
s. *auch* Prävention
Texte, Marketing 197 f
Theorie, sozial-kognitive 25 f
Tragen, Schultasche 89 ff
Training, Starke Muskeln, wacher Geist 95 ff
Transfer, Wissen 189
Trinken, Senioren 119

U

Übergangsprozess 109 ff
- Senioren 120 f, 125 f, 128 f

Überlastung, Pflegende 169
Überprüfung, Gutes Praxisbeispiel 74
Umfeldanalyse, Programmentwicklung 175
Umsatzsteuer, Präventionsleistungen 139
Umweltfaktoren 6f *s. auch* Lebensumwelt
- Gesundheitsförderung 29ff
Unausgewogenheit, betätigungsbezogene 40
Unfallvermeidung, Studien 67f
Unsicherheit, Entscheiden 111
Unterbrechung, betätigungsbezogene 40
Unterweisung, Definition 179
U-Untersuchungen *s.* Vorsorgemaßnahmen, Kinder

V

Validität, Evaluation 160f
Veranlagung 5f
Verantwortung, Dreißigjährige 110f
Verbreitung, Ergotherapieprogramm 155
Verfremdung, betätigungsbezogene 40
Verhaltensänderung
- Phasen, Modell 24f
- Strategien 27f
Verhaltensintention, Theorie 24
Verhaltensprävention 19f, 149
Verhaltenstraining, Schulanfänger 150f
Verhältnisprävention 19f, 149
Vermittlung, Gesundheitsförderung 21
Vernetzung
- Gesundheitsförderung 21
- Gutes Praxisbeispiel 73f
- Schule, Gesundheitsförderung 101
Veröffentlichung, Ergotherapieprogramm 155
Verordnung, ärztliche 138f
Verstärkung, Verhaltensänderung 28
Verträglichkeit, Persönlichkeitsmodell 23
Verzerrungen, Evaluation *s.* Bias, Evaluation
Vogel im Nest 95
Vorbilder, Gesundheitsverhalten 24
Vorgeschichte, persönliche 48, 50
Vorplanungsprozess, Ergotherapieangebot 148
Vorschulkinder *s.* Kinder; Kindergarten
Vorsorgemaßnahmen, Kinder 85ff
Vulnerabilität, individuelle 3

W

Wahlfreiheit
- Betätigung 37
- Senioren 121f
Weiterbildung, Gesundheitsförderung und Prävention 206f
Wellnessmarkt 136
Werbung 176, 194ff *s. auch* Marketing, Ergotherapie
WET *s.* Wiener Entwicklungstest (WET)
Wettbewerb, Ergotherapiepraxis 138
WHO-Gesundheitsmodell 45ff
Widerstandsfaktoren, generalisierte 3
Wiener Entwicklungstest (WET) 82ff
Wirbelsäulenverkrümmung, Kinder 90
Wirksamkeitsnachweis 153f, 158
Wirksamkeitsstudien 157
- Primärprävention und Gesundheitsförderung 62ff
- Starke Muskeln, wacher Geist 99
Wirkung 153
Wirkungsmodell, AGepA-Programm 170
Wissensgut 196
Wissen, träges 189
Wohlbefinden 55, 58 *s. auch* Lebensqualität
- Betätigung 33f, 169f
- Gesundheit 2
Wohnraumanpassung, Studien 67f
Work-Life-Balance *s.* Dilemma der Dreißigjährigen
Workshop, Ergonomie am Bildschirmarbeitsplatz 114f
Wortfinder 96

Z

Zeitdruck, Dreißigjährige 110
Zentrierungsübung 96f
Zertifizierungsseminar, Calwer Modell 79
Zielbestimmung, Ergotherapieangebot 149
Ziele, Prävention, Senioren 117ff
Zielgruppe
- Gutes Praxisbeispiel 73f
- Marketing, Ergotherapie 192f
- Prävention 19
- Präventionsberatung, betriebliche 106f
- Programmentwicklung 149f
Zielsetzung, Verhaltensänderung 28
Zivilisationskrankheiten 18
Zukunft, Ergotherapie *s.* Perspektiven, Ergotherapie
Zuständigkeit, Prävention und Gesundheitsförderung 134f
Zuweiser, Marketing 192f
Zwiebelmodell, Gesundheitswirtschaft 132